創 薬 化 学

有機合成からのアプローチ

北　泰　行・平岡哲夫　編

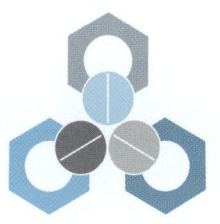

東京化学同人

菜食化学

有機合成からのアプローチ

北 泰行・平岡哲夫 編

東京化学同人

まえがき

　薬をつくり，その機能を解明するうえで有機化学の果たす役割はきわめて大きい．にもかかわらず，化学が好きで薬学部に入学したはずの学生が，有機化学を学び始めると，しだいに難しい学問として敬遠したり，将来何のために必要なのかがわからずに，学部在学の間に興味をなくしてしまうことが多くなっている．実際の創薬科学においては，有機化学が最も基本となる学問分野であり，特に有機化合物を効率よく合成する能力が必要とされる．生物学，物理化学分野の新しい学問の進歩により，少しずつ薬物設計によって目的の化合物を絞ることができるようになってきたが，いかに早くそれを合成するか，目的化合物が変わっても，それに対応していかに早く合成を達成することができるかが，きわめて大切である．有機化学を学ぶと立体化学を含めた構造式を理解できるので，生体内での薬が受容体や酵素などとどのように相互作用するかを容易に構造式で理解することができる．最近は，受容体や酵素の立体構造，補酵素の構造もしだいに明らかになってきたので，薬の働きを分子レベルで理解する創薬研究が主流となり，薬の開発を大きく推進させることが可能となり始めている．

　本書では，薬の効き方を学び，薬をつくるという創薬化学において，有機化学，有機合成化学がこのうえなく役に立ち，重要であることを，薬学部および薬に関与する可能性のある分野の有機化学を専攻する，理学部化学，工学部化学，農学部化学系などの学生に早い時期に知ってもらいたいと願い編集した．

　第Ⅰ部と第Ⅱ部では，実際に薬学領域で有機化学の講義を担当している先生が，有機化学の勉強を始めた学生に，創薬に必要な有機化学とはどのような内容なのか，有機化学が創薬研究になぜ必要になるのかをわかって欲しいという願いをこめて執筆している．本書では，医薬品がどのようにして合成されているのかを学習できるように反応式中の各反応過程の電子の動きを青色矢印を用いて示した．そのさいに変化した結合や原子がどこかがすぐにわかるように変化した箇所も青色で示した．また，ぜひ知っておきたい事項は囲み記事にして解説した．反応剤や官能基など簡略化のために略号を用いたものは，巻末に略号表としてまとめた．第Ⅲ部第11章では，企業の研究所で有機化学を駆使して実際に"薬づくり"に成功した研究者が，体験談を含めてわかりやすく創薬研究を記述している．第12章では，最近（1991年以降）の日本国承認薬のなかから合成的に興味深く，売上げも比較的高いと思われる100の薬を編者らの独断で選出し，その合成法をまとめている．第13章では，医薬品の特許と製造承認申請について記述している．さらに第Ⅳ部第14～19章では，創薬研究に重要な関連分野の研究ならびにその将来と問題点についてまとめてある．このような日本を代表する創薬研究者から，読者が肌で有機化学の重要性を感じとり，そのなかから創薬に夢を抱く若者が，少しでも多く出てくれれば望外の喜びである．

　本書の出版に際し，多忙のなか編集者の意図を理解して，快く執筆をお引受けいただいた皆さまに心から御礼申し上げたい．さらに査読にご協力いただいた川﨑知己博士，春田純一博士，藤岡弘道博士，三木康義博士に感謝の意を表します．また，第12章の合成反応経路

の作成にご協力いただいた森田延嘉博士ならびに吉田悦子氏に御礼申し上げます．

　最後に適確で丁寧な編集を行っていただいた東京化学同人の橋本純子氏ならびに木村直子氏に感謝いたします．

　平成 16 年 3 月

北　　泰　行
平　岡　哲　夫

執 筆 者

新 井 義 信	元小野薬品工業㈱研究本部 理事	[11章1節]
石 黒 正 路	新潟薬科大学応用生命科学部 教授，理学博士	[11章2節]
稲 葉 隆 之	日本たばこ産業㈱化学研究所 副所長，工学博士	[11章10節]
上 西 潤 一	京都薬科大学薬学部 教授，薬学博士	[8章]
大 石 義 孝	元武庫川女子大学薬学部 教授，薬学博士	[1章2節, 5章]
川 﨑 知 己	明治薬科大学薬学部 教授，薬学博士	[3章1節]
北 泰 行	立命館大学薬学部 教授，薬学博士	[1章1, 5節, 2章, 3章2節, 4章, 9章7節, 10章, 12章]
久 保 惠 司	武田薬品工業㈱医薬研究本部研究アライアンス室 主席部員，薬学博士	[11章6節]
新 堂 裕 久	塩野義製薬㈱SCM統括部 統括，薬学博士	[15章]
杉 本 八 郎	京都大学大学院薬学研究科 客員教授，薬学博士	[11章4節]
鈴 木 護	元田辺製薬㈱研究開発本部 部長，薬学博士	[11章5節]
立 岡 敏 雄	アスビオファーマ㈱研究開発企画ファカルティ，理学博士	[13章]
田 中 洋 和	元摂南大学薬学部 教授，薬学博士	[11章7節]
千 葉 勝 巳	元大日本住友製薬㈱技術研究本部プロセス化学研究所 所長，薬学博士	[11章11節]
仲 建 彦	元武田薬品工業㈱ コーポレートオフィサー，創薬化学研究所 所長，農学博士	[11章6節]
中 川 量 之	大塚製薬㈱有機化学研究所 顧問，薬学博士	[11章8節]
西 谷 康 宏	塩野義製薬㈱創薬疾患研究所 リサーチアドバイザー，薬学博士	[11章9節]
野 島 博	大阪大学微生物病研究所 教授，理学博士	[18章]
春 田 純 一	日本たばこ産業㈱執行役員医薬総合研究所長，薬学博士	[11章10節]
平 岡 哲 夫	THS研究所 所長，元三共㈱副社長，薬学博士	[12章, 19章]
藤 岡 弘 道	大阪大学大学院薬学研究科 教授，薬学博士	[1章4節, 2章, 4章, 10章]
松 田 芳 久	神戸薬科大学名誉教授，薬学博士	[17章]
三 木 康 義	近畿大学薬学部 教授，薬学博士	[1章3節, 6章, 7章]
南 川 純 一	元大塚製薬㈱徳島第二工場医薬生産部 部長補佐，薬学博士	[16章]
宮 本 秀 一	崇城大学薬学部 教授，薬学博士	[14章]
向 智 里	金沢大学医薬保健研究域 教授，薬学博士	[9章1, 2·1〜2·4節]
柳 澤 勲	元アステラス製薬㈱常務執行役員研究本部長，薬学博士	[11章3節]
柳 澤 宏 明	第一三共㈱研究開発本部 フェロー，工学博士	[11章12節]
和 田 昭 盛	神戸薬科大学薬学部 教授，薬学博士	[9章2·5, 3〜6節]

（五十音順，[ ]内は執筆担当箇所）

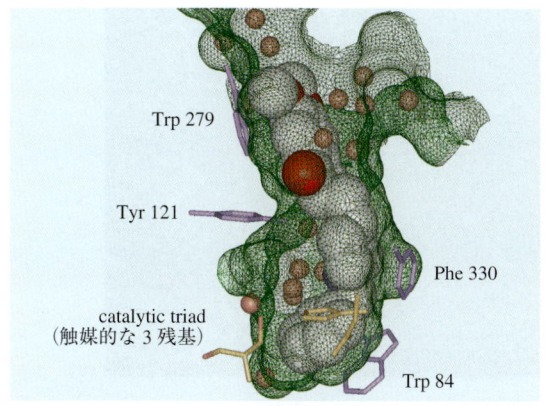

口絵 1　ドネペジルと AChE の複合体 X 線結晶構造解析〔本文 202 ページ．エーザイ㈱川上善之氏提供．〕

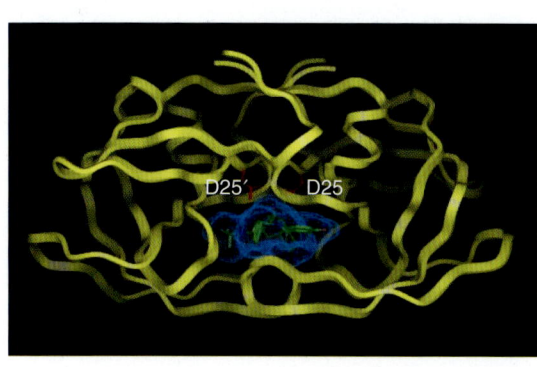

口絵 2　ネルフィナビルと HIV プロテアーゼとの共結晶 X 線解析図（本文 230 ページ．PDB ID: 1OHR）

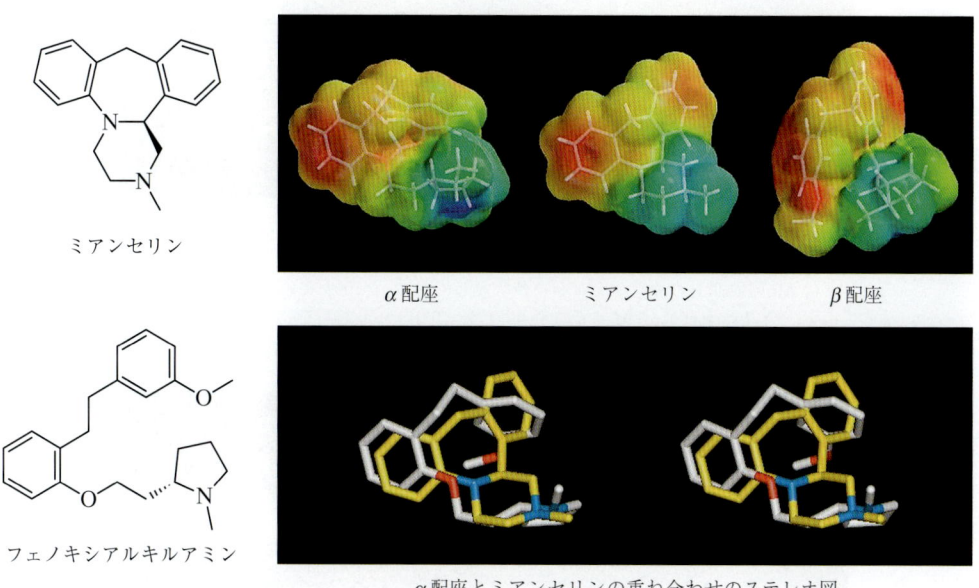

口絵 3　ミアンセリンとフェノキシアルキルアミンとの重ね合わせと静電ポテンシャル比較（本文 319 ページ）．フェノキシアルキルアミンの安定配座 α と β のうち，α の配座が全体の形も分子表面の静電ポテンシャル（上段，青が＋性，赤が－性）の対応もミアンセリンに合致していることがわかる．〔A. Kasuya, et al., *Drug Des. Discovery*, **17**, 119 (2000).〕

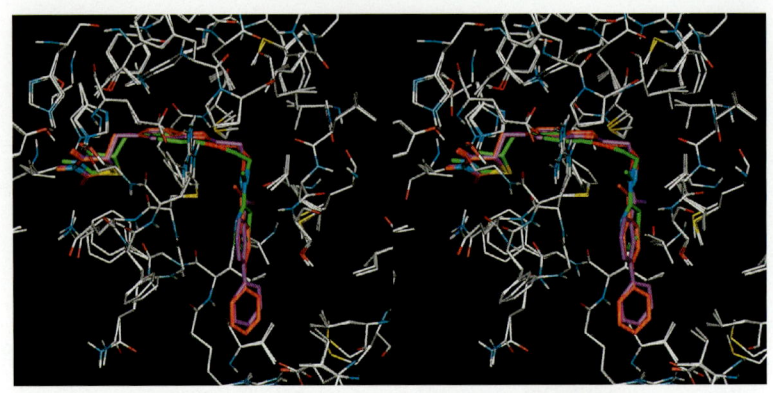

口絵 4　PPARγ LBD とリガンドの複合体モデルの重ね合わせステレオ図（本文 323 ページ）．リガンドは（**1**），（**2**），ロジグリタゾンをそれぞれ，赤，紫，緑で示してある．〔S. Miyamoto, et al., *Annu. Rep. Sankyo Res. Lab.*, **53**, 59（2001）より許可を得て転載．〕

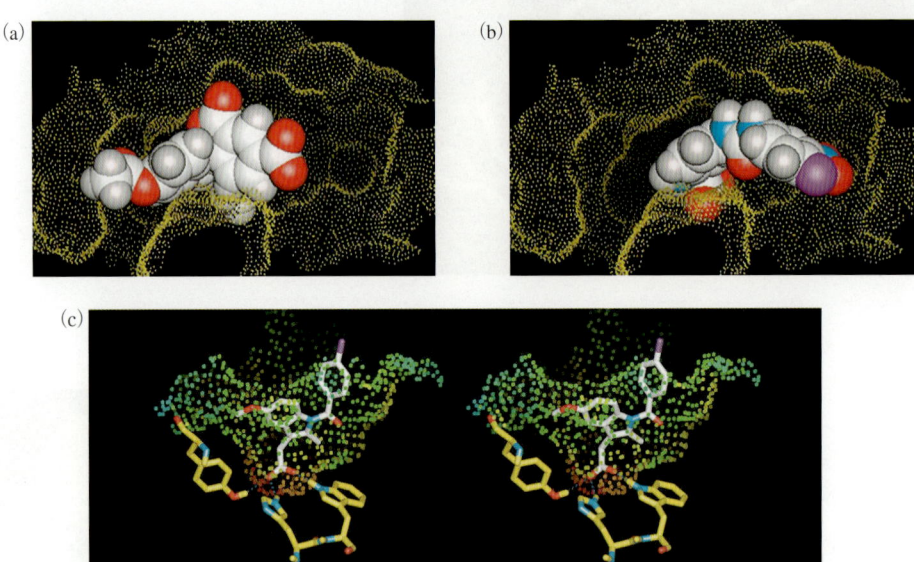

口絵 5　アルドース還元酵素（AR）と阻害剤の複合体モデル（本文 324, 325 ページ）．(a) 阻害剤（**6**），(b) 阻害剤（**7**），(c) 阻害剤（**8**，ステレオ図）．(a) と(b) のドットは AR の表面を表している．(c) のドットは AR の表面上の静電ポテンシャルを表しており，ポケットの底に位置する 3 残基（黄）も示してある．〔Y. Iwata, et al., *J. Med. Chem.*, **44**, 1718（2001）より許可を得て転載．〕

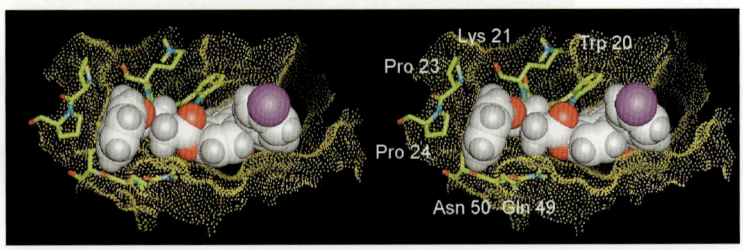

口絵 6　阻害剤（**9**，白）の構造と AR（黄緑）との複合体モデルのステレオ図（本文 325 ページ）．黄色のドットは AR の表面を表している．〔Y. Iwata, et al., *J. Med. Chem.*, **44**, 1718（2001）より許可を得て転載．〕

目　　次

第Ⅰ部　序　　論

1. 創薬化学総論 ……………………………………………………………… 3
 1・1　はじめに ……………………………… 3
 1・2　医薬品創製の手順 …………………… 5
 1・3　薬物分子の設計の方策：
    薬物とその標的との相互作用 …… 12
 1・4　光学活性医薬品：
    光学異性と生物活性 …………… 18
 1・5　含フッ素医薬品：フッ素と生物活性 … 24

第Ⅱ部　有機合成医薬品各論

2. 中枢神経作用薬 ……………………………………………………………… 35
 2・1　中枢神経興奮薬 ……………………… 35
 2・2　中枢神経抑制薬 ……………………… 35
 2・3　その他 ………………………………… 45

3. オータコイドおよび関連薬物 ……………………………………………… 46
 3・1　ヒスタミン, セロトニンおよび
    それらの関連薬物 …………… 46
 3・2　プロスタグランジン, アラキドン酸
    代謝関連化合物 ……………… 64

4. 抗炎症薬 ……………………………………………………………………… 71
 4・1　炎症の化学的媒介物質
   （ケミカルメディエーター） …… 71
 4・2　抗炎症薬とその作用 ………………… 71
 4・3　抗炎症薬の展望 ……………………… 77

5. 自律神経作用薬 ……………………………………………………………… 78
 5・1　アドレナリン作動薬（交感神経興奮薬） 78
 5・2　抗アドレナリン作動薬
   （交感神経遮断薬） …… 86
 5・3　コリン作動薬（副交感神経興奮薬） …… 91
 5・4　抗コリン作動薬（副交感神経遮断薬） … 94

6. 循環器作用薬 ………………………………………………………………… 97
 6・1　強心薬 ………………………………… 97
 6・2　抗不整脈薬 …………………………… 99
 6・3　抗高血圧薬・血管拡張薬 …………… 101

7. 利尿薬 ……………………………………………………………………… 112
 7・1　スルホンアミド系利尿薬 …………… 112
 7・2　チアジド系利尿薬 …………………… 113
 7・3　ループ利尿薬 ………………………… 113
 7・4　カリウム保持性利尿薬 ……………… 113
 7・5　キサンチン系利尿薬 ………………… 116

8. 代謝疾患治療薬　118
- 8・1　糖代謝疾患治療薬　118
- 8・2　脂質代謝疾患治療薬　121
- 8・3　プリン代謝疾患・高尿酸血症治療薬　126
- 8・4　カルシウム代謝疾患治療薬　128

9. 抗菌薬・抗ウイルス薬　130
- 9・1　合成抗菌薬　130
- 9・2　抗生物質　136
- 9・3　タンパク質合成阻害剤　147
- 9・4　キノロン系抗菌薬　151
- 9・5　抗真菌薬　155
- 9・6　薬剤耐性と抗菌薬開発の今後　156
- 9・7　抗ウイルス薬　157

10. 抗悪性腫瘍薬　160
- 10・1　アルキル化剤　162
- 10・2　代謝拮抗薬　162
- 10・3　抗がん性抗生物質　162
- 10・4　抗がん性植物成分　166
- 10・5　抗がん性ステロイド誘導体　167
- 10・6　抗がん性白金錯体　168
- 10・7　その他の抗がん性をもつ化合物　169
- 10・8　興味深い抗腫瘍活性化合物　170

第II部　参考文献　177

第III部　合成医薬品開発例

11. 合成医薬品開発の背景と合成法　181
- 11・1　プロスタグランジン類　181
- 11・2　経口抗菌薬　ファロペネム　187
- 11・3　消化性潰瘍治療薬　ファモチジン　192
- 11・4　アルツハイマー病治療薬　塩酸ドネペジル　197
- 11・5　経口脊髄小脳変性症治療薬　タルチレリン水和物　204
- 11・6　高血圧症治療薬　カンデサルタンシレキセチル　208
- 11・7　免疫抑制剤　タクロリムス（FK506）　214
- 11・8　胃炎・胃潰瘍治療薬　レバミピド　219
- 11・9　オキサセフェム系抗菌薬　ラタモキセフとフロモキセフ　224
- 11・10　エイズ治療薬　メシル酸ネルフィナビル　227
- 11・11　キノロン系抗菌薬　スパルフロキサシン　233
- 11・12　高血圧症治療薬　テモカプリル　237

12. 最近の市販医薬の合成法 100 選　244

13. 医薬品の特許と製造承認申請　302

第IV部　創薬研究最前線

14. コンピューターによるドッキングスタディ　317

15. コンビナトリアルケミストリー　327

16. プロセス研究 …………………………………………………………………… 334

17. ドラッグデリバリーシステム ………………………………………………… 341

18. ゲノム創薬の展望 ……………………………………………………………… 349

19. 21世紀の創薬研究——その将来と問題点—— ……………………………… 355

付録 1　医薬品売上高世界順位 ………………………………………………… 365

付録 2　略　号　表 ……………………………………………………………… 369

索　　引 ………………………………………………………………………… 371

囲 み 記 事

医薬品開発創製の手順 …………… 7	Wittig 反応 …………………………… 69
薬の命名法 ………………………… 15	ラジカル反応による脱ハロゲン化
Cahn-Ingold-Prelog 則 …………… 19	（ラジカル還元） ………………… 69
生物活性物質と生体との反応 …… 20	ケトンの不斉還元 ………………… 70
速度論的光学分割および動的速度論分割 … 24	アスピリンの発見 ………………… 72
電気陰性度 ………………………… 25	抗炎症薬の発展の歴史 …………… 72
mimic 効果 ………………………… 25	Scherrer, Shen のモデル …………… 73
フッ素原子の導入反応例 ………… 29	ステロイド受容体の推定モデル … 75
アルドール縮合 …………………… 37	脱炭酸の容易さ …………………… 76
Grignard 反応 ……………………… 37	Darzens 反応 ……………………… 76
イミン形成 ………………………… 38	Fischer のインドール合成 ………… 76
アミノ基の完全メチル化 ………… 42	[3,3]シグマトロピー転位 ………… 77
ブロモラジカルの反応 …………… 49	Friedel-Crafts 反応 ………………… 81
Mannich 反応 ……………………… 51	接触還元 …………………………… 81
脱水によるアルケンの生成 ……… 52	ニトロアルドール反応 …………… 82
酸塩化物の生成 …………………… 53	ケトンの α 位ハロゲン化 ……… 83
NBS による臭素化反応 …………… 54	金属アセチリド反応 ……………… 83
脱ハロゲン化水素によるアルケンの生成 … 55	アルキンの水和反応 ……………… 84
ヒドロキシ基の保護 ……………… 62	還元的脱塩素化 …………………… 84
クロム酸酸化 ……………………… 63	ヒドロキシ基の還元 ……………… 85
Diels-Alder 反応 …………………… 68	ヒドロキシ基の塩素化 …………… 85
Baeyer-Villiger 反応 ……………… 68	クロロメチル化 …………………… 86
ヨードラクトン化反応 …………… 69	脱アセタール化反応 ……………… 89

NaBH₄ による還元 …………………90	β-ラクタマーゼ ……………………139
エポキシドの開環 …………………91	カルボン酸の保護 …………………140
芳香族メチル化合物の酸化 ………100	β-ラクタム環形成 …………………141
Schotten-Baumann 反応 ……………100	Meerwein-Ponndorf-Verley 還元 …151
カルボニル化合物からヒダントインを経る α-アミノ酸の合成 ………103	光学活性なキノロン系抗菌薬 ……153
アミンのアシル化 …………………103	エチル化反応 ………………………154
DCC を用いるアミンとカルボン酸の脱水縮合反応 ……………………106	Balz-Schiemann 反応 ………………155
	リチウムアセチリドの反応 ………156
還元的アミノ化 ……………………106	二酸化マンガンによる酸化 ………156
Hantzsch のピリジン合成 …………110	多剤耐性 ……………………………156
ヒドロホウ素化 ……………………111	発がん性と抗腫瘍活性 ……………161
Lindlar 還元 …………………………114	アルキル化による発がん性 ………161
Oppenauer 酸化 ……………………115	インターカレーション ……………161
脱水素反応 …………………………115	ホモフタル酸無水物の[4+2]付加環化反応 …………………165
Michael 反応 ………………………116	
アミンのホルミル化反応 …………117	有機セリウム化合物の付加 ………166
N-メチル化反応 ……………………117	グリコシル化 ………………………166
Swern 酸化 …………………………124	ステロイドの反応 …………………169
オゾン分解 …………………………125	ブロモヒドリンのアンチ付加 ……169
低原子価チタンによるジカルボニルカップリング反応 ………125	C13 位側鎖の導入 …………………172
	EDC-DMAP によるエステル化 …173
ヘテロ環合成 ………………………133	オレフィンメタセシス ……………173
Kolbe 反応 …………………………135	Bergman 環化反応 …………………176
スルホン化 …………………………135	コリン仮説 …………………………198
Béchamp 還元 ………………………135	HIV プロテアーゼ …………………227
ニトロ化 ……………………………136	多様性(diversity) …………………329
ジアゾ化 ……………………………136	プロドラッグ ………………………346

I

序　論

1

創 薬 化 学 総 論

1・1 はじめに

1828年，F. Wöhler が無機化合物のシアン酸アンモニウムから，尿より単離される有機化合物の尿素ができることを明らかにして以来，有機化合物は生命のあるものから生じるという生命力説は消滅した．このことから，分子式は同じでも，ある反応条件下で全く異なった構造をもつ化合物になる（異性化）現象が明らかになり，有機化学の構造理論が発展した．以来，有機化学は常に物質の本質を分子レベルで解明することに力を注ぎ，主として生物によって生み出される化合物を研究の対象とし，これらを単離し，構造を明らかにし，そして人工的に合成し，天然に勝る数々の合成化学物質をつくり出してきた．今や，われわれのまわりを見渡しても，有機合成化学物質に関係していないものを探すことは不可能に近いほどである．医薬や農薬はもちろんのこと，染料，化学肥料，香料，食品添加物，化粧品，洗剤，燃料などの比較的低分子の化合物から合成繊維，塗料，建築および工業材料，さらには電子機器や精密機器などの製造に必要な高分子化合物にまで及んでいる．有機合成化学者は，常に"何を，なぜ，どのようにしてつくるか"ということに主眼をおき，高選択的かつ効果的につくり出すことに精力を費やしてきた．このように，有機合成化学はほしいものをつくることに着実に成果を収め，人類の生活を豊かに快適にすることに大きく貢献し，また他領域の学問の進歩にも計り知れないほど寄与してきた．とりわけ医薬品開発に果たしてきた役割とこれからも医薬や医療に貢献してゆくという使命は，計り知れなく大きい．

今日，医療の場で薬は非常に多く用いられているが，これらはどのようにして考え出されたり，生み出されたのだろうか．もとをたどってみると，19世紀になるまでは，薬は天然の草木や鉱物が用いられることが多く，これらの治癒能力は天然に宿る霊魂によるものと信じられてきた．表面的な症状に対する対症療法的な薬が草根木皮や動物類，鉱物類などの生薬のなかから試行錯誤を重ねながら，そのままあるいは，調合などの形で伝承されたり，偶然見いだされたりしていた．やがて，有機化学の進歩に支えられ，アヘンからモルヒネの単離に始まり，種々の植物有効成分の単離や構造決定がなされた．また，合成技術も進歩し，天然成分の構造変換や化学反応が詳細に研究され，有効成分の合成も行われた．さらに，偶然の発見や模倣による発見により，数々の合成医薬品がつくられるようになった．20世紀に入ると，ドイツにおける G. Domagk のスルファニルアミドの発見や，イギリスにおける A. Fleming のペニシリンの発見に端を発した化学療法は，その後の数々の抗生物質の発見につながり，抗菌薬，抗悪性腫瘍薬，抗ウイルス薬などの新薬開発が次つぎと展開され，医療の世界にめざましい進歩をもたらした．

一方，生化学の進歩により生体内にある活性物質が調べられ，そこからヒントを得てインスリン，カプトプリル，プロスタグランジンなどの薬も生まれた．いずれにしても，近代医薬品は，実にこの50～60年の間に自然界からだけでなく人工的に合成された化合物のなかから探され，つくり出

されたということになる．そして，今やこれらの薬が，どのように生体の受容体や酵素と作用するのかを知る段階に入っている．換言すれば，薬をつくるためには，天然から有効な成分を分離し，化学合成し，その誘導体や関連化合物のなかから薬の手掛かりとなる物質，すなわちリード化合物を見いだし，これをもとにして受容体や酵素との作用を考察しながら分子変換や修飾をして，新しい，副作用の少ない薬を求めてゆくのである．この物質の分子構造とそれに由来する生物活性の関係を，ライフサイエンスに基づく広範な情報を考慮しつつ，合理的かつ独創的に追究して，薬の創製をめざす化学（創薬化学，メディシナルケミストリー）が創薬研究には重要なのである．創薬化学は，化学構造や物性を頭に描きながら薬になるものを探し求めてゆくという非常に挑戦的な仕事である．

近年，ヒトゲノム研究を核とする生命科学研究により，"ゲノム創薬"という概念が急速に唱えられ，創薬研究にもパラダイムシフトを求められ始めた．これは，新しい創薬標的分子の探索と設計に，ゲノムプロテオーム創薬科学という，ゲノム情報を駆使して遺伝子・タンパク質の総体を網羅的に動態解析する科学を加えて，新規な創薬を行っていこうとするものである．また，コンビナトリアルケミストリー，ハイスループットスクリーニング，コンピューター支援医薬品設計など，創薬研究に新風が吹込んでいる．しかし，本書で強調したいのは，これらの革新的変化を受けつつも，実際に薬として効果を示すのは有機合成された化合物であり，そのリード化合物の決定から最適化まで，有機合成によってほしい化合物の合成を完成させることが大切であるということである．いいかえれば，単に，自然に存在したり，市販されたり，すでに知られている化合物から薬を探し出すことが創薬研究ではなく，ゲノム解析に基づいて，あくまで本当の優れた薬を合成してつくりあげてゆく過程が，創薬なのである．医薬候補化合物はその生物活性，毒性，体内動態，物性，安定性，そしてそのコストとグリーンケミストリーを考慮したプロセスケミストリーの諸々の課題を乗り越えて，やっと実際の薬として世に出てゆくのである．

現代医療に使われている医薬品の約半分が合成医薬品で，残りが微生物代謝産物，無機化合物，生薬であり，何らかの形で人工的な手が加えられている医薬品が70%以上を占めていて，まさしく"有機化学をもとに薬をつくる"という言葉がふさわしい．薬は効き目だけでなく，副作用，安全性にも同時に多大の注意を払わなければならず，そのために医薬品の安全性に関する非臨床試験の実施（good laboratory practice: GLP），医薬品の製造と品質管理（good manufacturing practice: GMP），医薬品の臨床試験の実施（good clinical practice: GCP），医薬品の市販後調査の実施（good post-marketing surveillance practice: GPMSP）および製造物責任（product liability: PL）などに関する規制（法規）が設けられている．

新薬の研究開発は，少なくとも10年以上，100億円以上かかり，ときにはその何倍もの費用を要する．新薬の開発順位を国別にみると，1961年からの20年間は，米国，フランス，西ドイツ，日本，スイス，イギリス，イタリアと続き，日本は全体の10%で，新薬開発に立ち遅れていた．1981年から10年間に，日本は新薬の研究開発に積極的に力を入れ，その結果，新薬上市数最多となり，ついで米国，フランス，ドイツ，スイス，イタリアの順となった．しかし，世界各国で使用される薬（グローバルドラッグ）よりも，日本国内でしか使われない薬（カントリードラッグ）が多く，画期的な新薬は少なかった．1991年から10年間には，世界で約370品目が上市され，その開発数の順位は，米国，日本，イギリス，ドイツ，スイス，フランスとなった．そのなかで日本は全体の約25%を占め，日本発のグローバルドラッグもしだいに増えつつある．

創薬化学はこのように医薬品の創製に重要な役割を果たしてきた．これからも有機化学を基盤とし，その上に広範な学問領域の進歩を取入れてゆかねばならない．

1・2 医薬品創製の手順

1・2・1 創薬ニーズと創薬シーズ

"疾患があって，それに対する医薬がない"まさしくここに，薬のニーズがある．一方，戦争中にクロルプロマジン（兵士の外科手術時のショック死防止）が開発されたように緊急時の必要性や，現在使用されている医薬品の問題点（不十分な薬効，副作用など）の解消も大きなニーズである．いいかえれば，創薬ニーズとは患者はもちろんのこと，そのまわりの人たちや臨床医が求める声である．これらのニーズに答えて，必要とされている医薬品の創薬研究がなされる．

一方，近年の生命科学の先端基礎研究の急速な進歩により，生体の機能や発病メカニズムが分子レベルで論じられ，これらの成果を医薬品創製に結びつけようとする創薬化学の研究も活発になってきた（創薬シーズ）．多くの創薬ニーズと創薬シーズを組合わせて有機化学を手段とした創薬化学研究が開始される．創薬化学は関連する他の研究，先端研究成果などによって，その方針，戦略，概念，ときには研究の継続性にまで大きな影響を受けるきわめてダイナミックな学問領域である．したがって医薬品創製は，有機化学だけでなく，薬理学，生化学，毒性学，薬物動態学，製剤学，基礎医学などが関与する学際的な学問である点が特徴とされる（図1・1）．

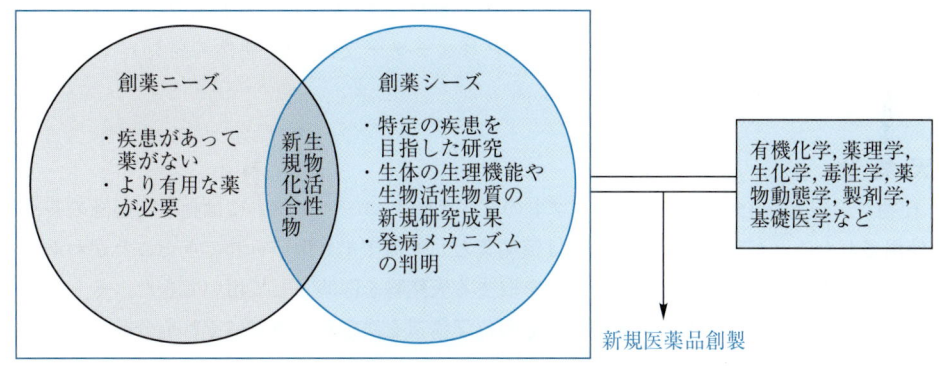

図 1・1 創薬ニーズ，創薬シーズと創薬化学

創薬研究の開始において重要なことは，十分な調査と議論をもとに，その研究の目的を明確にすることである．まずはじめに行わなければならないことは，テーマの設定である．どの疾患を目標にして，どのように攻めるか，その攻め方は正しいか，そしてどのような医薬品に仕上げるかである．既存薬がある場合，既存薬のどのような面を改良するのか，なぜそれが必要なのか，目標をどのあたりに置くかは特に重要な点である．既存薬のない場合，すなわち新規メカニズムに基づく創薬研究では，きわめて優れた医薬品の創製に結びつく可能性がある．しかし，その反面，実際に医薬品として完成するか否かは研究の進展を待たねばならず，大きな賭けである．理論に基づく in vitro で強力な活性化合物を見いだし，それが病態モデルなどの動物試験（in vivo）で有効であっても，その化合物がヒトで安全に目的とした薬効を示すか，常に期待と不安をもってクールな情熱を傾けなければならない．

ここで医薬品創製の流れを概観してみよう．最初に上述の研究目的，研究方針，研究の根拠を明確にし，対象疾患と原因などの基礎調査を行った後，リード化合物を得るための**リード化合物創製**（リードジェネレーション；lead generation）を開始する．リード化合物は当初の生物活性は弱くてもよいが，その発展性，新規性，作用機序，特徴などに優れた資質を有することが重要である．見いだされたリード化合物を，生物活性，薬理活性，毒性，体内動態などの，優れた化合物を探求する**リード化合物最適化**（リードオプティマイゼーション；lead optimization）により，得られた開発

候補化合物の大量合成法と品質保証（バリデーション；validation），動物での非臨床試験が行われる．この試験において，医薬候補化合物（candidate）が選び出される．この段階で一つの化合物に絞り込むことなく，2番手の化合物，サクセッサー（successor）をあわせもつことが創薬研究の成功への重要な鍵である．次に医薬候補化合物は臨床試験へと進められる．臨床試験は第Ⅰ相試験（健常人による安全性や薬物動態などの確認），第Ⅱ相試験（少人数の患者群による薬効，安全性の確認，投与量の設定）および第Ⅲ相試験（さらに多くの患者群による安全性，有効性の確認）に分類される．これらの臨床試験を通過すると，申請，認可を経て販売が可能となる．販売後もひき続き，安全性，有効性などの検証が行われる．これを第Ⅳ相試験とよぶ．この第Ⅳ相試験で晴れて，患者や臨床医の求める医薬品として確立されてゆくのである．テーマ選定から10年以上の長い道程であるが，やりがいのある仕事である．以下，リード化合物創製，リード化合物最適化を主眼として，有機化学的な立場から具体的な例を解説する．

1・2・2 リード化合物創製

創薬化学研究の重要な第一歩は，目的に合致する優れた資質をもつリード化合物を手に入れることである．その方法論としては種々あるが，大きく分けて 1) 天然物，2) 既存薬，3) ランダムスクリーニング，4) 生体内酵素と受容体，5) コンピューター支援，6) 偶然の発見（セレンディピティー）の六つがある．

a. 天 然 物

ⅰ）植物　紀元前1500年ごろのエジプトの『パピルス・エーベルス』には動植物起源の多くの薬物が使用されたことが記載され，アヘンは鎮痛薬として何千年も用いられてきたことがわかる．人は経験的に痛み，熱，疲れなど不快な症状を取去る天然物を医薬として用いてきた．そして近代有機化学はその有効成分を抽出し，精製してその化学構造を決定し，さらにそれを合成して医薬品創製に大きな貢献をしてきた．

マラリアは紀元前より人類を悩ませてきたが，1650年ごろからキナ皮（キリストの粉；Jesuit powder）が治療に用いられ，1905年に有効化合物キニーネの化学構造が決定され，1944年にR. B. Woodwardによって全合成された．キニーネの構造決定に関連して行われた多くの有機合成反応の一つであるフェニルヒドラジンとアセト酢酸エステルの反応は解熱鎮痛薬として人類に長く貢献したアンチピリンの創製に結びついた．ジギタリスはキツネノテブクロから単離，精製された強心薬であり，決定された化学構造から，さらに臨床有用性の高い誘導体が合成され使用されている．ヤナギの皮は鎮痛薬として用いられ，その有効成分のサリシンが構造決定された．サリシンの類似化合物サリチル酸にも解熱鎮痛効果があることから，サリチル酸の強い消化管障害が抑制されたアスピリンの合成がなされた（4章参照）．最近の生物活性天然物としてパクリタキセル（タキソール®）がある．1960年，イチイ（*Taxus brevifolia*）から単離され，その後，構造決定された．さらに有機化学の進歩は巧みな立体制御により，複雑なこの化合物の全合成にまで到達し，パクリタキセルは有用な抗がん剤として臨床使用されている．またその誘導体が合成され，優れた抗がん剤を目指している（10章参照）．

有機化学は生物活性天然物の化学構造決定のみならず，医薬として有用な天然物の大量供給能力を発揮し，これにより，天然資源の保護にも大きな貢献をしている．

ⅱ）微生物　微生物は多種多様の生物活性物質を産生する．青カビが産生するペニシリンの発見はあまりにも有名であるが，この抗菌活性を示すペニシリンの構造が5員環を有するβ-ラクタ

1・2 医薬品創製の手順

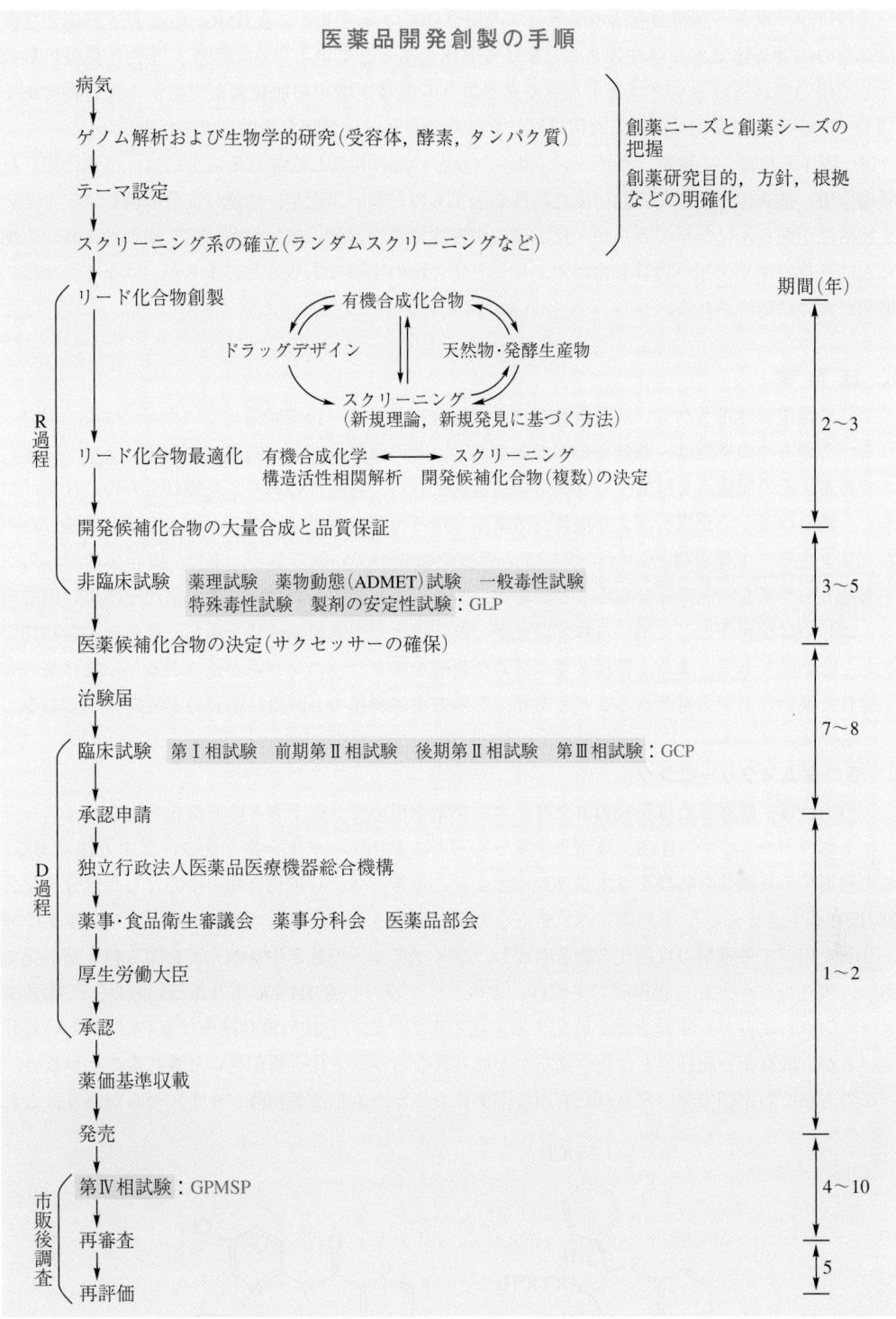

ムであることやまた，同様に抗菌活性を示すカビの一種である *Cephalosporium* が産生するセファロスポリン C の構造が 6 員環を有する β-ラクタムであることが判明するとこれらをリード化合物として，より強い安定な抗菌剤を目指して精力的に合成展開され，数々の新しい抗菌剤が誕生した．これが契機となって，現在の β-ラクタム系抗生物質の世界が築き上げられた（9 章参照）．

そのほか，現在，高脂血症治療薬として汎用されているスタチン系 HMG-CoA 還元酵素阻害薬は真菌の代謝産物であるロバスタチンをリード化合物としている（8章参照）．また，免疫抑制薬として用いられているシクロスポリンやタクロリムスは土壌中の放線菌が産生する化合物である（§11・7参照）．微生物は上述した例以外にも多くのリード化合物を提供してくれる．

iii) 海洋天然物　　海藻，カイメン，サンゴなどの海洋生物に含まれる成分には，抗菌作用，抗腫瘍作用，抗炎症作用などの強い生物活性を示すものが多い．近年，急速に成分の構造決定とその生物活性が明らかになってきたが，化学構造が複雑で毒性の強い成分が多い．しかし，これから明らかにされてゆく未知の物質も含めて，リード化合物の宝庫であることにまちがいはなく，今後の展開が大いに期待される．

b. 既存薬

すでに臨床で使用されている医薬品をリード化合物として，合成展開していく方法はよく用いられる．この方法の特徴は，薬効が確実であること，その医薬品がもつ問題点が明確になっていることである．その問題点を解消する目的で構造変換を行い，特許性のあるより優れたものに仕上げてゆく．競争は激しいが先行品より優れた医薬品になる可能性は十分にある．たとえば，前述したペニシリンをリード化合物とした β-ラクタム系抗生物質がよい例である．また，既存薬の副作用が主薬効として新しい医薬品になることがある．スルホニル尿素系の糖尿病治療薬がそのよい例である．はじめは抗菌薬として用いられていたが，副作用として低血糖症状を示し，それを主薬効に切替えた医薬品である．また，新規メカニズムや新規なスクリーニング系が見つかると，既存薬のもつ隠れた薬物作用が発見されることもあり，この方法は現在でも医薬品創製の主流の一つである．

c. ランダムスクリーニング

この方法は，既存または新規のスクリーニング系を用いて，何十万もの有機化合物をハイスループットスクリーニング（HTS，ロボットアッセイ）によりリード化合物を見つけだす方法である．この利用する有機化合物群をライブラリーとよび，通常，ヘテロ環化合物を中心とした低分子化合物（既存薬も含まれる），天然物，ペプチドなどから構成される．最近ではコンビナトリアルケミストリーを用いて多種類の目的化合物を合成し，ライブラリーの数と中身の充実を図る動きが活発である．現在のリード化合物創製の主流は，このライブラリーを HTS によりふるい分け，二次スクリーニングによりリード化合物を特定する方法である．この方法の成功確率は 0.1% 以下といわれているが，既存薬や先行品とは化学構造がかなり異なるリード化合物が見いだされることが多い．

この方法でわが国で見いだされた有用な医薬にカルシウム拮抗薬塩酸ジルチアゼムがあり，これ

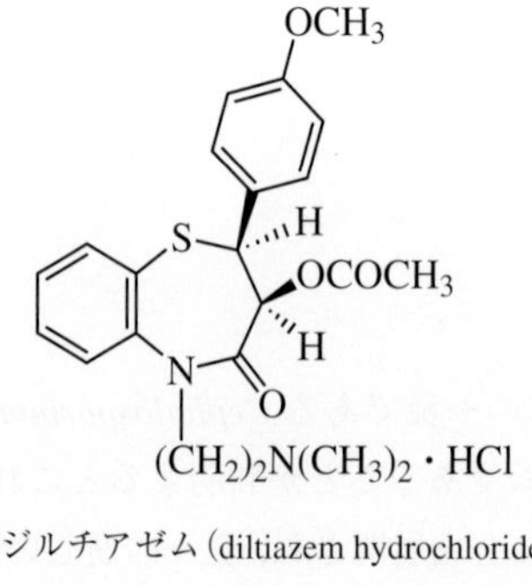

塩酸ジルチアゼム（diltiazem hydrochloride） 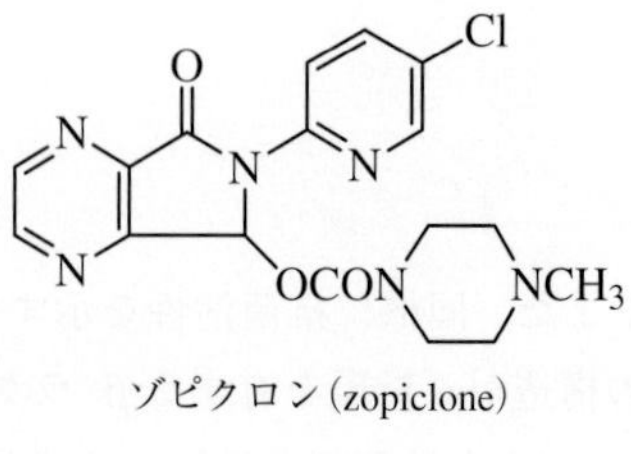　　　ゾピクロン（zopiclone）

図 1・2　ランダムスクリーニングによって発見された医薬品

は中枢神経作用薬をめざして合成された化合物ライブラリーから発見された．他の例には，ベンゾジアゼピン受容体のリガンドであるゾピクロン，抗菌薬のキノロン-3-カルボキサミドが抗ヘルペス作用を有することの発見などがある．ジルチアゼムは他に構造が類似した医薬がなく，これ一品に限られること，ゾピクロンは，ベンゾジアゼピン受容体に結合する鎮静薬であるが，他の多くのベンゾジアゼピン系化合物とは構造が全く異なる．このようにランダムスクリーニングから見いだされた医薬品には新規で他の医薬と構造上異なるものが多い（図1・2）．

d. 生体内酵素と受容体

現代の生命科学は多くの疾患関連遺伝子や病態と深く関連している標的分子を次つぎに明らかにしつつある．医薬品の標的分子の多くは酵素と受容体である．酵素には基質，受容体にはリガンドが結合する相手である．そのなかで内在性の基質やリガンドがリード化合物になることがある．

i）酵素　医薬品のなかには，特定の酵素を阻害することによって薬効を発現しているものが多い．生体が数多くの酵素によって維持されていることを考えると当然といえる．その酵素の生体内基質も酵素阻害剤のリード化合物になりうる．後述するHIVプロテアーゼ阻害薬（§9・7，§11・10参照）が基質（ペプチド）をリード化合物にして，その構造の一部を化学的に修飾してペプチド性の阻害剤を得，さらに構造変換して非ペプチド阻害薬へと導いたよい例である．表1・1に酵素阻害に基づくおもな医薬品，阻害を受ける酵素，薬効を示す．

ii）受容体　受容体は細胞膜などに存在し，タンパク質や糖タンパク質からなる特別な部分である．受容体に結合する化合物はリガンド（ligand）といわれ，リガンドが結合するとシグナル伝達が起こり，種々の生物応答がひき起こされる（図1・3）．個々の受容体は特定の生物応答を行うが，近年，それぞれの受容体にはいくつかのサブタイプが見いだされ，それらは特異的な生物応答をしていることが明らかになりつつある．特に新規に見いだされ，かつ特異的な応答をしている受容体が見いだされたとき，それに対するリガンドをつくり上げれば，優れたリード化合物創製が期待できる．

表 1・1 酵素阻害に基づく医薬品の例（構造に酸性官能基を有する共通点がある）

医　　薬	阻害を受ける酵素	医　　薬	阻害を受ける酵素
インドメタシン（抗炎症薬）	シクロオキシゲナーゼ	アロプリノール（痛風治療薬）	キサンチンオキシダーゼ
プラバスタチン（高脂血症治療薬）	HMG-CoA 還元酵素	カプトプリル（降圧薬）	アンギオテンシン変換酵素
		エパルレスタット（糖尿病性末梢神経障害治療薬）	アルドース還元酵素

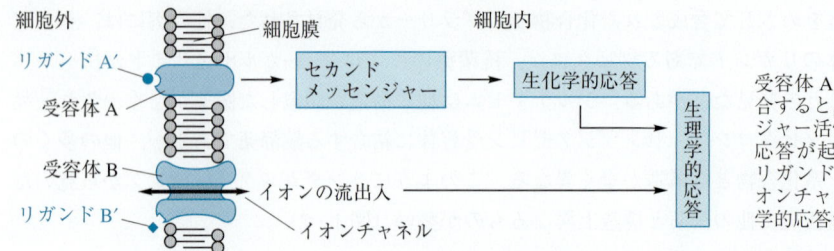

図 1・3　受容体へのリガンドの結合による生理学的応答〔G. Thomas, "製薬科学 メディシナルケミストのためのエッセンス", 長瀬 博監訳, p. 286, テクノミック（2002）を改変.〕

受容体に結合して内因性リガンドと同様な応答をひき起こす化合物は作動薬（アゴニスト；agonist）といわれ，結合しても応答をひき起こさない化合物は拮抗薬（アンタゴニスト；antagonist）といわれる．作動薬の化学構造は内因性リガンドに類似していることが多い．この内在性リガンドは拮抗薬のリード化合物にもなる．そのよい例として，ヒスタミン H_2 受容体拮抗薬がある．"ヒスタミン拮抗化合物は，受容体においてヒスタミンの結合を阻害するものであり，ヒスタミンの構造に類似する"という作業仮説をもとに，ヒスタミンのイミダゾール環にメチル基を導入し，2-メチルヒスタミンには H_1 選択性，4-メチルヒスタミンには H_2 選択性が出現した．この結果をもとにして，選択性と拮抗活性の強い化合物の合成とスクリーニングが血のにじむような努力をもって続けられた．その結果，側鎖部に炭素と硫黄原子およびシアノグアニジン基が導入された画期的な抗潰瘍薬シメチジンが創製された（図 1・4, §3・1・3, §11・3 参照）．

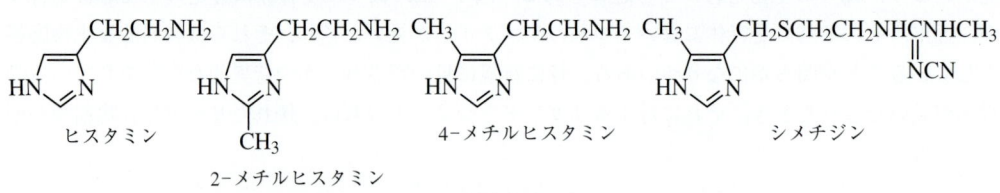

図 1・4　ヒスタミン誘導体とシメチジン

e．コンピューター支援医薬品設計

　コンピューター支援医薬品設計（CADD）は主として受容体や酵素と結合して活性を示す化合物の設計に利用されている．対象とする受容体や酵素の立体構造，またそれらとリガンドが結合している状態での X 線結晶構造解析から得られた結合時の立体配座の情報を最初に得ておく．これに基づいて対象物質に相補する分子（リガンド）をコンピューターによって構築する．この段階ではリガンドは大きな分子であることが多く，構築されたモデルをさらにコンピューターを駆使して低分子化合物として設計し，これを有機合成化学によって合成し，リード化合物を創製する．

f．偶然の発見

　医薬の発見に偶然が果たした機会は多い．偶然に物事を発見することをセレンディピティー（serendipity）という．Fleming が青カビによる細菌の阻害を偶然見いだし，ペニシリン発見に貢献したことはあまりにも有名である．フェナセチンは動物におけるアニリンの代謝から偶然見いだされ，他にアセトアニリド，ベンゾジアゼピン，シスプラチンなど多くの事例がある．現在でも研究を進めている過程で，全く異なった活性が見いだされて最初の目的とは異なった医薬品へと発展す

ることがある．セレンディピティーは単なる偶然ではない．研究者の日ごろの鋭い観察力，注意力，研究への情熱，そして毎日の研鑽の賜物であることを特に強調しておきたい．

1・2・3 リード化合物最適化

　発見，創製されたリード化合物は，その優れた資質を発揮させて医薬品へと発展させるため，活性の増強，毒性や副作用の軽減，安定性向上，そして体内動態向上を目的としてリード化合物最適化が行われる．この段階では，これまでの多くの創薬研究において得られてきた構造に基づく薬理活性の変化の情報（構造活性相関）を取入れて，分子構造の変換，置換基の交換，置換基の導入など有機化学者が大いに活躍する．ここでは特に根拠のある作業仮説をもとに合成を行うことが重要である．合成された化合物は目標とする薬物活性強度を決めて評価が行われる．この過程を効率的に行うために定量的構造活性相関（QSAR）法が用いられる．

　最初に，リード化合物における置換基導入，分子の大きさの変化などによって期待される効果を数種の例をあげて述べ，つづいて QSAR を概観する．

[アミノ基の導入] アミノ基は生体内では，遊離型とイオン型の平衡状態で存在する．遊離型は膜透過時に有利であり，イオン型は受容体との結合時に有利である．したがってアミノ基を分子中に導入することが望ましく，ほとんどの医薬品に適切な構造のアミノ基が導入されている．

[メチル基の導入] 化合物の脂溶性を増大し，膜透過性に有利となるが，水溶性は低下する〔分配係数（オクタール–水）ベンゼン（135），トルエン（490），アセトアミド（83），プロピオンアミド（360）〕．立体効果によって，薬理活性に大きな影響を与えた例は，抗ヒスタミン薬のジフェンヒドラミンの o–メチル体にみられる．この化合物は，o–メチル基のオルト効果により，側鎖のメチン炭素と酸素原子の自由回転が抑制されている．そのため，ヒスタミン受容体との結合に適合した立体配座をとることができなくなり，活性が消失する．一方，p–メチル体ではジフェンヒドラミンの約4倍の活性がみられる．

[ヒドロキシ基の導入] ヒドロキシ基は一般的に水素結合に関与している．ヒドロキシ基の水素原子はプロトン供与，酸素原子はプロトンを受取る性質がある．生体内においてこの水素結合による相互作用はきわめて重要であり，活性，選択性などの改善に役立つ．

[ハロゲン基の導入] 脂溶性の増大により血液脳関門通過性が高まるため，中枢移行性増強を目的として導入される例が多くみられる．特にフッ素（F, CF_3）は分子の大きさへの影響が小さいため汎用される．しかし，キノロン系抗菌薬の開発においてフッ素導入によって抗菌活性は増強されたが中枢性副作用が出現した例もある．

[環構造の導入] この操作は分子の形と大きさに影響する．特に芳香環による環構造導入は分子の脂溶性を高め，構造の平面化，立体的環境の違いが起こり，活性，選択性，物性などに大きく影響する．ペニシリン系抗生物質において，嵩高い環を分子に導入して β–ラクタマーゼの接近を制御して，活性の持続や増強が図られている．

　リード化合物最適化において，有機化学的手法には分子変換法，分子修飾法が系統的に考えられており，活性発現官能基の構造多様性，化合物の立体化学と活性の変化，等価性（isosterism）および生物学的等価性（bioisosterism）の概念など重要で実際に適用されている事例が多くある．

　QSAR はリード化合物最適化を効率的に行うために，この過程で合成された化合物と活性の相関を求めて，コンピューターを用いて行われる．C. Hansch と藤田稔夫は薬物が作用点に到達するまでには脂溶性に富む膜の透過の繰返しがあるため，薬物の吸収と輸送の速度は水性相と油性相への分配度合〔オクタノール–水分配係数（$\log P$）〕に依存すると仮定した．$\log P$ は QSAR において中

心的なパラメーターではあるが，現在では他にも化学構造を定量的に解析する多くの方法があり，QSARの定義は混乱状態にあるといえる．

最近では化合物最適化の初期段階で，C. A. Lipinskyが提唱した五つの法則（rule of five）を使用して不適化合物を合成しないようにし時間の無駄を排除している．すなわち，この法則とは以下のような化合物は吸収と膜透過性が悪いので候補化合物とはなりえないというものである．1) 5個以上の水素結合の供与体（donor）が存在する場合，2) 10個以上の水素結合の受容体（acceptor，主として酸素と窒素）が存在する場合，3) 分子量が500以上の場合，4) 計算したlog P が5以上の場合，5) 問題とする化合物にトランスポーターが存在する場合はこの法則は当てはまらない．

実際のQSARにおいてはそのリード化合物の構造と目的としている生物活性に最適の方法を選ばなければならない．この段階で選択された医薬候補化合物を複数有することが重要であり，一つの化合物のみに絞ると，その化合物が不適格と判断された場合は，テーマが根本から崩れる．この複数の医薬候補化合物は，探索毒性試験（通常ラットを用いた2週間毒性試験），ラット，イヌまたはサルを用いた薬物動態試験，動物病態モデルによる薬効試験，物性などにより開発候補化合物一つに絞る．開発候補化合物はkg単位での合成法の確立と化合物の純度，定量的な不純物の確認，安定性の保証などが確立されると同時並行的に，非臨床試験が開始される．

1・2・4 非臨床試験と臨床試験

開発候補化合物は，各部門で非臨床試験が徹底的に行われる．この試験には，薬理試験，薬物動態試験，一般および特殊毒性試験，化合物および製剤の安定性試験，大量合成法の確立などがあり，得られたデータは次の臨床試験実施への理論的根拠となる．そのため，医薬品の安全性に関する非臨床試験の実施の基準（GLP）を守って実施しなければならない．非臨床試験を通過した医薬品候補化合物は，臨床試験（clinical study）が行われる．治験の科学的な質と成績の信頼性を確保するため医薬品の臨床試験の基準（GCP）が遵守される．第Ⅰ相試験，前期第Ⅱ相試験，後期第Ⅱ相試験，第Ⅲ相試験を通過した後，製造承認申請を行い，承認を得た後臨床医薬品として使用される（医薬品開発創製の手順，7ページ囲み参照）．

1・3 薬物分子の設計の方策：薬物とその標的との相互作用

薬物分子の設計（ドラッグデザイン；drug design）とは医薬品として活性を示す新しい化合物構造を提案することであり，その方法論や思考方法を提示することが薬物分子の設計法である．分子設計法には明確な法則はないが，過去に有用な医薬が発見された経緯より蓄積された生物活性の増減と化学構造変化との関係（QSAR）を適切に考慮すれば，さらに高い確率で新規合成医薬品を世の中に出現させることができると期待される．しかし，一つの医薬品が開発される裏には約1万個以上の化合物が合成されるといわれている．

1・3・1 分子の構造変換

リード化合物として生物活性物質をドラッグデザインするには，過去の事実に基づく経験的な方法，分子の構造と生物活性との相関関係についての半経験的方法，立体配座の最適化による非経験的方法，CADDによる分子構造最適化法などがある．しかし，依然として，ドラッグデザインは研究者が有する知識・経験やセレンディピティーにゆだねられている．リード化合物中の原子または原子団を変換しても，本質的な生物活性の変化が少ない場合が多いため，リード化合物の構造の

部分変換から出発するのがふつうであり，このような部分変換のもとになる官能基を生物学的等価体（bioisoster）という．

a. 等価体と生物学的等価体

ドラッグデザインにおいて，等価体あるいは生物学的等価体の概念で生物活性を示す天然物あるいは医薬品の構造の一部を入れ換えるという手法が広く利用されている．1919 年に I. Langmuir は電子の数と配列が同じ化合物がきわめて類似した物理化学的性質を示すことを等価と定義し，その後 H. Grimm は水素化移動律を提案し，等価体の概念が拡大された．周期表の同周期の元素は，その前の元素に水素原子を 1 個加えたものと等価であるということである．たとえば電子数が 8 の場合には O, NH, CH_2 がそれぞれ等価体である．さらに H. Erlenmeyer により，古典的な等価体とは"最外殻の電子配列の類似する原子，イオンである"と定義し直された．

表 1・2　Grimm の水素化移動律による等価体

総電子数	6	7	8	9	10
	C	N	O	F	Ne
		CH	NH	OH	FH
			CH_2	NH_2	OH_2
				CH_3	NH_3

等価性の考え方は生物活性の分野に拡大適用され，同じ型の生物活性をもつ化合物を生物学的等価体といい，生物学的等価体は化学的および物理的な類似性を示す原子団や分子をもつ．化学的等価体とは，電子構造の等価体を意味する．すなわち等価体とは"大きさ，形状，分極が類似している一群の化合物"であると解釈される．化学的な等価変換により，同じような生物活性をもつ化合物や全く別の活性をもつ化合物が得られることがある．このような等価性基により分子修飾されて開発された医薬品を図 1・5 に，代表的な化学的等価体を表 1・3 に示す．

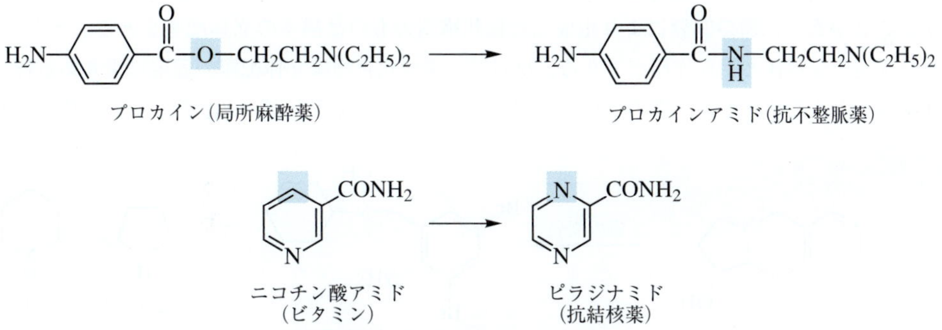

図 1・5　等価性基により分子修飾されて開発された医薬品

表 1・3　化学的等価体

H (水素)	Cl, Br, I (ハロゲン)	COOH (カルボン酸)
F	CF_3, CN	SO_2NHR, SO_3H, 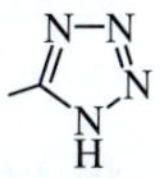 テトラゾール

b. 分子の構造修飾

i) **分子構造の単純化**　天然物は複雑な構造をもつことが多いため合成は容易でない．しかし，天然物は有用な生物活性を示すものも多いので，これらをリード化合物として単純な構造の化合物をドラッグデザインすることもしばしば行われる．

その例としてモルヒネとペチジンとの関係がよく知られている（図 1・10 参照）．もう一つの例として，筋弛緩作用をもつ塩化ツボクラリンが知られている．塩化ツボクラリンはイソキノリン骨格をもつ複雑な構造のアルカロイドであるが，その作用には分子内の二つの窒素の原子間距離が重要である．この知見より，二つの窒素原子間に同じ距離をもつ臭化デカメトニウムおよび塩化スキサメトニウムが開発された（図 1・6）．

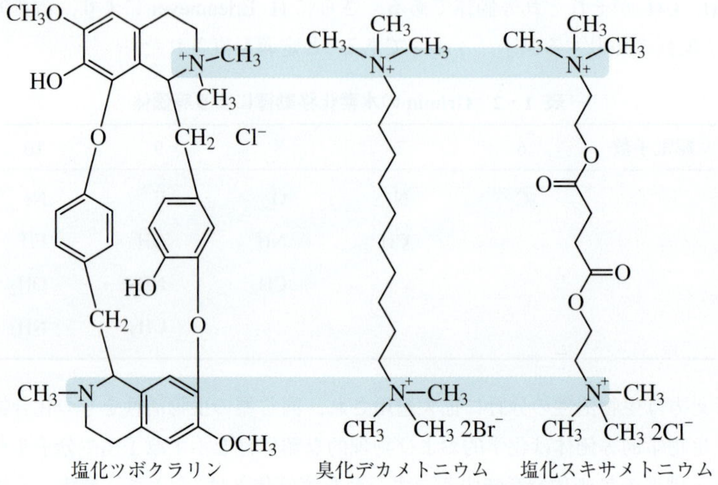

図 1・6　分子の単純化により開発された医薬品

ii) **分子の大きさについて**

[環の開裂と形成ならびに環拡大と縮小]　薬物をリード化合物として構造変換を行う際，環状構造をもつものは環を開裂し鎖状構造のものを，逆に，鎖状構造のものには環を形成して環状の化合物とすることがある．環の開裂により生成した鎖状構造のものは種々の立体配座をとることができ，柔軟な構造で受容体と相互作用ができる．反対に，環状化合物は立体配座の固定によりある特定の立体配座をとるため，生物活性の上昇や選択性の向上が期待できるが，ときとして，立体障害のた

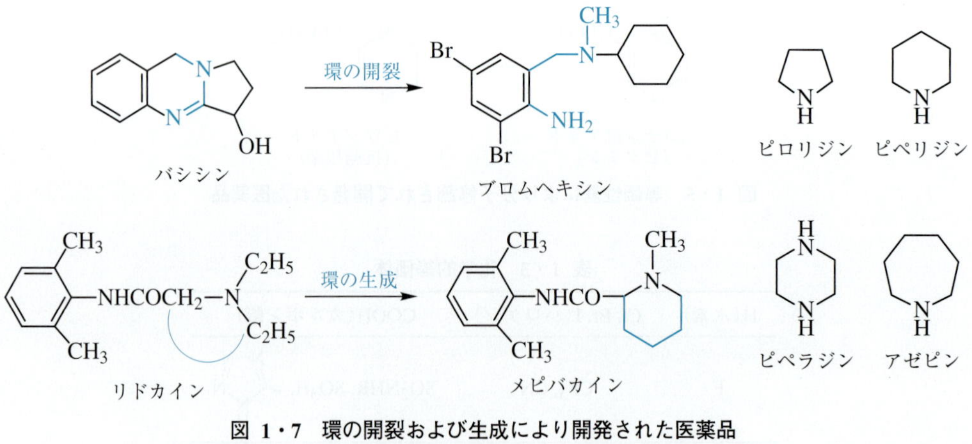

図 1・7　環の開裂および生成により開発された医薬品

め作用が弱くなることもある．環を開裂したものとして，去痰薬ブロムヘキシンは気管支拡張作用をもつアルカロイド，バシシンの二つの環を開裂した医薬品である．また，環を形成したものとして，局所麻酔薬リドカインに6員環ピペリジン環を導入した同じ作用を示すメピバカインも知られている．医薬品には5員環のピロリジン，6員環ピペリジンおよびピペラジン，7員環アゼピンをもつものが多く知られている（図1・7）．

[環拡大と縮小] 環状構造をもつ医薬品のドラッグデザインを行う際に，しばしばその構造の環を拡大あるいは縮小することがある．たとえば，抗精神病薬クロルプロマジンの環を拡大したイミプラミンは抗うつ薬として使用されている．この理由として，二つのベンゼン環のとる角度 θ がクロルプロマジンの約155°からイミプラミンでは約125°になったため，受容体との相互作用に違いが現れたと解釈される．逆に，環縮小したものとしては，催眠薬バルビツール酸のピリミジン環の4位カルボニル基を削除した抗てんかん薬ヒダントイン系薬物があげられる（図1・8）．

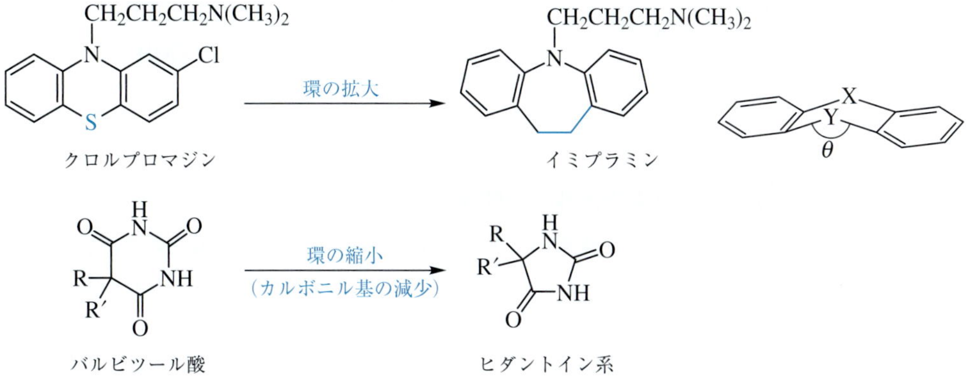

図 1・8 環の拡大および縮小により開発された医薬品

1・3・2 化学構造と生理作用との関係

薬物分子の化学構造の構成については，生理作用を示すのに不可欠な必須部分とその他の部分に分けられる．必須部分を薬理作用団（ファーマコホア），その他の部分を補助作用団という．薬理

薬の命名法

医薬品の名称には，局方名，国際一般名（公定名），化学名，さらには商品名がある．局方名は国際一般名とそれの日本語音訳で示される．国際一般名は，国際的共通性をもつもので，世界保健機構（WHO）によって選定，承認された名前で，個々の医薬品を明快に識別することを目的に命名され，英語で示す．化学名は国際純正応用化学連合（IUPAC）の制定になる系統的命名法による．そのため，一般に長い名前になる場合が多い．商品名は，各社が適宜作成するもので命名上の規則性はない．売行きを左右するため，語呂がよいこと，覚えやすいこと，薬効を暗示することなどを考慮してつけられる．たとえば，抗不安薬のクロルジアゼポキシド（局方名）は，国際一般名では chlordiazepoxide，化学名では 7-chloro-2-methylamino-5-phenyl-3H-1,4-benzodiazepin 4-oxide であるが，商品名ではコントール，バランス，コンスーン，リサチーフなどとなる．

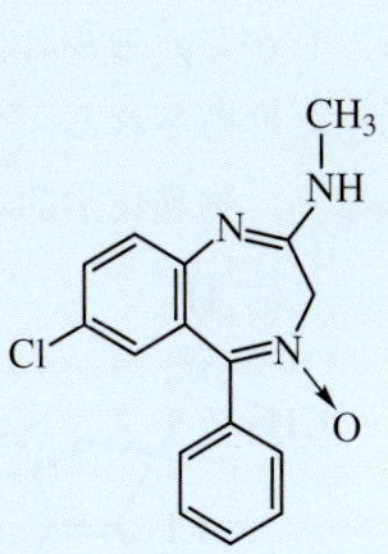

クロルジアゼポキシド

作用団とは薬物が受容体の結合部位に結合する際,"受容体のある一定の部位とうまく適合する構造部分"あるいは"薬理活性を示す構造上の最小単位"である．補助作用団は作用の増強, 持続, 副作用の消去, 毒性の軽減, 薬物の生体内動態の改善, 時としては耐性菌への抵抗力の増大などの役割を果たしている．その例を図1・9に示す．

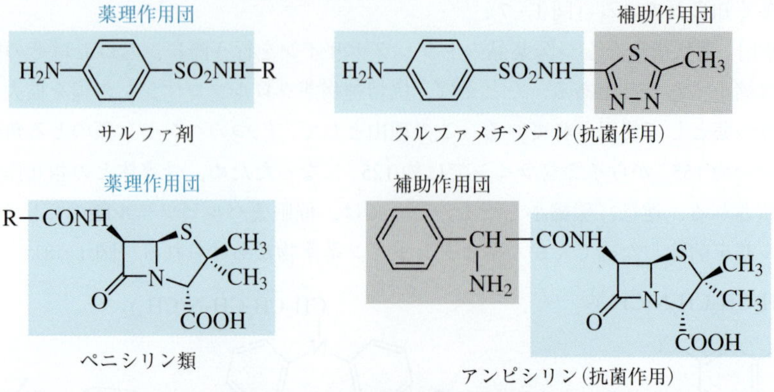

図 1・9 薬理作用団と副作用団

1・3・3 医薬品の立体化学と生物活性との関係

医薬品が生物活性を示すためには, 医薬品分子が生体内の特定の受容体に近づいて, 受容体の特定部位に結合しなければならない．この結果として, 生物活性が発現される．したがって, 特定の立体化学的要素をみたした分子のみが, 受容体に相互作用する親和力をもっているため, 立体化学と生物活性との関係が重要となる．立体化学における異性体には, 立体配座異性体, 幾何異性体 (立体配置異性体), 光学異性体などが知られている．

a. 立体配座異性 (コンホメーション異性)

炭素−炭素単結合で炭素鎖を形成している炭素の分子軌道は sp^3 混成軌道であり, 炭素−炭素結合間の回転は自由であるため, 種々の立体配座をとることができる．立体障害などで炭素−炭素結合間の回転が自由にできなくなった場合には, 異性体を生成する．このような異性体を立体配座異性体といい, 受容体に結合する際に, 重要な要因となることがある．

麻薬性合成鎮痛薬塩酸ペチジンは, ピペリジン環の4位にフェニル基をもつ化合物で, 優位な立体配座をもつ異性体はフェニル基がアキシアル配座のものではなくエクアトリアル配座のものである．しかし, モルヒネの立体構造とはアキシアル配座異性体が適合し, この立体配座で鎮痛作用を示すと理解される．しかし, 両異性体とも, 同じ鎮痛活性を示すことから, 単純に立体構造だけではなく, 物理化学的な他の因子も考慮する必要がある (図1・10).

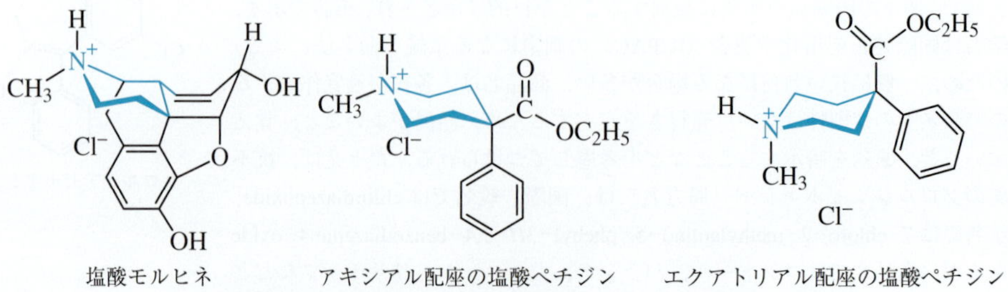

図 1・10 塩酸モルヒネと塩酸ペチジンの立体構造

薬物の構造において種々の立体配座をもつ場合，種々の立体配座で受容体と作用しうる可能性がある．これにより一つの薬物が2種以上の異なる生理作用をもつことがある．たとえば，自律神経系の化学伝達物質のアセチルコリンはムスカリン様作用とニコチン様作用をもつ．アセチルコリンはその柔軟な立体配座を有するため，ムスカリン受容体とはアンチ形で，ニコチン受容体とはシン形で，相互作用すると考えられている．このさい，アセチルコリンの窒素原子とカルボニル基の酸素原子の距離が重要な因子となっている．このことはアセチルコリンの二つのメチレン基の自由な回転をシクロプロパン環で固定することにより制限された化合物 2-アセトキシシクロプロピルトリメチルアンモニウムの生物活性を比較することで明らかにされた．すなわち，トランス体はその窒素原子と酸素原子の原子間距離がアセチルコリンのアンチ形と同じであり，同程度のムスカリン様作用を示すのに対して，シス体はほとんど活性を示さない（図 1・11）．

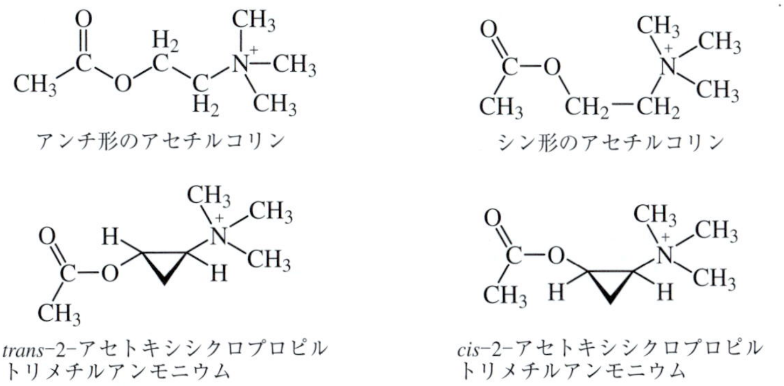

図 1・11 アセチルコリンおよび 2-アセトキシシクロプロピルトリメチルアンモニウムの立体配座

b. 幾何異性（立体配置異性）

幾何異性とは，二重結合が規定する平面あるいは二重結合の代わりに自由回転しにくい環に結合する置換基の異なった配置に起因する異性で，シス-トランス異性体，立体配置異性体がある．幾何異性の関係にある二つの化合物が環状化合物の場合は光学活性を示すことが多い．

ジエチルスチルベストロールは二重結合をもつため幾何異性体がある．トランス体はエストラジオールと同じ女性ホルモン作用を示すが，シス体はごくわずかしか活性を示さない．この理由は，トランス体のヒドロキシ基の酸素原子間距離は 12.1 Å で，エストラジオールのその距離とほぼ同じである．それに対して，シス体のその距離は 7.0 Å で明らかに違っている．また，trans-ジエチルスチルベストロールでも，フェノール性ヒドロキシ基がオルト位およびメタ位にある異性体では，ヒドロキシ基間の距離が短くなるため，活性は弱い（図 1・12）．

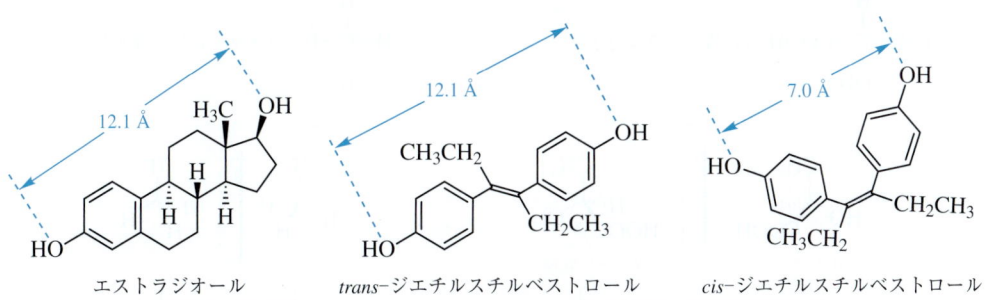

図 1・12 幾何異性による活性の違いについて

c. 光学異性（エナンチオ異性およびジアステレオ異性）

光学異性体をもつ医薬品が多く知られていて，それら異性体において生物活性に違いがみられることがあり，光学活性の概念は重要である．詳細については§1・4参照．

1・4　光学活性医薬品：光学異性と生物活性

すべてのものの形は，鏡に映した形（鏡像）がもとの形（実像）と同じものと，そうでないものの2種類に分類できる．鏡の中では，右手は左手に，また右回りのものは左回りに変わる．このように右左の違いのある形をキラルとよび，その性質をキラリティー（掌性）とよぶ．これらは形は同じであるが，互いに重なり合うことができない．そこで右手形と左手形の分子を鏡像異性体（エナンチオマー）あるいは光学異性体という．4種の異なる基が結合した炭素原子を不斉炭素という．

不斉炭素をもつ医薬品では，光学異性体が存在しうる．不斉炭素が二つ以上の場合はエナンチオ異性体（エナンチオマー）のほかに，ジアステレオ異性体（ジアステレオマー）も存在する．エナンチオマーは旋光度以外物理学的性質は同じであるのに対して，ジアステレオマーはそれぞれ性質が異なり，全く異なる化合物として考えられる．不斉炭素が二つの場合のそれぞれの関係を示す（図1・13）．

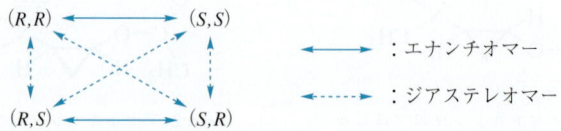

図 1・13　エナンチオマーおよびジアステレオマーの関係

乳酸は，鏡像と実像が重なり合わない2種の光学異性体が存在するのでキラルな化合物である．また，その中心炭素に結合する四つの原子（団）の可能な結合の仕方は(a)と(b)の二通りだけである．4個の異なる置換基が結合したsp^{3}炭素（＊印）が不斉炭素であり，不斉中心の配置はRSで表示される．これは不斉原子上の4個の置換基（A, B, C, D）をCahn–Ingold–Prelog則に従って優先順位をつけ，分子を優先順位の最も低い置換基の反対側から見て，観察者のほうに向いた他の三つの置換基を優先順位の高い順に，その並び方が右回りならばRの立体配置（R-configuration，ラテン語 *rectus* "右"より）左回りならばSの立体配置（S-configuration，ラテン語 *sinister* "左"より）とする（絶対配置の表示）．R, Sは斜体（イタリック体）で示す．一方，メタンは，鏡像と実像が重なり合うため，エナンチオマーをもたない（アキラル）分子である．エナンチオマーの構造は絶対構造といい，化合物の示す旋光度の符号，＋または－で区別する．それ以外の物理・化学的性質は同じである（次ページ囲み参照）．

1·4 光学活性医薬品：光学異性と生物活性

Cahn–Ingold–Prelog 則

　各置換基の大きさの順位をつける規則で，各基には，1,2,3,4 の番号がつけられる．1 は最高優先順位の，4 は最低優先順位の基で，優先順位は，1) 直接結合した原子の原子番号の大きい順につける，2) 二つの原子が 1) の順位則で同一の優先順位をもつ場合には，その先に結合した原子の優先順位，それも同じ場合はその次の原子の優先順位で決定する，3) 同位体の場合は重元素のほうが優先順位が高い（たとえば，トリチウム ^{3}H ＞ジュウテリウム ^{2}H＞プロチウム ^{1}H），4) 多重結合で結合した原子は，形式的にその原子が同じ数だけ単結合で結合していると考える（たとえば，–CHO は –CH(OC)$_2$ と考える）．Cahn–Ingold–Prelog 則による置換基の優先順位のつけ方は，二重結合の幾何異性を表す場合にも利用され，優先順位の高い置換基が同じ側にくる場合を Z〔ドイツ語の zusammen（一緒の意味）から〕，反対側にくる場合を E〔ドイツ語の entgegen（反対の意味）から〕とする．以前は同じ置換基が同じ側に位置する場合を cis，反対側に位置する場合を trans とする表示法が使われていたが，四つの置換基が異なる場合の決定が困難で Z, E 表示が採用されるようになった．

不斉中心の絶対配置の決定

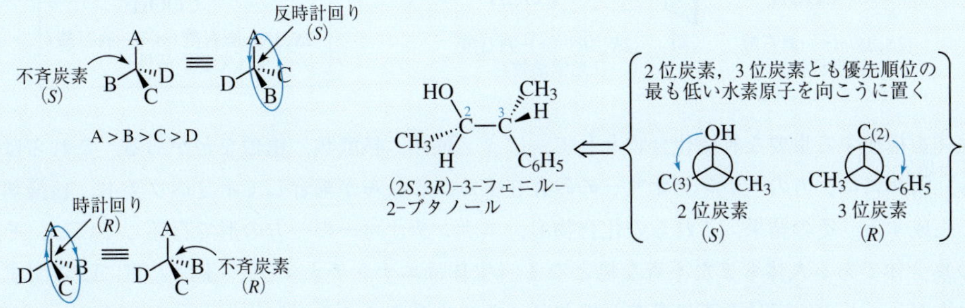

二重結合の幾何異性の決定

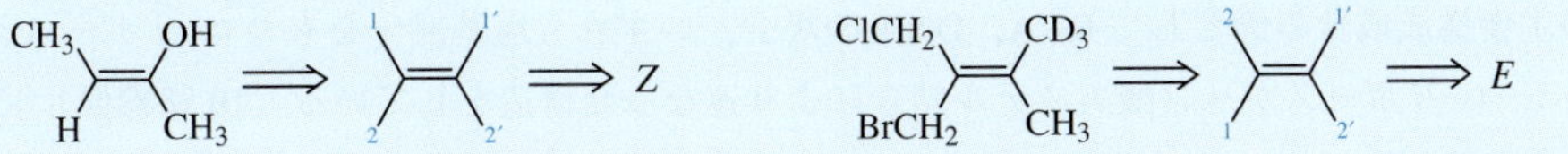

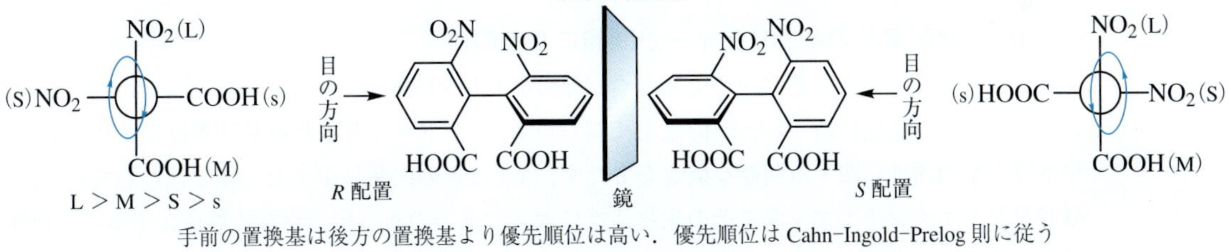

手前の置換基は後方の置換基より優先順位は高い．優先順位は Cahn–Ingold–Prelog 則に従う

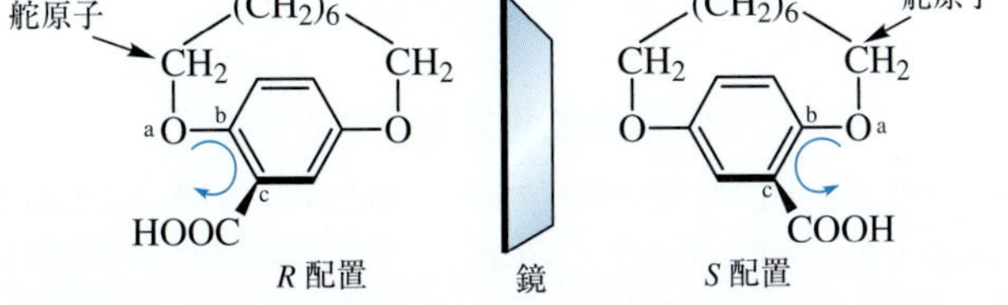

面内の原子に直接結合している不斉面内にない原子を舵原子として，順位則に従い原子の優先順位を決める

図 1・14　軸不斉化合物と面不斉化合物

最も理解しやすい光学活性化合物は，乳酸のように不斉中心をもつ化合物である．後述するが，サリドマイドもそのような化合物である．一方，ベンゼンやトルエン，2,6-ジニトロトルエンなどは不斉中心をもたない光学不活性な化合物であるが，その二量体は光学活性体になる．これは分子の軸に沿って不斉になる軸不斉化合物である．また軸不斉化合物以外にも，不斉中心がないにもかかわらず，分子全体として不斉になる面不斉化合物もある（図 1・14）．

一方，不斉中心があるにもかかわらず，互いに不斉を打消し合って分子として光学不活性になる化合物もある．たとえば，酒石酸は不斉中心を二つもつが，光学活性な化合物と光学不活性な化合物が存在する．このような光学不活性な化合物をメソ化合物といい，分子全体が面対称化合物となっている．

$(2S,3S)$-(+)-酒石酸（光学活性）　　鏡　　$(2R,3R)$-(+)-酒石酸（光学活性）　　$(2S,3R)$-酒石酸（$meso$-酒石酸）（光学不活性）

生体を構成する重要な有機化合物として，アミノ酸類，核酸類，糖類などがある．これらはいずれも，天然には一方のエナンチオマーのみ存在する．これらが縮合してポリペプチド，核酸類，多糖を生成する．その結果，これらの化合物も，エナンチオマーの一方の形で存在している．そしてその集合体である人体もまた不斉な場となる（生体はエナンチオマー）．また人間に限らずすべての生物が分子レベルでは不斉に存在しており，その生産物である天然物も，エナンチオマーが存在する場合，一方のエナンチオマーだけを産することが多い．

生体の主要構成成分の例として RNA，DNA の場合，いずれも塩基部分をもつ D-リボースおよびデオキシ-D-リボースがリン酸エステル結合により連なった構造をしている（10 章参照）．ここで，用いられる D-リボースおよびデオキシ-D-リボースはエナンチオマーの一方（不斉）のみであり，結果として生成する核酸も不斉となる．

1・4・1　なぜ医薬品のキラリティーが問題になるのか

合成により光学活性な医薬品をつくる場合，特別な工夫（不斉合成や光学分割）をしなければ，エナンチオマーの等量混合物（ラセミ体）として得られる．サリドマイドの悲劇がひき起こされるまで，光学活性と生物活性に関する明確な概念をもたず，ほとんどの医薬品がラセミ体で使われていた．

嗜好品にもエナンチオマー間でその生物活性に大きな違いのある化合物が多数存在することが知られている．たとえば，ワインラクトンやシトロネロール，カルボンなどは，異性体間の生物活性が全く異なっている．

生物活性物質と生体との反応

生物活性物質と生体との反応は，鍵と鍵穴の関係によくたとえられるが，エナンチオマーと生体の反応は，握手にたとえられる．すなわち，正しい手どうし（右手と右手，または左手と左手）で握手をすると正しく握手ができるが，正しくない手どうしではきちんと握手できない．生体を構成する主要成分である DNA，RNA，多糖，ポリペプチドなどは，いずれも一方のエナンチオマーからできているため，生体は全体として一方のエナンチオマーになっているためである．

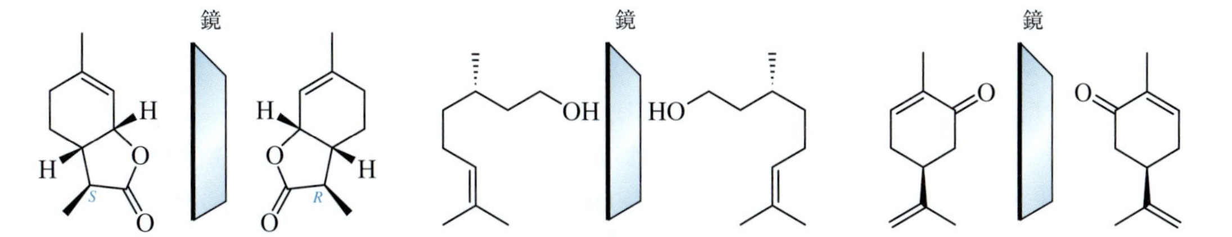

1・4 光学活性医薬品：光学異性と生物活性

(3S)-ワインラクトン　ワインの香り
(3R)-ワインラクトン　ほとんど香りなし
(S)-シトロネロール　バラの花の香り
(R)-シトロネロール　油くさく刺激的
(S)-カルボン　キャラウェーの香り
(R)-カルボン　スペアミントの香り

図 1・15　生物活性の異なる嗜好品

　嗜好品の場合は，使用しなければそれですむが，医薬品の場合にはそれではすまない．サリドマイドは，睡眠導入剤として販売され，多くの妊婦が服用した．サリドマイドは，不斉中心を1箇所（＊）もつため，2種のエナンチオマーが存在する．最初ラセミ体で使用され，多くの奇形児が生まれた．当初催奇性は S 体にのみ存在し，R 体は優れた睡眠導入剤であると考えられていたのである．この悲劇を契機に，光学活性と生物活性の関係，特に光学活性医薬品の使用に際して，光学異性体間の生物活性の違いに注意が払われるようになった．サリドマイドは R 体を使用していれば，上記のサリドマイド禍は避けられたと考えられてきたが，近年，in vivo で容易にラセミ化して S 体が生じることが示され，光学活性と催奇性の相関はさらに検討を必要とする．

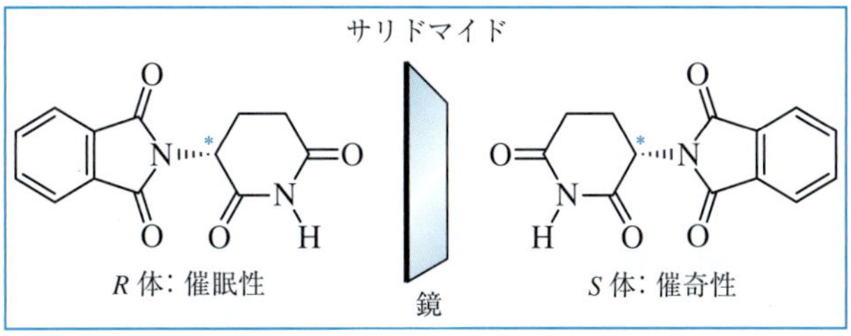

サリドマイド
R 体：催眠性
鏡
S 体：催奇性

サリドマイドのラセミ化
R 体 ⇌ ⇌ S 体

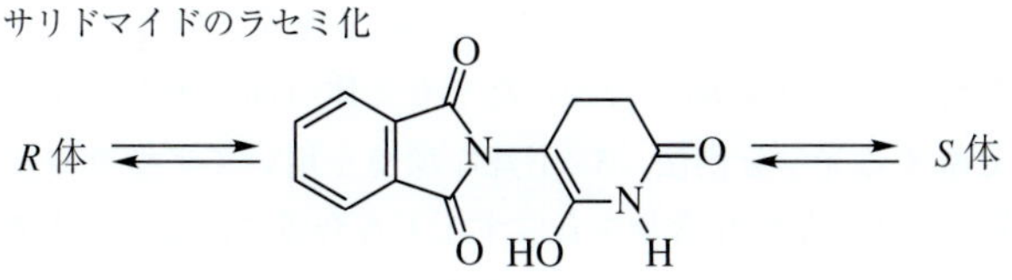

　生体分子は高度に不斉であるので，医薬品の異性体間で生物活性が異なるのはむしろ当然であり，医薬品の異性体間で生物活性が異なる例は多く知られている．そのうち望みの生物活性を示す異性体を eutomer，低活性または不活性異性体を distomer とよぶ．世界の医療行政に多大な影響力をもつ米国食品医薬品局（FDA）は，1992年6月にラセミックスイッチ（Rasemic Switches）の指針を出した．キラルな構造をもつ医薬品は鏡像的に純粋にして市販すること，もしラセミ体で市販するならば不要のエナンチオマーが無害であることを証明すること，という指針である．

1・4・2　薬理作用に基づくキラル医薬品の分類

　キラル医薬品は薬理作用に基づいて四つのカテゴリーに分類される．
1) エナンチオマー間で同じ作用をもつがその強さに大きな差のあるもの：抗アドレナリン作動薬などでは，両エナンチオマー間の作用の強さに大きな差があることが知られている．たとえば，α 受容体遮断薬 YM－112617 は図示した絶対配置をもつ化合物（R 配置の化合物はタムスロシン）が

その鏡像体に比べ，強い活性をもつ．

2) エナンチオマー間で逆の薬理作用をもつもの：多くのバルビタール誘導体で，(−)体は睡眠作用を示すが，(+)体は興奮作用を示すことが知られている（2章参照）．

3) エナンチオマー間で性質の異なる薬理作用をもつもの：ペンタゾシンの鎮痛作用は(−)体に由来し，その投与は気分を良好にさせるが，(+)体は鎮痛作用が弱く，不安を誘発させる作用が強い．

4) エナンチオマー間でほぼ同等の同じ薬理作用をもつもの：不斉中心を有していても他の不斉中心が活性部位であるので，薬理作用に影響を及ぼさない例も多くあり，その場合の不斉は"silent chirality"とよばれる．たとえば，HMG−CoA還元酵素阻害薬で高脂血症治療薬として用いられるロバスタチンにはアシル部分の絶対配置の異なるI, IIがあるが，薬理活性は同じであり，側鎖の不斉は薬理活性に影響を及ぼさない．

(R)-タムスロシン

ペンタゾシン

ロバスタチン

1・4・3 光学活性化合物の合成

FDAのラセミックスイッチの指針が出されて以来，特に医薬品の開発において，光学活性体を純粋に得ることは非常に重要となった．光学活性化合物を純粋に得る代表的な方法として，1) 微生物などを利用する発酵法，2) 人為的に合成したラセミ体（両エナンチオマーの等量混合物）を純エナンチオマーに分離する光学分割法，3) 不斉な環境を用いてアキラルな化合物からあるいは純エナンチオマー原料から光学活性化合物を合成する不斉合成法，などがある．

光学分割法は医薬品開発の初期段階や機能性材料合成のように，両エナンチオマーを必要としている場合には適した方法である．その方法の一つは，光学的に純粋な光学異性体をラセミ体の溶液中に入れて，優先的に一方の光学異性体を結晶化させる方法である．しかしこの場合は，種(たね)として光学的に純粋な異性体が必要である（優先晶出法）．またいったんラセミ体をジアステレオマーに変えてから分離する方法もよく利用される（包接錯体法）．しかしこれらの手段では，一方の光学活性化合物だけがほしい場合でも，最高50％でしか得られない．

ラセミ体の光学分割

1) 優先晶出法

$$(R)\text{-A} + (S)\text{-A (溶液中)} \xrightarrow{(R)\text{-A}} (R)\text{-A (結晶)} + (S)\text{-A (溶液中)}$$

2) ジアステレオマー分割，包接錯体法

$$(R)\text{-A} + (S)\text{-A} \xrightarrow{(R)\text{-B}} (R)\text{-A}\cdot(R)\text{-B} + (S)\text{-A}\cdot(R)\text{-B} \xrightarrow{\text{分離} \quad -(R)\text{-B}} (R)\text{-A および }(S)\text{-A}$$

1・4 光学活性医薬品：光学異性と生物活性

アキラルな基質から光学活性化合物を得る

1) 分子内不斉誘起による不斉合成（基質制御法）

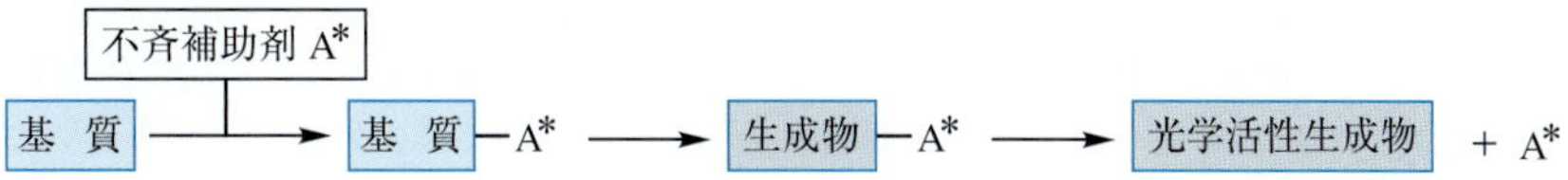

　　　　　　　不斉補助剤 A*
　　　　　　　　　↓
　　[基 質] ―→ [基 質]―A* ―→ [生成物]―A* ―→ [光学活性生成物] + A*

2) 分子間不斉誘起による不斉合成（反応剤制御法）

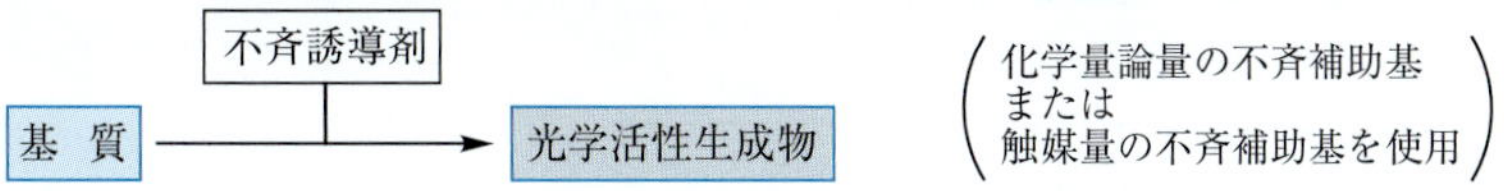

　　　　　　　不斉誘導剤
　　　　　　　　　↓
　　[基 質] ――――→ [光学活性生成物]　　（化学量論量の不斉補助基
　　　　　　　　　　　　　　　　　　　　　または
　　　　　　　　　　　　　　　　　　　　　触媒量の不斉補助基を使用）

　一方，不斉合成法は目的のエナンチオマーだけを得ることができる有益な方法である．そのうち，自然界に存在する鏡像的に純粋なアミノ酸や糖を目的とする物質に化学変換する方法は自明である．他方，アキラルな化合物から光学活性化合物を合成する不斉合成法は，不斉源（不斉補助基）を基質に導入して光学活性化合物とし，分子内不斉誘起により不斉を導入したのち，不斉補助基をはずして光学活性な化合物を得る基質制御法と，不斉源（不斉補助基）を基質に導入せず，反応剤に不斉を導入し，分子間不斉誘起による不斉合成を行う反応剤制御法がある．これらの方法は，状況に応じて使い分けられ，光学活性化合物を純粋に与えている．

　図1・16に，不斉合成研究で2001年度のノーベル化学賞を受賞した野依良治らにより開発された，BINAP-ルテニウム（BINAP-Ru；ビナフチル-Ru）触媒を用いるカルバペネム系抗生物質の不斉合成例を示す．この場合，ラセミ（S体とR体が1:1の混合物）のβ-ケトエステルを用いても，(R)-BINAP-Ru触媒を用いた水素化がS体のβ-ケトエステルで選択的に起こるため速度論的光学分割が起こりS体の量が減少する．そこでR体はエノール-ケトの互変異性によりS体へと立体反転するため，結果としてすべての出発物質がS体を経て不斉水素化され，動的速度論分割により単一の光学活性アルコールを与える．

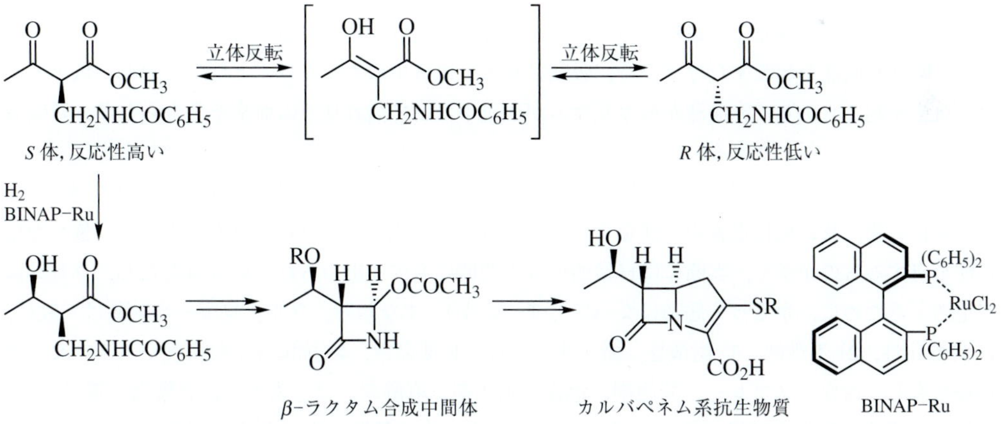

図 1・16　BINAP-Ru 触媒を用いるカルバペネム系抗生物質の不斉合成

　現在使われている医薬品のうち，天然由来のキラル化合物はほとんどが単一光学活性体である．一方，合成医薬品のキラルな化合物のうち，光学的に純粋な形で販売されている比率は急速に増加している．FDAの通達以来，医薬品の開発の際，キラル医薬品は光学的に純粋にして，その生物活性を調べることが義務づけられており，ラセミ体で販売されているものも安全である．しかし，ラセミ体を用いる場合，光学活性体の倍量が必要な場合が多くあり，今後さらに単一異性体の比率

速度論的光学分割および動的速度論分割

ラセミ体を光学活性な触媒の存在下に変換する反応において，(+)体と(−)体で反応性に大きな差がある場合，一方のエナンチオマーのみが変換され，他方のエナンチオマーはそのままで残る．この一連のプロセスを**速度論的光学分割**という．

酵素を用いるラセミ体の変換反応や，ラセミ体に対する不斉触媒反応などが代表的なものである．一般にラセミ体の分離はむずかしいことが多いが，このようにしてできた2種の化合物は全く違った化合物になるため，分離も容易になる．

$$(+)\text{-A} + (-)\text{-A} \xrightarrow{C^*} B^* + (-)\text{-A}$$
（ラセミ体）

$$\underset{R^1}{\overset{OH}{|}}\!\!R^2 + \underset{R^1}{\overset{OH}{|}}\!\!R^2 \xrightarrow[\text{酵素}]{\overset{OAc}{\underset{R^3}{\diagup\!\!\diagdown}}} \underset{R^1}{\overset{OAc}{|}}\!\!R^2 + \underset{R^1}{\overset{OH}{|}}\!\!R^2 \quad R^3 = H, CH_3$$

上述の速度論的光学分割が起こる際，2種のエナンチオマー間で立体反転することができるならば，消費されたエナンチオマーを補うように消費されないエナンチオマーが変換され，変換反応を受ける．この一連の過程を**動的速度論分割**とい

う．この場合ラセミ体を用いても，一方のエナンチオマーを経て，理論的には100%の変換が可能である．野依らのBINAP-Ru触媒を用いるカルバペネム系抗生物質の不斉合成はその好例といえる．

が増すことが望ましい．

1・5　含フッ素医薬品：フッ素と生物活性

　フッ素が単離されたのは，まだ百有余年前のことである．1886年にH. Moissan（1906年にノーベル化学賞受賞）が白金の容器を使いHFとKF溶液を混ぜて低温下で電流を流し黄色の気体を認めたのが，フッ素を確認した最初である．フッ素を経口摂取すると胃酸と反応し，フッ化水素酸となり，嘔吐や腹痛を起こすだけでなく，吸収されると血液中のカルシウムと反応し著しい低カルシウム血症を起こしたり，赤血球からカリウムが血漿中に出て高カリウム血症をもたらして，呼吸麻痺や心不全を起こしたりする．

　このように，フッ素自身は反応性が非常に大きくきわめて取扱いにくい嫌われものであるが，フッ素化合物，特に炭化水素の一部をフッ素に置き換えた化合物（フルオロカーボン）は優れた反応性を有するものが多く，実際には日常的にも専門的にも広く用いられている（ただし，フロンは安定過ぎるために，かえって悪物になってしまったが）．すなわち，フルオロカーボン類は一般に，1) 耐酸化性，2) 不燃性，3) 耐酸性，耐アルカリ性，耐薬品性，4) 抗菌性や耐虫性が大きいなどの特長を有し，冷媒，スプレー，発泡剤，溶媒，消火剤，麻酔剤，フッ素ゴム，音響機や電子部品，高分子半導体，フルオロアルコール（フロンの代用），人工臓器，人工血液などフッ素系材料として，またフッ素生物活性物質として有用な化合物が多く，近年高く評価されるようになってきた．特にフッ素生物活性物質は，従来に勝る優れた医薬品や農薬としてきわめて重要な位置を占めるようになっている．

1・5・1　生物活性物質や医薬品へのフッ素原子導入の意義

　近年，含フッ素生物活性物質や医薬品が増えている．フッ素原子が導入される意義はさまざまで

あり，フッ素原子自体が直接活性の作用機序とかかわっている場合もそうでない場合も，フッ素原子を導入すればもとの化合物になかった特性が現れることが多い．

フッ素は周期表のなかでハロゲン族に属するために塩素と近い性質をもつと思われるかもしれないが，同じ族でもいわゆる典型元素とよばれる2列目の元素と，3列目の元素とは大きく性格が異なるように，2列目のフッ素と3列目の塩素は全く異なる性質を有している．フッ素化合物の特異的な性質は，次の1)～5)に要約される．

1) 塩素に比べると電気陰性度が大きく（全元素中最大），フッ素原子に直結している炭素および近傍の炭素の電子密度を下げ，分子の化学的状態を変化させたり，酵素による酸化などの求電子攻撃を抑えたりし，生物活性物質の作用の増強や新たな活性を発現させることが期待される（極性効果）．
2) フッ素原子は水素原子についで小さな原子であり〔van der Waals 半径（Å）: H(1.2), F(1.35), Cl(1.80)〕，生物活性有機化合物の水素原子をフッ素原子に変換しても生体は立体的に識別できずに生体内に取込まれる（mimic 効果または擬似効果）．
3) フッ素の電子軌道の広がりは炭素のそれと同じくらいで，互いに小さいので炭素の sp^3 軌道の電子とよく重なる．そのため，炭素-フッ素結合は炭素-水素結合や炭素-塩素結合に比較して非常に強固な結合となり〔C-X 結合エネルギー（kcal mol^{-1}）: C-F(116), C-H(99.5), C-Cl(78)〕，炭素-塩素結合のように容易に置換反応を起こさず，還元もされず，もちろん酵素による切断反応も受けにくい（block 効果または代謝阻害効果）．したがって，一般に含フッ素有機化合物は安定で，代謝されずに排泄される場合が多く，また，部分的に代謝されてもフッ素の結合位置が関与するところでその代謝が止まってしまう．

電気陰性度

電子を引きつける強さの尺度．右に主要な原子の電気陰性度を示す．フッ素の電気陰性度は全元素中，最も大きい（値は L. Pauling により決定され，A. L. Allred によって更新された値）．

H 2.2						
Li 1.0	Be 1.6	B 2.0	C 2.6	N 3.0	O 3.4	F 4.0
Na 0.9	Mg 1.3	Al 1.6	Si 1.9	P 2.2	S 2.6	Cl 3.2
K 0.8						Br 3.0

mimic 効果

生体はフッ素原子と水素原子を立体的に識別できないためモノフルオロ酢酸をふつうの酢酸とまちがえて，エネルギー代謝に重要な TCA 回路の中に取込んでしまう．しかしこの回路の途中で生成するフルオロクエン酸は，存在するフッ素のために次のアコニチン酸への脱水が行われずに蓄積し，そのままの形で代謝系まで入り込むため，TCA 回路が遂行できなくなる．

モノフルオロ酢酸 + オキサロ酢酸 → (−)-*erythro*-フルオロクエン酸 ⇏ アコニチン酸

フルオロクエン酸の蓄積

4) フッ素は化合物の親油性を増し，生体内での吸収，輸送を促進する．特にトリフルオロメチル CF_3 やペルフルオロ化したものは，もとの化合物に比して著しく脂溶性が増大する（疎水性増強効果または脂溶性効果）．

5) 上記の複合的効果として，mimic 効果と block 効果が重なった薬効持続効果や mimic 効果と疎水性増強効果が重なった薬物吸収増強効果などがある．

1・5・2 含フッ素生物活性物質および含フッ素医薬品・農薬

これらの化合物には，既知の母核の芳香環やヘテロ環上にフッ素やペルフルオロアルキル基を導入した化合物が大部分であるが，こういった変換だけで優れた活性を有したり，副作用が軽減する場合も少なくない．含フッ素医薬品として，すでに合成抗菌薬，降圧薬，抗高脂血症治療薬，抗潰

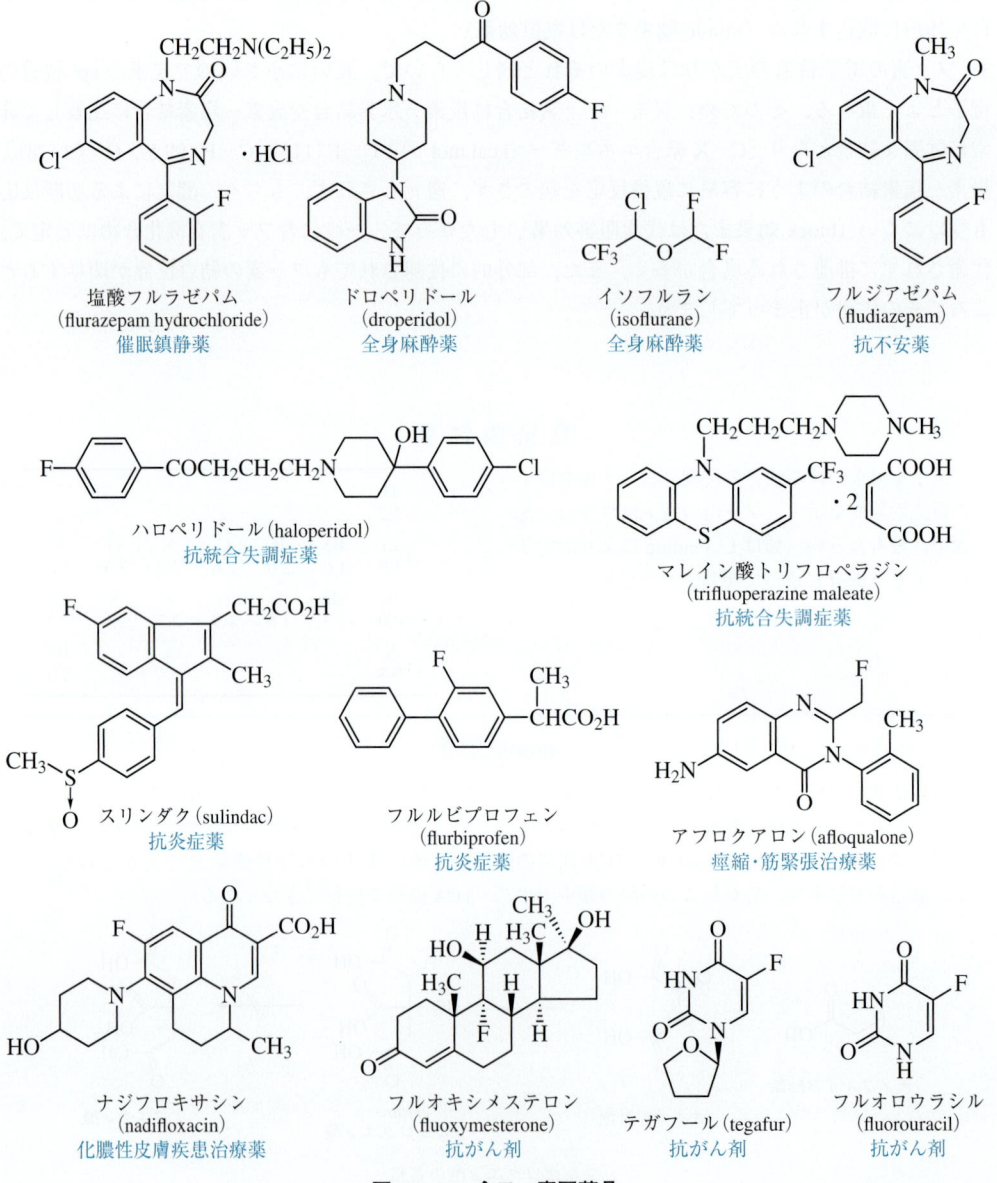

塩酸フルラゼパム
(flurazepam hydrochloride)
催眠鎮静薬

ドロペリドール
(droperidol)
全身麻酔薬

イソフルラン
(isoflurane)
全身麻酔薬

フルジアゼパム
(fludiazepam)
抗不安薬

ハロペリドール (haloperidol)
抗統合失調症薬

マレイン酸トリフロペラジン
(trifluoperazine maleate)
抗統合失調症薬

スリンダク (sulindac)
抗炎症薬

フルルビプロフェン
(flurbiprofen)
抗炎症薬

アフロクアロン (afloqualone)
痙縮・筋緊張治療薬

ナジフロキサシン
(nadifloxacin)
化膿性皮膚疾患治療薬

フルオキシメステロン
(fluoxymesterone)
抗がん剤

テガフール (tegafur)
抗がん剤

フルオロウラシル
(fluorouracil)
抗がん剤

図 1・17　含フッ素医薬品

瘍薬，中枢神経系作用薬，第二世代のステロイド系抗炎症薬などが多く報告されている．また，含フッ素農薬としては除草剤，殺虫剤，殺菌剤などが数多く報告され，フッ素導入により薬理作用が改善した例は数多いが，それがどのような理由によるのか明確に説明することは困難である．含フッ素生物活性物質の代謝や受容体との相互作用など，今後への大きな課題である．不安定なプロスタグランジン I_2 (PGI_2) の不安定化の要因となっている部位の近くにフッ素原子を導入すると，目的の薬理活性は減少しないで，化学的安定性が増す．PGI_2 は，血小板凝集抑制作用や血圧降下作用を示すため循環器病治療薬として期待されたが，化学的に非常に不安定（生理的 pH 条件下での半減期は 10 分以内）なため，その安定化を図るべく多くの試みがなされている．

PGI_2 の分解反応はエノールエーテル部への水の付加により進行するため不安定で，エノールエーテル部を保護する目的でその近傍へフッ素原子の導入が行われ，よい結果を与えている．

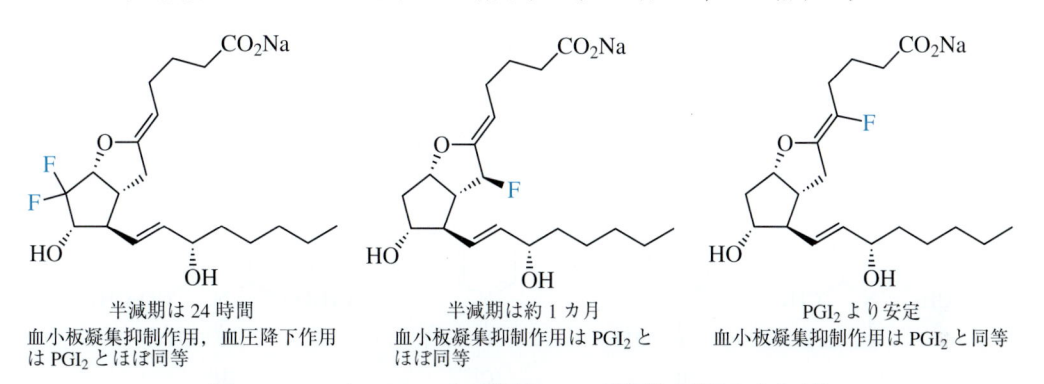

図 1・18 エノールエーテル基近傍へフッ素原子を導入した化合物

1・5・3 有機化合物へのフッ素の導入法

すでにフッ素原子の入っている単位有機化合物（ブロック）を用いて組立てる（ビルディング）方法と，特定の官能基あるいは部位にフッ素化剤を反応させて直接フッ素原子を導入する二つの方法がある．

a. ビルディングブロック法

現在のところ大部分の医薬品はこの方法で合成されている（現在では，かなり多くの含フッ素中間体が試薬会社より入手可能になっている）．本方法では，フッ素化反応を行う必要がないので通常の有機合成反応を用いて含フッ素化合物が得られるという利点があるが，合成できる化合物に限界があり，また，低分子のビルディングブロックしか入手できない現在では目的の化合物を得るのに多段階の合成反応を必要とすることになり，全収率が低く価格も高くなるという欠点がある．

b. フッ素化剤を用いる方法

　目的に近い化合物に直接フッ素原子を導入したり，既存の化合物にフッ素を導入できれば種々の含フッ素化合物が短工程で得られるという利点があるが，一般にはフッ素化剤は取扱いが困難で，毒性，腐食性があったり，反応性や位置および立体選択性の制御もむずかしいという欠点がある．フッ素化剤は F^- の型でフッ素化を行う求核的フッ素化剤と，F^+ の型でフッ素化を行う求電子的フッ素化剤の2種類に分類することができる．求核的フッ素化剤は F^- が安定なイオンということもあり，比較的反応例や応用例も多く，反応剤も多く市販されている．一方，求電子的フッ素化剤は応用例も少なく，安心して用いられる反応剤は少なかったが，N-フルオロピリジニウム塩など取扱いやすい優れた反応剤も市販され，フッ素化剤を用いるフッ素化法が汎用されるようになった．

　i) 求電子的フッ素化剤

1) フッ素 F_2: 有機化合物の F_2（沸点 $-187.9\,°C$）による直接フッ素化は，反応熱が大きく爆発的に反応するために不活性ガス（N_2, Ar, He など）で希釈した F_2 を用いるか，不活性溶媒を用いて低温で行われている．エノールシリルエーテルと反応させると，アルデヒドおよびケトンの α-フルオロ体が高収率で得られる．一般には，特殊な反応容器を必要とする場合が多い．

2) 二フッ化キセノン XeF_2: 過剰の Xe を F_2 と $300\sim380\,°C$ で反応させ昇華生成して得られる．芳香族化合物，オレフィン類，アセチレンおよび生化学関連化合物のフッ素化に優れている．

3) N-フルオロピリジニウム塩（図1・19）: ピリジンと F_2 の付加体で，アニオンを選択することにより，安定で吸湿性のない反応剤として得ることができる．ピリジン環上の置換基を変化させることにより，フッ素化力が著しく増減する．ピリジン環上に電子求引基を有する（C），（D）は反応性が大きく，それに対し電子供与性基を有する（A）は反応性が小さい．カルボアニオン，各種エノール化合物，電子豊富な芳香族，スルフィド，エナミンなどのフッ素化に優れている．反応剤を使い分けることにより，選択性の高いフッ素化反応を収率よく進行させることができる．

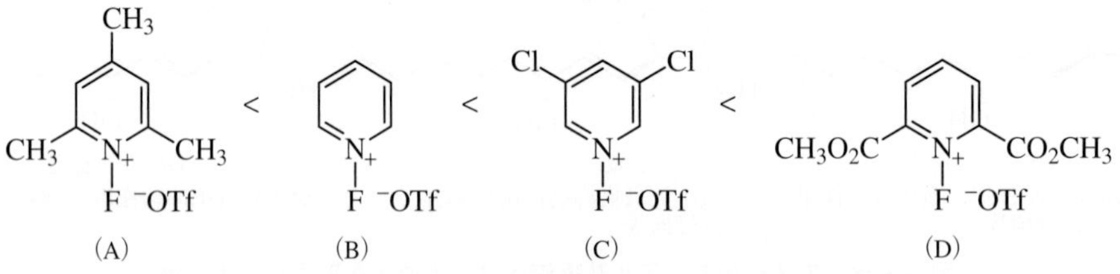

図1・19　N-フルオロピリジニウム塩とフッ素化能

　他にも優れた求電子的フッ素化剤（図1・20）および優れた光学活性求電子的フッ素化剤（図1・21）が開発されている．含フッ素医薬品創製のためには，不斉フッ素化剤はきわめて重要である．

　ii) 求核的フッ素化剤

1) HF および $(HF)_n$-ピリジンおよび他のアミン: HF は低沸点（沸点 $19.6\,°C$）の毒性の強い化合物で，ピリジンとポリフッ化水素酸塩を形成する．ピリジニウムポリフッ化水素酸塩（PPHF, Olah 試薬）は，取扱いが容易なフッ素化剤として，第二級，第三級アルコールのフッ素化に汎用されるが，第一級アルコールとは反応しない．また，炭素－炭素不飽和結合を室温下に容易にフッ素化できる．

2) ジエチルアミノ三フッ化硫黄および関連反応剤（diethylaminosulfur trifluoride: DAST）: SF_4 と $(C_2H_5)_2NSi(CH_3)_3$ から合成され，常温で液体（沸点 $46\sim47\,°C/10\,mmHg$）の優れたフッ素化剤で

フッ素原子の導入反応例

1) F^+ を反応させる（求電子的フッ素化剤）

i) ビニールエーテルとの反応

ii) 活性メチレンの利用

フェノールのオルト位への選択的フッ素化

ケトンの α 位への不斉フッ素化の例

63％, 70％ee

2) F^- を反応させる（求核的フッ素化剤）

i) 置換反応：F^- は低求核性で一般に反応は長時間かかり，副反応として脱離反応などが起こる場合も多い．KF, AgF, CsF, $(n-C_4H_9)_4NF$ (TBAF), $(C_2H_5)_2NSF_3$ (DAST), SF_4 などを用いる．

(80％)

ii) オキシラン，エビミンの開環：$(HF)_x \cdot Py$ (Olah 試薬), KHF_2, TBAF などを用いる．

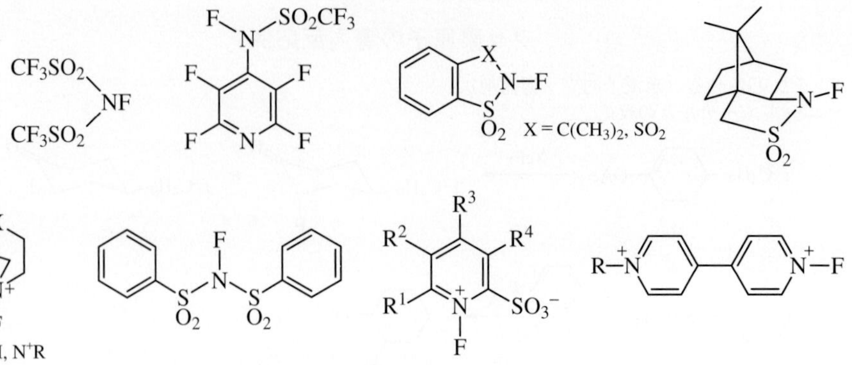

図 1・20　求電子的フッ素化剤

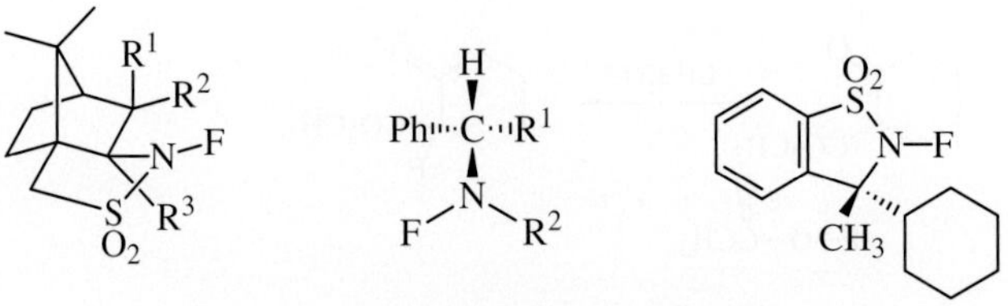

図 1・21　光学活性求電子的フッ素化剤

ある．アルカリや酸に不安定なアルデヒドやケトンなどのカルボニル基のジフルオロ体への変換に有効である．第二級アルコールとの反応では一般に立体反転を伴ってフッ素が導入される．また，糖の1位フッ素誘導体の合成や，チオエステルのチオカルボニル基のジフルオロ体への変換にも有用である．

3) 金属フッ化物：AgF, AgF_2, $AgBF_4$, MoF_6, CsF, KF, KHF_2, HgF_2, TlF, ZnF_2, CoF_3, CeF_3, MnF_3 などがある．このなかで KF–18–クラウン–6 錯体，KF–相間移動触媒は有用な方法として広く用いられている．

4) フッ化テトラブチルアンモニウム (tetrabutylammonium fluoride: TBAF) $(n-C_4H_9)_4NF$：吸湿性の大きい反応剤で，求核性の小さいフッ素を導入するにはこの反応剤の乾燥が重要である．一般にはハロゲン化アルキルや p–トルエンスルホン酸エステルと反応してフッ化アルキルを与える．

具体的なフッ素化反応例は前ページ囲み参照．

参考文献

創薬化学総論（§1・1〜3）に関する参考文献
　第Ⅱ部参考文献参照．

光学活性医薬品に関する参考文献
1) 井上雄三，"不斉有機合成—その体系的解釈"，化学同人（1977）．
2) 兼松 顕，国枝武久編，"生体分子の化学"，廣川書店（1989）．
3) 日本薬学会編，"フレッシュマンのための薬学への招待—くすりの科学"，日本薬学会（1996）．
4) 近畿化学協会編，"化学の未来へ—ケミカルパワーが時代をつくる"，p.105，化学同人（1999）．

含フッ素医薬品に関する参考文献
1) 小林義郎，熊懐稜丸，"フッ素化合物の化学と工業"，p.415，シーエムシー（1977）．
2) 石川延男，小林義郎，"フッ素の化合物—その化学と応用"，講談社（1979）．
3) 小林義郎，熊懐稜丸，田口武夫，有機合成化学協会誌，**38**，119（1980）．
4) 熊懐稜丸，有機合成化学協会誌，**42**，786（1984）．

参考文献

5) 坂内 清，黒住精二，有機合成化学協会誌，**42**，794（1984）.
6) 土尾 務，有機合成化学協会誌，**42**，544（1984）.
7) 小林義郎，田口武夫，有機合成化学協会誌，**43**，1073（1985）.
8) 安田 新，"フッ素化合物の合成と機能"，p.302，シーエムシー（1987）.
9) 国分信英，"フッ素の化学"，裳華房（1988）.
10) 石川延男，"90年代のフッ素系生理活性物質—開発と応用"，シーエムシー（1990）.
11) 北 泰行，"続医薬品の開発第13巻：合成反応剤"，p.63，廣川書店（1991）.
12) 河田恒佐，温井和則，化学と工業，**27**，1730（1991）.
13) ファルマシア，Vol.27，No.10（1991）.
14) 北爪智哉，石原 孝，田口武夫，"フッ素の化学"，講談社（1993）.
15) 小林義郎，熊懐稜丸，田口武夫，"フッ素薬学"，廣川書店（1995）.
16) 内藤裕史，中外医薬，**48**，25（1995）.
17) S. D. Taylor, C. C. Kotris, G. Hum, *Tetrahedron*, **55**, 12431（1999）.

II

有機合成医薬品各論

2

中枢神経作用薬

　中枢神経は脳と脊髄からなり，脳は大脳，小脳，間脳，中脳，延髄より構成される．文字どおり神経系の中枢に位置し，中枢神経の興奮や抑制の状態が全身に伝えられ，心身の働きを支配する．そのためさまざまな薬剤が開発されてきたが，それらは大きく中枢神経興奮薬，中枢神経抑制薬，精神療法薬に大別される．

2・1　中枢神経興奮薬

　中枢神経機能を亢進する薬物には，カフェインなどの大脳皮質を興奮させる薬物，ピクロトキシン，ニケタミド，ペンテトラゾールなどの脳幹を興奮させる薬物，ストリキニーネなどの脊髄を興奮させる薬物および反射性興奮薬などがあるが，臨床的にはほとんど用いられていない．

カフェイン
（caffeine）

ニケタミド
（nikethamide）

ペンテトラゾール
（pentetrazol）

ストリキニーネ
（strychnine）

2・2　中枢神経抑制薬

　薬物として，全身麻酔薬，催眠・鎮静薬，抗てんかん薬，麻薬性鎮痛薬，解熱鎮痛薬，抗統合失調症薬，抗不安薬，抗うつ薬，抗パーキンソン病薬などに分類される．

2・2・1　全身麻酔薬

　全身麻酔薬は吸入麻酔薬と静注麻酔薬に大別される．吸入麻酔薬は，ハロゲン化炭化水素，亜酸化窒素 N_2O，エーテル $C_2H_5OC_2H_5$，ハロゲン化エーテル系のイソフルランおよびハロタンがある．静注麻酔薬としては，バルビツール酸系の催眠薬（§2・2・2参照）であるチオペンタールナトリウム，チアミラールナトリウム，ペントバルビタールナトリウムなどが代表的なものである．また，非バルビツール酸系の麻酔薬である塩酸ケタミン，ドロペリドール，プロポフォールなどがある．

　バルビツール酸系薬物はいずれも構造式中に，1,3-ジケト構造をもち，1,3-ジケト化合物のメチ

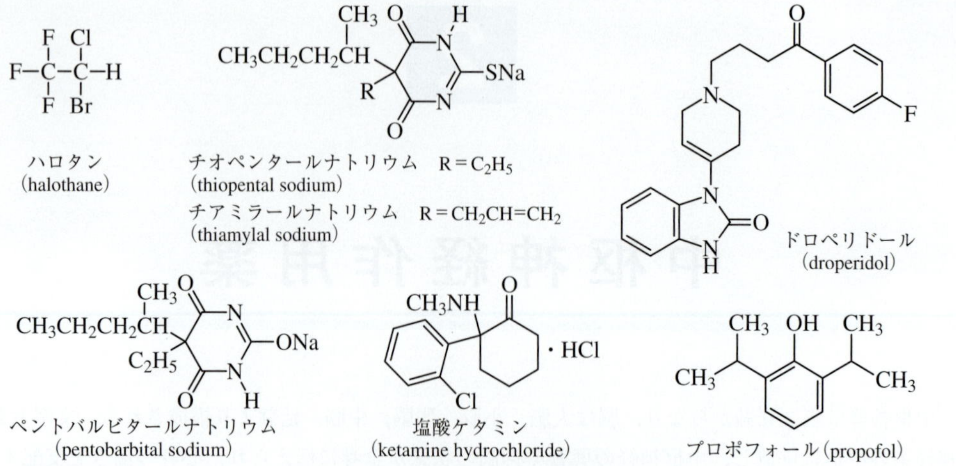
ハロタン
(halothane)
チオペンタールナトリウム　R＝C2H5
(thiopental sodium)
チアミラールナトリウム　R＝CH2CH=CH2
(thiamylal sodium)
ドロペリドール
(droperidol)
ペントバルビタールナトリウム
(pentobarbital sodium)
塩酸ケタミン
(ketamine hydrochloride)
プロポフォール(propofol)

図 2・1　代表的な全身麻酔薬

レンはいずれもケトンの α 位の水素に比べて非常に酸性度が高く（活性メチレン），塩基により容易にアニオンを生じる．そこで，ほとんどのバルビツール酸系薬物は 1,3-ジケト化合物の活性メチレンのアルキル化により合成される．

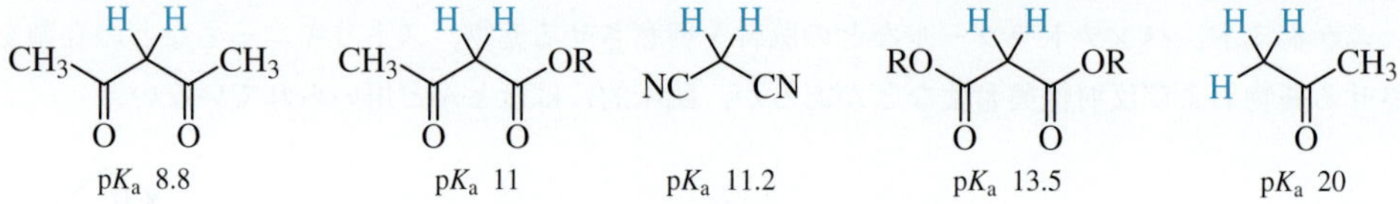
pK_a 8.8
pK_a 11
pK_a 11.2
pK_a 13.5
pK_a 20

図 2・2　活性水素の pK_a 値

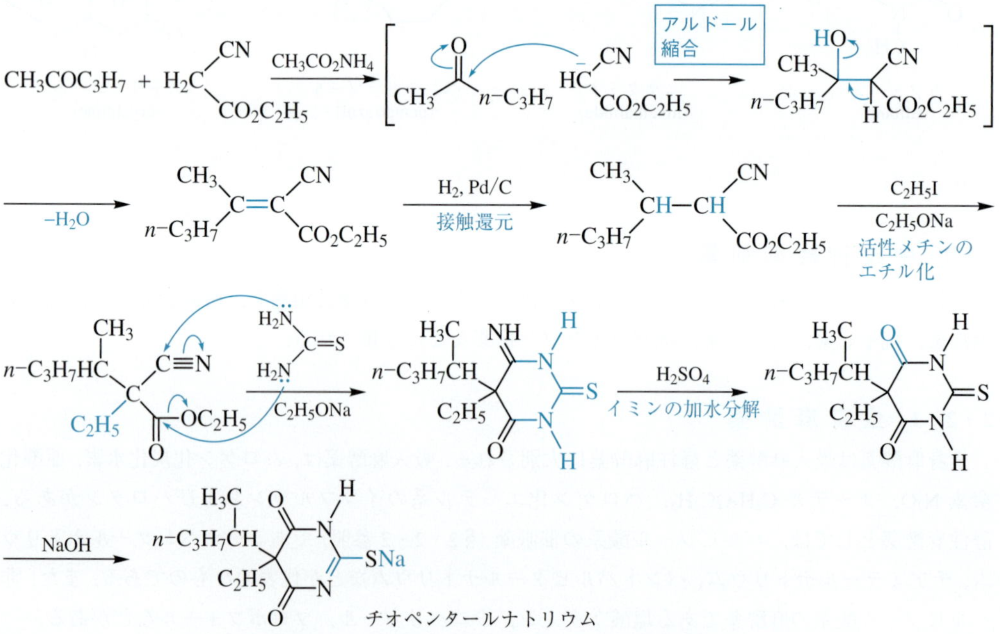
アルドール縮合
接触還元
活性メチンのエチル化
イミンの加水分解
チオペンタールナトリウム

図 2・3　チオペンタールナトリウムの合成

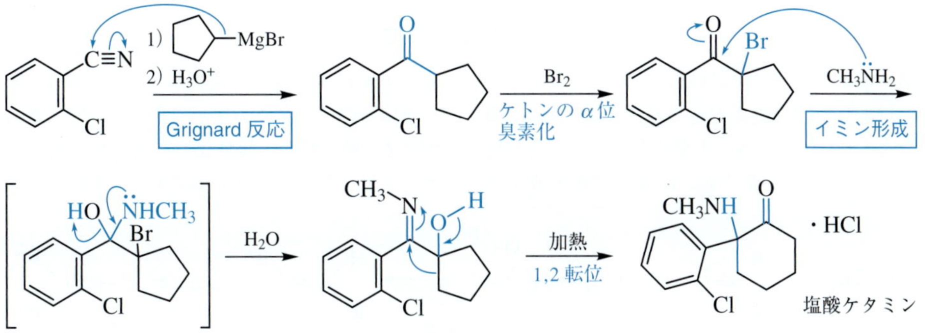

2・2 中枢神経抑制薬

図 2・4 塩酸ケタミンの合成

アルドール縮合

α位炭素原子上に水素原子をもつカルボニル化合物を塩基で処理して生じるカルボアニオンが，カチオン性を帯びたカルボニル炭素を攻撃して，新たに炭素－炭素結合を生じる反応である．1種類のカルボニル化合物が2分子縮合する場合には生成物は1種類しかできないが，2種類の化合物間でアルドール反応を行うと，同一分子どうしが縮合した自己縮合生成物と，他の分子どうしが縮合した生成物が得られる（交差アルドール反応）．得られたβ-ヒドロキシカルボニル化合物は酸や塩基処理により容易に脱水してα,β-不飽和カルボニル化合物に変換される．

同一分子間のアルドール反応

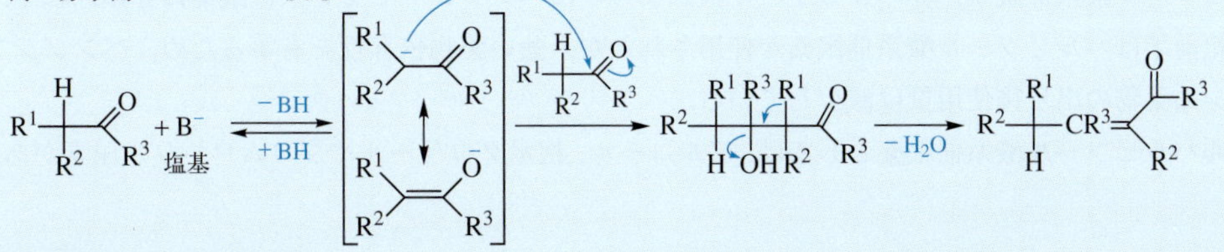

異分子間のアルドール反応

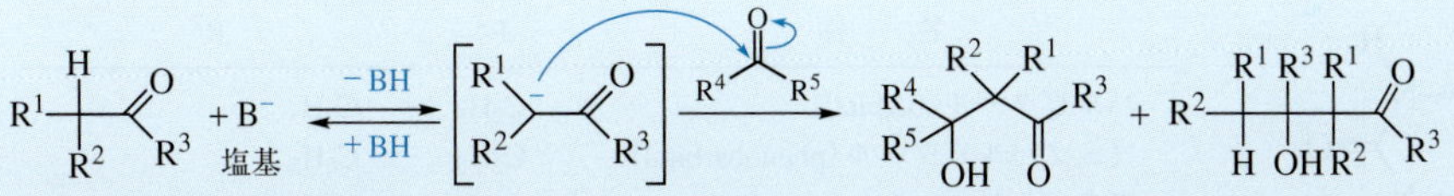

交差アルドール反応を起こさないためには，一方にα水素原子がなくエノラートアニオンを生成できないカルボニル化合物を用いるか，一方のカルボニル化合物を強塩基で完全にエノラートにしてから，他方のカルボニル化合物を反応させる．

Grignard 反応

ハロゲン化アルキルまたはアリールなどの有機ハロゲン化物と金属マグネシウムの反応で生成する有機マグネシウム反応剤(Grignard 反応剤)を用いてアルキル基やアリール基を導入する反応．本反応剤は水や空気中の酸素と容易に反応して分解するため，反応は不活性ガス雰囲気下無水条件で行う．マグネシウム原子に結合した炭素はδ^-に分極し，カルボニル炭素(δ^+)を求核攻撃する．反応終了後は，カルボニル基の酸素原子にハロゲン化マグネシウムが配位した塩となるが，水による加水分解でアルコールになる．アルキルリチウム(R-X+Li → RLi)も同様な反応を起こす．

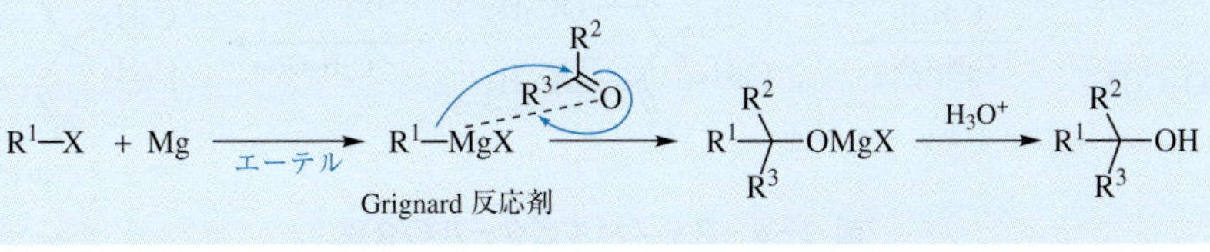

イミン形成

第一級アミンがアルデヒドやケトンと反応すると，付加した後に脱水が起こり，炭素–窒素二重結合をもつイミン（Schiff 塩基ともいう）を形成する．一方，第二級アミンが α 位に水素原子をもつカルボニル基へ付加すると，まず炭素–窒素二重結合のイミニウム塩ができ，ついで二重結合が炭素–炭素結合へ異性化して同一分子内にアルケンとアミンをあわせもつエナミンを生成する．

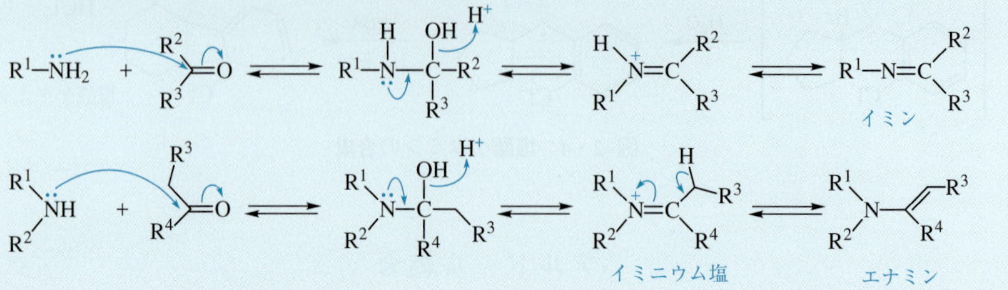

2・2・2 催眠・鎮静薬

中枢神経の機能を低下させて睡眠を誘発し一定時間持続させる薬物を催眠薬といい，眠りを催さないで精神の興奮状態を鎮める薬物を鎮静薬という．催眠薬はバルビツール酸を共通構造とするバルビツール酸系催眠薬，非バルビツール酸系ならびにベンゾジアゼピン系催眠薬に分類される．20世紀前半はバルビツール酸系催眠薬が使用されたが，強い薬物依存性を有するため，ベンゾジアゼピン系薬物の出現後使用量は減少している．

非バルビツール酸系催眠薬としては，アルコール，抱水クロラールやブロムワレリル尿素がある．

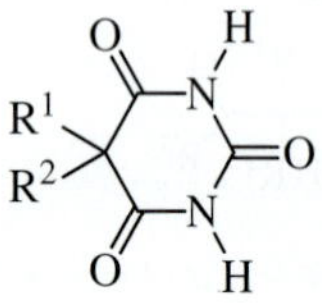

名　称	R^1	R^2
バルビタール（barbital）	C_2H_5	C_2H_5
フェノバルビタール（phenobarbital）	C_2H_5	C_6H_5
アモバルビタール（amobarbital）	C_2H_5	$(CH_2)_2CH(CH_3)_2$
ペントバルビタール（pentobarbital）	C_2H_5	$CH(CH_3)CH_2CH_2CH_3$

図 2・5　バルビツール酸系催眠薬

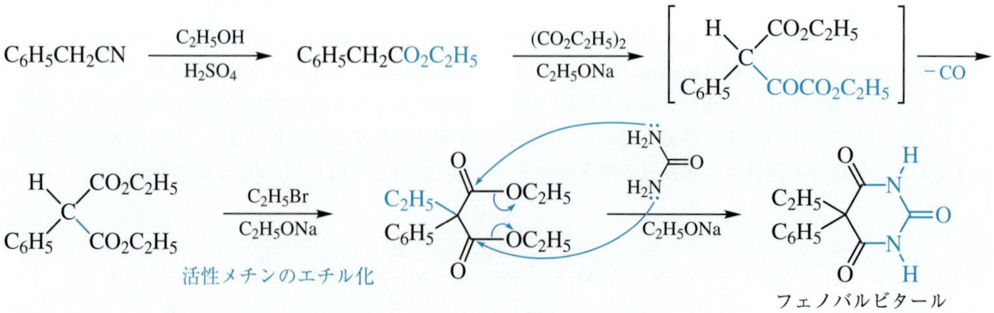

図 2・6　フェノバルビタールの合成

2・2 中枢神経抑制薬

1959年に最初のベンゾジアゼピン誘導体であるクロルジアゼポキシドにマイナートランキライザー作用が見いだされたのを契機に，多くの誘導体が合成されている．それらの多くは抗不安薬として使用されるが，エスタゾラム，ニトラゼパム，フルラゼパムが催眠鎮静作用が強く，催眠薬として用いられる．

非バルビツール酸系催眠薬

抱水クロラール (chloral hydrate)

ブロムワレリル尿素 (bromovalerylurea)

ベンゾジアゼピン系催眠薬

クロルジアゼポキシド (chlordiazepoxide)

エスタゾラム (estazolam)

ニトラゼパム (nitrazepam)

フルラゼパム (flurazepam)

図 2・7　非バルビツール酸系ならびにベンゾジアゼピン系催眠薬

2・2・3 抗てんかん薬*

抗てんかん薬は発作の型により使い分ける．フェノバルビタールやその2位カルボニル基が還元されたプリミドンおよび5員環化合物であるフェニトインなどは，大発作に用いられる．また，エトスクシミドは小発作に有効である．カルバマゼピンは精神運動発作に使用される．

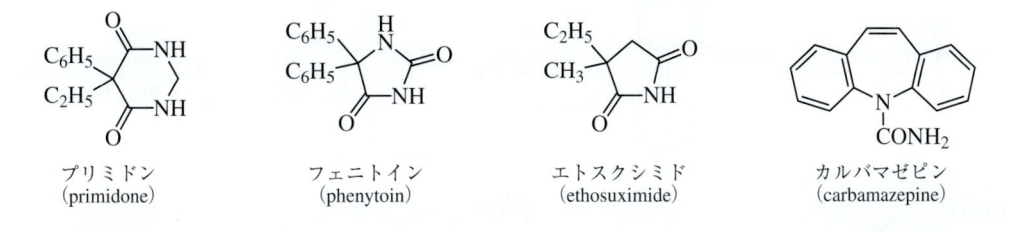

プリミドン (primidone)

フェニトイン (phenytoin)

エトスクシミド (ethosuximide)

カルバマゼピン (carbamazepine)

2・2・4 麻薬性鎮痛薬

中枢神経系に作用し，痛みを軽減あるいは消失させるもので，視床や視床下部に作用する解熱鎮痛薬と区別する．それらは，1) モルヒネ関連化合物，2) モルヒナン誘導体，3) ベンゾモルファン誘導体，4) 4-フェニルピペリジン誘導体に大別される．

なかでもモルヒネ関連化合物は，強力な鎮痛薬として昔から使われており，また有機化学者が興味をもち続けてきた代表的な化合物群である．1805年ドイツの薬剤師 F. Sertürner はアヘンからモルヒネを単離し，この有効成分をギリシャ神話の夢の神 Morpheus にちなんでモルヒネと名づけた．

---

* 中枢神経抑制により骨格筋のけいれんを抑える薬を抗けいれん薬，てんかん発作を抑える薬を抗てんかん薬というが，現在は同義に用いられている．

モルヒネは強い習慣性，耽溺作用による慢性中毒などいまわしい副作用のため，医薬であると同時に社会的に問題となる麻薬でもある．1924年 R. Robinson らによりモルヒネの化学構造式が提出され，このころまでのモルヒネ研究では，モルヒネの構造を推定し，側鎖に簡単な官能基をつけたり，修飾したりする誘導体合成が行われ，毒性の軽減が検討されたが，耽溺性の除去には成功しなかった．しかし，種々の化学構造変化により，構造と生物活性作用の予測がつくようになった．

モルヒネはA，B，C，Dの骨格4環を有し，A環のフェノール性ヒドロキシ基をメチル化するとコデインになる．A，C環のヒドロキシ基を両方ともアセチル化すると麻薬のヘロインとなる．1950年代にモルヒネの全合成がなされ，生合成経路も見いだされた．

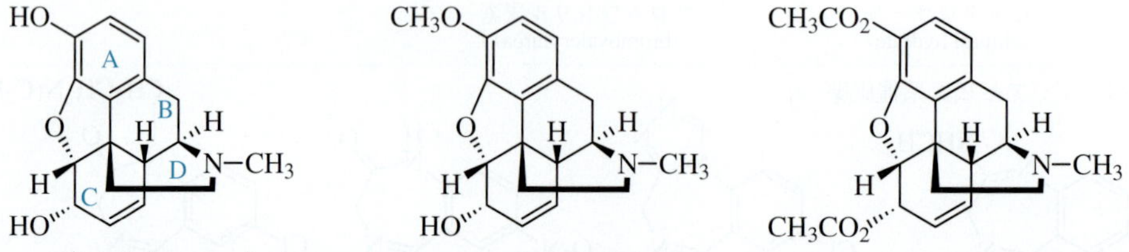

モルヒネ(morphine)　　コデイン(codeine)　　ヘロイン(heroin)

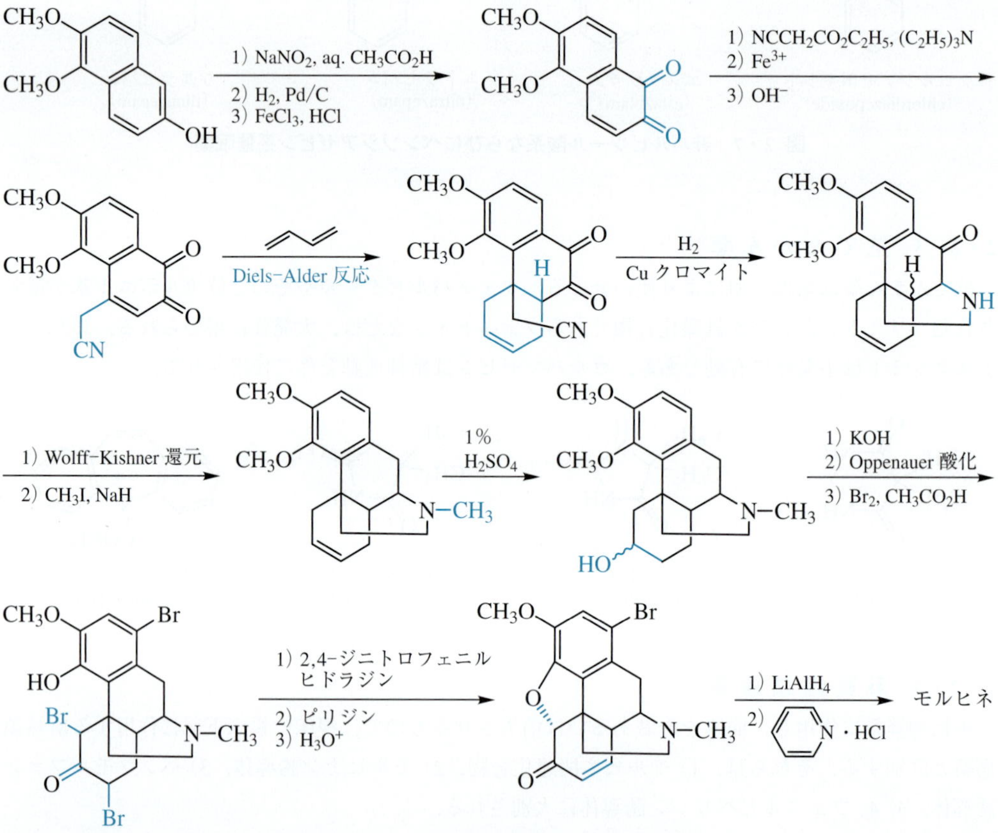

図 2・8　M. Gates のモルヒネの全合成

また，モルヒネ分子の部分的開環による構造修飾により，ペチジンやメサドンなどの合成鎮痛薬が開発された．これらはオピオイド受容体に作用し，モルヒネ同様の作用機序で鎮痛作用を発現する．一方，エーテル結合をもたないベンゾモルファン骨格は，テトラロン誘導体からエナミンを経

2・2 中枢神経抑制薬

モルヒネの環状構造を単純化した類縁体

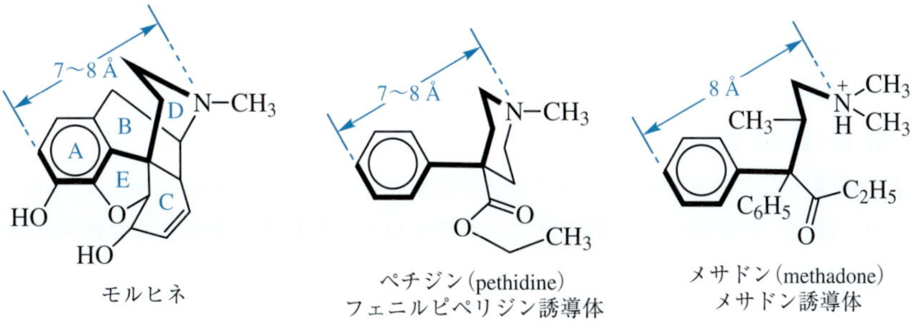

モルヒネ

ペチジン (pethidine)
フェニルピペリジン誘導体

メサドン (methadone)
メサドン誘導体

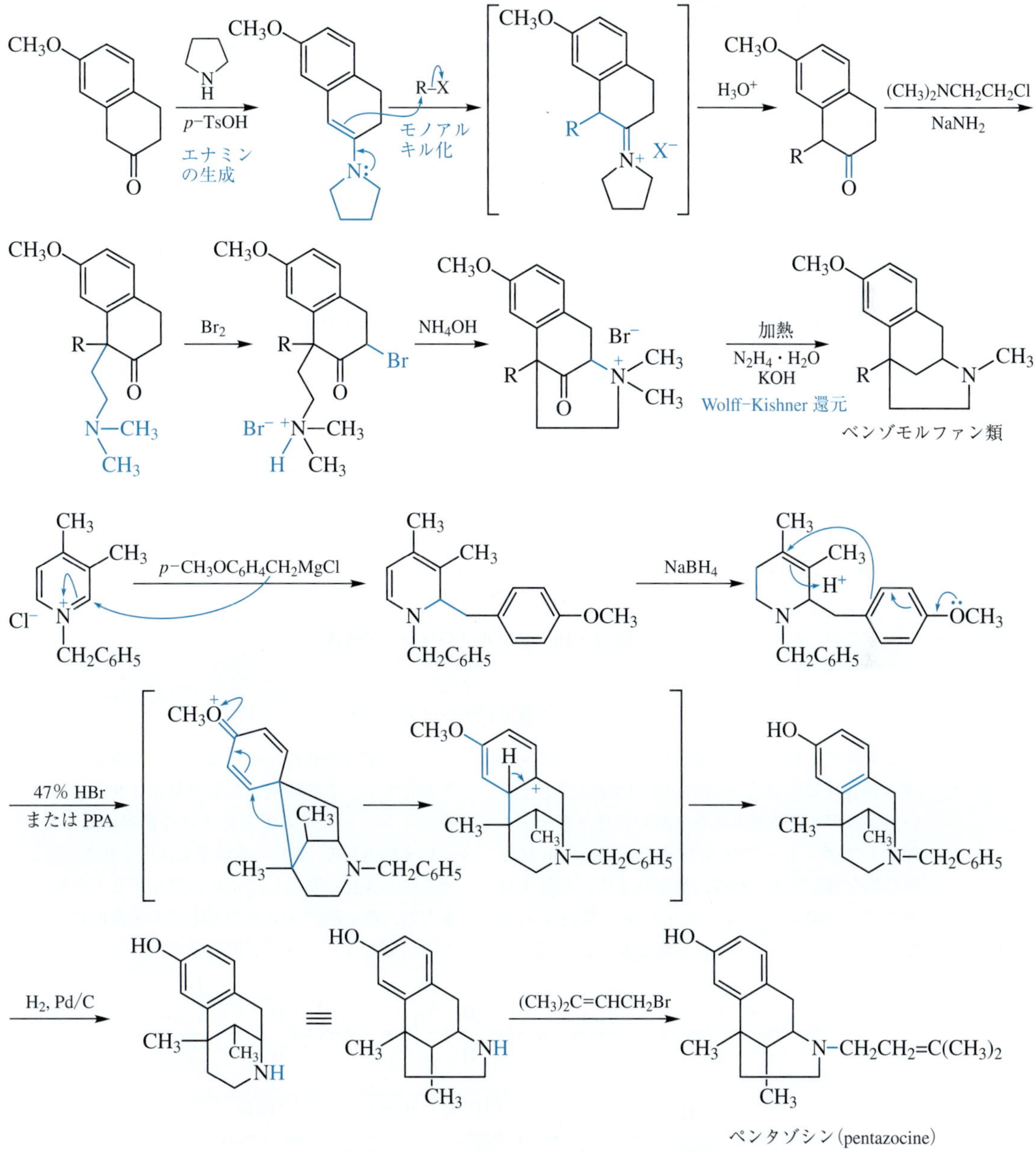

図 2・9 ベンゾモルファン類およびペンタゾシンの合成

る位置選択的モノアルキル化反応を利用したり，3,4-置換ピリジンを出発原料として合成されている．後者の方法によって合成されたペンタゾシンはモルヒネの 1/3 の鎮痛作用を示し，1966 年，WHO により非麻薬であると結論されるほど耽溺性も少なくなった．

2・2・5 解熱鎮痛薬

解熱作用と鎮痛作用の両方を有するので解熱鎮痛薬という．解熱鎮痛薬はモルヒネ系の麻薬性鎮痛薬と異なり，激痛，内臓痛には無効である．非ステロイド性抗炎症薬の多くは解熱鎮痛・抗炎症薬である（4章参照）．

2・2・6 抗統合失調症薬（メジャートランキライザー）

統合失調症（旧名：精神分裂症）の患者の精神機能障害の治療および精神の安定改善をはかる薬物で，フェノチアジン系薬物が代表的である．この系の最初の薬物であるクロルプロマジンの特に 2 位と N10 位の側鎖の修飾により多くの誘導体が合成され，臨床に広く用いられている．

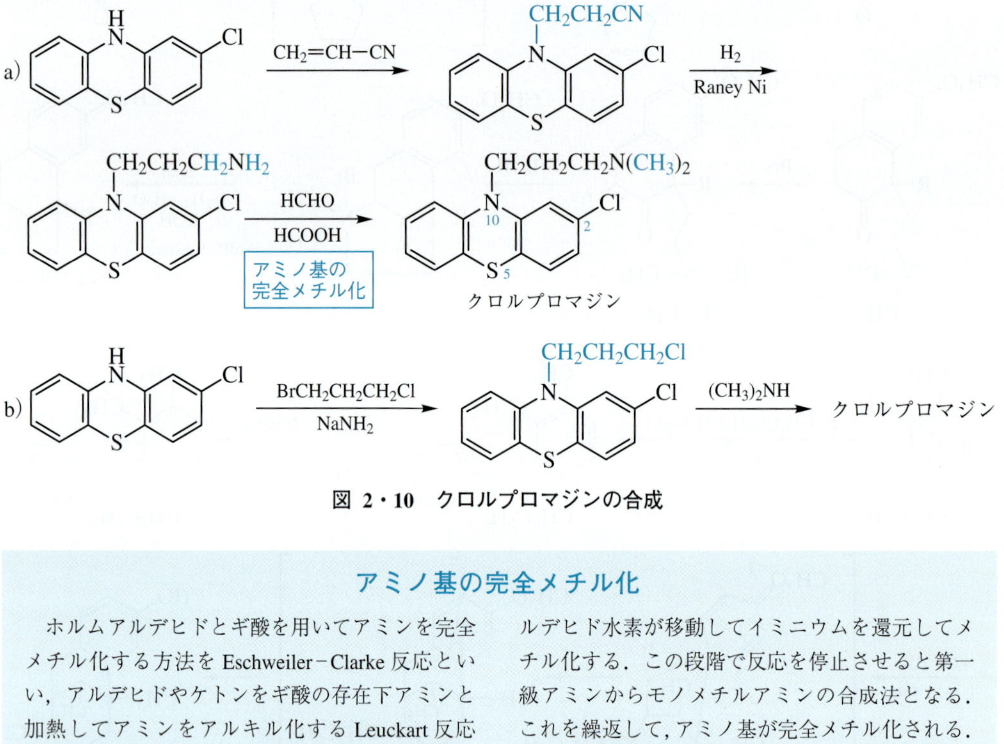

図 2・10 クロルプロマジンの合成

アミノ基の完全メチル化

ホルムアルデヒドとギ酸を用いてアミンを完全メチル化する方法を Eschweiler–Clarke 反応といい，アルデヒドやケトンをギ酸の存在下アミンと加熱してアミンをアルキル化する Leuckart 反応の特殊な例と考えられる．反応はまず，酸性条件下にアミノ基がホルムアルデヒドと反応するため，イミンを経てイミニウム塩となり，ギ酸のアルデヒド水素が移動してイミニウムを還元してメチル化する．この段階で反応を停止させると第一級アミンからモノメチルアミンの合成法となる．これを繰返して，アミノ基が完全メチル化される．カルボニル化合物としてホルムアルデヒドを用いるため，第二級アミンとの反応でも選択的にイミニウム塩となり，反応が進行する．

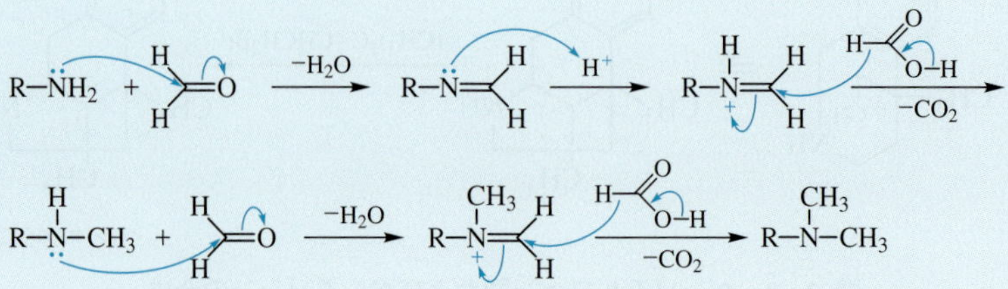

抗統合失調症薬には，他に塩酸モサプラミン，リスペリドン，フマル酸クエチアピン，オランザピンなどの薬がある（12 章 No. 4, 34, 84, 89 参照）．

2・2・7　抗不安薬（マイナートランキライザー）

クロルジアゼポキシド，ジアゼパムなどに代表される，特異な 7 員環構造を有するベンゾジアゼピン系薬物が最もよく用いられる．他にも，ネモナプリド，クエン酸タンドスピロンなどの薬がある（12 章 No. 2, 36 参照）．

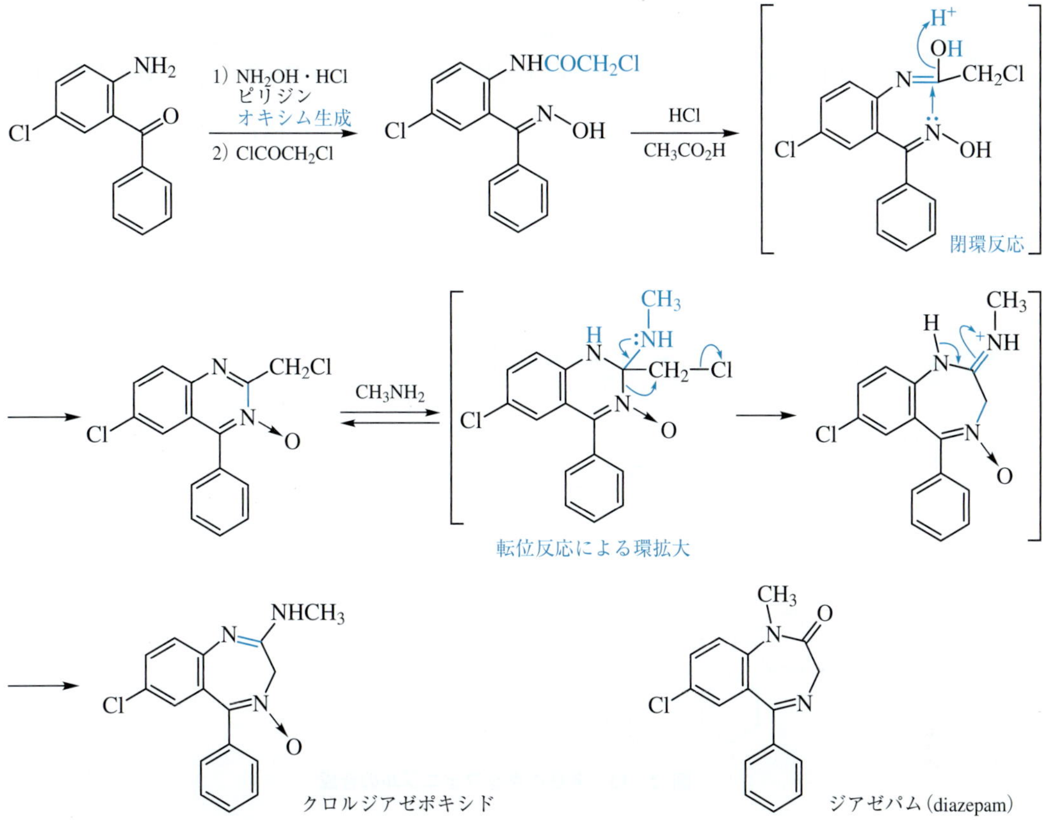

図 2・11　クロルジアゼポキシドの合成およびジアゼパムの構造

2・2・8　抗うつ薬

塩酸イミプラミンをリード化合物として多くの 3 環性化合物が合成されている．

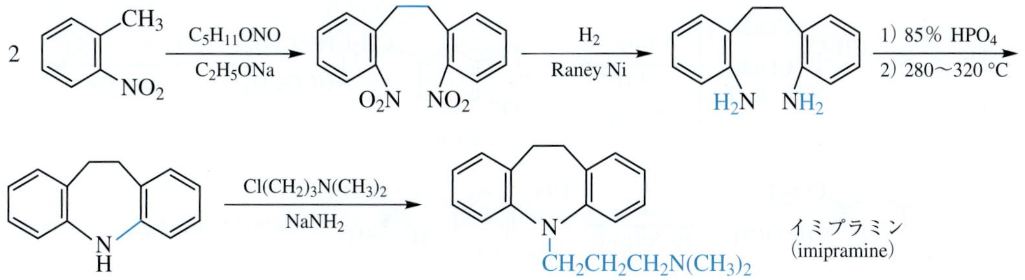

図 2・12　イミプラミンの合成

そのほかに，選択的セロトニン・ノルアドレナリン再取込み阻害薬（SNRI）塩酸ミルナシプラン，ベンラファキシン，選択的セロトニン再取込み阻害薬（SSRI）塩酸パロキセチン，セルトラリン，フルオキセチンなどの薬がある（12章 No. 72, 75 も参照）．

2・2・9 抗パーキンソン病薬

パーキンソン病は，運動神経を調節している錐体外路系の障害によって生じる．中枢性抗コリン作動薬のトリヘキシフェニジル，ビペリデンやドパミンの前駆物質であるレボドパなどが使われる．

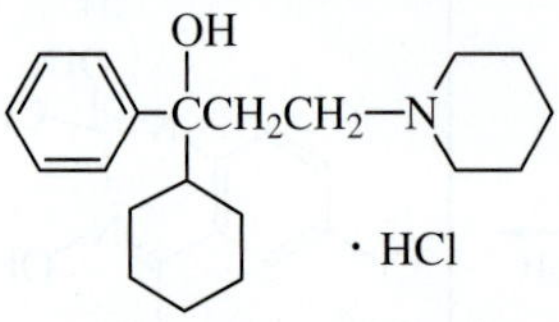

塩酸トリヘキシフェニジル
（trihexyphenidyl hydrochloride）

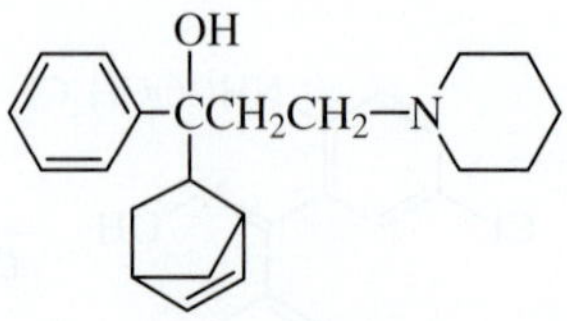

ビペリデン
（biperiden）

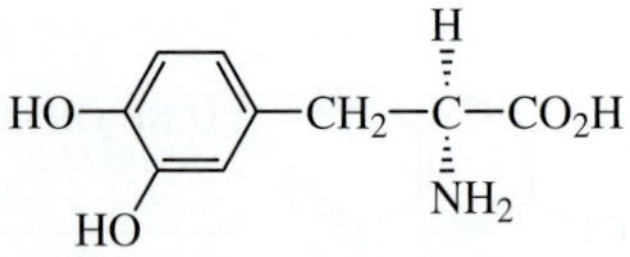

レボドパ
（levodopa）

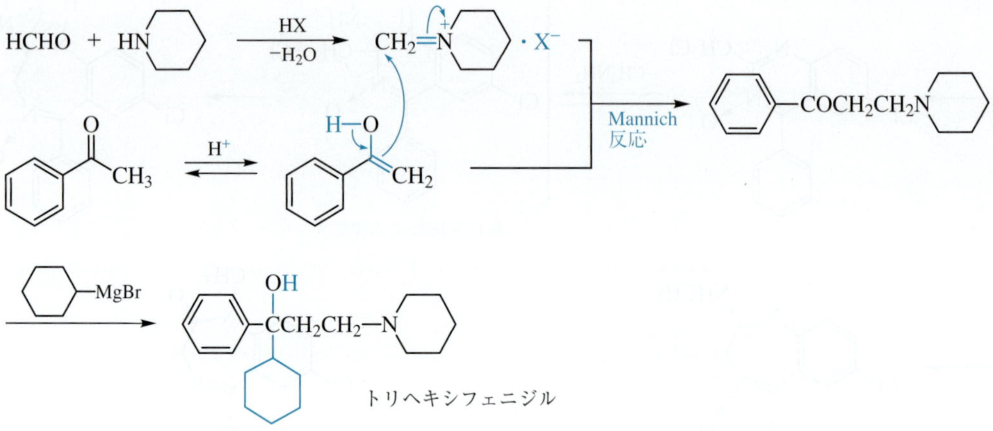

図 2・13 トリヘキシフェニジルの合成

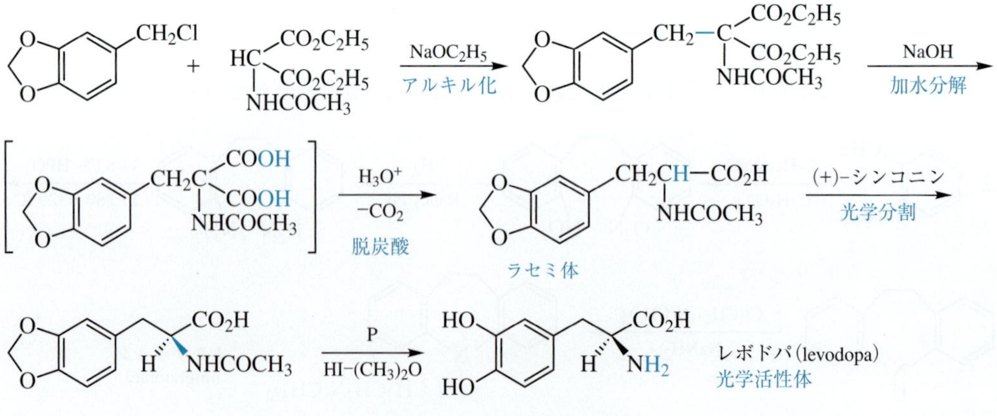

図 2・14 レボドパの合成

2・3 その他

　睡眠障害治療薬には，酒石酸ゾルピデム（12章 No. 79 参照），また，老年期痴呆治療薬にはアルツハイマー型痴呆と脳血管痴呆があるが，前者には塩酸ドネペジル（アリセプト®，§11・4 参照）が，後者にはエダラボン（12章 No. 88 参照）が使われる．

3

オータコイドおよび関連薬物

　ホルモンは特定臓器で産生され，血液中に分泌されて遠く離れた臓器に情報を伝達するが，オータコイド（autacoid）は刺激を受けた場所に近い組織，細胞に情報を伝え，その後に速やかに分解・不活性化される低分子物質である．ヒスタミン，セロトニン，ブラジキニン，キニン，アンギオテンシンやプロスタグランジン，ロイコトリエン，血小板活性化因子（PAF）などがこれに属し，局所ホルモンともよばれ，血液中に入らないか，あるいは入っても再循環する量は少ない．

3・1　ヒスタミン，セロトニンおよびそれらの関連薬物
3・1・1　ヒスタミン

　ヒスタミンは生体に広く分布するアミンで，ヒスチジンから脱炭酸酵素により生合成され，オータコイドや神経伝達物質として機能している．特に，肺，皮膚，粘膜（消化管，気管支など）に多く存在し，おもに組織の肥満細胞や血液中の好塩基性白血球の顆粒中でヘパリンと結合した不活性型で貯蔵されている．

ヒスチジン　→（ヒスチジン脱炭酸酵素，$-CO_2$）→　ヒスタミン

　種々の刺激により肥満細胞からヒスタミンの遊離・放出が起こる．重要な刺激として，IgE抗体が肥満細胞膜上のIgE受容体で結合する抗原刺激があり，ほかに物理的刺激（温，冷，摩擦）や化

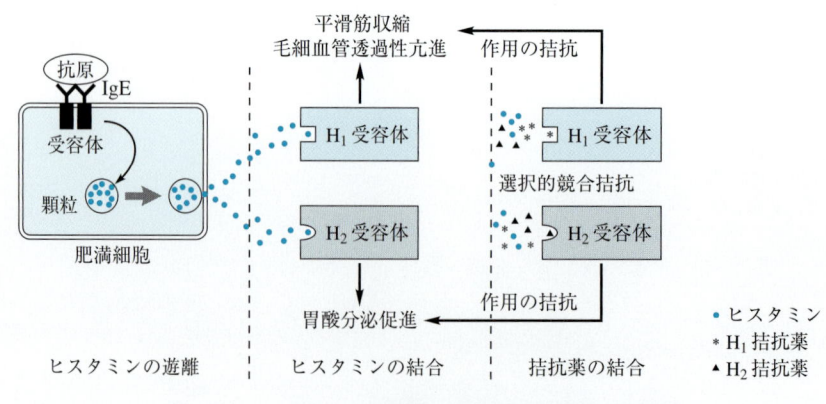

図 3・1　ヒスタミンの遊離・受容体との結合・拮抗薬

学的刺激（ハチ毒，サブスタンス P，塩化ツボクラリン，モルヒネなど）も関与する．ヒスタミン受容体には H_1 受容体，H_2 受容体，H_3 受容体などが存在し，遊離のヒスタミンはそれぞれの効果器官細胞のヒスタミン受容体で結合し，それぞれの特徴的作用を発現する（図 3・1）．

完全作動薬であるヒスタミンの構造に部分的にメチル基を導入すると，$H_1 \sim H_3$ 受容体への選択的部分作動薬になる．また，ヒスタミンが受容体と結合する構造として，H_1 受容体ではモノカチ

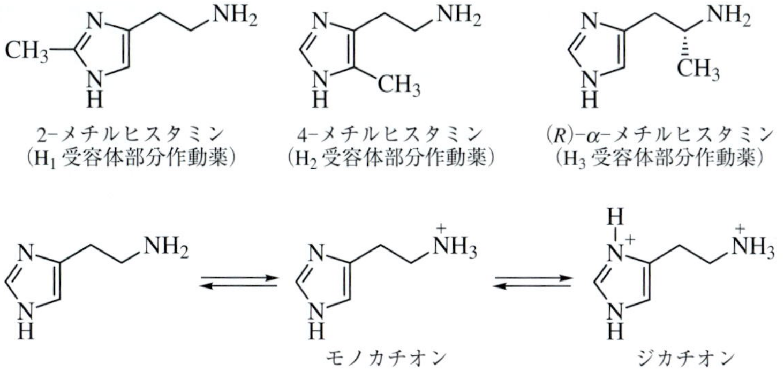

図 3・2　ヒスタミンの部分作動薬とヒスタミンのイオン型変化

オン状態が必須で，H_2 受容体ではジカチオン構造が重要とされている．このように，それぞれの受容体構造のわずかな違いに合わせヒスタミンが変化して結合し，それぞれの受容体で次のような生理作用を発現する．

1) H_1 受容体での作用は，気管支平滑筋の収縮(喘息)，血管内皮細胞から一酸化窒素(NO)やプロスタグランジン I_2 (PGI_2) など血管弛緩因子の遊離促進による血管平滑筋弛緩(血圧下降)，毛細血管内皮細胞の収縮・内皮の間隙の広がりによる血漿成分の漏出(血管透過性亢進による浮腫)，皮膚では膨疹(じんま疹)をひき起こす．なお，H_1 受容体は脳内にも多く存在するため，ヒスタミンがこの受容体を介して覚醒，摂食抑制，平衡感覚にかかわる機能も果たしていると考えられている．

2) H_2 受容体での作用は，腺分泌，特に，胃粘膜壁細胞から塩酸の分泌を顕著に促進する（胃・十二指腸潰瘍）．

3) H_3 受容体は中枢神経系に存在し，ヒスタミンの遊離や合成に対するフィードバック抑制に関与しているものと考えられている．

3・1・2　抗ヒスタミン薬：H_1 受容体拮抗薬

1933 年，フランスパスツール研究所の D. Bovet と A. Staub はヒスタミンで起こる気管支痙攣を抑制する実験で，同研究所の E. Fournaeu らの合成した F933 がこの痙攣を防御できることを発見した．さらに，1937 年，F933 のジオキサン環を開裂したアミノエチルエーテル化合物 F929 やこの酸素を窒素に置き換えたエチレンジアミン化合物 F1571 が強力な抗ヒスタミン作用を示すことを見いだした．これらは毒性が高いため実用化されなかったが，抗ヒスタミン薬開発に重要な礎石となった．のちに，F1571 を発展させ多くのエチレンジアミン系化合物での研究がなされ，フェンベンザミンが初めて臨床に用いられた．この N-フェニルをピリジン環に変えたピリラミンが，一方，F929 の発展化合物としてジフェンヒドラミンがそれぞれ開発され今日も使われている（図 3・3）．

現在使用されている抗ヒスタミン薬は H_1 受容体拮抗薬のことをさし，構造的に，1) アミノアルキルエーテル系（X=O），2) エチレンジアミン系（X=NR^2），3) プロピルアミン系（X=CR^3R^4），

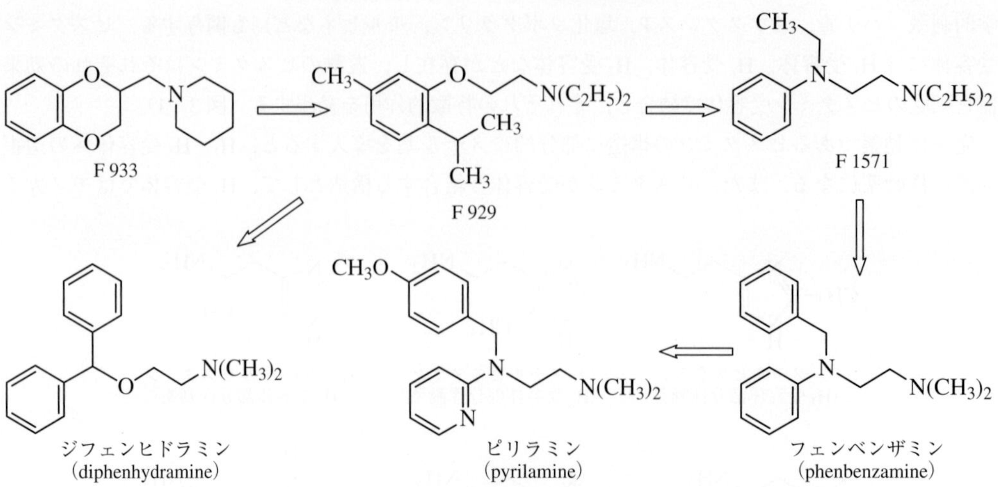

ジフェンヒドラミン　　　　　ピリラミン　　　　　　フェンベンザミン
(diphenhydramine)　　　　　(pyrilamine)　　　　　　(phenbenzamine)

図 3・3　H_1 受容体拮抗薬の開発

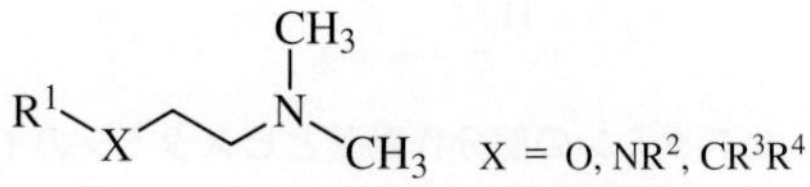

$R^1X CH_2CH_2 N(CH_3)_2$　　$X = O, NR^2, CR^3R^4$

図 3・4　H_1 受容体拮抗薬の構造

4) 三環系, 5) その他, に大別される (図 3・4).

　抗ヒスタミン薬の活性発現に重要な構造を要約すると次のようになる. 1) ヒスタミンとも共通するエチレンアミン構造 $-CH_2CH_2-N$ が必須であり, 窒素原子は第三級アミンで, 特にジメチルアミノ基の活性が最も強い. 2) $-CH_2CH_2-$ 部位には枝分かれはないほうがよい. 3) X の置換基 R は芳香環の場合に活性が強くなる. 4) その芳香環は p 位に電子求引基 ($-Cl$) をもつベンゼン環か電子欠乏ヘテロ環 (ピリジン環など) であると活性が強くなる. すなわち, イオン化できるアミノ基と原子 2 個分離れた位置に分極した構造をもつ化合物がヒスタミンと H_1 受容体で拮抗する薬物になる.

　これら抗ヒスタミン薬はおもに H_1 受容体でヒスタミンと競合的に拮抗し, じんま疹, 湿疹・皮膚炎によるかゆみ, アレルギー性鼻炎, 感冒など上気道炎によるくしゃみ・鼻水, 血管運動性浮腫などに用いられる. また, 構造上の特徴から抗コリン作用, 中枢抑制作用 (眠気・制吐) やヒスタミン遊離抑制作用, 動揺病 (乗り物酔い) 抑制作用も示す.

a.　アミノアルキルエーテル系 H_1 受容体拮抗薬

　塩酸ジフェンヒドラミンはよく知られている H_1 拮抗薬であるが, 催眠作用を強く発現する. 塩

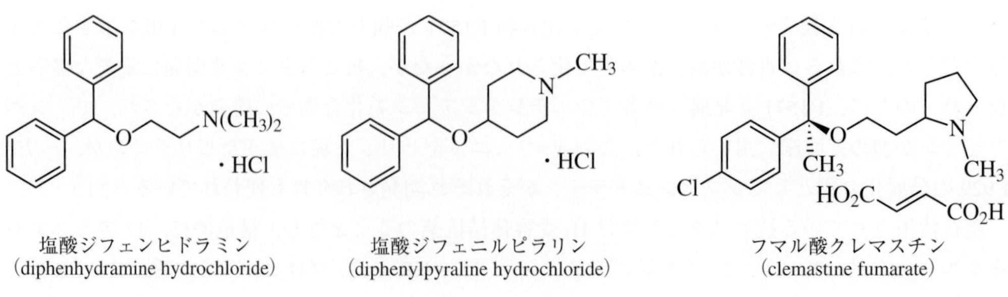

塩酸ジフェンヒドラミン　　　塩酸ジフェニルピラリン　　　フマル酸クレマスチン
(diphenhydramine hydrochloride)　　(diphenylpyraline hydrochloride)　　(clemastine fumarate)

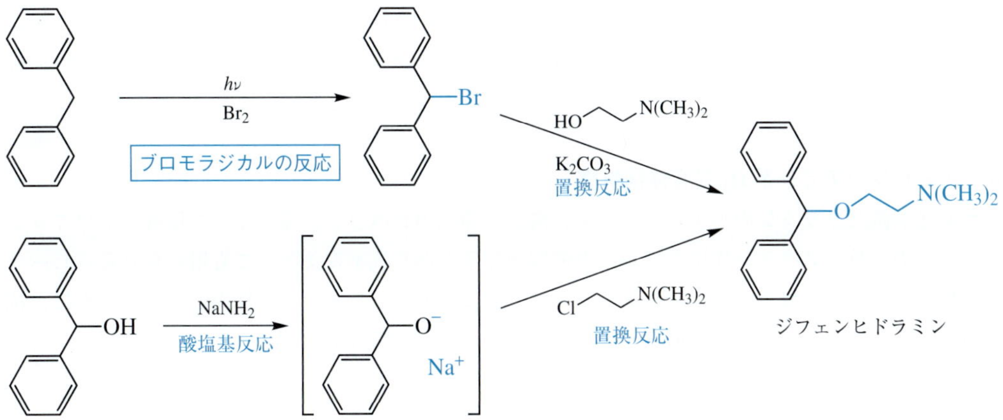

3・1 ヒスタミン，セロトニンおよびそれらの関連薬物

図 3・5 ジフェンヒドラミンの合成

ブロモラジカルの反応

臭素の光 ($h\nu$) 照射により生成するブロモラジカル Br・はアルカンの水素を引抜き，アルキルラジカルを生成する．これに臭素が反応すると臭化アルキルと Br・ が生じ，連鎖反応を起こす．

ラジカル反応

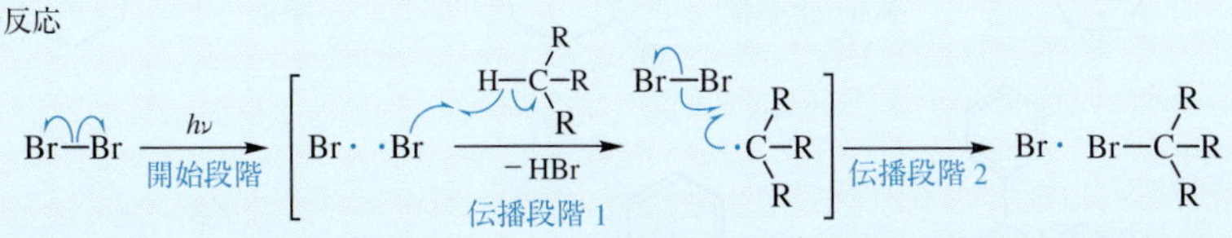

アルカンの水素引抜きは遷移状態で生じるラジカル δ・ の安定性に影響される．アルキルラジカルは級数の高いほうが安定（超共役など）であるため，第一級より第三級炭素上の水素原子のほうが抜けやすい．ベンジルラジカルは共鳴効果により安定化されるため，ベンジル位が容易に臭素化される．また，光以外にラジカル開始剤〔過酸化ベンゾイルや 2,2′-アゾビスイソブチロニトリル（AIBN）など〕を共存させ臭素化する方法もある．

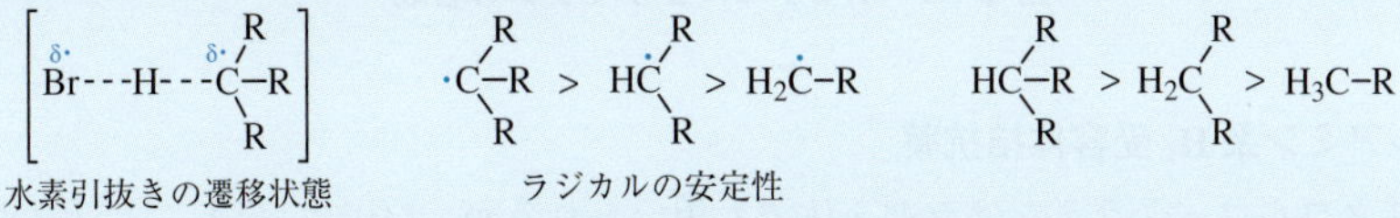

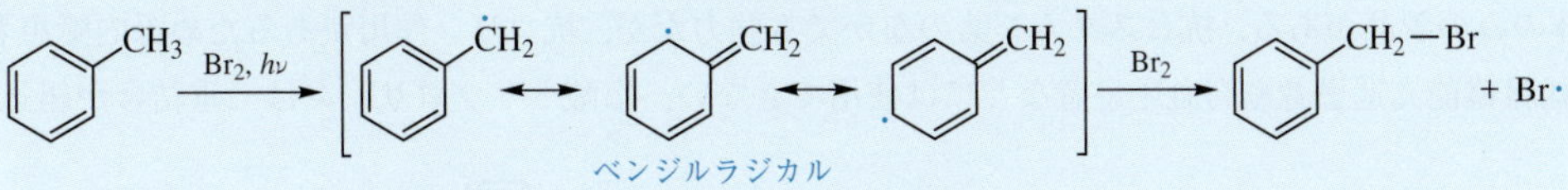

水素引抜きの遷移状態

ラジカルの安定性

ベンジルラジカル

光塩素化の反応活性は高いが，やや反応の選択性が欠如する．このため，位置選択性の高い臭素化反応が実験室レベルの合成によく用いられる．

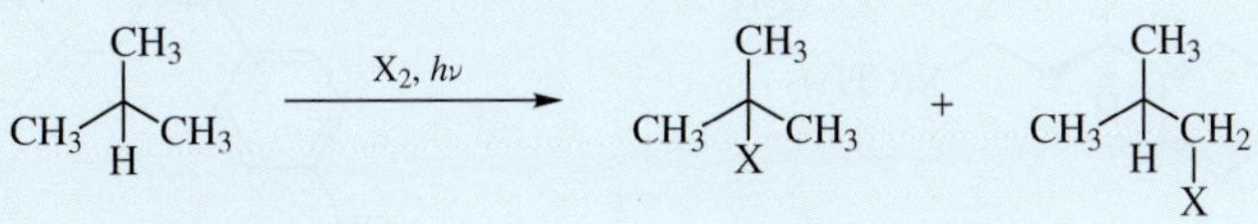

・F > ・Cl > ・Br > ・I
水素引抜きの相対速度

X = Br 99.5 : 0.5
X = Cl 36 : 64

酸ジフェニルピラリンはジフェンヒドラミンより10倍も強力な抗ヒスタミン作用とともに，抗コリン作用も示す．フマル酸クレマスチンは持続性の抗ヒスタミン薬であり，抗ヒスタミン活性の強い d 体が用いられる．

b. エチレンジアミン系 H_1 受容体拮抗薬

マレイン酸ピリラミンのエチレンジアミン構造が環状のピペラジン環になった塩酸ヒドロキシジンは，強力な抗ヒスタミン作用のほか，中枢抑制作用もあり抗不安薬としても用いられる．ピペラジン環を拡大した塩酸ホモクロルシクリジンはさらに強力な抗ヒスタミン作用を示すとともに，抗セロトニンや抗ブラジキニン作用などによる抗アレルギー作用も示す．

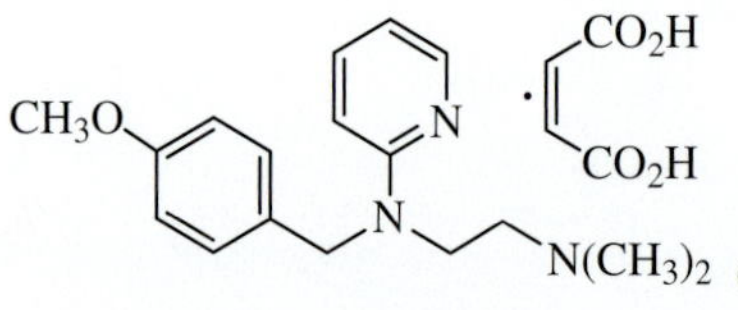

マレイン酸ピリラミン
(pyrilamine maleate)

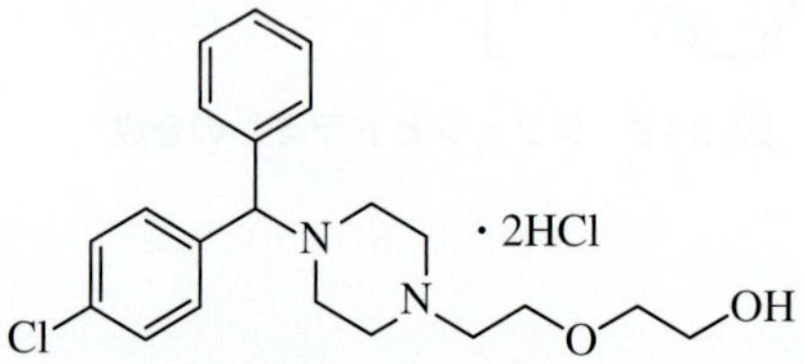

塩酸ヒドロキシジン
(hydroxyzine hydrochloride)

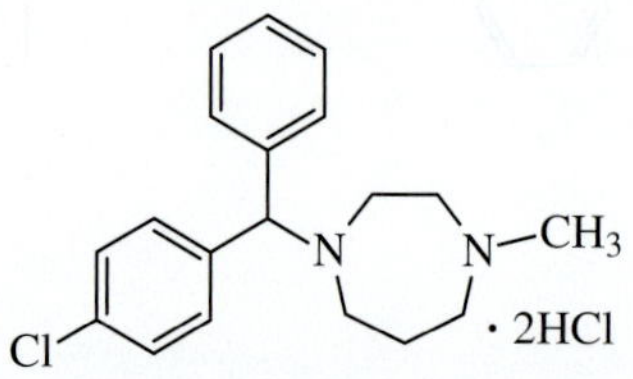

塩酸ホモクロルシクリジン
(homochlorcyclizine hydrochloride)

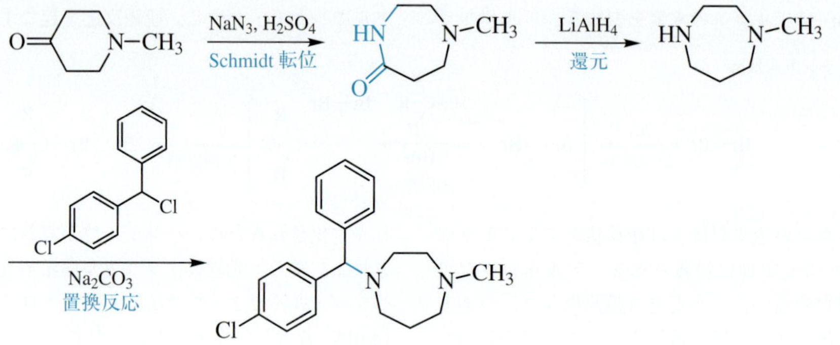

ホモクロルシクリジン

図 3・6　ホモクロルシクリジンの合成

c. プロピルアミン系 H_1 受容体拮抗薬

マレイン酸クロルフェニラミンはラセミ体でも用いられるが，l 体にはほとんど活性がないため d 体のみの製品がある．抗ヒスタミン薬のなかでも強力だが，抗コリン作用があるため緑内障患者，甲状腺機能亢進患者や高血圧患者などには使用できない．塩酸トリプロリジンは二重結合が組込ま

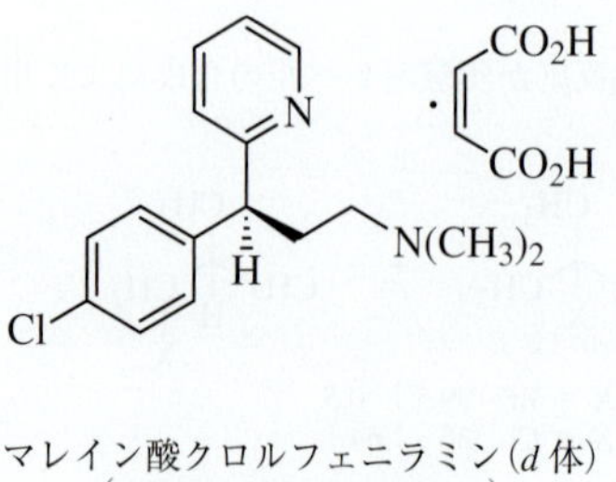

マレイン酸クロルフェニラミン（d 体）
(chlorpheniramine maleate)

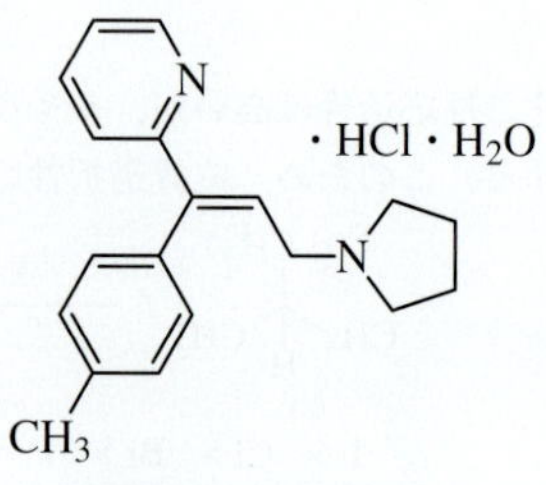

塩酸トリプロリジン
(triprolidine hydrochloride)

3・1 ヒスタミン，セロトニンおよびそれらの関連薬物   51

れた構造をとり，持続性のある強力な抗ヒスタミン作用を示すほか，抗アナフィラキシー作用がある．

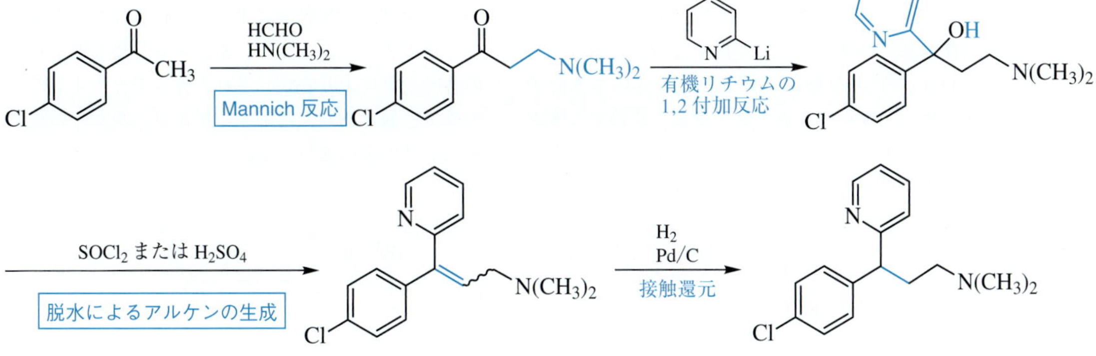

図 3・7 クロルフェニラミンの合成

Mannich 反応

ケトンあるいはアルデヒドに酸性条件下ホルムアルデヒドと第二級アミンとを反応させ，ついで塩基で処理すると，Mannich 塩基が得られる．まず，ホルムアルデヒドと第二級アミンとの縮合でイミニウム塩が生成する．これにエノールが付加し得られる生成物は，反応条件が酸性であるため，Mannich 塩基の塩として得られる．この塩の塩基処理により Mannich 塩基が得られる．高温条件下で Mannich 塩基を塩基と反応させると，脱離反応が起こり α,β-不飽和ケトンあるいはアルデヒドを与える．第二級アミンの代わりに第一級アミンを用いると Mannich 反応が2回起こり，ジアルキル体を生じるため，特別なことがない限り第二級アミンを用いる．

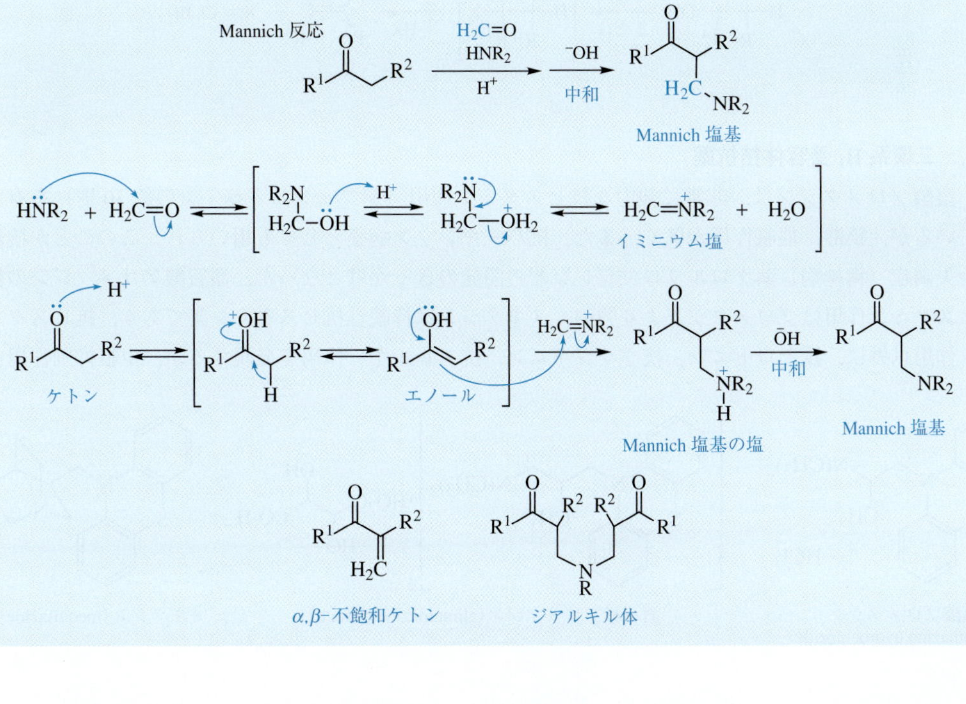

脱水によるアルケンの生成

アルコールから水分子を脱離させアルケンを得るには，1) 酸性条件（H_2SO_4 や H_3PO_4）で加熱するか，もしくは，2) ヒドロキシ基を脱離性のよい置換基（ハロゲン）に変換する方法がある．

1) ヒドロキシ基はプロトン化を受けて水分子が脱離し，カルボカチオンの生成，隣接する水素の脱離によりアルケンを与える．このとき，安定な多置換アルケンが優先して生成する．反応の律速段階はカルボカチオン生成段階であるため，安定なカルボカチオンを経由する反応が起こりやすい．超共役，誘起効果により安定化された第三級カルボカチオン，および，π電子や非共有電子対の共鳴効果により安定化されたカルボカチオンの生成は容易であり，対応するアルコールからの脱水反応は円滑に進行する．

カルボカチオンの安定性

超共役
誘起効果

共鳴効果

2) 塩化チオニル $SOCl_2$ や三臭化リン PBr_3 などを用い加熱することで，ヒドロキシ基をハロゲンに置換し，つづいて脱ハロゲン化によりアルケンが得られる．

d. 三環系 H_1 受容体拮抗薬

塩酸プロメタジンは，非常に強力な抗ヒスタミン作用（ジフェンヒドラミンの約30倍）を有しているが，鎮静，催眠作用が強く，また，抗パーキンソン病薬としても用いられ，このことが抗統合失調症（精神病）薬クロルプロマジンなどの開発のきっかけとなった．酒石酸アリメマジンの抗ヒスタミン作用はプロメタジンより強い．メキタジンは持続性抗ヒスタミン薬であり，抗ヒスタミン作用以外に，抗セロトニン，抗ブラジキニン，抗アレルギー作用を発現するが，中枢抑制作用が

塩酸プロメタジン
(promethazine hydrochloride)

酒石酸アリメマジン (alimemazine tartrate)

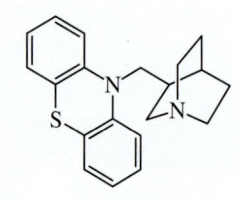

メキタジン (mequitazine)

弱いため眠気の少ない気管支喘息，花粉症などの予防薬として用いられる．塩酸シプロヘプタジンはジベンゾ[a,d]シクロヘプテン環系抗統合失調症薬の探索において見つかったもので，プロピルアミン系ともみなせる．非常に強い抗ヒスタミン作用を発現し，さらに，抗セロトニン作用により抗アレルギー作用を示す．また，食欲増進作用もある．シプロヘプタジンの中枢抑制作用が弱いため，眠気の副作用発現は比較的少ない．

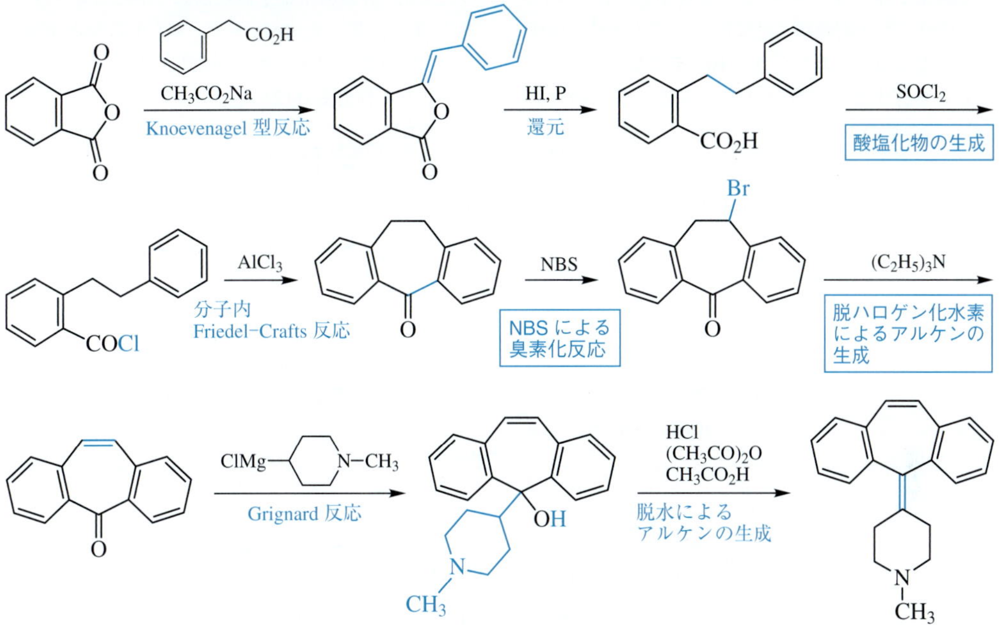

図 3・8　シプロヘプタジンの合成

酸塩化物の生成

カルボン酸を塩化チオニル（$SOCl_2$, bp 75 ℃）中，加熱するとクロロスルフィン酸エステルが中間に生成し，塩化物イオンの付加，二酸化硫黄の脱離が起こり，酸塩化物を与える．このほかの塩素化剤に五塩化リン PCl_5，塩化オキサリル ClCOCOCl，ホスゲン $COCl_2$ などがある．いずれの反応も塩化水素が発生するため，酸に不安定な化合物を扱う場合，カルボン酸のナトリウム塩に塩化オキサリルを反応させる方法がよい．

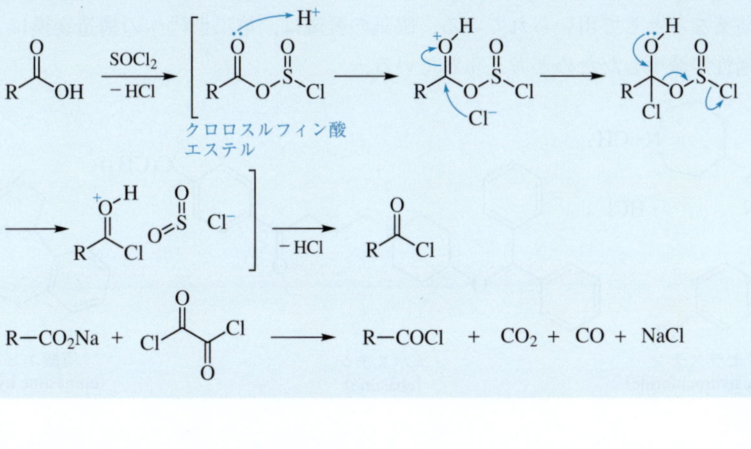

NBS による臭素化反応

NBS（*N*-ブロモスクシンイミド）はベンジル位，アリル位やケトンの α 位の臭素化のほか，アルデヒドから酸臭化物の合成に用いられる．これらの反応は，NBS と混在する HBr とが反応して臭素を少しずつ発生し，これが光（$h\nu$）あるいはラジカル開始剤（過酸化ベンゾイルや AIBN）などの作用で臭素ラジカル Br· を発生することにより進行する（ブロモラジカルの反応，49 ページ参照）．

このほか，NBS はイオン的な臭素化にも用いられる．たとえば，Lewis 酸存在下あるいは極性溶媒中での芳香族化合物との反応では芳香環上での臭素化（芳香族求電子置換反応）が起こる〔(1) 式〕．また，湿った DMSO（ジメチルスルホキシド）中ではオレフィンへの付加反応によりブロモヒドリンを与える〔(2) 式〕．

e. その他：第二世代の H_1 受容体拮抗薬

抗ヒスタミン薬の代表的な副作用である眠気を軽減した第二世代の塩酸シプロヘプタジンやメキタジンは，先にも示したように第一世代抗ヒスタミン薬の構造変換により生み出されてきたものである．第一世代の構造にとらわれない新しいタイプの第二世代抗ヒスタミン・抗アレルギー薬も開発され，眠気など副作用の少ない塩酸アゼラスチン，エバスチンや塩酸エピナスチンなどは気管支喘息発作予防薬などとして用いられている．眠気の軽減は，第二世代への構造変換により，血液脳関門での通過性が減少したためと考えられている．

塩酸アゼラスチン
(azelastine hydrochloride)

エバスチン
(ebastine)

塩酸エピナスチン
(epinastine hydrochloride)

脱ハロゲン化水素によるアルケンの生成

ハロゲン化アルキルからハロゲン化水素 HX 分子が脱離するとアルケンが得られる．この反応形式は，脱水によるアルケンの生成（52 ページ）でも述べたカルボカチオン経由の一分子脱離（E1）反応〔(1) 式〕，遷移状態を経由する二分子脱離（E2）反応〔(2) 式〕およびカルボアニオンを経由する一分子共役塩基脱離（E1cB）反応〔(3) 式〕に分類される．一般に，E1 反応は酸性，中性条件で，E2 や E1cB 反応は塩基性条件で起こりやすい．

E2 反応では脱離する水素とハロゲン原子はアンチの位置にあり，立体選択的にかつ置換基の多いアルケンが生成する（Saytzeff 則）．E2 反応は S_N2 反応と競争するが，1) 級数の高いハロゲン化アルキルの反応，2) 強塩基（NaOH, $NaOCH_3$）および嵩高い塩基〔$KOC(CH_3)_3$, $N(C_2H_5)_3$〕を用いる反応，3) 高温での反応を行えば E2 反応が優先する．たとえば，臭化第一級アルキルを弱い塩基や低濃度の強塩基と反応させれば S_N2 反応が優先するが，高濃度の塩基か嵩高い塩基を用いると E2 反応が進行し，アルケンが生じる〔(4) 式〕．

3・1・3 抗ヒスタミン薬：H_2 受容体拮抗薬

ヒスタミンが起因する症状において，古典的抗ヒスタミン薬のジフェンヒドラミンは腸管や気管支平滑筋の収縮作用を顕著に示すが，胃酸分泌作用や子宮平滑筋弛緩作用には影響しなかった．1964 年，ガストリンの単離・構造決定がなされ，注目を浴びていたこともあり，胃酸分泌に対してヒスタミンの役割は懐疑的になっていた．このうち，A. Ash と H. Schild（1966 年）は，古典的抗ヒスタミン薬で拮抗されるヒスタミン受容体を H_1 受容体とよび，一方，胃酸分泌作用などにかかわるものとして非 H_1 受容体（何種類もの受容体の関与）を提唱した．Smith Kline & French 社の J. Black と M. Parson ら（1972 年）は有効な抗非 H_1 受容体拮抗薬の探索のなか，H_1 受容体にはほとんど作用しないブリマミドを開発し，非 H_1 受容体の作用がすべて同じ H_2 受容体の作用であることを証明した．ブリマミドは消化性潰瘍治療のための H_2 受容体拮抗薬開発の礎石となった．シメチ

ジンの登場（1975年）により，H_2受容体拮抗薬が臨床でようやく使用されるようになった．しかし，シメチジンは薬物代謝にかかわるシトクロム P-450 を阻害するため，ほかの薬物併用が困難で抗アンドロゲン作用なども問題となった．その後，これらの問題点を克服した塩酸ラニチジン，ファモチジンが開発され，その1日使用量もシメチジン（800 mg），塩酸ラニチジン（300 mg），ファモチジン（40 mg）と少なくなっている．1日使用量は中程度であるが，塩酸ロキサチジンアセタート（150 mg）やニザチジン（300 mg）は前者三つの H_2 受容体拮抗薬でも残された副作用，ショックやアナフィラキシー様症状をおおむね解決している．

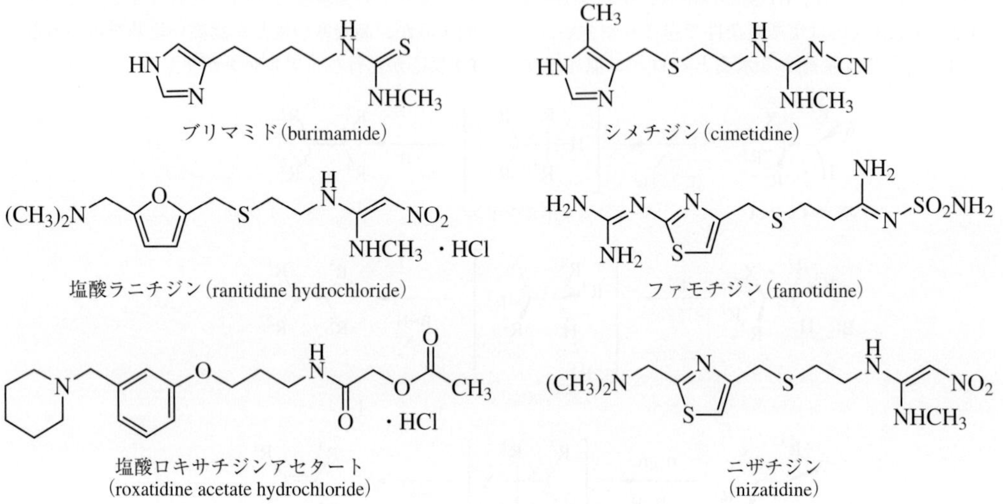

図 3・9　H_2 受容体拮抗薬

ここでは Black らによる H_2 受容体拮抗薬シメチジンの開発における構造活性相関とその功績について取上げる．

a. ヒスタミンからブリマミドの発見

Black らは β 遮断薬開発の経験から "作動薬の構造変換で拮抗薬が開発できる" という考えに基づき，ヒスタミン誘導体の生物活性を数多く調べた．脂溶性の置換基をもつ誘導体では H_2 活性阻害作用をもつものは見つからず，水溶性の置換基をもつ $N^α$–グアニジルヒスタミンにわずかではあるがヒスタミン作用の低下が認められた（のちに，これは単に部分作動薬であることがわかった）．この側鎖の炭素数を一つ多くした SK&F 91486 やイソチオ尿素誘導体への変換により阻害活性が上昇した．しかし，これら化合物は阻害作用だけでなく作動性も示す部分作動薬として働いており，二つの作用を分離する必要があった．強塩基性のグアニジン部分を塩基性のない極性置換基チオ尿素に変換した SK&F 91581 は，弱いが阻害活性を示し，作動活性は認められなかった．さらに，側鎖を伸張した SK&F 91863 や N–メチル誘導体への変換で阻害活性はより強くなり，選択的 H_2 受容体拮抗薬としてブリマミドが発見された．ここまでに約 700 の化合物が合成されたといわれている．

b. ブリマミドからシメチジン開発の流れ

しかし，ブリマミドは経口投与では効果が少なく，構造変換の研究がなされた．CH_2 を S に置換したチアブリマミドの活性は，わずかではあるが上昇した．さらに，H_2 受容体作動薬である 4-メ

チルヒスタミンにならってイミダゾール環にメチル基の導入されたメチアミドは強い阻害活性を示し，経口投与も可能になった．メチアミドの強い活性発現は，隣接するメチル基により側鎖の立体配座が規制され，H_2 受容体に結合しやすくなったことによると考えられている．しかし，メチアミドは副作用に顆粒球減少症が発現したため，臨床使用は制限された．この副作用の原因はチオ尿素構造と想定され，ほかの置換基への変換がなされた．グアニジン誘導体にすると H_2 阻害活性は低いものの，この副作用が大きく減少した．この阻害活性の低さの原因はグアニジン部分による部分作動性の発現ではなかった．グアニジン部分の塩基性をチオ尿素程度までに減少させるため電子求引基が導入された．実際，ニトログアニジン（pK_a −0.9）およびシアノグアニジン（pK_a −0.4）の共役酸のイオン化定数はチオ尿素（pK_a −1.2）に近づいている．このようにして，副作用（顆粒

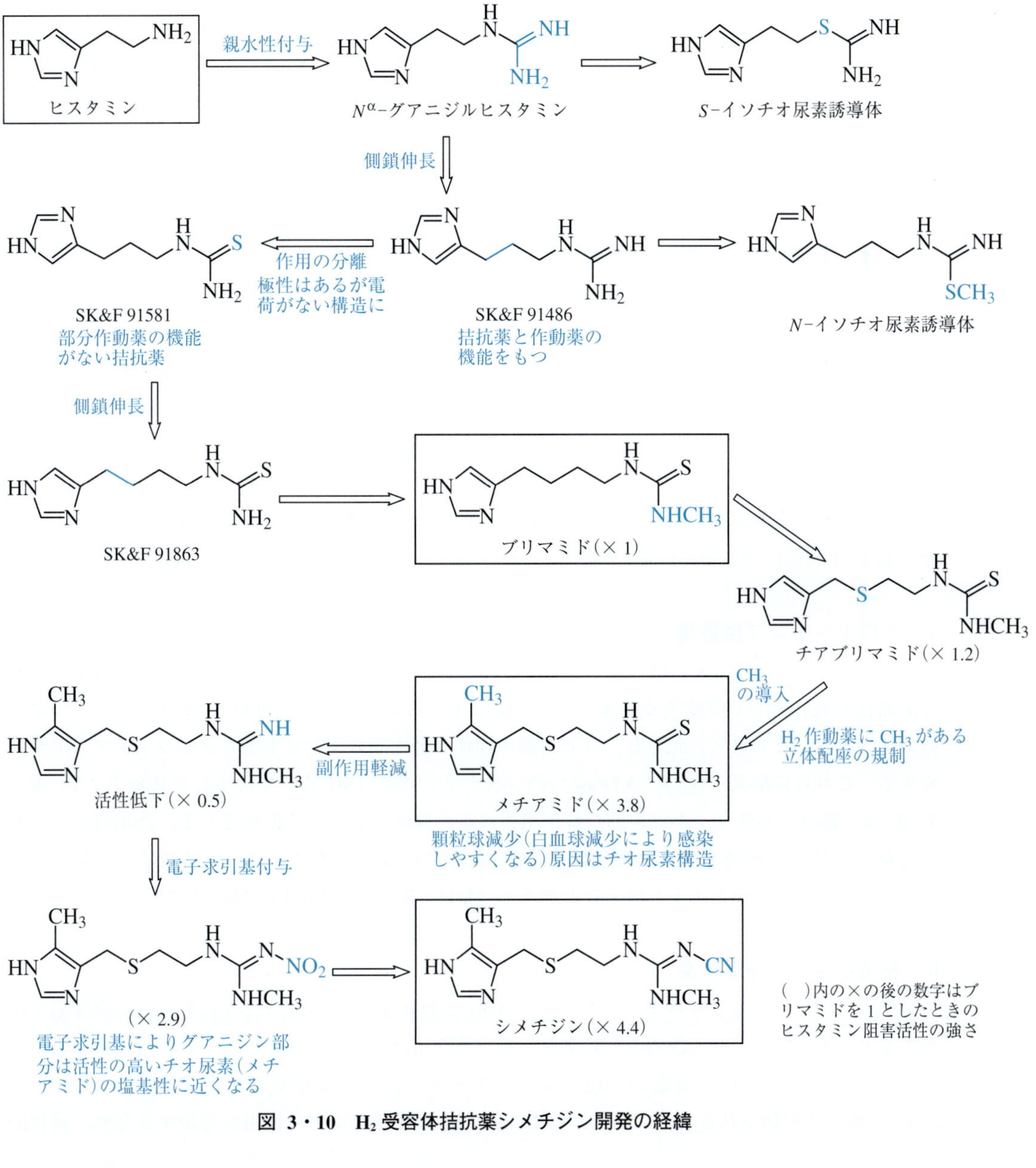

図 3・10　H_2 受容体拮抗薬シメチジン開発の経緯

球減少症）の少ない H_2 受容体拮抗薬シメチジンが開発された．のちに，Black は β 遮断薬やシメチジンの開発を称えられ，ノーベル生理学・医学賞を授与された．

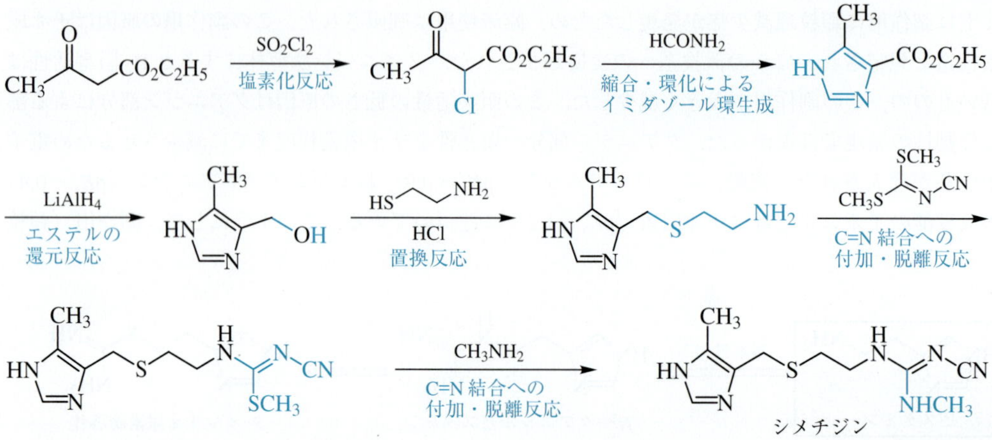

図 3・11　シメチジンの合成

3・1・4　関連消化性潰瘍治療薬

ヒスタミン H_2 受容体は胃粘膜壁細胞から塩酸の分泌にかかわるため，消化性潰瘍治療薬開発において重要である．消化性潰瘍は，ストレスなどによる消化器内の攻撃と防御因子のアンバランスに起因していると考えられている（図 3・12）．攻撃因子は消化酵素ペプシンや胃酸であり，過剰の胃酸分泌はヒスタミン，ガストリン，アセチルコリンなど内因物質の過剰な刺激に起因する．特に，ヒスタミンの作用を介する刺激が強い．一方，防御因子として粘液や重炭酸イオンの分泌があげられる．また，消化性潰瘍患者の多くはヘリコバクター・ピロリ菌に感染し，粘液分泌が抑制される．このため，消化性潰瘍治療薬は攻撃因子の抑制，防御因子の強化，ピロリ菌の除菌などの作用を示す．表 3・1 にその分類をあげる．

a．プロトンポンプ阻害薬

細胞壁に存在する H^+/K^+ ATPase（プロトンポンプ）は，H^+ を放出し代わりに K^+ を取込む胃酸分泌過程の最終段階で機能する酵素である．プロトンポンプ阻害薬（PPI）のオメプラゾールは酸性条件（胃内）でプロトン化され，スピロ型中間体を経由しスルフェン酸とスルフェンアミドが生成する．これらに酵素（H^+/K^+ ATPase）のシステイン残基（SH 基）が反応しジスルフィド（R−S−S−R）結合を形成し，不可逆的な酵素阻害により胃酸分泌は強く抑制される．作用時間はきわめて長く，投与中止後も酸分泌機能回復に 3〜4 日かかる．オメプラゾール以外に，ランソプラゾールやラベプラゾールナトリウムなどがある（§11・8，12 章 No. 10，No. 44 参照）．

b．粘液産生・分泌促進薬

胃粘膜で産生されるプロスタグランジン（PGE_1 と PGE_2）は，胃酸分泌を抑制し，粘膜分泌を促進するとともに粘膜の血流改善などにより粘膜保護作用を示す．非ステロイド性抗炎症薬の服用時に，副作用として消化性潰瘍が発現することがある．これは胃粘膜で抗炎症薬により PGE_1 と PGE_2 の産生が抑制されるためである．PGE_1 と PGE_2 の補給では全身作用を発現するため，選択的

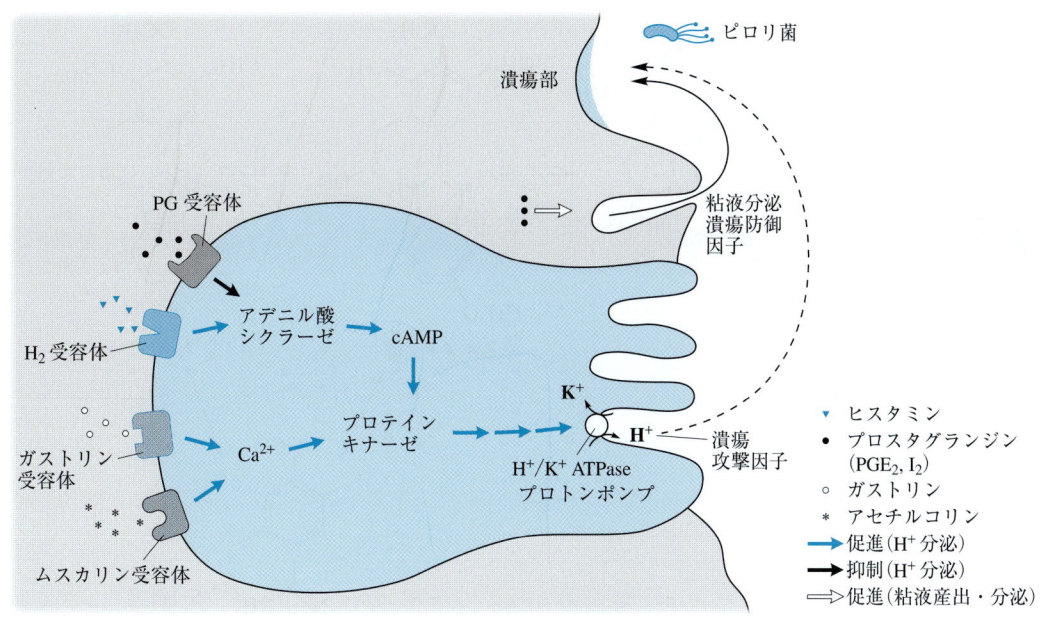

3・1 ヒスタミン，セロトニンおよびそれらの関連薬物

図 3・12 胃酸分泌調節機構

図中ラベル:
- ピロリ菌
- 潰瘍部
- PG 受容体
- H_2 受容体
- ガストリン受容体
- ムスカリン受容体
- アデニル酸シクラーゼ
- cAMP
- Ca^{2+}
- プロテインキナーゼ
- K^+
- H^+
- H^+/K^+ ATPase プロトンポンプ
- 粘液分泌潰瘍防御因子
- 潰瘍攻撃因子

凡例:
- ▼ ヒスタミン
- ● プロスタグランジン（PGE_2, I_2）
- ○ ガストリン
- ＊ アセチルコリン
- → 促進（H^+ 分泌）
- ▶ 抑制（H^+ 分泌）
- ⇒ 促進（粘液産出・分泌）

表 3・1 消化性潰瘍治療薬の分類

攻撃因子抑制薬		
酸分泌抑制薬		
	H_2 受容体拮抗薬	シメチジン，塩酸ラニチジン，ファモチジンなど．強力な酸分泌抑制作用をもつ第一選択薬である．単剤使用で十分有効である
	プロトンポンプ阻害薬	オメプラゾール，ランソプラゾールやラベプラゾールナトリウム．最も強力な酸分泌抑制作用をもつ．ただし，単独で用いられることはない
	抗ガストリン薬	プログルミドやセクレチン．酸分泌抑制作用はやや弱い
	抗コリン薬（非選択的 M_1 受容体拮抗薬）	臭化グリコピロニウムなど．酸分泌抑制作用は弱く，高用量を必要とし，他のサブタイプの受容体にも作用するので，現在，潰瘍治療にはあまり用いられず，鎮痙薬として使用されている
	選択的ムスカリン（M_1）受容体拮抗薬	塩酸ピレンゼピン．副交感神経やヒスタミン産生細胞の M_1 受容体で拮抗する．酸分泌抑制作用はやや弱く，単独で用いられない
酸中和薬		沈降炭酸カルシウム，乾燥水酸化アルミニウムなど．H_2 受容体拮抗薬の登場で潰瘍の標準治療薬ではなくなった
防御因子強化薬		
粘膜抵抗強化薬		ショ糖硫酸エステルアルミニウム塩のスクラルファート．胃内酸性下で解離・重合し，潰瘍面のタンパク質との結合により粘膜保護をする．H_2 受容体拮抗薬と同等の効果が認められ，症状により第一選択薬になっている
粘液産生・分泌促進薬		プロスタグランジン類のオルノプロスチルやミソプロストールなど．非ステロイド抗炎症薬に起因する潰瘍治療や予防に併用薬として用いられる．やや弱い酸分泌抑制作用がある
胃粘膜微小循環改善薬		塩酸セトラキサートやスルピリドなど．スルピリドは抗精神病薬であるので使いにくい
ヘリコバクター・ピロリ菌除菌薬		クラリスロマイシン（マクロライド系抗生物質），アモキシシリン（ペニシリン系抗生物質）とプロトンポンプ阻害薬との3剤併用療法による

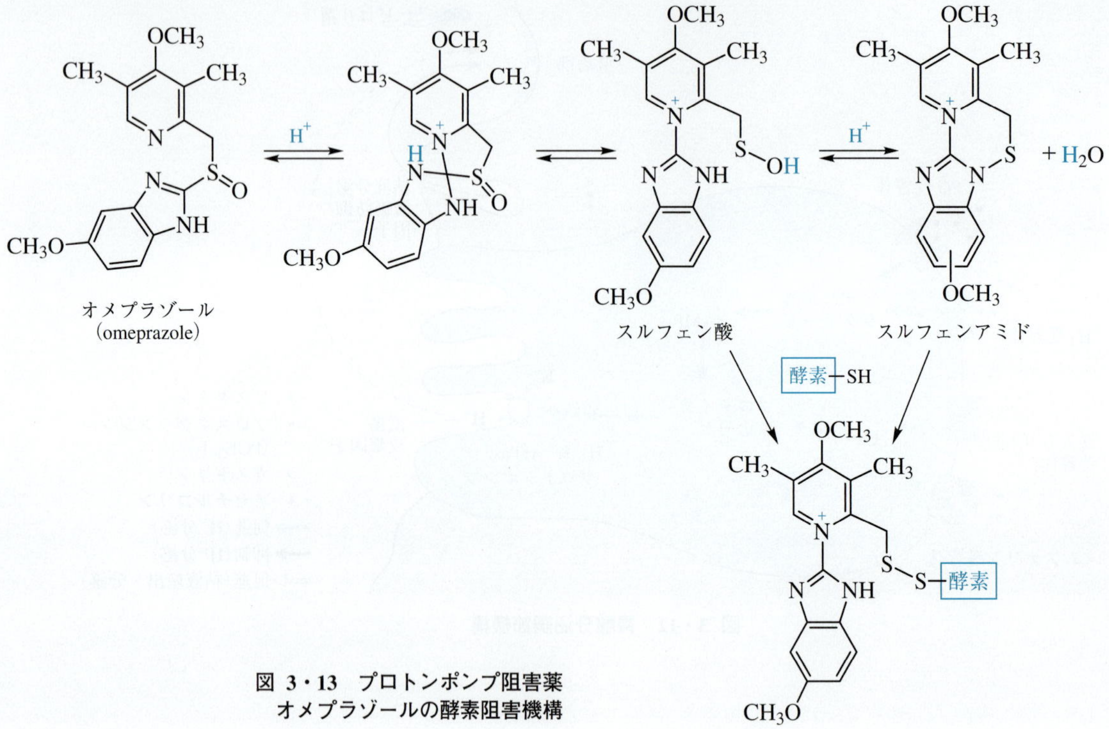

図 3・13 プロトンポンプ阻害薬オメプラゾールの酵素阻害機構

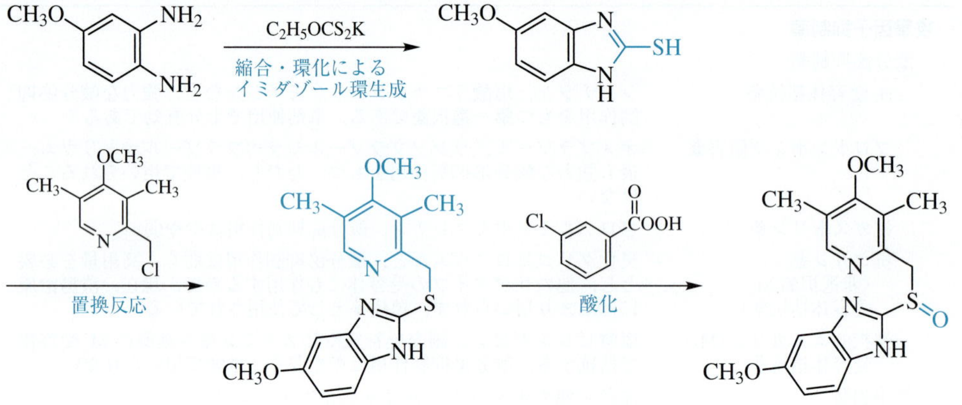

図 3・14 オメプラゾールの合成

な作用の PGE_1 と PGE_2 の誘導体が必要となる．PGE_1 誘導体のオルノプロスチル，ミソプロストールや PGE_2 誘導体のエンプロスチルなどが用いられる（§3・2，§11・1参照）．

c. ヘリコバクター・ピロリ菌除菌薬

ヘリコバクター・ピロリ菌 Helicobacter pylori は潰瘍患者の胃粘膜に多く発見され，これら疾病に深く関与すると考えられている．ピロリ菌に感染している患者の潰瘍が H_2 受容体拮抗薬などで完治しても再発する確率は高い．難治性や重度の再発性潰瘍の場合，ピロリ菌の除菌が治療の有力

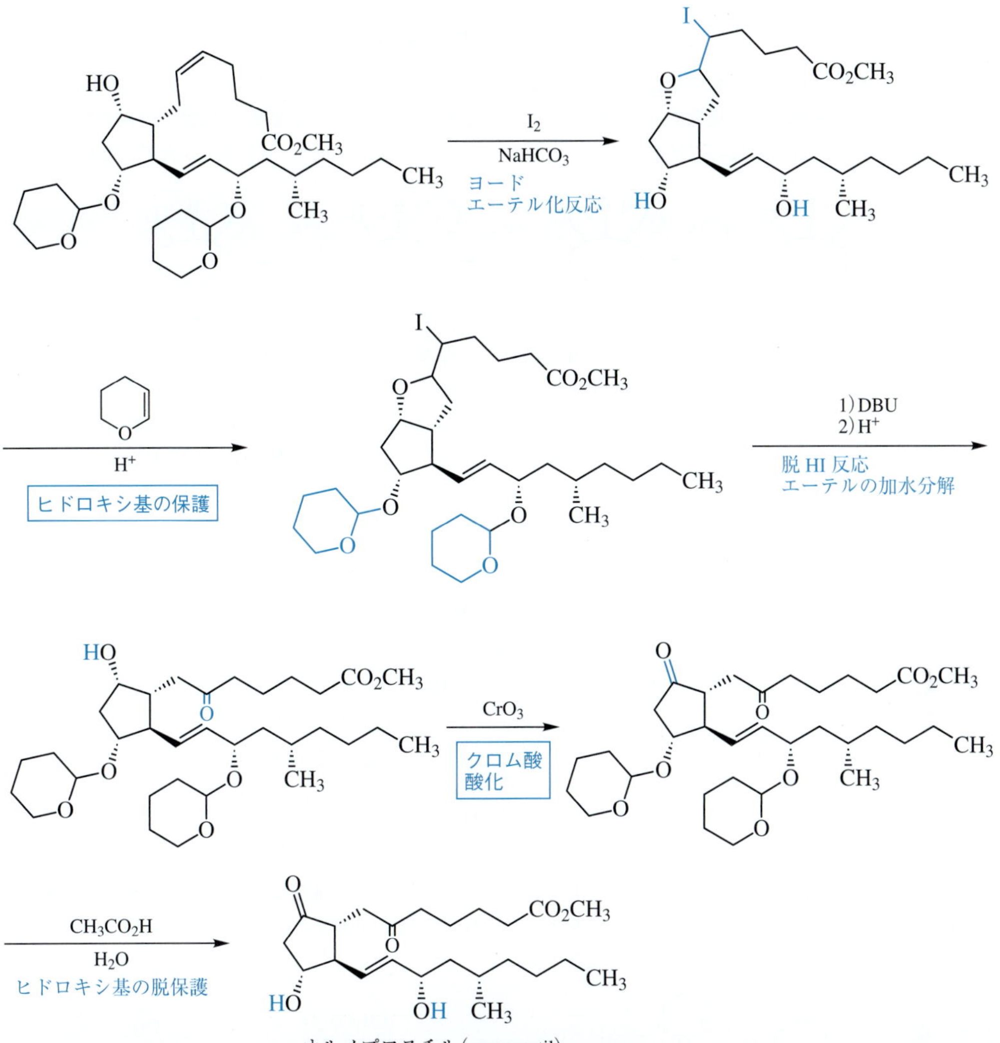

3・1 ヒスタミン，セロトニンおよびそれらの関連薬物

オルノプロスチル (ornoprostil)

図 3・15 オルノプロスチルの合成

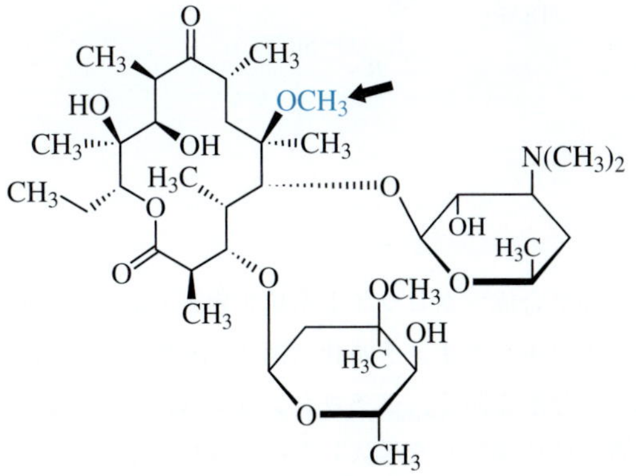

クラリスロマイシン (clarithromycin)

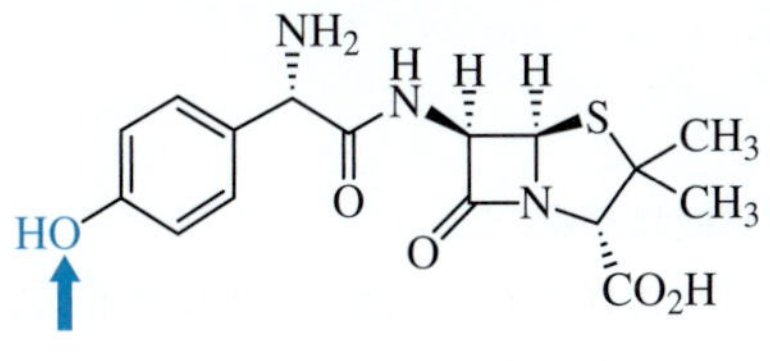

アモキシシリン (amoxicillin)

図 3・16 ヘリコバクター・ピロリ菌除菌薬

ヒドロキシ基の保護

一般に，多くの官能基をもつ化合物の合成において，特定の官能基だけを選択的に反応させることは困難である．目的の反応だけを行うため，反応させたくない官能基を，用いる反応条件で安定な官能基にいったん変換し（保護），目的の反応後，もとの官能基に戻す（脱保護）方法がとられる．

たとえば，オルノプロスチルの合成において，化合物（**1**）の三つのヒドロキシ基のうち9位のヒドロキシ基だけを選択的に酸化し，ケトンに変換することは困難である．そこで化合物（**2**）のように酸化させたくない11, 15位のヒドロキシ基を保護し，目的のケトンへ変換後，ヒドロキシ基の保護をはずすことで目的のオルノプロスチルを得ている．ここでは保護基にテトラヒドロピラニル（THP）エーテルを用いている．酸存在下，無水条件で保護し，含水条件で脱保護している．

ヒドロキシ基の保護には，エーテル型としてはTHPエーテル，ベンジルエーテル，シリルエーテルが，エステル型としては酢酸エステルなどが代表的である．保護基の安定性や保護，脱保護の反応条件も保護基の選択に重要な要因である．

な選択肢になる．

　クラリスロマイシンはエリスロマイシンからの半合成マクロライド系抗生物質であり，菌のタンパク質合成を阻害する．エリスロマイシンのヒドロキシ基をメチル化（図3・16黒矢印の部位）することにより酸に対して安定化され，胃酸による分解を防ぐ．アモキシシリンは，アンピシリンのベンゼン環のp位にヒドロキシ基（図3・16青矢印の部位）を導入したペニシリン系抗生物質（菌の細胞壁生合成阻害）であり，アンピシリンより強い抗菌作用を示す．除菌治療には，これら抗生物質とプロトンポンプ阻害薬とが併用される．

クロム酸酸化

クロム酸はアルコールからアルデヒドやケトンを合成する有用な酸化剤の一つである．安価である重クロム酸ナトリウム $Na_2Cr_2O_7$ などは酸性水溶液中で使用するため，第一級アルコールから生成するアルデヒドが水と反応し，水和物を経由してカルボン酸への過剰酸化を起こす．このため，アルデヒドの合成には，水が存在しない反応条件で有機溶媒に可溶な酸化剤クロロクロム酸ピリジニウム（PCC）や二クロム酸ピリジニウム（PDC）が適している．第二級アルコールからケトンの合成には PCC や PDC のほかに Sarett 酸化や Jones 酸化なども用いられる．

d. その他の消化性潰瘍治療薬

抗ガストリン薬，抗コリン薬，選択的ムスカリン（M_1）受容体拮抗薬，粘膜抵抗強化薬，胃粘膜微小循環改善薬の構造を図 3・17 に示す．また，粘膜抵抗強化薬エカベトナトリウムの合成法を 12 章 No. 15 に示す．

3・1・5 セロトニン受容体拮抗薬

セロトニンは 5-ヒドロキシトリプタミン（5-hydroxytryptamine, 5-HT）とも称され，トリプトファンが 5 位にヒドロキシル化を受け，ついで脱炭酸されて生じる．

セロトニンには種々の受容体が存在するため，現在 5-HT_2 受容体拮抗薬の塩酸サルポグレラートが末梢循環障害改善薬として，また 5-HT_3 受容体拮抗薬の塩酸グラニセトロン，塩酸アザセトロン，塩酸ラモセトロン，トロピセトロンなどが制吐薬として用いられている（12 章 No. 7, 21, 35, 45 参照）．

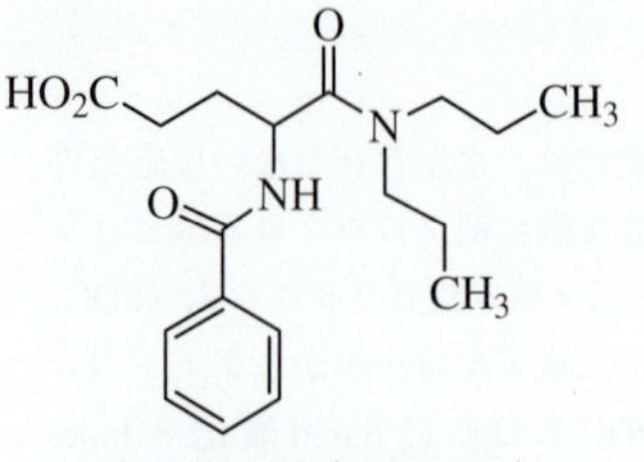

プログルミド(proglumide)
抗ガストリン薬

His–Ser–Asp–Gly–Thr–
Phe–Thr–Ser–Glu–Leu–
Ser–Arg–Leu–Arg–Asp–
Ser–Ala–Arg–Leu–Gln–
Arg–Leu–Leu–Gln–Gly–
Leu–Val–NH_2

セクレチン(secretin)
抗ガストリン薬

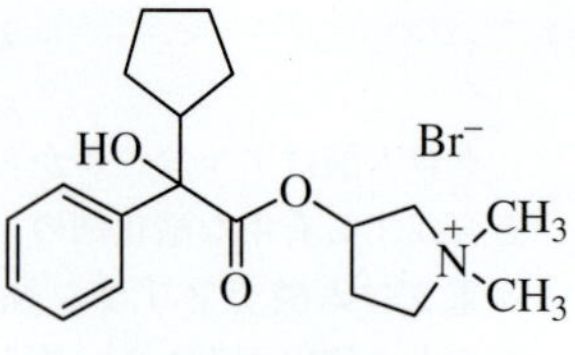

臭化グリコピロニウム
(glycopyrronium bromide)
抗コリン薬

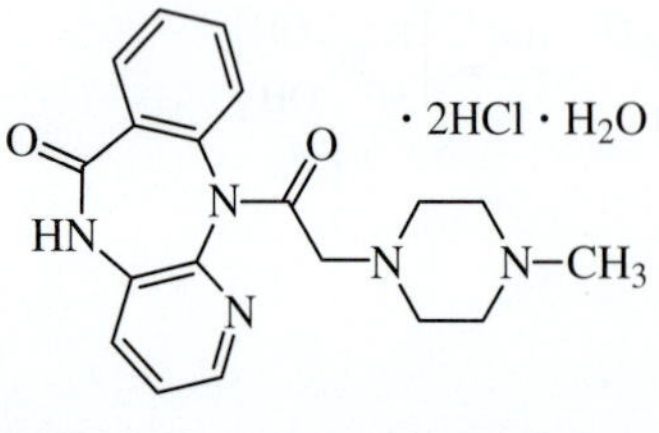

塩酸ピレンゼピン(pirenzepine hydrochloride)
選択的ムスカリン(M_1)受容体拮抗薬

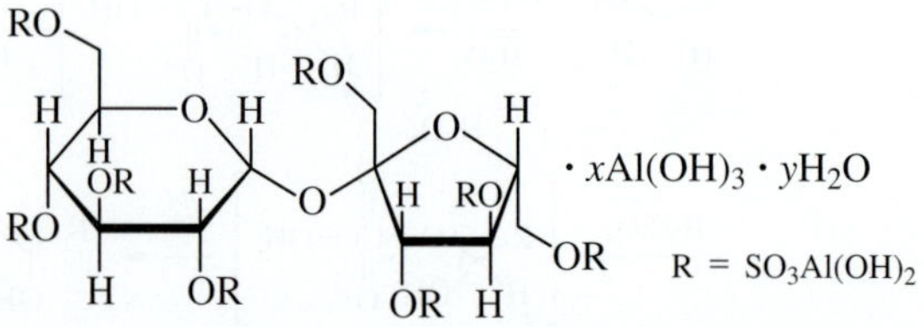

スクラルファート(sucralfate)
粘膜抵抗強化薬

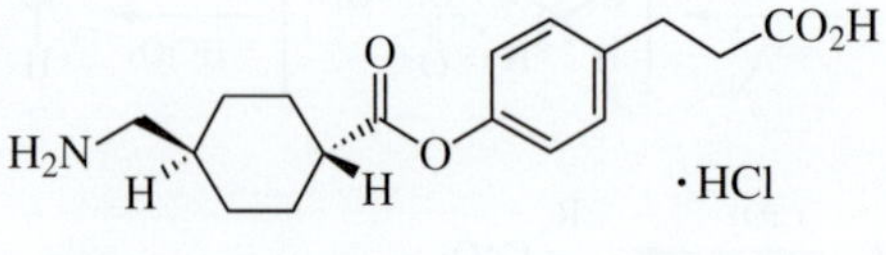

塩酸セトラキサート(cetraxate hydrochloride)
胃粘膜微小循環改善薬

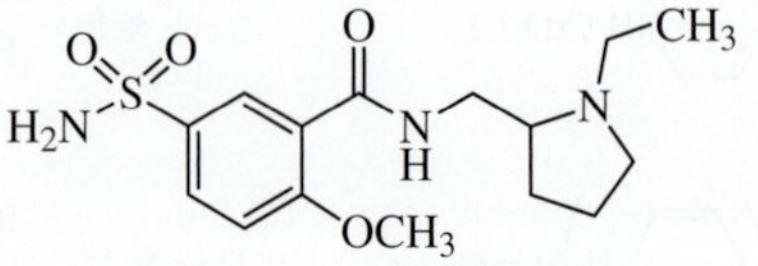

スルピリド(sulpiride)
胃粘膜微小循環改善薬

図 3・17 その他の抗潰瘍薬

3・1・6 アンギオテンシン，キニン

これらはいずれもペプチド性物質である．アンギオテンシンは血清のアンギオテンシノーゲンからレニン–アンギオテンシン変換酵素により生成し，血圧上昇，血管収縮作用を有する．一方キニンは，血漿 α_2–グロブリン画分のキニノーゲンからタンパク質分画酵素カリクレインにより生成し，血圧降下，血管弛緩作用を有する（§6・3参照）.

3・2 プロスタグランジン，アラキドン酸代謝関連化合物

プロスタグランジン（prostagrandin: PG）は，ごく微量で働く，あらゆる細胞機能の生理的調節物質である．特定の器官で産出されるのではなく，種々の組織細胞で必要に応じて産出され，局所的に生物活性を示したのち直ちに消失したり，代謝されてしまうので，局所ホルモン（ホルモンは特定の器官で産出され血流にのって生体内を回る）あるいは第二のステロイドなどとよばれるオータコイドである．食事から摂取されたアラキドン酸（arachidonic acid）は，細胞膜のリン脂質のなかに蓄えられている．何らかの刺激が加わるとアラキドン酸は細胞質のなかに遊離され，シクロオキシゲナーゼ（COX）やリポキシゲナーゼなどの酵素の働きで，中間代謝産物を経て，PG，トロンボキサン（TX）やロイコトリエン（LT）などがつくられる（図3・19〜21参照，詳細については§11・1も参照）.

S. K. Bergström らは PGE_1, PGF_1 の単離に成功し，構造を決定した．J. R. Vane らはアスピリンや

インドメタシンなどの古くから知られていた非ステロイド系抗炎症薬（NSAID）が，COX の働きを阻害して PG 生合成を阻害することを見いだした．その後 COX には COX-1 と COX-2 の二つのアイソザイムが存在することが明らかにされた（現在は COX-3 も見つかっている）．COX-1 は胃，腎臓などで必要な PG 生合成に関与し，COX-2 は炎症的刺激により局所的に発現し，COX-2 より生成する PG や炎症性メディエーターが炎症効果を発揮することがわかった．既存の NSAID は

図 3・18 プロスタグランジンの構造

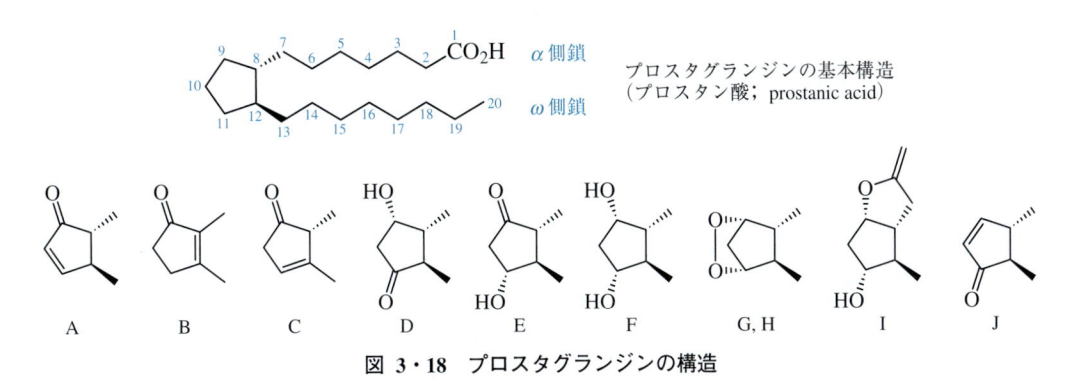

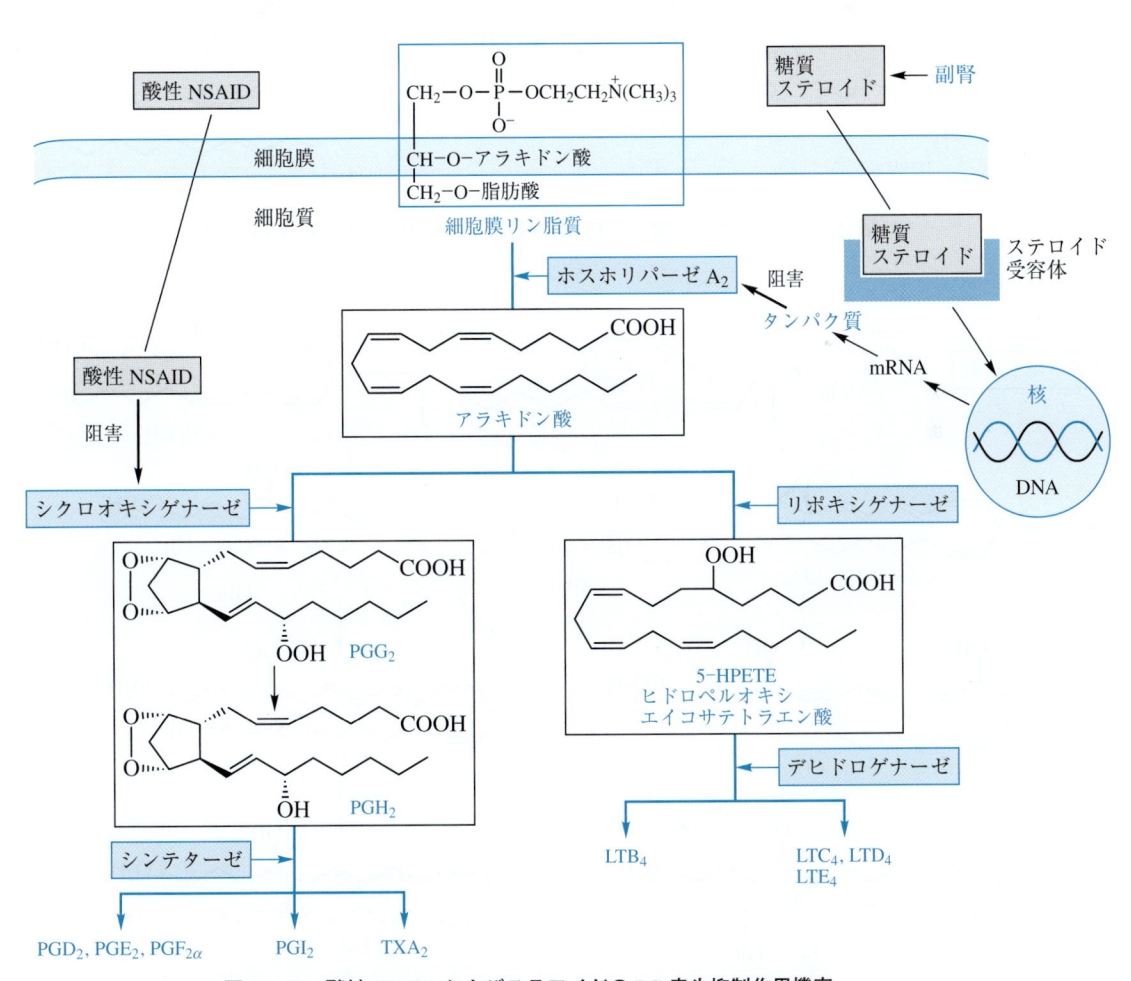

図 3・19 酸性 NSAID およびステロイドの PG 産生抑制作用機序

COX-1 と 2 の両方を阻害するものが多く，これらの薬の副作用として知られていた消化器系副作用の正体は COX-1 阻害によるもので，COX-2 のみを選択的に阻害する化合物の開発研究が行われ，セレコキシブやロフェコキシブなどが上市され，現在世界中で使われている．

　プロスタグランジンは天然から得られる量が少なく，合成化学的な手法によって供給しなければならない．そのため世界中で競って非常に多くの化学合成研究がなされたが，最初の全合成に成功

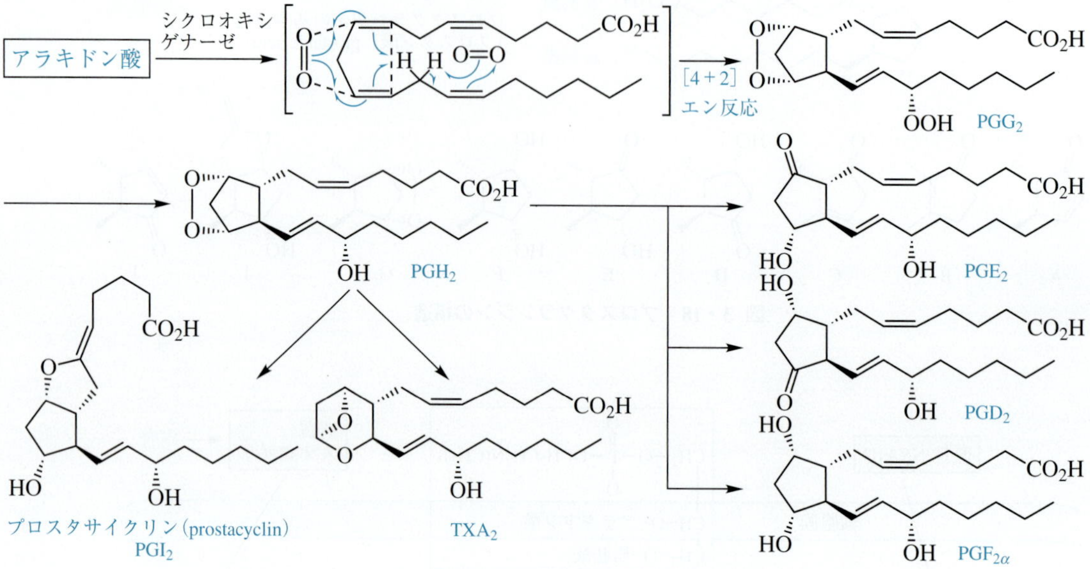

図 3・20　アラキドン酸から PGG_2 を経て $PGH_2, D_2, E_2, F_{2\alpha}, I_2, TXA_2$ の生成

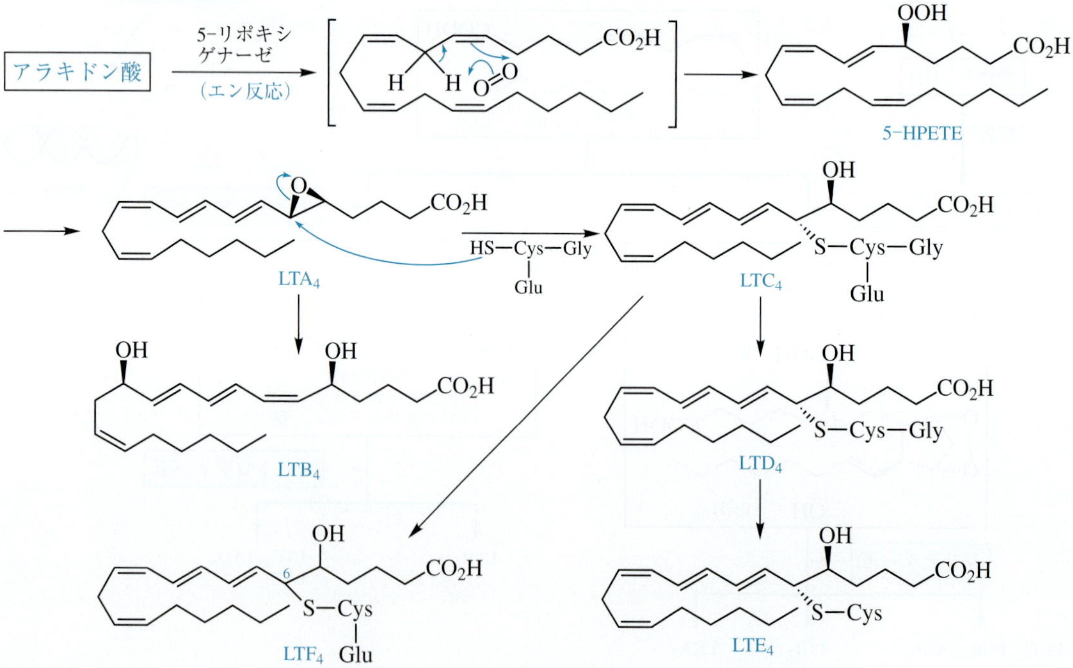

図 3・21　アラキドン酸からロイコトリエン類の生成

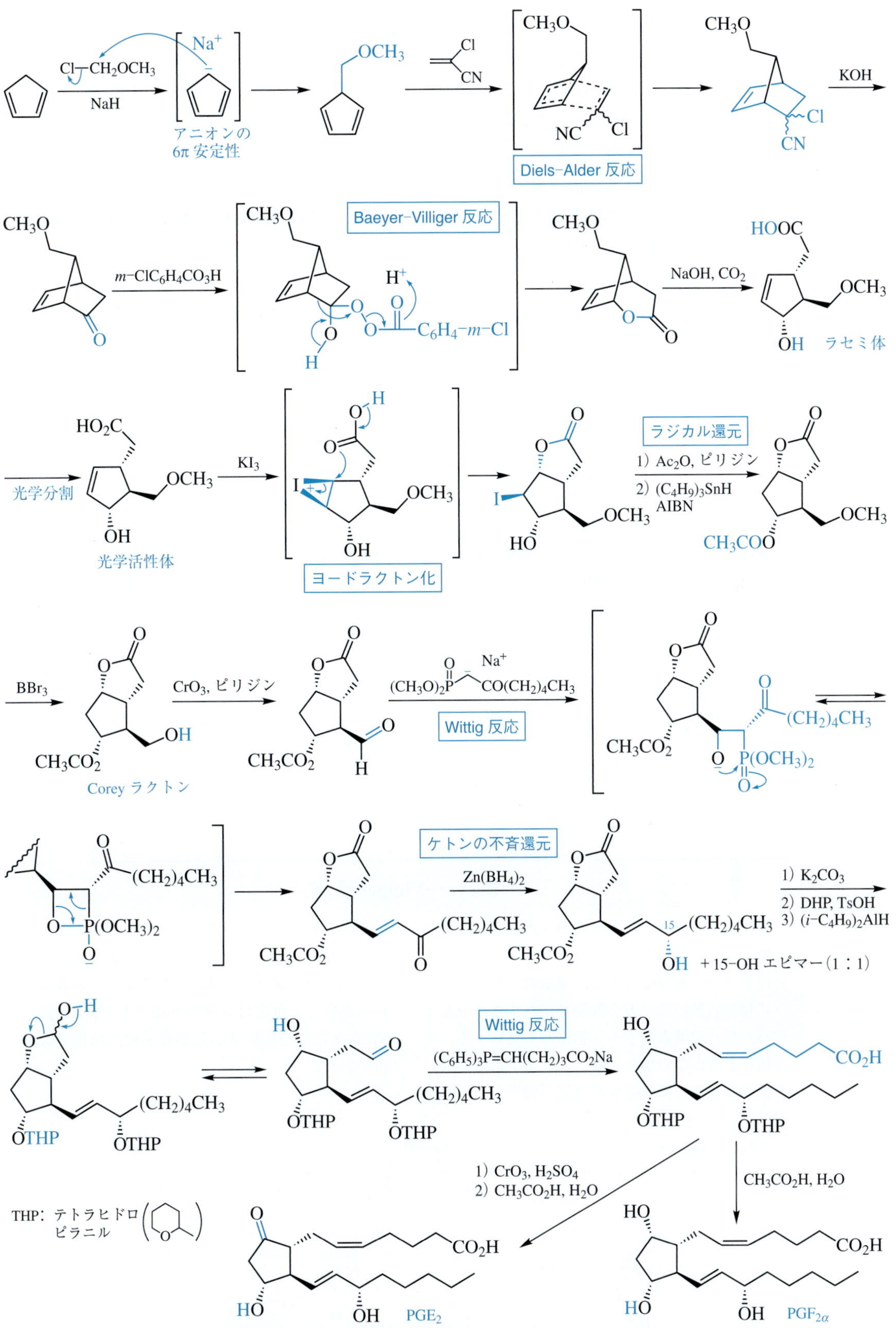

図 3・22　Corey 法による PGE$_2$, PGF$_{2\alpha}$ の合成

したのはハーバード大学の E. J. Corey である．この方法は多くのプロスタグランジン類の合成に適用できるきわめて応用範囲の広い有用な合成法である．また，Corey らの合成法は合成化学的にも多くの重要な反応が組入れられた興味深い方法である（図 3・22）．各工程も収率もよく，問題点は 15 位ケトンの還元でほしい (S)-アルコール体の量が多くないことくらいである．この問題点はのちに，名古屋大学の野依良治（現理化学研究所）らによって解決された．しかし，プロスタグランジン類は一般に不安定で医薬品として供給するためには，その後いろいろな工夫が必要であった．関連薬については §11・1 参照．

Diels–Alder 反応

1928 年に Otto Diels と Kurt Alder により発見された，ジエン（4π）とジエノフィル（2π）との間で軌道の重なりが最大になるよう付加する [4+2] 付加環化反応である．分子内および分子間のどちらの反応も知られ，位置および立体選択的に反応が進行し，一気に 6 員環構造が得られるため，複雑な天然物の全合成過程によく用いられる．反応は熱，加圧，Lewis 酸触媒などにより促進される．一般にジエンの HOMO とジエノフィルの LUMO が反応するため，電子豊富なジエンや電子不足なジエノフィルを用いると反応は進行しやすい．ジエンとジエノフィルの反応ではエンド付加体の生成が優先する（エンド則）．Diels と Alder は 1950 年にノーベル化学賞を受賞した．

Baeyer–Villiger 反応

アルデヒドやケトンなどのカルボニル化合物の過酸による酸化により，カルボン酸エステルあるいはラクトンを得る反応で，過酸のカルボニル基への付加に続いて一方の置換基がペルオキシ基上の近いほうの酸素原子上へ転位して進行する．立体的な影響がない場合には，より電子密度の高い置換基が優先して転位する（第三級アルキル基＞第二級アルキル基＞ベンジル基＞フェニル基＞第一級アルキル基＞メチル基の順）．過酸のカルボニル基への攻撃は，立体的によりすいている方向から進行し，反応は立体特異的である．Baeyer–Villiger 反応で転位する炭素原子の立体化学は保持される．

ヨードラクトン化反応

二重結合をヨードニウムイオンが攻撃すると，3員環カチオン中間体が生成する．基質分子内の適当な位置にカルボン酸およびその誘導体（エステルやアミド）などが存在すると，カルボン酸部の酸素原子がカチオンを攻撃して閉環し，ついで加水分解してラクトンを生じる．ラクトン生成の容易さは，5員環，6員環の順であり，一般に反応は位置および立体選択的に進行する．

Wittig 反応

カルボニル化合物とホスホニウム塩の強塩基処理により生成するリンイリドとの反応により，カルボニル基からアルケンを与える反応である．リンイリドは酸素や湿気に不安定で，反応系内で生成し，そのまま用いられる．ホスホニウム塩の水素原子を強塩基で引抜いて発生させるリンイリドはイレンとの間で共鳴安定化されている．イリドは，カルボニル化合物があるとカルボニル基の結合した炭素を攻撃して，酸素原子とリン原子の強い親和性のため酸素-リン結合を形成したベタイン型中間体を生じ，アルケンとトリフェニルホスフィンオキシドを与える．G.Wittig はこの反応の発見により，1979年にノーベル化学賞を受賞した．

ラジカル反応による脱ハロゲン化（ラジカル還元）

ラジカル開始剤である AIBN（2,2′-アゾイソブチロニトリル）とトリアルキルスズを組合わせることにより，還元反応が進行する．熱や光により AIBN から窒素が脱離してラジカルが発生し，トリブチルスズと反応してスズラジカルが生成する．つづいてスズラジカルがハロゲン化合物からハロゲンを引抜き，アルキルラジカルを生じる．このアルキルラジカルがトリブチルスズからヒドリドを引抜くことにより，脱ハロゲン化反応が終了すると同時にスズラジカルが再生し，反応が連鎖的に進行する．

ケトンの不斉還元

Coreyらが行ったPG合成では，15位ケトンのZn(BH$_4$)$_2$還元で2種のエピマーが1：1で生成するが，その後，還元剤(**1**)や野依らが開発した(**2**)で望みの立体化学をもつヒドロキシ化合物が選択的に合成できるようになった．2001年，野依は不斉触媒を用いる不斉合成反応の研究でノーベル化学賞を受賞した．

4

抗 炎 症 薬

4・1 炎症の化学的媒介物質（ケミカルメディエーター）

炎症は，種々の化学的媒介物質，プロスタグランジン類（プロスタグランジン E_2，ロイコトリエン B_4 など，§3・2参照），セロトニン，ヒスタミン，インターロイキン1，ブラジキニンおよび PAF（platelet activating factor，血小板活性化因子）などによってひき起こされる．

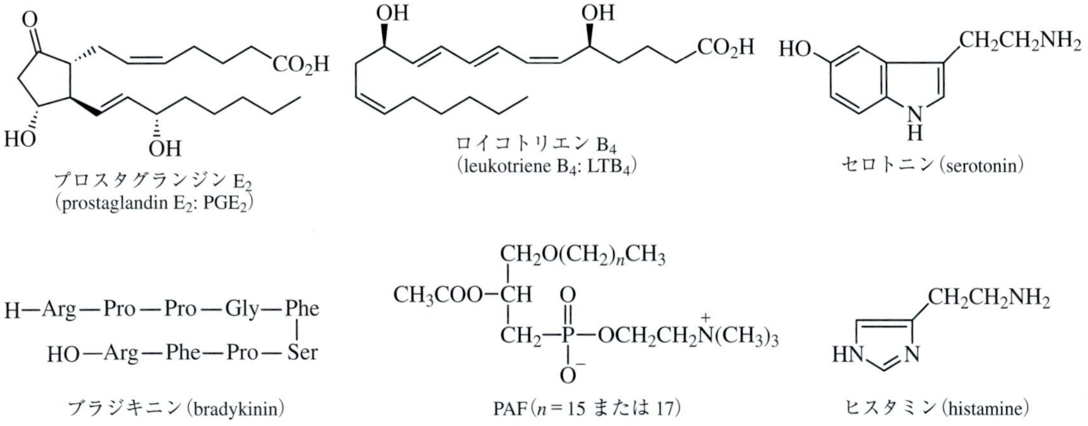

プロスタグランジン E_2
(prostaglandin E_2: PGE_2)

ロイコトリエン B_4
(leukotriene B_4: LTB_4)

セロトニン (serotonin)

ブラジキニン (bradykinin)

PAF ($n=15$ または 17)

ヒスタミン (histamine)

図 4・1 炎症の化学的媒介物質

4・2 抗炎症薬とその作用

アスピリンのようなサリチル酸誘導体およびアンチピリンやアミノピリンのようなピラゾロン誘導体は，抗炎症薬の代表的な薬物であり，最も早く開発された．その後，ステロイド類や最初のアリール酢酸誘導体であるイブフェナックにも抗炎症作用があることが明らかになり，Scherrer らや Shen らにより生物活性モデルが提出され，その後に提示されたステロイド受容体の推定モデルも加味され，さらにさまざまな薬物の開発へとつながった．

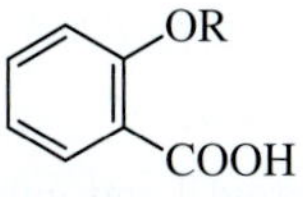

サリチル酸　R = H
(salicylic acid)
アスピリン　R = $COCH_3$
(aspirin)

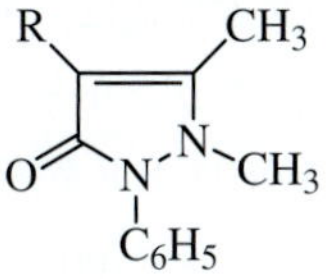

アンチピリン　R = H
(antipyrine)
アミノピリン　R = $N(CH_3)_2$
(aminopyrine)

4. 抗炎症薬

アスピリンの発見

古くからヤナギの小枝を用いて歯痛を止めていたが，このエキスをヤナギの学名 *Salix* にちなんでサリシン (salicin) と名づけた．サリシンは加水分解されてサリチルアルコールとなる．これを酸化してサリチル酸が合成され，抗リウマチ作用があることが見いだされたが，苦味と胃障害のために敬遠された．1899 年になって，Bayer 社によりアスピリンが登場することになった．

西洋ヤナギ (歯痛に使用) →単離(1827年)→ サリシン →加水分解→ サリチルアルコール (サリゲニン) →酸化→ サリチル酸 → アスピリン

抗炎症薬の発展の歴史

- 1860　サリチル酸
  　　　サリシン
- 1959　コルチゾン
  　　　ステロイド
  　　　フェニルブタゾン
- 1963　イブフェナック：Scherrer のモデル (1965 年)
  　　　　　　　　　　　Shen のモデル (1965 年)
  　　　　　　　　　　　ステロイド受容体 (1968 年)
- 1970　アリール酢酸：Vane らがアスピリンやインドメタシンなどの非ステロイド系抗炎症薬 (NSAID) が COX 阻害により PG 生合成を阻害することを発見 (1971 年)
  　　　　　　　　　COX には COX-1 と COX-2 の二つのアイソザイムが存在することを発見 (1991 年)

以下に狭義の抗炎症薬の分類と代表薬剤をあげる．

薬剤群	作用	代表薬剤
ステロイド剤	強	コルチゾン，プレドニゾロン
非ステロイド剤 (NSAID)	中〜弱	アスピリン，フェニルブタゾン，メフェナム酸，インドメタシン，イブプロフェン，ナプロキセン，ジクロフェナック，ピロキシカム
消炎酵素剤	弱	キモトリプシン，ブロメライン

　薬物受容体からみた酸性抗炎症薬の基本構造は，芳香環に親油性部と酢酸アルキル部が結合したものであり，イブプロフェンやインドメタシンなどが代表的なものである．
　ステロイドおよび酸性 NSAID（非ステロイド系抗炎症薬；non steroidal anti-inflammatory drug）は図 3・19 に示す機構でプロスタグランジン（prostaglandin: PG）産生を抑制することによって抗炎症作用を示す．

4・2 抗炎症薬とその作用

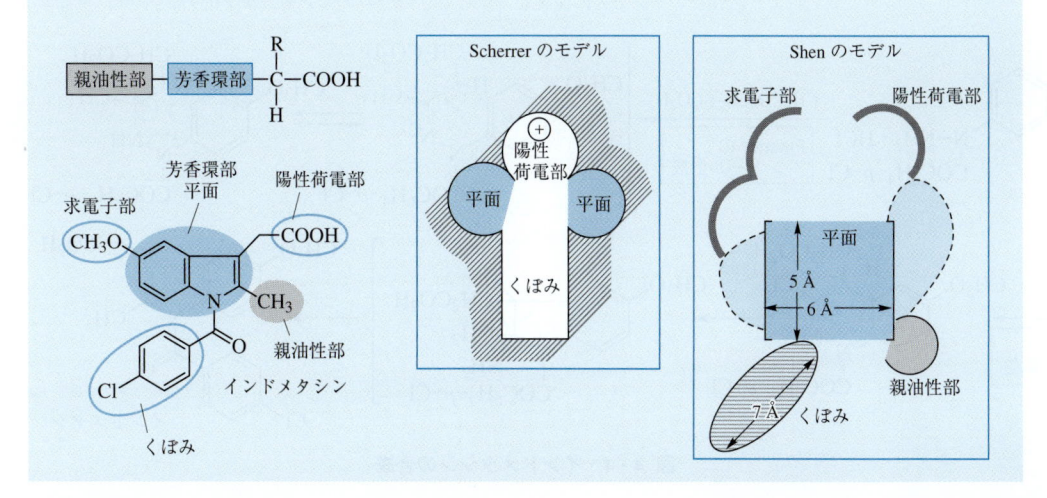

コルチゾン (cortisone)

プレドニゾロン (prednisolone)

フェニルブタゾン (phenylbutazone)

メフェナム酸 (mefenamic acid)

インドメタシン (indometacin)

アリール酢酸誘導体 $Ar-\underset{R}{\overset{}{CH}}-CO_2H$

名称	Ar	R
イブプロフェン (ibuprofen)	(CH$_3$)$_2$CHCH$_2$—⟨⟩—	CH$_3$
ナプロキセン (naproxen)	CH$_3$O—⟨⟩ (S体)	CH$_3$
ジクロフェナック (diclofenac)	(2,6-Cl$_2$C$_6$H$_3$)NH—⟨⟩(o-CH$_3$)	H
イブフェナック (ibufenac)	(CH$_3$)$_2$CHCH$_2$—⟨⟩—	H

図 4・2 抗炎症薬

Scherrer, Shen のモデル

　非ステロイド系抗炎症薬について，受容体があるという Scherrer と Shen の生物活性モデルが提出された．いずれも抗炎症薬の芳香環部が平面部に，カルボキシ基が陽性荷電部に位置するとされる．さらに Shen モデルでは，親油性部および求電子部を加味して，抗炎症薬開発の指標が提示された．

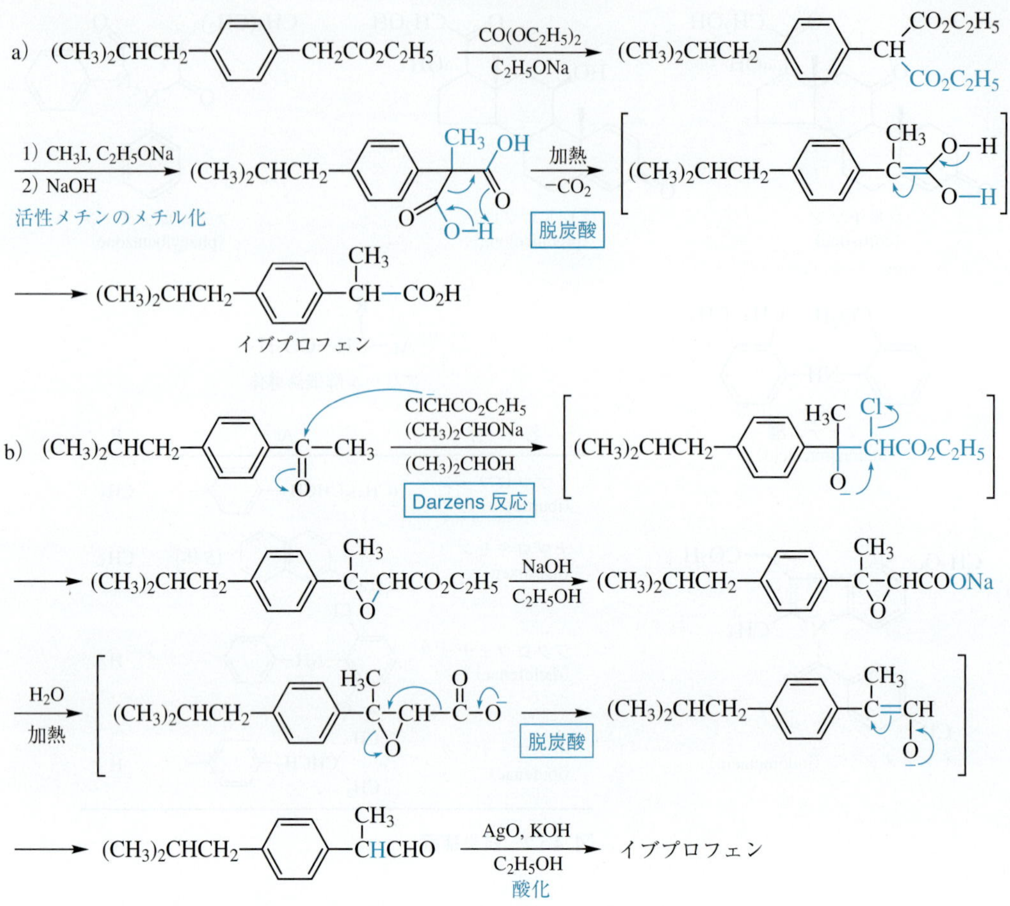

74   4. 抗炎症薬

図 4・3 イブプロフェンの合成

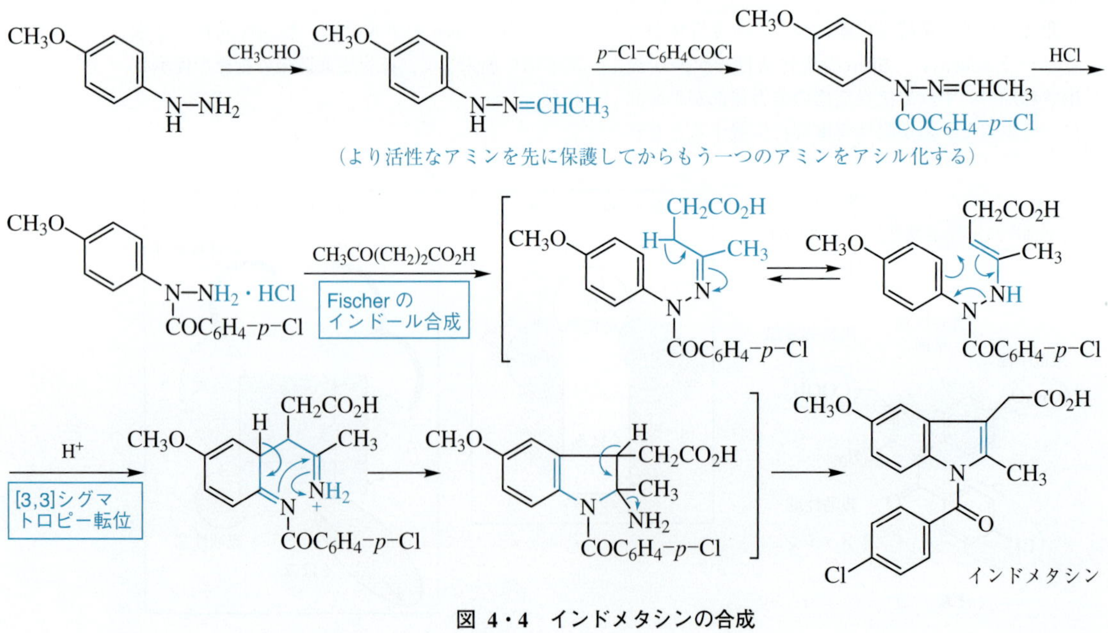

図 4・4 インドメタシンの合成

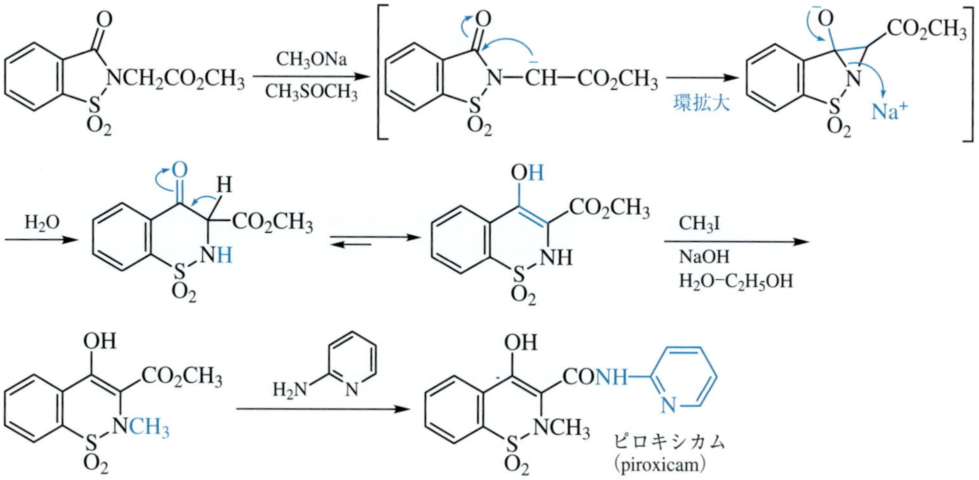

図 4・5 ピロキシカムの合成

ステロイド受容体の推定モデル

ステロイド C3 位の C=O と C11 位の OH 基の間および C11 位の OH 基と C20 位の C=O の間の長さが，おのおのセロトニンおよびヒスタミンのインドールやイミダゾール環の N と側鎖アミノ基の間の長さに近い．そのためヒスタミン受容体（A－受容体－B）にはステロイドの C20 位の C=O と C11 位の OH が競合して結合し，またセロトニン受容体（X－受容体－Y）にはステロイドの C11 位の OH と C3 位の C=O が競合して結合するために炎症をおさえると考えられていた．しかしその後の受容体や酵素の X 線解析による三次元立体構造の解明でこのような単純なモデルでは推定できないことが判明している．

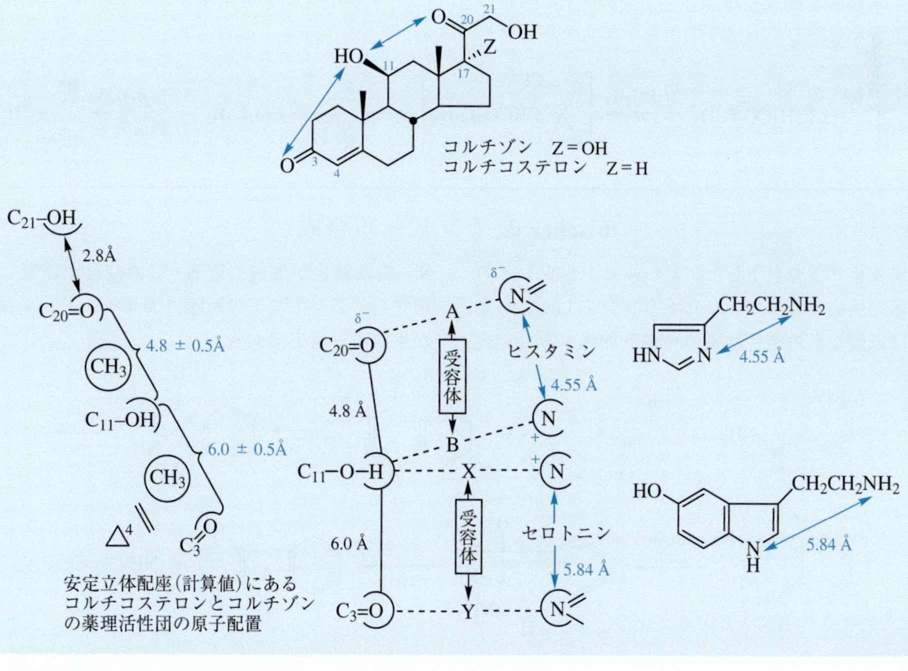

コルチゾン　Z=OH
コルチコステロン　Z=H

安定立体配座（計算値）にあるコルチコステロンとコルチゾンの薬理活性団の原子配置

脱炭酸の容易さ

脱炭酸は二酸化炭素の脱離により生成するカルボアニオンが安定化される場合，またはカルボアニオンを経る次の反応の進行がエネルギー的に有利な場合に容易に進行する．脱炭酸が起こりやすい基質としては，a) カルボン酸の β 位に α 位カルボアニオンを安定化するカルボニル基，スルホニル基，シアノ基やニトロ基など，b) β 位炭素に脱離基，c) β 位にエポキシド，アジリジン，シクロプロパンなど，がついている場合などがある．また a) のなかに，β-ケトカルボン酸の例を示したが，なかでもカルボン酸が水素結合により 6 員環遷移状態を経る場合は，より簡単に脱炭酸を起こす．

a) $Z = $ カルボアニオン安定化官能基
($RC(O)$, RO_2C, $RR'NC(O)$, $RS(O)$, RO_2S, RO_3S, $N\equiv C$, O_2N など)

水素結合により 6 員環状遷移状態をとりやすい場合は脱炭酸が容易

b) $L = $ ハロゲン，OSO_2R など

c)

Darzens 反応

α-クロロエステルとケトンまたは芳香族アルデヒドを強塩基（ナトリウムエトキシドやナトリウムアミドなど）の存在下に縮合させると，アルドール縮合中間体の酸素アニオンが Cl の結合した炭素を攻撃して α,β-エポキシエステル（グリシド酸エステル）が生じる反応を Darzens 反応という．生成物の加水分解で得られるグリシド酸は熱的に不安定で，加熱すると容易に脱炭酸しエノール体を経て 1 炭素増えたアルデヒドを生じる．

Fischer のインドール合成

アルデヒドやケトンとアリールヒドラジンとの反応で生成するアリールヒドラゾンを Lewis 酸または鉱酸などの酸性触媒の存在下加熱すると，炭素–炭素結合が生成し窒素–窒素結合が開裂して環化し，アンモニアの脱離によりインドール骨格が生成する反応である．

[3,3]シグマトロピー転位

σ結合が共役π電子を介して別の位置に移る分子内転位反応で,移動の原点と終点が i 番目と j 番目である転位反応を $[i,j]$ シグマトロピー転位という.σ結合がポリエン系の二つの部分を越えて移動するときには,両端の番号を記載する.移動するσ結合が共役系の同じ側に結合をつくるスプラ型の反応とσ結合が共役系の反対側に結合をつくるアンタラ型の反応がある.[3,3]シグマトロピー転位には,Cope転位やClaisen転位が知られている.

実際の反応は協奏的に進行するため,矢印では示さないが,便宜的に矢印を用いるときは,矢印の向きはどちらでもよい.

[1,5]シグマトロピー転位

[3,3]シグマトロピー転位

Claisen転位:アリールまたはビニルアリルエーテルの熱によるアリルフェノール類への変換

抗炎症薬や抗アレルギー薬の開発研究は多く,12章で前者の薬としてアンピロキシカム,メロキシカム,ロルノキシカムを,また後者の薬としてペミロラストカリウム,フマル酸エメダスチン,塩酸エピナスチン,トシル酸スプラタスト,セラトロダスト,塩酸レボカバスチン,ベシル酸ベポタスチン,塩酸フェキソフェナジン,塩酸オロパタジン,ロラタジンを取上げ,合成法を記述している(12章No. 1, 11, 20, 23, 26, 29, 60, 71, 74, 80, 82, 86, 95 参照).また,ロイコトリエン(LT)拮抗喘息薬も,プランルカスト水和物,ザフィルルカスト,モンテルカストナトリウムを取上げている(12章No. 27, 85, 91 参照).ほかに,消炎薬,喘息薬,抗アトピー薬として広く用いられる含フッ素ステロイドのフルチカゾンなどもある.

4・3 抗炎症薬の展望

既存のNSAIDは,シクロオキシゲナーゼ2(COX-2)を遮断するよりも胃や腎臓の機能維持に不可欠なCOX-1のほうをより強く阻害することが多く,そのためCOX-2選択的阻害剤が求められている.最近では,活性を遮断するのではなく,COX-2のみを化学的に修飾して活性をなくす化合物の開発も行われている.また,NSAIDが二,三のがんやアルツハイマー病を抑えることが認められ,その作用はCOX-2阻害によることが示唆されている.1996年にはCOX-2の結晶構造が決定された.さらに,COX-2ががん組織において頻繁に発現が認められていること,アスピリンの常用者に大腸がんによる死亡率が低いなどということから,COX-2阻害剤を抗腫瘍薬あるいは発がん予防薬として開発しようとする動きがあるなど,ますますこの分野の研究の進展は著しい.

5

自律神経作用薬

　自律神経系は交感神経系と副交感神経系からなる．交感神経系では，ノルアドレナリン（ノルエピネフリン）およびアドレナリン（エピネフリン）が神経シグナル伝達物質である（自律神経系の薬理学的研究上の述語としては，ノルアドレナリンとアドレナリンがおもに用いられる）．したがって，交感神経系ではアドレナリンが構造的にも生理作用的にも基本となる．一方，副交感神経系では，アセチルコリンが神経シグナル伝達物質であるため，副交感神経系ではアセチルコリン関連作用化合物が医薬となっている．

5・1　アドレナリン作動薬（交感神経興奮薬）

　アドレナリンは一般にカテコールアミンといわれる構造をもち，カテコールとエタノールアミンの二つの部分に分けられる．薬理活性をもつ多くの誘導体が合成されたことにより，それぞれの部分における構造活性相関が明確にされている．

カテコール　エタノールアミン

HO－〔ベンゼン環〕－CHCH$_2$NHR
HO　　　　　　　　　｜
　　　　　　　　　　OH

R＝CH$_3$　アドレナリン（エピネフリン）
R＝H　　ノルアドレナリン（ノルエピネフリン）

　アドレナリン作動薬の受容体は，主として $\alpha_1, \alpha_2, \beta_1, \beta_2$ の四つのサブタイプに分類され，それぞれ特異的な作用を示す．このサブタイプの研究に呼応して，これらのサブタイプに選択的に結合する化合物が合成され，アドレナリン作動薬（アゴニスト）となった．アドレナリン作動薬は α 作動薬と β 作動薬に分けられる．

表 5・1　アドレナリン受容体サブタイプの作用および関与する医薬品の領域

サブタイプ	おもな作用	薬理効果	医薬品の領域
α_1	血管平滑筋収縮	血圧上昇	昇圧剤，拮抗薬は前立腺肥大に伴う排尿障害治療薬
α_2	ノルアドレナリンの遊離抑制	血圧降下	降圧剤
β_1	心機能亢進	心収縮，心拍数上昇	拮抗薬は不整脈，心筋梗塞治療薬，降圧薬
β_2	気管支平滑筋弛緩	気管支拡張	気管支喘息薬

5・1 アドレナリン作動薬（交感神経興奮薬）

　代表的な α 作動薬である塩酸フェニレフリンはカテコールから 4 位ヒドロキシ基が除かれた構造をもち，$α_1$ 作動薬として血管平滑筋を収縮し昇圧薬として用いられる．イミダゾリン誘導体の塩酸ナファゾリンは，局所の血管を収縮して鼻炎に有効である．塩酸クロニジンは $α_2$ 作動薬で，ノルアドレナリン遊離を抑制して降圧薬となる．

図 5・1　代表的なアドレナリン α 作動薬

　β 作動薬は気管支喘息薬となり，l-塩酸イソプレナリン，硫酸サルブタモールなどはアドレナリンの窒素原子上のメチル基を嵩高いアルキル基で置き換えた構造をもち β 選択性が高い．塩酸トリメトキノールはアドレナリンの側鎖を環化した特徴的な構造をもつ優れた気管支喘息薬である．

図 5・2　代表的なアドレナリン β 作動薬

　アドレナリン作動薬は，構造的にアドレナリン（エピネフリン）系，エフェドリン系，アンフェタミン系，その他に分類される．

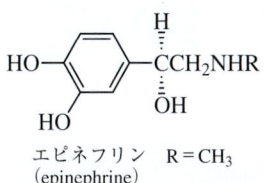

アドレナリン（エピネフリン）系薬物

エピネフリン　　R = CH₃
(epinephrine)
ノルエピネフリン　R = H
(norepinephrine)

エフェドリン系薬物

エフェドリン (ephedrine)　R^1 = CH₃, R^2 = H
メチルエフェドリン　R^1 = CH₃, R^2 = CH₃
(methylephedrine)
フェニルプロパノールアミン　R^1 = H, R^2 = H
(phenylpropanolamine)

アンフェタミン系薬物

アンフェタミン　R = H
(amphetamine)
メタンフェタミン　R = CH₃
(methamphetamine)

その他

イミダゾリン
(imidazoline)
ナファゾリン
(naphazoline)
フェネチルアミン
(phenethylamine)

図 5・3　アドレナリン作動性を示す薬物の構造上の分類

5・1・1 アドレナリン（エピネフリン）系薬物

窒素原子上の置換基がイソプロピル，t-ブチルのように嵩高い置換基の場合は，親油性ポケットをもつβ受容体に選択的に結合することが知られているので，β選択性に優れた化合物が多く合成された．合成法を図5・4に示した．a), b) はラセミ体の光学分割による方法で，c) は不斉合成による光学活性体の合成法である．

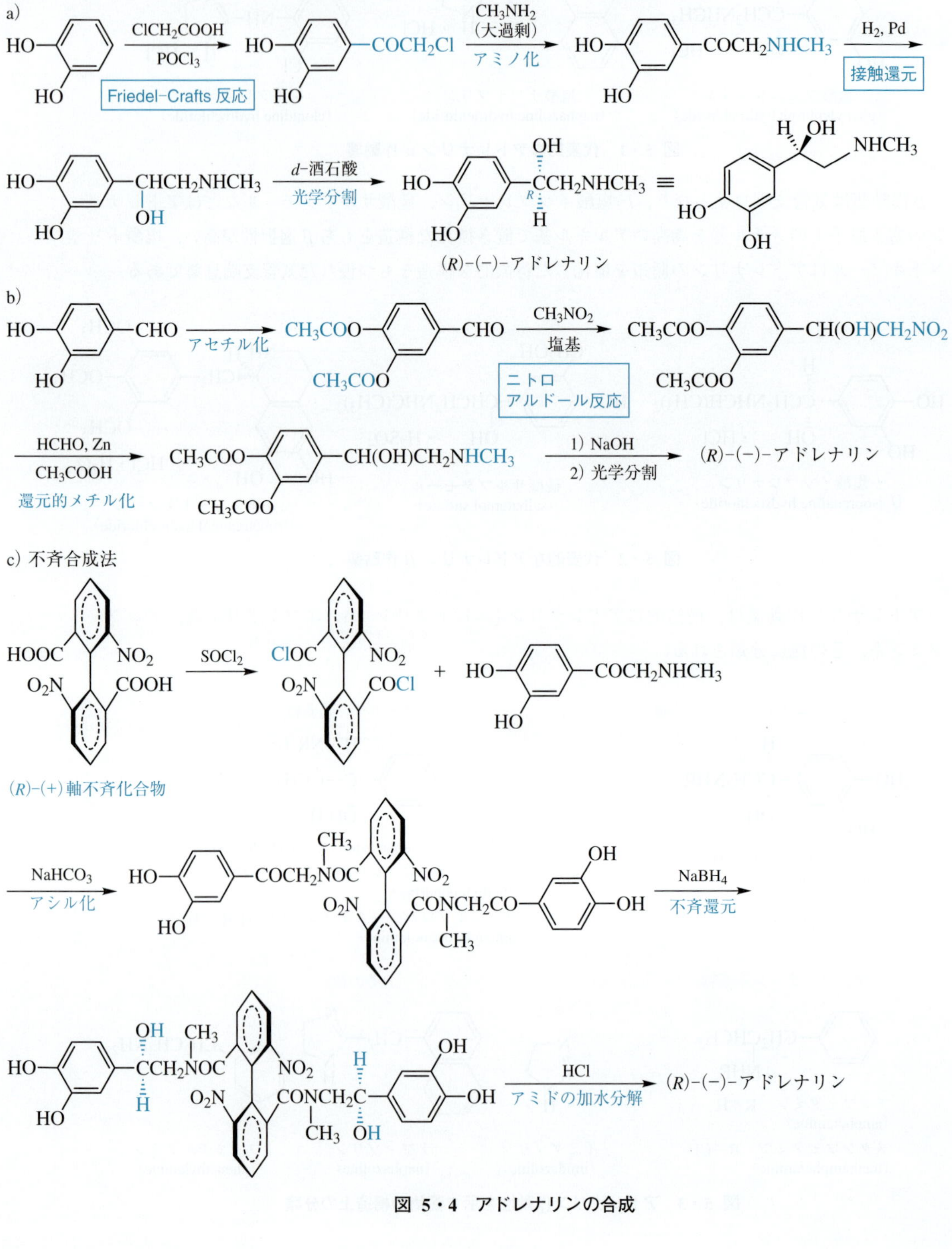

図 5・4 アドレナリンの合成

Friedel–Crafts 反応

芳香族化合物への求電子置換の代表的な反応で，カルボカチオンを用いて炭素－炭素結合を形成する．アルキル化反応とアシル化反応がある．

アルキル化反応：ハロゲン化アルキルに $AlCl_3$ などの Lewis 酸を反応させるとアルキルカチオンが生成し，このカチオンが芳香環に求電子付加し，つづいてプロトンが脱離して芳香環にアルキル基が導入される．アルキル基は電子供与基であるため，生成した化合物のほうが基質よりも求電子反応に対する反応性が高くなり，1 個の置換基の導入で反応を止めるのが困難である．この副反応を抑えるには，大多量の基質を用いる必要がある．アシル化に比較して反応の有用性は低い．

$$R-X + AlCl_3 \longrightarrow R^+ + AlCl_3X^-$$

アシル化反応：酸ハロゲン化物と $AlCl_3$ などの Lewis 酸を反応させるとアシリウムイオンが生成し，芳香族化合物と反応しケトンが生じる．アルキル化の場合と異なり，アシル基は電子求引性であるため生成物の求電子置換反応に対する反応性は基質よりも低くなっている．そのため，2 個目のアシル基は導入されず合成化学上非常に有用な反応となっている．

一置換ベンゼンの配向性：一置換ベンゼンに Friedel–Crafts 反応を行い 2 個目の置換基を導入するとオルト，メタ，またはパラ置換の 3 種の位置異性体が生成する可能性がある．どの異性体ができるかは置換基(X)の性質により決まっており，電子求引基の場合にはメタ置換体が，電子供与基の場合には，オルト，パラ置換体が優先して生成する．

メタ置換体　　オルト置換体　　パラ置換体

接触還元

Pt, Pd, Ni, Rh, Ru などの金属触媒の存在下，水素ガスによって水素を添加する反応である．Pt, Pd, Ni などの触媒は活性化されたものが容易に入手できる．溶媒に不溶な固体触媒を用いると反応系は不均一系となり，溶媒に可溶な錯体触媒を用いると均一系となる．

不均一系：多種の官能基の還元に用いられる．したがって，分子内に炭素－炭素二重結合，炭素－炭素三重結合，ニトロ基，ニトリル基が共存しているとき，選択的にケトンやホルミル基のみを還元することが困難となる．アルケンへの付加反応では，触媒面に吸着された水素原子はアルケンの同一面からのみ付加するため，生成物はシン付加化合物となる．

均一系：Rh, Ru の塩とリン配位子から調製された錯体触媒を用いると，ニトロ，ニトリル，カルボニル基が共存していても，炭素－炭素二重結合，炭素－炭素三重結合のみが選択的に還元される．

ニトロアルドール反応

ニトロアルカンのα水素は，ニトロ基の強い電子求引性のために強い酸性で，反応性に富む．塩基の作用でα炭素は容易にカルボアニオンとなり，アルデヒドやケトンのカルボニル炭素を攻撃してアルドール反応が進行し，β-ヒドロキシニトロ体を生成する．これを還元するとβ-ヒドロキシアミン体となるので，医薬品合成に有用な反応である．また，β-ヒドロキシニトロ体は脱水反応によりニトロアルケンとなり，接触還元するとアミンが合成できる．

アドレナリン系の代表的薬物であるフェニレフリンは次のように合成される．

図 5・5 フェニレフリンの合成

5・1・2 エフェドリン系薬物

エフェドリン，メチルエフェドリン，フェニルプロパノールアミンなどがある．

エフェドリンはアミノ部分の第二級アミノ基が第二級炭素に結合しているため，化学的安定性に優れる．二つの不斉炭素原子があるので 2 種のジアステレオマーが存在し，それぞれのなかに 2 種のエナンチオマーがあるので合計 4 種の光学異性体が存在する．これらを Fischer 投影式で示した

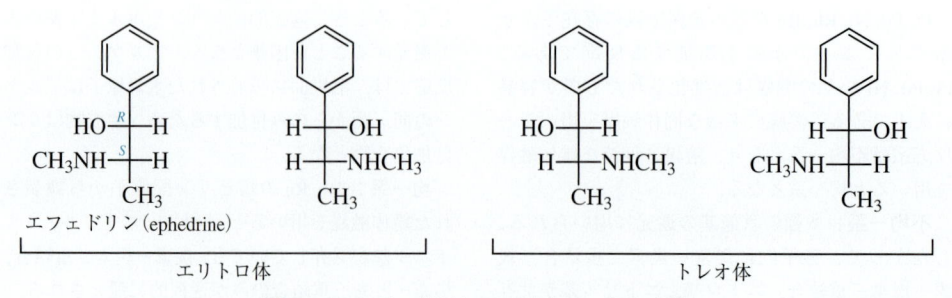

図 5・6 エフェドリンのエリトロ，トレオ体

5・1 アドレナリン作動薬（交感神経興奮薬）

とき，ヒドロキシ基とアミノメチル基が同じ側にあるものをエリトロ体，反対側にあるものをトレオ体という．エフェドリンは $(1R,2S)$-$(-)$-エリトロ体である．

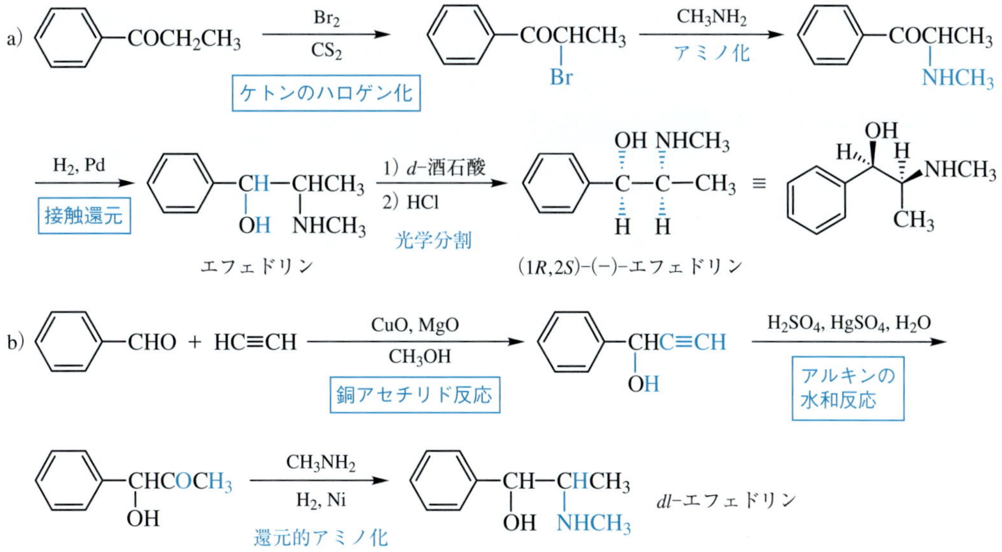

図 5・7 エフェドリンの合成

ケトンのα位ハロゲン化

α位に水素をもつケトンに酸性条件下でハロゲン (Cl_2, Br_2, I_2) を反応させ，α水素の一つをハロゲンに置換する反応である．酸性条件下では最初にプロトン化によりエノールが生成する．エノールはハロゲンと反応してプロトンが脱離してαハロゲン化ケトンが生成する．ハロケトンはハロゲンの電子求引性のため，次の段階のエノール化が非常に遅くなり，2番目のハロゲン化反応が起こらないため，ハロゲンが一つ導入された化合物が最終生成物となる．

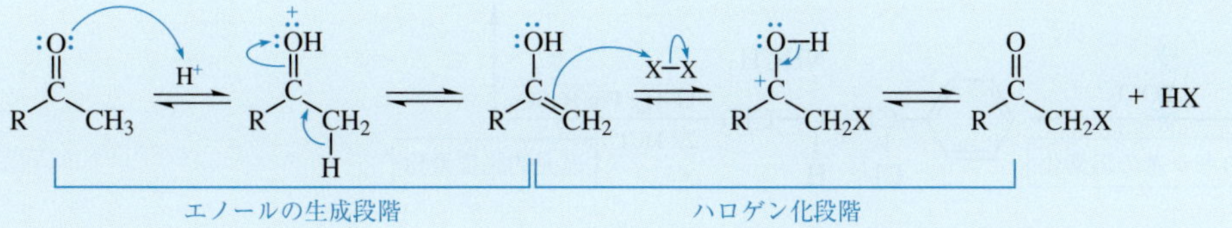

一方，塩基性条件下の反応では，ケトンはエノラートを経て一つのハロゲンが導入されたαハロケトンが生成し，さらに連続的にエノラート生成とハロゲン化を受ける．

金属アセチリド反応

アセチレンや末端アルキンはその酸性度のため，銅や銀などの金属イオンと反応して不溶性の金属アセチリドを生成する．金属アセチリドは乾燥状態では爆発性がある．脂肪族および芳香族有機金属化合物より求核性が弱いが，置換反応や付加反応を行う．銅アセチリドをカルボニル化合物やハロゲン化第一級アルキルと反応させ，アルキン官能基を分子中に組込むことができる．

$RC \equiv CH + M^+ \longrightarrow RC \equiv CM + H^+$　　$M = Cu, Ag, Na, MgX$ など

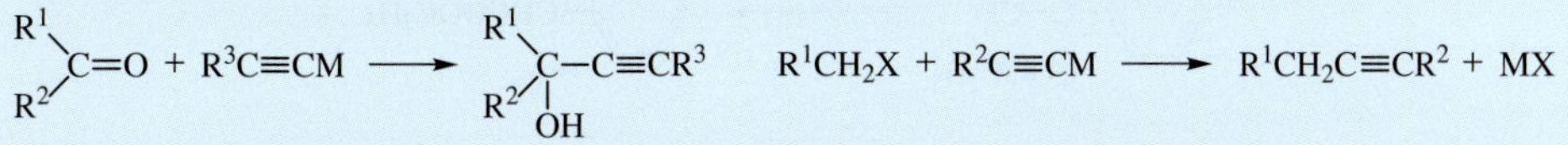

アルキンの水和反応

アルキンにオキシ水銀化反応を行うとヒドロキシ水銀化合物が生成する．その二重結合はプロトン化を受けるとともに，水銀イオンが脱離してエノール体が生成する．このエノール体は不安定で，速やかにより安定なケト体へ異性化するので，カルボニル化合物合成法として重要である．また末端アルキンでは，ヒドロキシ水銀化合物生成時，Hg^{2+} は Markovnikov 則に従って付加するためメチルケトンが生成する．

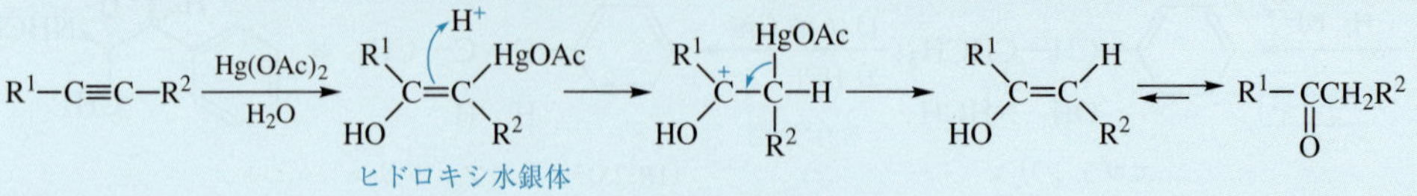

$$R^1-C\equiv C-R^2 \xrightarrow[H_2O]{Hg(OAc)_2} \underset{\text{ヒドロキシ水銀体}}{\overset{R^1}{\underset{HO}{C}}=\overset{HgOAc}{\underset{R^2}{C}}} \longrightarrow \overset{R^1}{\underset{HO}{C}}-\overset{HgOAc}{\underset{R^2}{C}}-H \longrightarrow \overset{R^1}{\underset{HO}{C}}=\overset{H}{\underset{R^2}{C}} \rightleftharpoons R^1-CCH_2R^2$$

$$CH_3(CH_2)_2C\equiv CH + H_2O \xrightarrow[H_2SO_4, H_2O]{HgSO_4} CH_3(CH_2)_2COCH_3$$

メチルエフェドリンはエフェドリンと同様に気管支拡張作用を示す．エフェドリンに比べて，心悸亢進，不眠，頭痛などの副作用が少ない．塩酸フェニルプロパノールアミンはエフェドリンと同様な作用を示すが，副作用が少なく抗アレルギー薬として用いられる．

5・1・3 アンフェタミン系薬物

アンフェタミン系薬物は，エフェドリンの側鎖のヒドロキシ基が除かれたフェネチルアミン型であるため，中枢移行性が容易で覚醒剤に指定されている．

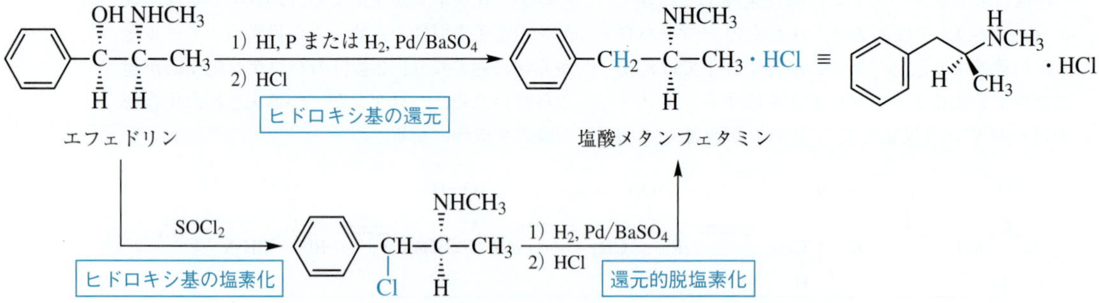

図 5・8 メタンフェタミンの合成

還元的脱塩素化

金属触媒を用いる接触水素化法は，官能基を除去（水素化）する方法としても有用である．炭素原子と塩素原子の結合をもつ物質の水素化では，塩素原子は強い吸着力をもつので触媒表面に吸着され，C–Cl 結合はラジカル開裂し，水素化が起こる．したがって，C–Cl 結合の炭素原子がキラルであるときは，生成物はラセミ体となる．この水素化は C–Cl 結合以外にもアルキルエーテル，スルフィド，アルコールなどにも適用できるが，特に C–Cl 結合の水素化は還元的脱塩素化といわれ，塩素を除去する方法として用いられる．

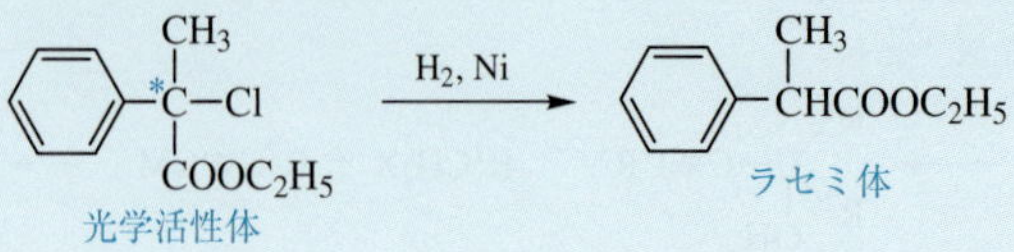

ヒドロキシ基の還元

脂肪族のアルコールは，トシル化合物かハロゲン化合物に導いた後，LiAlH$_4$で還元すれば容易にアルカンとなる．古典的なアルコール還元法としてアルコールを赤リンとヨウ化水素とともに加熱する方法があるが，反応が過激であり，適用できるアルコールが限定される欠点がある．接触水素化でも金属触媒を用いることによりアルカンへ還元できる．また，脂肪族第一級アルコール以外のアルコールは LiAlH$_4$-AlCl$_3$（1：3）により還元できる．この反応剤から水素化ジクロロアルミニウムが生成し，還元が行われると考えられているが，反応系内でカルボニウムイオン中間体が生成するので還元生成物が異性化することがある．第一級アルコールは NaBH$_3$CN と (C$_6$H$_5$O)$_3$PCH$_3$I の共存下で，ヨウ化アルキルを経てアルカンへ還元できる．

$$CH_3CH_2CH_2CHCH_3 \xrightarrow{TsCl} CH_3CH_2CH_2CHCH_3 \xrightarrow{LiAlH_4} CH_3CH_2CH_2CH_2CH_3$$
$$\quad\quad\quad\quad |\quad\quad\quad\quad\quad\quad\quad\quad\quad |$$
$$\quad\quad\quad\quad OH \quad\quad\quad\quad\quad\quad\quad\quad OTs$$

$$R-OH \xrightarrow{H_2,\,金属触媒} R-H$$

$$(C_6H_5)_2CHCH_2CH_3 \xrightarrow[\text{(1：3)}]{LiAlH_4-AlCl_3} (C_6H_5)_2CHCH_2CH_3 + C_6H_5CH_2CHCH_3$$
$$\quad\quad\quad |\quad\quad\quad\quad\quad\quad\quad\quad\quad\quad\quad\quad\quad\quad\quad\quad |$$
$$\quad\quad\quad OH \quad\quad\quad\quad\quad\quad\quad\quad\quad\quad\quad\quad\quad\quad C_6H_5$$
$$\quad\quad\quad\quad\quad\quad\quad\quad\quad\quad\quad\quad\quad\quad\quad\quad\quad\quad（異性化生成物）$$

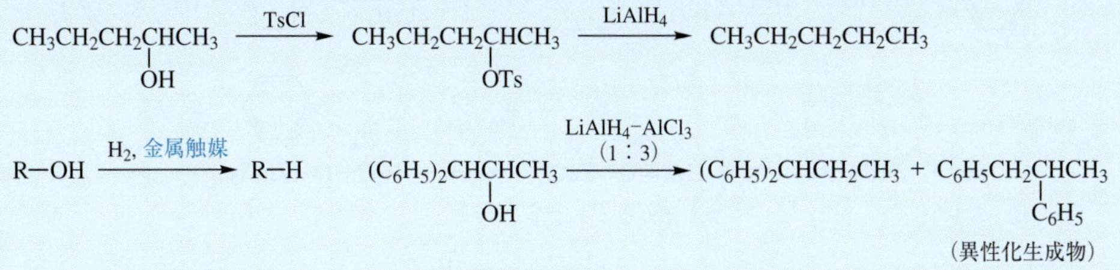

ヒドロキシ基の塩素化

アルコールは塩化チオニル SOCl$_2$，三塩化リン PCl$_3$，五塩化リン PCl$_5$ などにより，塩化アルキルに変換できる．塩化チオニルをアルコールに作用させると最初にクロロスルフィン酸エステルが生成し，塩素化が進行する．この塩素化においては，ヒドロキシ基が不斉炭素原子に結合しているとき，立体配置は保持される．

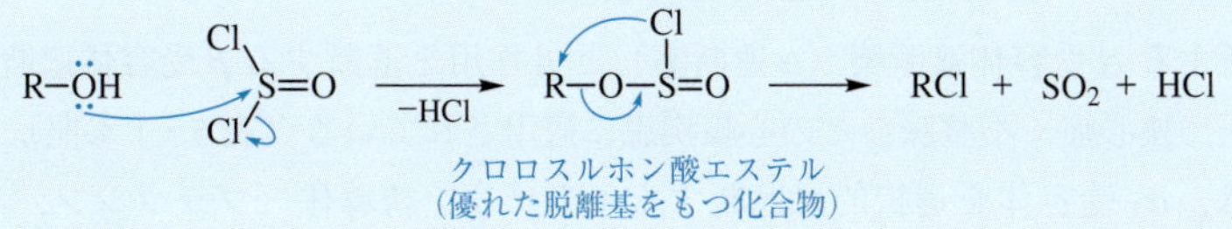

$$R-OH + \underset{Cl}{\overset{Cl}{S}}=O \xrightarrow{-HCl} R-O-\underset{Cl}{S}=O \longrightarrow RCl + SO_2 + HCl$$

クロロスルホン酸エステル
（優れた脱離基をもつ化合物）

5・1・4 そ の 他

その他の薬物として，イミダゾリン，ナファゾリンおよびフェネチルアミンがある．

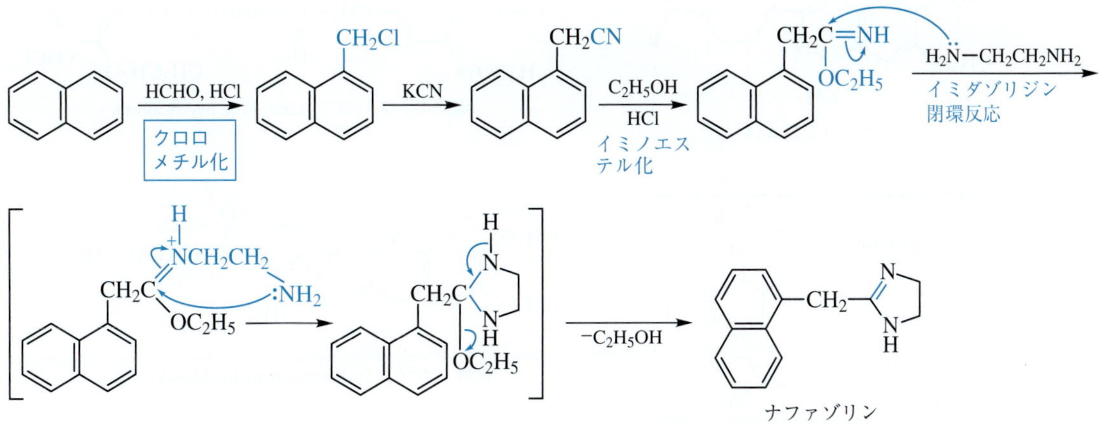

図 5・9 ナファゾリンの合成

クロロメチル化

芳香族炭化水素に塩化亜鉛の存在下,ホルムアルデヒドと塩化水素を反応させると,芳香族求電子反応によりクロロメチル基が導入される.クロロメチル基は容易に CH_2OH, CHO, CH_3, CH_2CN などに変換できるため合成化学上有用である.反応機構上は Friedel–Crafts 反応類似であり,塩化亜鉛とホルムアルデヒドから生じたカルボカチオン錯体が芳香環と反応してカチオン中間体(σ 錯体)を経てオキソニウムイオン体が生成する.つづいて塩化水素が作用してクロロメチル体となる.注意すべき点は,クロロメチルベンゼンはさらにベンゼンと Friedel–Crafts アルキル化を起こし,副生成物としてジフェニルメタンが生じることである.

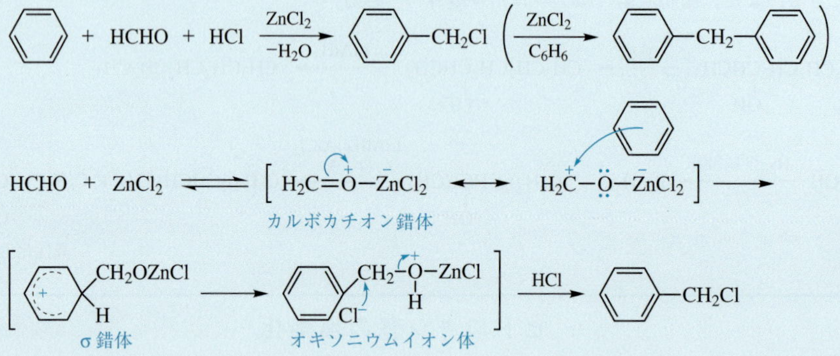

5・2 抗アドレナリン作動薬(交感神経遮断薬)

α 作用を遮断する α 受容体遮断薬(α 遮断薬)と β 作用を遮断する β 受容体遮断薬(β 遮断薬)がある.高血圧,狭心症,不整脈などの心臓疾患に適用されている(表 5・1 参照).

α 遮断薬には,α_1 受容体を選択的に遮断するキナゾリン誘導体(プラゾシン,ドキサゾシン,テラゾシン,ブナゾシンなど)とタムスロシンがあり,非選択的遮断薬にはイミダゾリン誘導体(フェントラミン,トラゾリン)と麦角アルカロイドがある.前者は血圧降下作用を示し,後者は子宮収縮作用などがある.

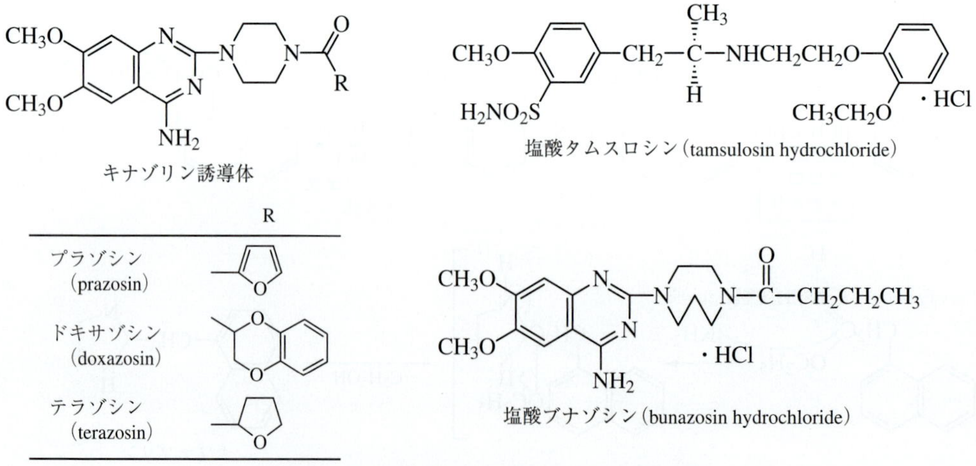

図 5・10 α 遮断薬:選択的 α_1 受容体遮断薬

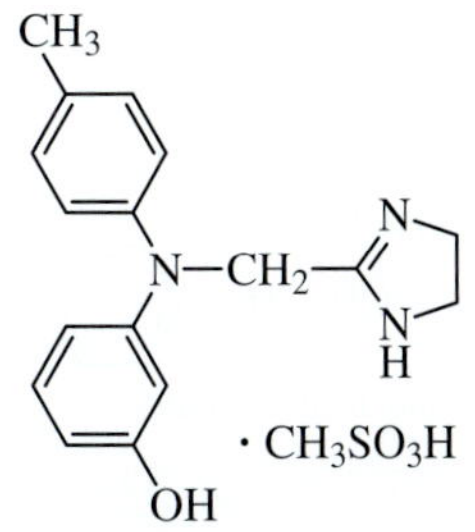

メシル酸フェントラミン
(phentolamine)

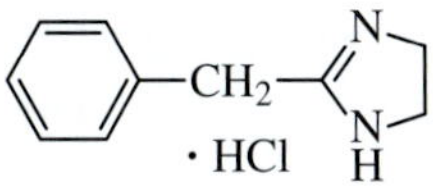

塩酸トラゾリン
(tolazoline hydrochloride)

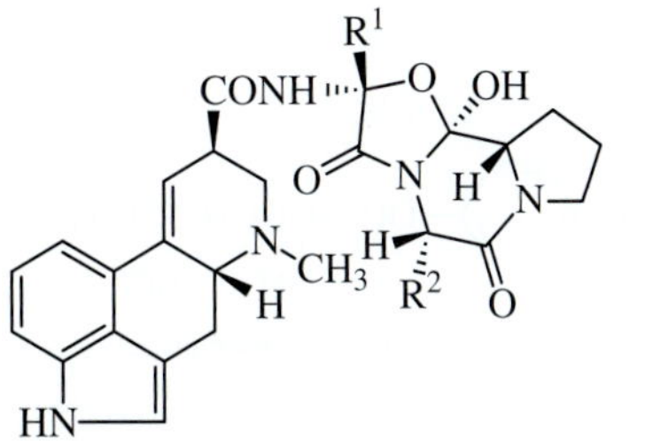

	R^1	R^2
エルゴタミン (ergotamine)	CH_3	$CH_2C_6H_5$
エルゴトキシン類		
エルゴコルニン (ergocornine)	$CH(CH_3)_2$	$CH(CH_3)_2$
エルゴクリスチン (ergocristine)	$CH(CH_3)_2$	$CH_2C_6H_5$
α-エルゴクリプチン (α-ergocryptine)	$CH(CH_3)_2$	$CH_2CH(CH_3)_2$
β-エルゴクリプチン (β-ergocryptine)	$CH(CH_3)_2$	$CH(CH_3)C_2H_5$

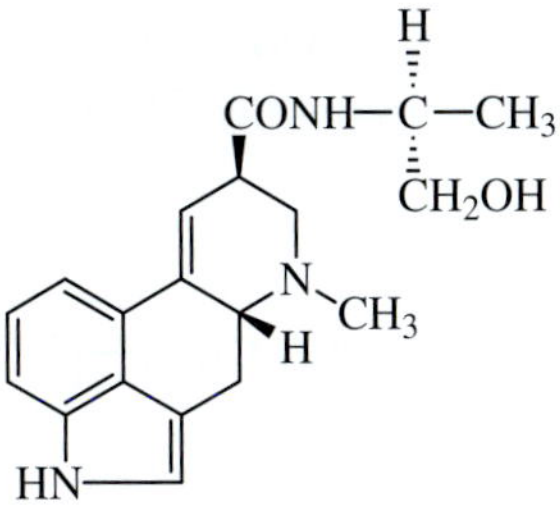

エルゴメトリン
(ergometrine)

図 5・11 α 遮断薬：非選択的 α 受容体遮断薬

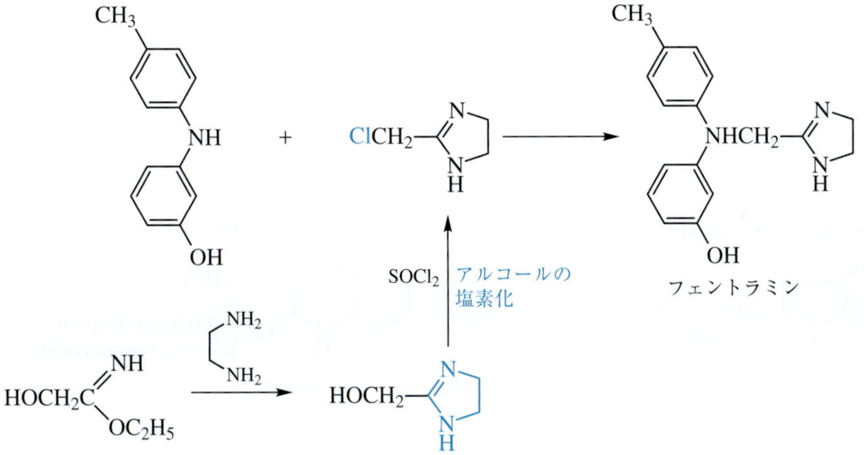

図 5・12 フェントラミンの合成

β 遮断薬は，β_1 選択的遮断薬，非選択的 (β_1/β_2) 遮断薬，α および β 受容体遮断薬に分けられる．β_1 選択的遮断薬には，塩酸アセブトロール，酒石酸メトプロロール，アテノロールなどがあり，非選択的 (β_1/β_2) 遮断薬には，塩酸プロプラノロール，塩酸アルプレノロール，ピンドロール，塩酸カルテオロールなどがある．β_1 選択的遮断薬，非選択的 (β_1/β_2) 遮断薬はそれらの構造のなかに共通の類似官能基〔アリルオキシプロパノールアミン：Ar－$OCH_2CH(OH)CH_2NHR$〕をもつ．α および β 受容体遮断薬には，ラベタロール，アロチノロール，アモスラロールなどがあり，エタノールアミンの共通部分構造を有し，有用な高血圧治療薬である．

麦角はイネ科植物などの実の部分に成長する麦角菌の菌体を乾燥したもので，各種のアルカロイ

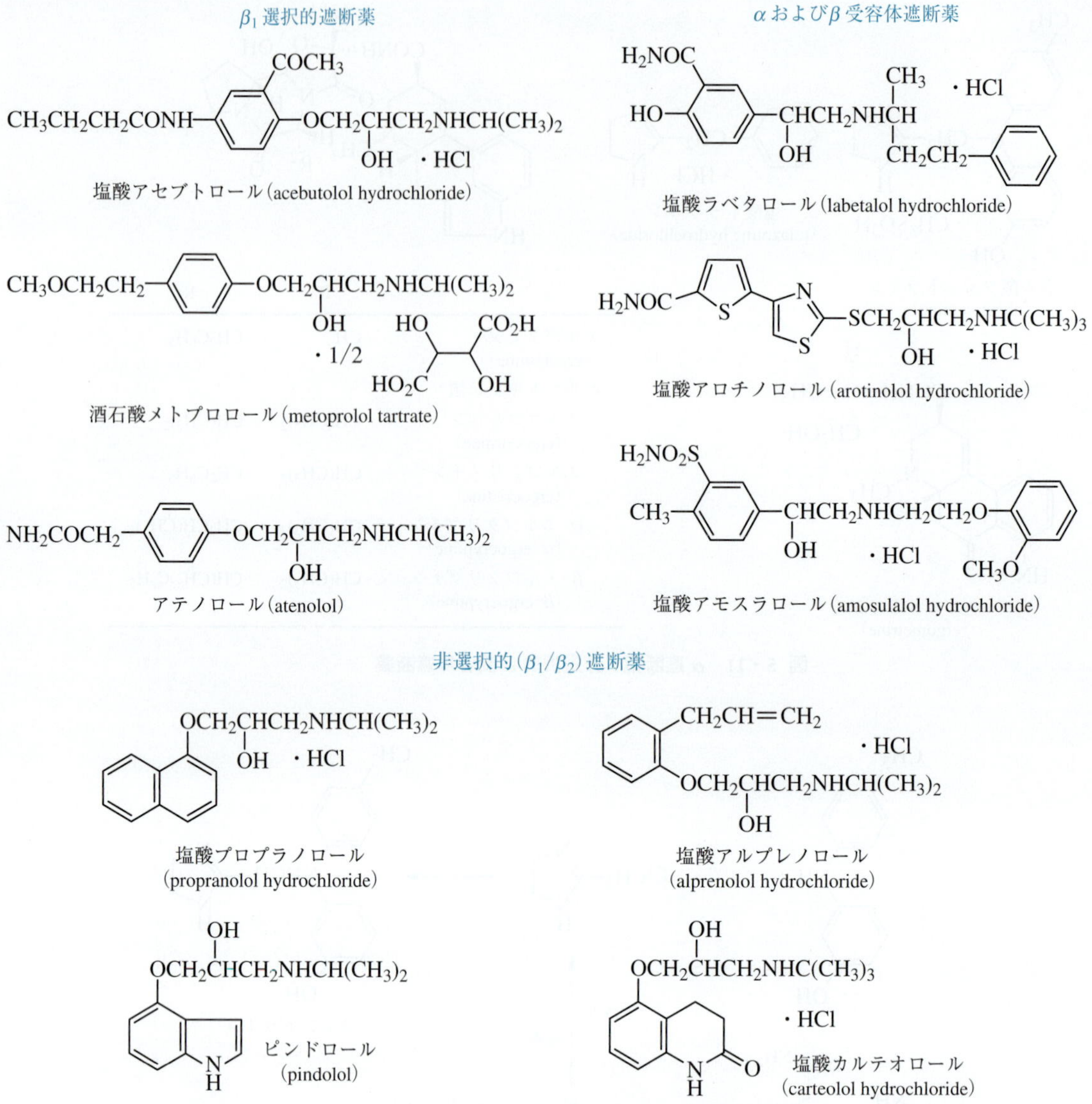

β_1 選択的遮断薬

塩酸アセブトロール (acebutolol hydrochloride)

酒石酸メトプロロール (metoprolol tartrate)

アテノロール (atenolol)

α および β 受容体遮断薬

塩酸ラベタロール (labetalol hydrochloride)

塩酸アロチノロール (arotinolol hydrochloride)

塩酸アモスラロール (amosulalol hydrochloride)

非選択的 (β_1/β_2) 遮断薬

塩酸プロプラノロール
(propranolol hydrochloride)

塩酸アルプレノロール
(alprenolol hydrochloride)

ピンドロール
(pindolol)

塩酸カルテオロール
(carteolol hydrochloride)

図 5・13 抗アドレナリン β 遮断薬

ドが含まれる．それらの構造研究の結果，基本骨格はリゼルグ酸であることが解明され，その全合成も行われた（図 5・14）.

ジクロロイソプロテレノール（ジクロロイソプレナリン）は，α，β 受容体説の確立に寄与した記念すべき化合物ではあるが，β 受容体遮断作用のみではなく，β 受容体の刺激作用ももちあわせる部分アンタゴニストであった．そのため臨床には適用されなかった．1959 年 J. Black は，β 受容体遮断薬は心臓の酸素消費量を減少させるため狭心症に有効であると提唱して研究を進め，ジクロロイソプロテレノールをもとにしてその二つの塩素原子をベンゼン環に置き換えたプロネタロールを見いだし，β 受容体遮断薬として臨床適用された．しかし，プロネタロールは副作用のため使用は停止された．その後さらに研究が進められ，プロネタロールの 10～20 倍強力なプロプラノロールが発見され，現在も有用な β 遮断薬として用いられている．プロネタロールとプロプラノロールの構造上の重要な違いは，プロネタロールのアリールエタノールアミン Ar−CH(OH)CH$_2$NHR に対

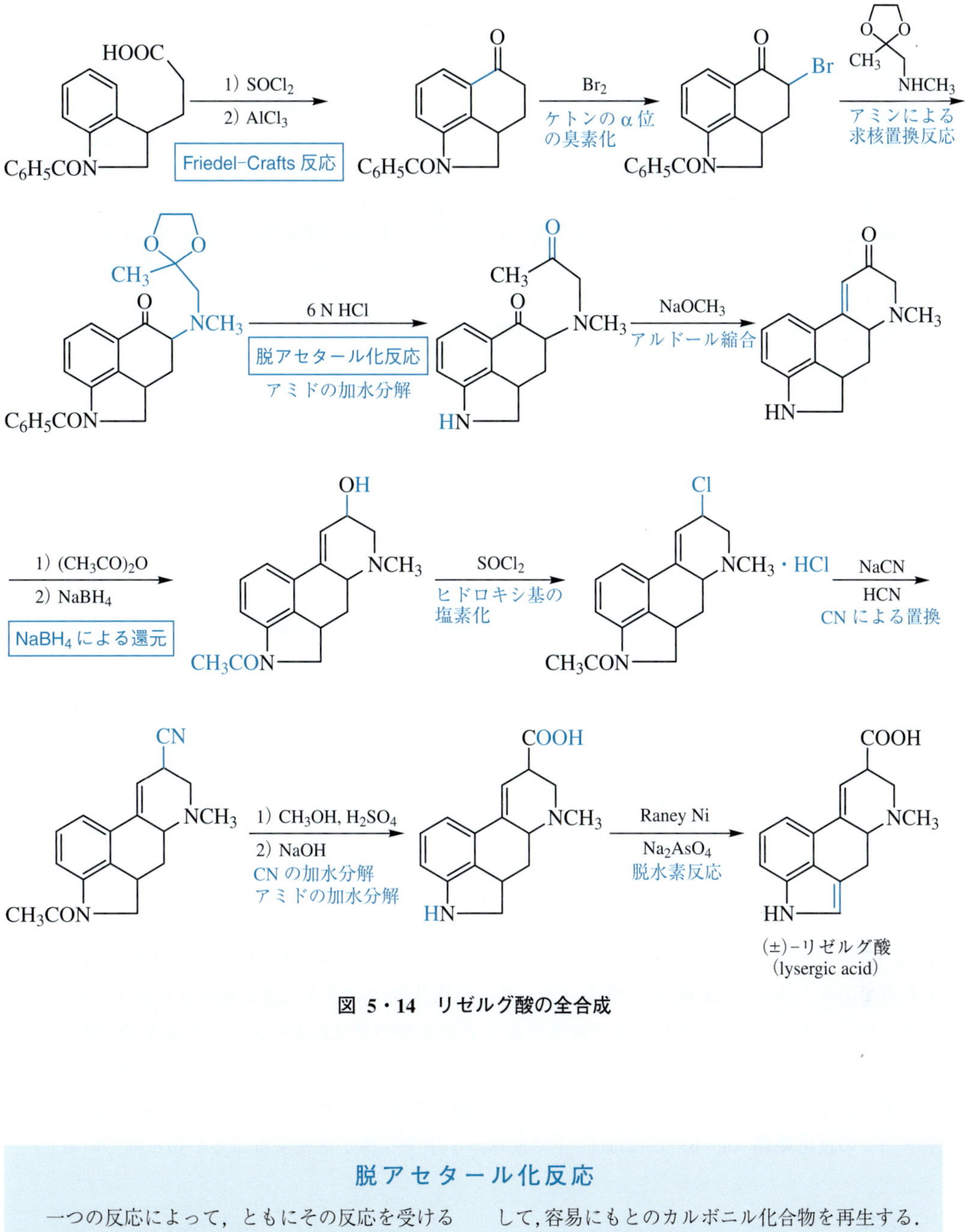

5・2 抗アドレナリン作動薬(交感神経遮断薬)

図 5・14 リゼルグ酸の全合成

脱アセタール化反応

　一つの反応によって,ともにその反応を受ける官能基が分子内に複数存在するとき,反応させたくないものを一時的に保護して反応を行うことがある.カルボニル基の保護はアセタール型保護基が用いられることが多く,酸触媒存在下にカルボニル化合物とエチレングリコールを反応させて1,3-ジオキソラン化合物とする方法が広く用いられている.1,3-ジオキソラン化合物は中性,塩基性および種々の還元,酸化反応にも安定である.酸触媒で穏和な条件で脱アセタール化反応が進行して,容易にもとのカルボニル化合物を再生する.保護と脱保護は酸触媒による完全な逆反応である.

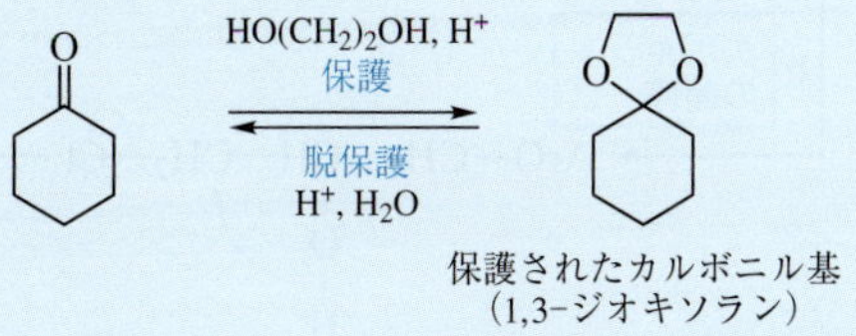

保護されたカルボニル基
(1,3-ジオキソラン)

NaBH₄ による還元

ホルミル基，カルボニル基，酸塩化物，エステル，アミド，ニトロ基，カルボキシ基，炭素-炭素二重結合または三重結合などが分子内に共存するとき，NaBH₄ を用いると選択的にホルミル基，カルボニル基，酸塩化物を還元することができる．NaBH₄ は LiAlH₄ と比較して穏やかな還元剤であり，水やアルコール溶液中でも使用できる．酸性条件下では NaBH₄ は分解しやすいため水溶液中で還元するときにはアルカリ性で行う．反応終了後は付加体を加水分解するため酸処理が行われる．第一段階で生成した付加体は H⁻ となる水素を三つもち，さらに 3 分子のカルボニル化合物と反応することができるので，1 分子の NaBH₄ は 4 分子のカルボニル化合物を還元することができる．ケトン化合物の還元においては還元剤は立体障害の小さい側から攻撃し，立体障害の大きな第二級アルコールが生成する．

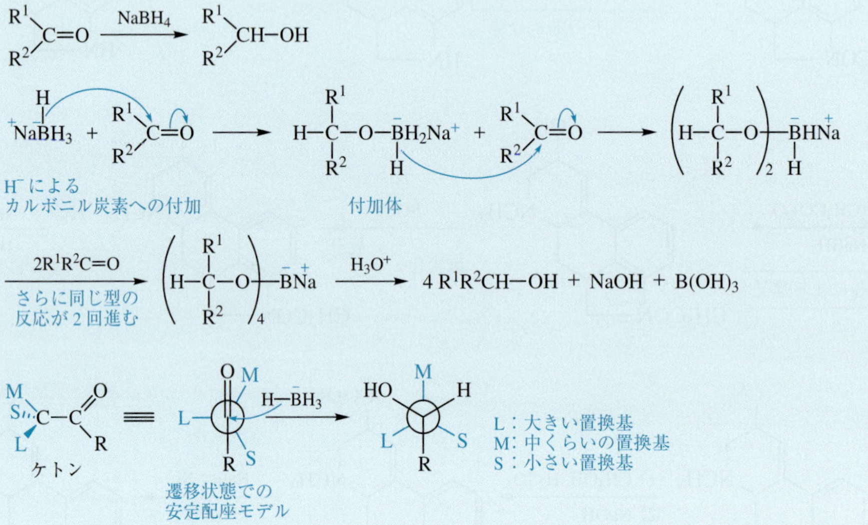

（反応機構の図）

L：大きい置換基
M：中くらいの置換基
S：小さい置換基

して，プロプラノロールではアリールオキシプロパノールアミン Ar−OCH₂CH(OH)CH₂NHR を有する点である．小さな OCH₂ 基の導入によって，生物活性の大きな改善と選択性の向上が得られた貴重な発見であり，Black はこの β 遮断薬理論と β 遮断薬の発見によりノーベル賞を受けた．

プロプラノロールは，α-ナフトールとエピクロロヒドリンから得られたエポキシ体にイソプロピルアミンを作用させて合成される．フェノール類とエピクロロヒドリンのこの反応は図 5・15 に示す二つの反応系路（a, b）がほぼ 1：1 で進み，エポキシ体が生成することが知られている．

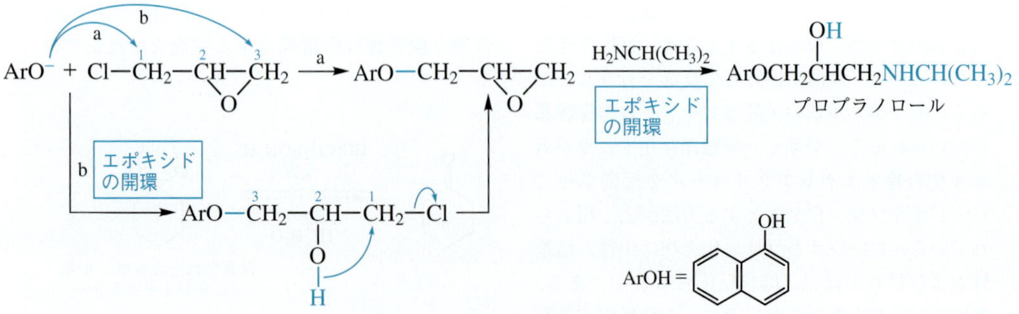

図 5・15 プロプラノロールの合成

エポキシドの開環

エポキシドはエーテルの一種であるが，エーテルと異なりきわめて反応性が高く，酸触媒のみならず，塩基触媒によっても容易に置換反応を受けて開裂する．また，Grignard 反応剤や還元剤とも塩基触媒反応と同じ機構で反応して環開裂を受ける．

酸触媒開裂反応：エポキシドの酸素原子に H^+ が付加して生成したオキソニウムイオンに求核剤（Br^-, CH_3O^- など）が攻撃して開裂する．

塩基触媒開裂反応：求核剤（CH_3O^-, RNH_2 など）がエポキシド酸素原子と置換するように攻撃して開裂する．この反応では，立体障害のより小さい炭素原子が攻撃を受けて生成した化合物が主生成物となる．求核剤がアミンの場合は医薬品の基本骨格として重要な β-アミノアルコールが得られる．

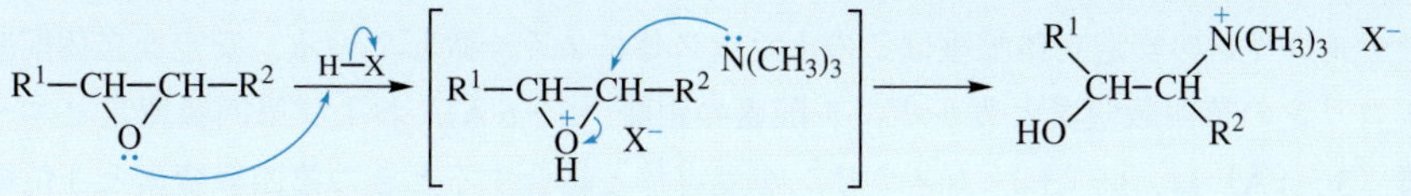
R¹—CH—CH—R²
O
H—X
R¹—CH—CH—R²
O
H
X⁻
N(CH₃)₃
R¹
CH-CH
HO
R²
N(CH₃)₃ X⁻
エポキシドの開環

5・3　コリン作動薬（副交感神経興奮薬）

コリン作動薬とは神経伝達物質であるアセチルコリンと同様な作用をする薬物である．コリン作動薬は作用機構的にも，アセチルコリン誘導体であるコリンエステル系化合物，コリン作動性アルカロイド，アセチルコリンエステラーゼ阻害薬の三つに分類される．

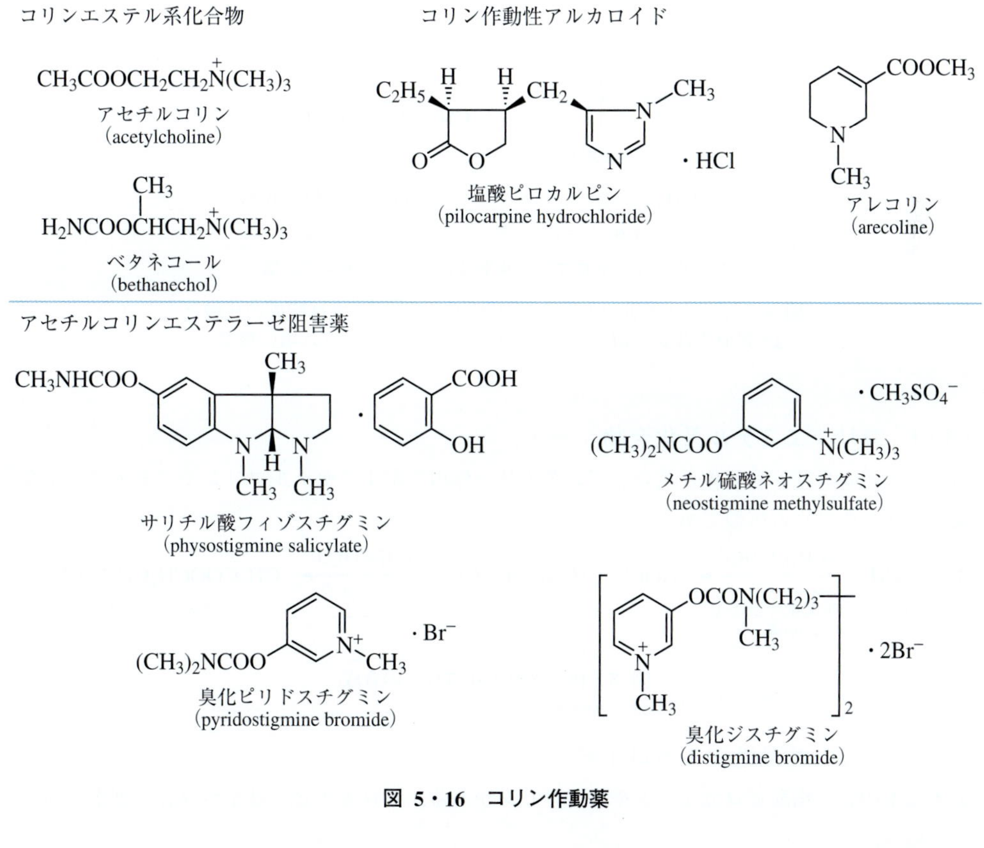
コリンエステル系化合物
CH₃COOCH₂CH₂N(CH₃)₃
アセチルコリン
(acetylcholine)
CH₃
H₂NCOOCHCH₂N(CH₃)₃
ベタネコール
(bethanechol)
コリン作動性アルカロイド
C₂H₅ H H CH₂ N CH₃
O O N
・HCl
塩酸ピロカルピン
(pilocarpine hydrochloride)
COOCH₃
N
CH₃
アレコリン
(arecoline)
アセチルコリンエステラーゼ阻害薬
CH₃NHCOO
CH₃
N H N
CH₃ CH₃
COOH
OH
サリチル酸フィゾスチグミン
(physostigmine salicylate)
・CH₃SO₄⁻
(CH₃)₂NCOO
N(CH₃)₃
メチル硫酸ネオスチグミン
(neostigmine methylsulfate)
・Br⁻
(CH₃)₂NCOO
N CH₃
臭化ピリドスチグミン
(pyridostigmine bromide)
OCON(CH₂)₃
CH₃
N
CH₃
2
・2Br⁻
臭化ジスチグミン
(distigmine bromide)

図 5・16　コリン作動薬

アセチルコリンがなぜムスカリン受容体に結合できるのかについては，立体化学的な説明がなされている．ムスカリンは 3 個の不斉炭素原子をもち，8 種の異性体が考えられる．これらの異性体のなかでヒドロキシ基がメチル基およびアミノ側鎖に対してトランス配置をもつ L-(+)-ムスカリンが最も強い生物活性を示す．したがって，L-(+)-ムスカリンは受容体との結合に適した空間配置をもっているものと予想される．一方，鎖状のアセチルコリンの立体配座の回転の自由度をシクロプロパン環で固定した 2-アセチルシクロプロピルトリメチルアンモニウム塩では，トランス体〔特に (+)-光学異性体〕がアセチルコリンと同程度の生物活性を示すが，シス体は非活性である．また，トランス体はアセチルコリンエステラーゼによってアセチルコリンと同程度に分解を受ける．したがって，アセチルコリンの活性な立体配座はトランス体の立体構造に類似すると考えられ，実際，アセチルコリンの安定立体配座はこのトランス体によく一致している．安定な立体配座をもつアセチルコリンの第四級窒素とカルボニル酸素の距離 (5〜6 Å)，および第四級窒素とエーテル酸素の距離 (3〜4 Å) は，L-(+)-ムスカリンが受容体と結合するときの第四級窒素と 3 位のヒドロキシ基の距離 (6 Å) および第四級窒素と環状エーテル酸素との距離 (3.5 Å) によく一致することから，アセチルコリンはムスカリン受容体と結合できると説明されている．

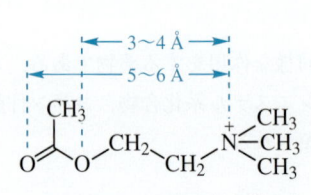

図 5・17 アセチルコリンとムスカリンの安定な立体配座の比較と 2-アセチルシクロプロピルトリメチルアンモニウム塩の構造

5・3・1 コリンエステル系化合物

直接アセチルコリン受容体と結合してムスカリン作用を示すアセチルコリンやベタネコールなどは第四級アンモニウム塩型である．

図 5・18 アセチルコリンの合成

5・3・2 コリン作動性アルカロイド

おもなものに，塩酸ピロカルピンやアレコリンがある．ピロカルピンはヤボランジ葉から抽出さ

れるアルカロイドで，緑内障の際の眼圧低下薬として用いられている．

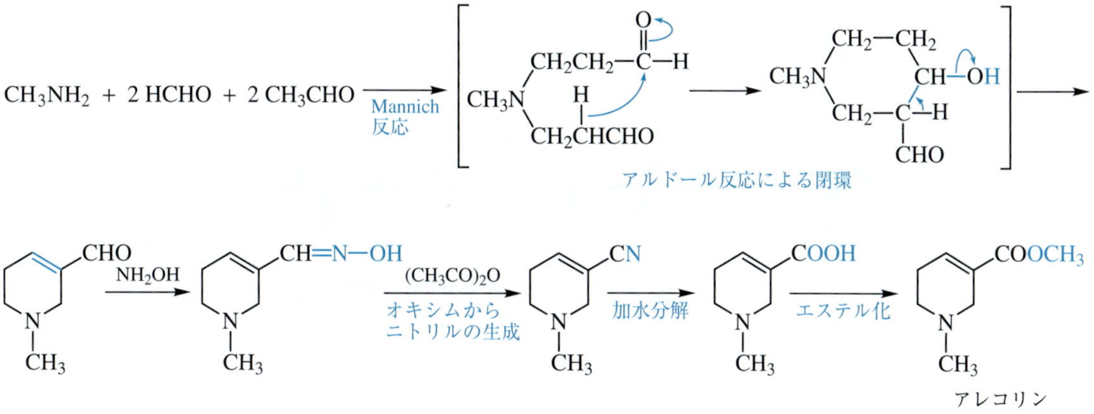

図 5・19 アレコリンの合成

5・3・3 アセチルコリンエステラーゼ阻害薬

アセチルコリンエステラーゼ阻害薬はネオスチグミンの構造にみられるような，第四級アンモニウム塩の正電荷部分とカルバミン酸エステル部分をもつ一連の可逆的アセチルコリンエステラーゼ阻害薬と，パラチオン，サリンなどのリン化合物である非可逆的アセチルコリンエステラーゼ阻害薬に分けられる．

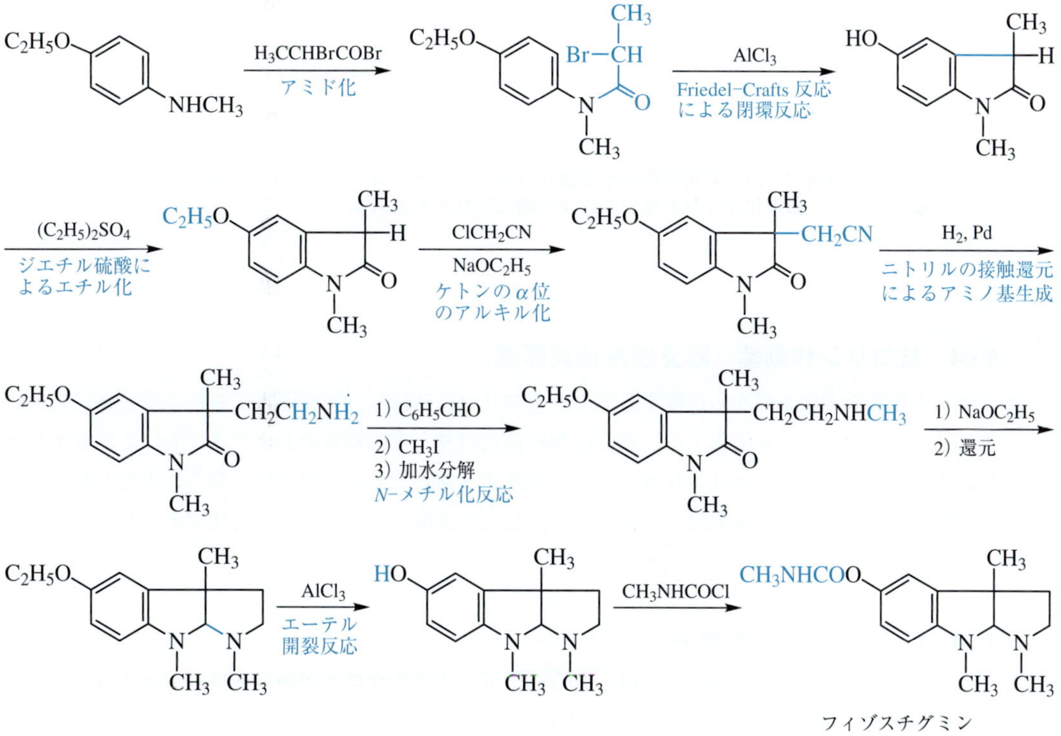

図 5・20 フィゾスチグミンの合成

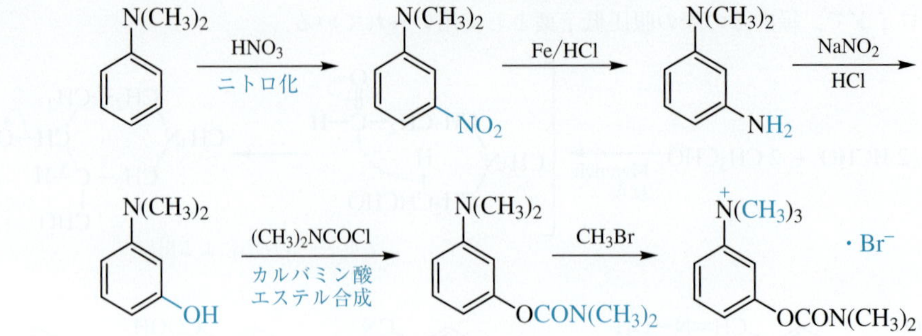

図 5・21　臭化ネオスチグミン合成

アセチルコリンエステラーゼ活性化薬として知られているヨウ化プラリドキシムはアセチルコリンエステラーゼに非可逆的に結合したリン酸を，オキシムのヒドロキシ基のリン酸エステル化によって切り離し酵素を再活性化する．エステル化されたプラリドキシムはリン酸を脱離して，ニトリル体となる．ヨウ化プラリドキシムはサリンなどのリン酸系化合物の解毒薬といわれるものであるが，この酵素活性化反応経過はまさしくオキシムからニトリルへの化学反応そのものであり，有機化学反応の生体内での進行を如実にみることのできる例である．

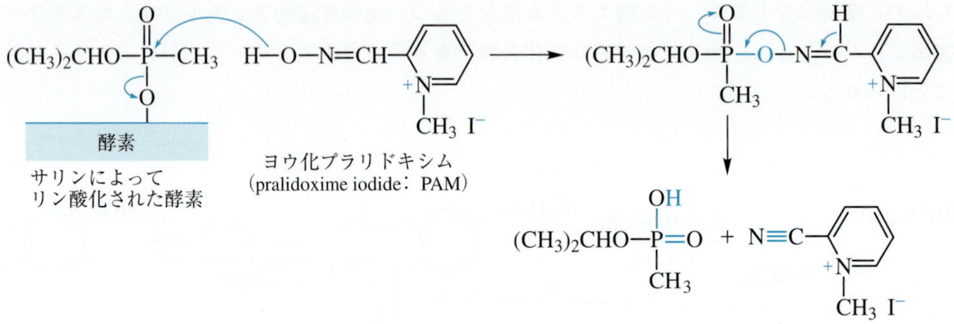

図 5・22　非可逆的に不活性化されたアセチルコリンエステラーゼの
ヨウ化プラリドキシムによる再活性化メカニズム

5・4　抗コリン作動薬（副交感神経遮断薬）

コリン作動性神経末端から遊離するアセチルコリンに拮抗し，支配器官における受容体にアセチルコリンが結合するのを阻害する．副交感神経節後繊維と支配器官のシナプスにおけるアセチルコリン作用（すなわちムスカリン作用）のみを遮断する薬物である．抗コリン薬の代表化合物としては硫酸アトロピン，臭化水素酸スコポラミン，臭化水素酸ホマトロピン，臭化ブトロピウムや臭化イプラトロピウムなどがある（図5・23）．

5・4・1　アトロピン系薬物

この系の薬物にはナス科植物から得られるベラドンナアルカロイドのアトロピンとスコポラミンがある．両者の構造はともに二環性アミノアルコールである3-ヒドロキシトロパンとトロパ酸からなるエステルである．トロパ酸には不斉炭素原子があり，これはベンジル位でかつカルボニル基

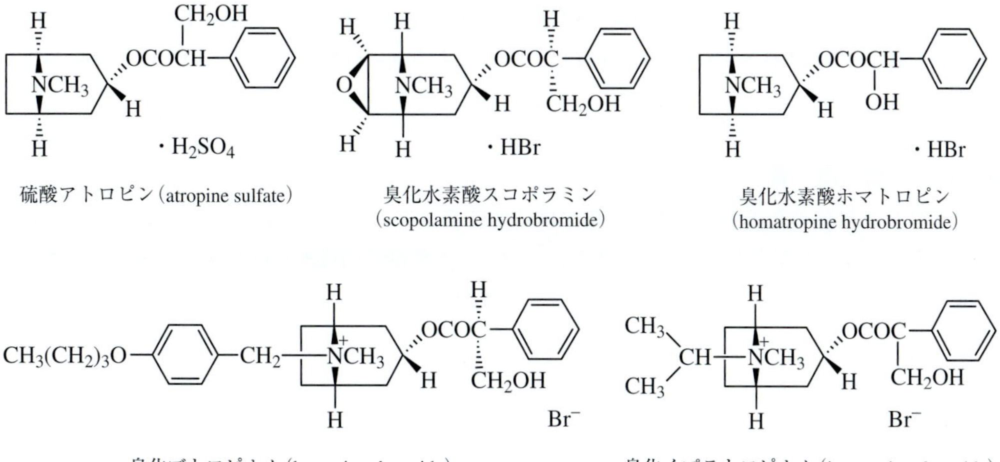

5・4 抗コリン作動薬（副交感神経遮断薬）

硫酸アトロピン（atropine sulfate）

臭化水素酸スコポラミン
（scopolamine hydrobromide）

臭化水素酸ホマトロピン
（homatropine hydrobromide）

臭化ブトロピウム（butropium bromide）

臭化イプラトロピウム（ipratropium bromide）

図 5・23　抗コリン作動薬

に隣接するためラセミ化しやすい．アトロピンは，作用の強い天然の左旋性のヒヨスチアミンが抽出中にラセミ体となったものである．トロパン骨格は抗ムスカリン作用に必須ではなく，窒素原子と酸素原子の距離の固定化に寄与していると考えられている．

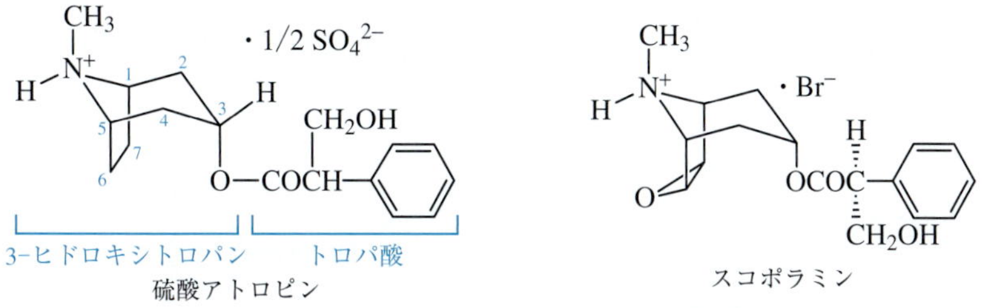

3-ヒドロキシトロパン　トロパ酸
硫酸アトロピン

スコポラミン

図 5・24　アトロピンとスコポラミンの立体構造

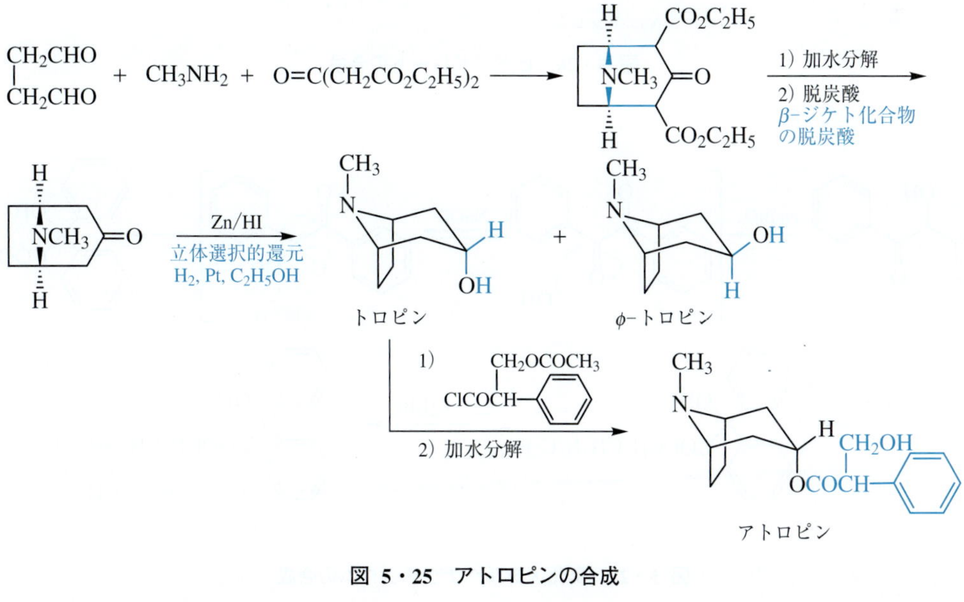

図 5・25　アトロピンの合成

アトロピンの作用時間が長い理由は，3位ヒドロキシ基がアキシアル方向であるため，6,7位のエチレン基 $-CH_2-CH_2-$ の立体障害を受け，酵素による加水分解を受けにくいためと説明されている．

5・4・2 鎮痙薬

アトロピン以外の合成抗ムスカリン薬の構造的特徴はアセチルコリンのアセチルのメチル部分が，嵩高いアルキル基となっている．また，ジフェニル酢酸系の塩酸ピペリドレート，グリコール酢酸系の臭化メチルベナクチジウム，キサンチン系の臭化プロパンテリンがある．

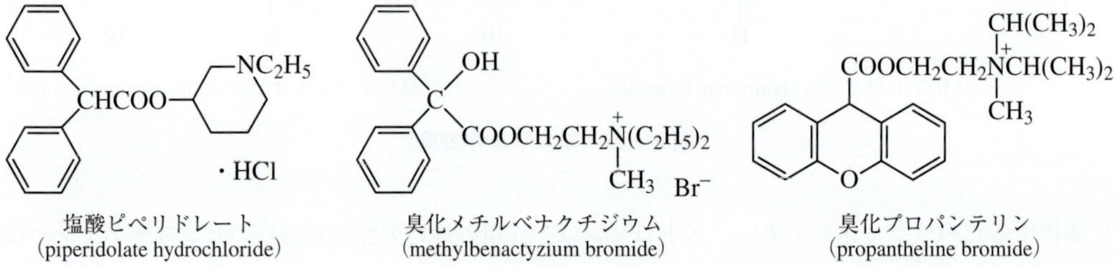

塩酸ピペリドレート
(piperidolate hydrochloride)

臭化メチルベナクチジウム
(methylbenactyzium bromide)

臭化プロパンテリン
(propantheline bromide)

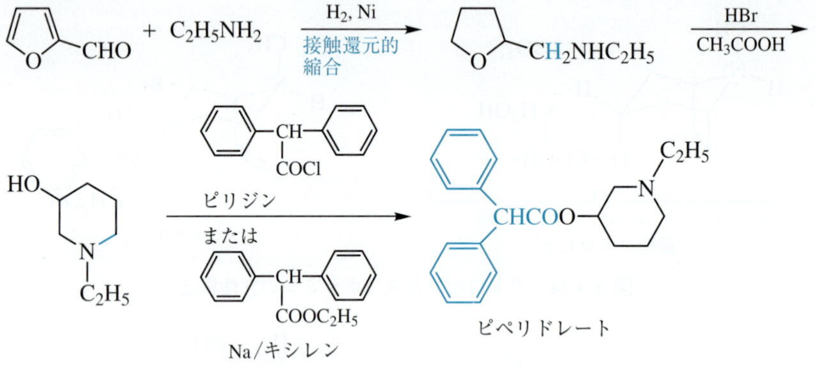

図 5・26 ピペリドレートの合成

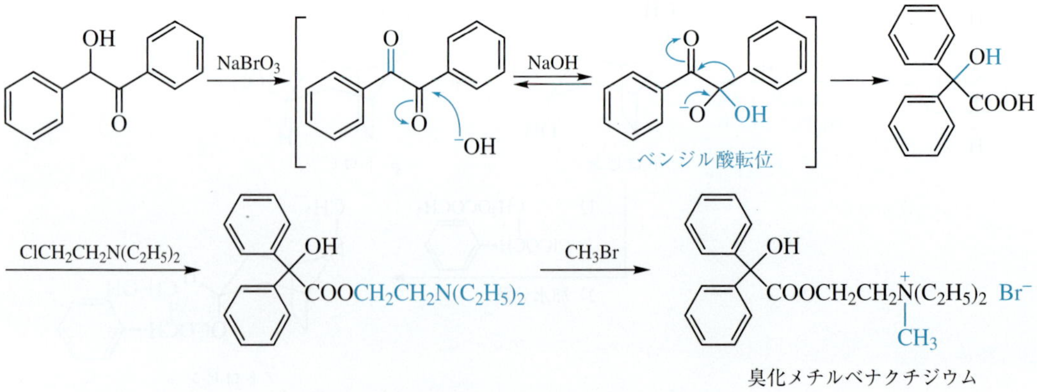

図 5・27 臭化メチルベナクチジウムの合成

6

循環器作用薬

　循環器系は，心臓という血液を送り出すポンプとその血液の通路であるパイプといえる血管系からなり，心臓と血管系で一つの閉鎖された系をとっている．心臓より送り出される血液は動脈を経由して，各器官および末梢（手先および足先など）に送られ，再び，各器官および末梢より静脈を経由して心臓に戻る．そのため，循環器作用薬は，心臓と血管系に作用するものの二つに大きく分けることができる．心臓に作用する薬物として強心薬，抗不整脈薬，狭心症薬があり，血管系に作用する薬物として抗高血圧薬（降圧薬），血管拡張薬，抗高脂血症薬などがある．

6・1 強 心 薬

　強心薬とは，心臓の収縮力を強くして心拍出の量を増加する薬であり，いずれの薬も心筋内のCa^{2+}量を増加させることにより，収縮力を高め，心臓の機能不全を治す．約200年前に英国の医師 W. Withering が，ジギタリス（キツネノテブクロ digitalis purpurea）の葉が心不全によるむくみ（浮腫）に効くことを発見したことがきっかけである．ジギタリスの主作用は心臓の収縮力の増強であり，利尿作用は二次的なものとされている．1900年代前半にはジギタリスなどの天然物からジギトキシンなどの配糖体が発見され，現在も臨床で使用されている．これらの薬物には，1) 強心配糖体，2) アドレナリン β 作動薬，3) ホスホジエステラーゼ阻害薬，4) 中枢興奮性強心薬などがある．

6・1・1 強心配糖体

　ステロイド骨格をもつこの系統の薬にはジギタリス，ストロファンツス，ガマ毒などが含まれ，強心ステロイドともよばれる．作用としては，心筋に直接作用して筋収縮力を増強することであり，心不全の治療薬としては重要なものである．代表的なものとしては，ジギタリスの成分のジギトキシン，ジゴキシン，ストロファンツスの成分の G-ストロファンチンなどが知られている．

ステロイド

ジギトキソース-ジギトキソース-ジギトキソース
ジギトキシン(digitoxin)　R＝H
ジゴキシン(digoxin)　R＝OH

L-ラムノース
G-ストロファンチン(ウワバイン)
(G-strophanthin)

6・1・2 アドレナリン β 作動薬

カテコールアミンは交感神経受容体のうち心臓に選択性の高いアドレナリン β_1 受容体に作用して，心機能を亢進させることにより心拍数を増加させる．その結果として，心筋代謝を活発に行い，酸素の消費量を多くするため，心不全を悪化させることがある．しかし急性時には，l-塩酸イソプレナリン，塩酸ドパミン，塩酸ドブタミン，デノパミンが使用される（§5・1参照）．

l-塩酸イソプレナリン
(l-isoprenaline hydrochloride)

塩酸ドブタミン
(dobutamine hydrochloride)

塩酸ドパミン
(dopamine hydrochloride)

デノパミン (denopamine)

6・1・3 ホスホジエステラーゼ阻害薬

カフェインやテオフィリンなどは，中枢興奮，強心および利尿作用など多様な薬理活性を示す．これらの強心作用は強くなく，効き目が緩やかな心臓循環作用薬で，作用機序はサイクリック AMP ホスホジエステラーゼ（cAMP-PDE）の働きを阻害し，心筋内の cAMP 濃度を高めることである．cAMP-PDE には PDE I，PDE II，PDE III の3種類のサブタイプが存在するが，心筋などに多く存在する PDE III の阻害剤であるアムリノンなどは心不全の治療薬として期待されている．

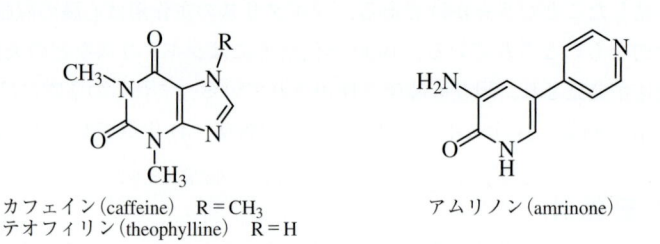

カフェイン (caffeine)　$R = CH_3$
テオフィリン (theophylline)　$R = H$

アムリノン (amrinone)

6・1・4 中枢興奮性強心薬

延髄にある呼吸中枢や血管運動中枢を興奮させ，間接的に強心作用を示す薬物を一般に中枢興奮性強心薬という．クスノキの主成分である d-カンフルは，古くは蘇生薬として使われていた．しかし，呼吸中枢や血管運動中枢を興奮させる用量で痙攣をひき起こすため，最近はほとんど使用さ

d-カンフル
(camphor)

塩酸ドキサプラム (doxapram hydrochloride)

ジモルホラミン (dimorpholamine)

れていない．現在，臨床に使用されている医薬品は塩酸ドキサプラム，ジモルホラミンであり，麻酔薬などによる呼吸抑制に対処するために使用されている．

6・2 抗不整脈薬

心臓の拍動数が異常に増加あるいは減少する，あるいは心拍のリズムが不規則になる病状を不整脈という．電気生理学作用に基づき，抗不整脈薬は 1) Na^+ チャネル抑制薬，2) アドレナリン β 受容体遮断薬，3) 活動電位持続時間（action potential duration: APD）延長薬，4) カルシウム拮抗薬のクラス I から IV に分類されている．

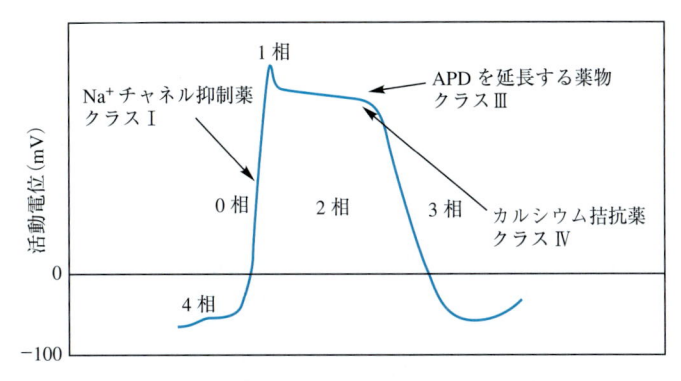

図 6・1 心電図の一部と抗不整脈薬の作用部位

6・2・1 Na^+ チャネル抑制薬（クラス I）

このクラスに属する薬物としては硫酸キニジン，アジマリン，塩酸プロカインアミド，リドカインなどが知られている．これらは，Na^+ チャネルを抑制することにより，Na^+ の細胞内への流入を阻害し，心筋活動電位の第 0 相の発現を遅くする．それゆえ，活動電位 0 相抑制薬ともいわれる．ここにリドカインなどの局所麻酔薬が含まれるのは神経の興奮を抑える作用機序が抗不整脈薬と同じであるためである．

硫酸キニジン（quinidine sulfate）

アジマリン（ajmaline）

塩酸プロカインアミド
（procainamide hydrochloride）

リドカイン（lidocaine）

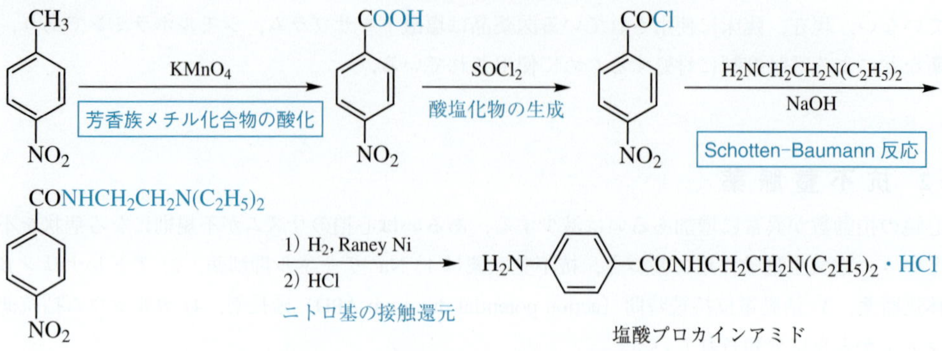

6. 循環器作用薬

図 6・2 塩酸プロカインアミドの合成

芳香族メチル化合物の酸化

芳香族メチル化合物を $KMnO_4$, $K_2Cr_2O_7$ などにより酸化すると，芳香環は酸化されず，メチル基がカルボキシ基に酸化されて，芳香族カルボン酸となる．たとえば，トルエンを酸化すると，安息香酸が得られる．エチルベンゼンを酸化すると，フェニル酢酸は得られずに安息香酸が生じる．ベンゼン環上の置換基の炭素数にかかわらず，安息香酸が生じる．しかし，第三級炭素の t-ブチル基をもつ t-ブチルベンゼンは酸化されない．

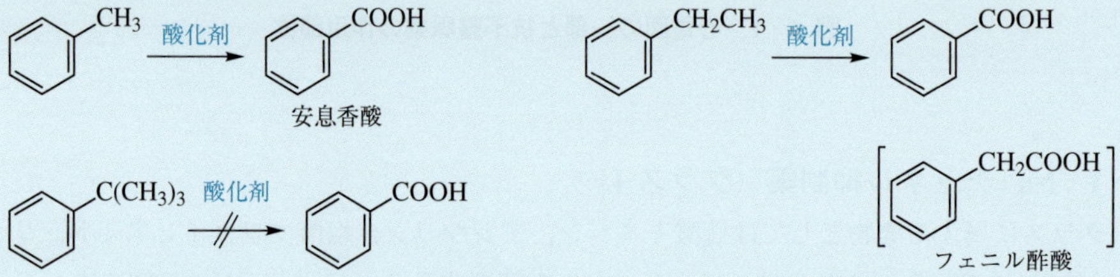

Schotten–Baumann 反応

塩基存在下，アミンの酸塩化物による N-アシル化で，アミドが生じる反応である．同様にして，アルコールは酸塩化物との反応により，エステルが生じる．この反応における塩基の役割は，生成する酸の中和である．もし塩基により中和されないと，アミンが塩酸塩となり，アミンがアシル化されない．したがって，この反応は，塩基性条件下で行われることが重要である．反応機構は次のようになる．アミンが酸塩化物を攻撃し，アミドの生成とともに塩酸を生じる．生成した塩酸はアミンと反応して塩酸塩を与える．この塩酸塩は水酸化ナトリウムによりアミンとなり，酸塩化物と反応する．

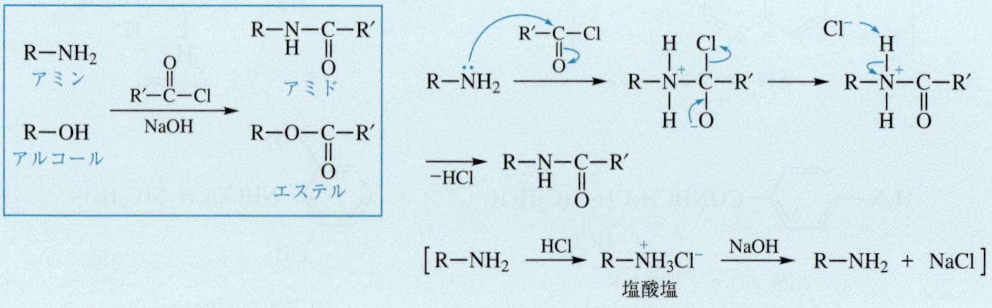

6・2・2 アドレナリン β 受容体遮断薬（クラス II）

受容体に対する選択性をもとに，β_1 選択的遮断薬，非選択的 (β_1/β_2) 遮断薬，α および β 受容体遮断薬に分類されている．詳しくは §5・2 参照．

6・2・3 活動電位持続時間（APD）延長薬（クラス III）

このクラスに属する薬物としては塩酸アミオダロンが知られている．抗不整脈作用は K^+ チャネルの阻害により活動電位の持続時間を長くすることであるが，そのほかに Na^+ チャネル抑制作用，β 受容体遮断作用，Ca^+ チャネル抑制作用もあわせもつため多チャネル抑制薬ともいわれる．アミオダロンは強力な抗不整脈作用を示すため最終選択薬として位置づけられているが，甲状腺ホルモンと構造が類似しているため，甲状腺機能異常などに注意を要する．アミオダロンの作用機序はまだ完全には解明されていない．

塩酸アミオダロン
（amiodarone hydrochloride）

6・2・4 カルシウム拮抗薬（クラス IV）

このクラスに属する薬物は，塩酸ベラパミル，塩酸ジルチアゼム，塩酸ベプリジルなどが知られている．詳しくは §6・3・6 参照．

塩酸ベラパミル（verapamil hydrochloride）

塩酸ジルチアゼム
（diltiazem hydrochloride）

塩酸ベプリジル（bepridil hydrochloride）

6・3 抗高血圧薬・血管拡張薬

血管系に作用する薬物は，血管に作用して血管収縮あるいは拡張作用を示すが，このなかでも血管を拡張して血圧を下げ，高血圧の治療に用いられる抗高血圧薬が多い．高い血圧を下げる理由は高血圧の状態が続くと，心臓および血管に負担がかかり，心臓では，心肥大，心不全，心筋梗塞が，血管系では，早期の動脈硬化の進行，脳内出血，腎不全などが起こりやすいからである．

高血圧症の約 80〜90％は原因不明の本態性高血圧であるため，高血圧の治療法としては抗高血圧薬（降圧薬）による対症療法を行っているのが現状である．

抗高血圧薬は，1) 降圧利尿薬（7 章参照），2) 交感神経抑制薬，3) 抗アドレナリン作動薬（5 章

参照），4) アンギオテンシン変換酵素（ACE）阻害薬，5) アンギオテンシンⅡ（AⅡ）受容体拮抗薬，6) 血管平滑筋弛緩薬，7) カルシウム拮抗薬に分類される．

6・3・1 交感神経抑制薬

交感神経抑制薬には，中枢性および末梢性交感神経抑制薬がある．中枢性交感神経抑制薬としては，メチルドパ，酢酸グアナベンズおよび塩酸クロニジンなどが知られ，これらの薬物は中枢神経系における血管運動中枢の α_2 受容体を刺激して，降圧作用を示す．メチルドパについては，α-メチルアドレナリンとなり作用を発現するとされている．末梢性交感神経抑制薬としては，インド蛇木より単離されたラウオルフィアアルカロイドであるレセルピンなどが知られている．レセルピンについては，副作用のため使用頻度が少なくなっている．

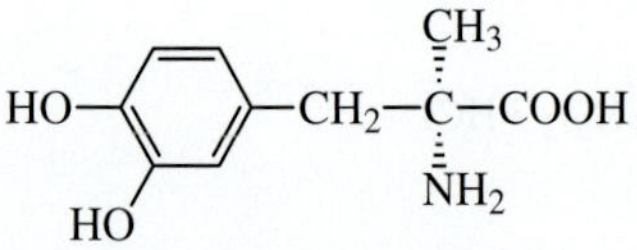

メチルドパ（methyldopa）

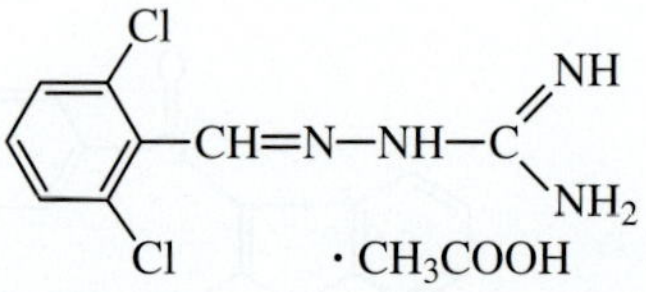

酢酸グアナベンズ（guanabenz acetate）

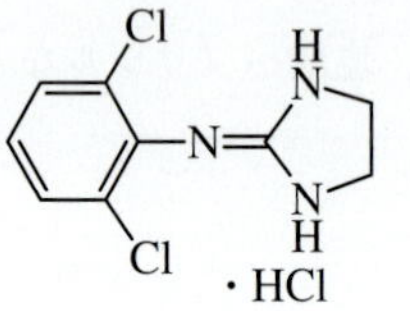

塩酸クロニジン（clonidine hydrochloride）

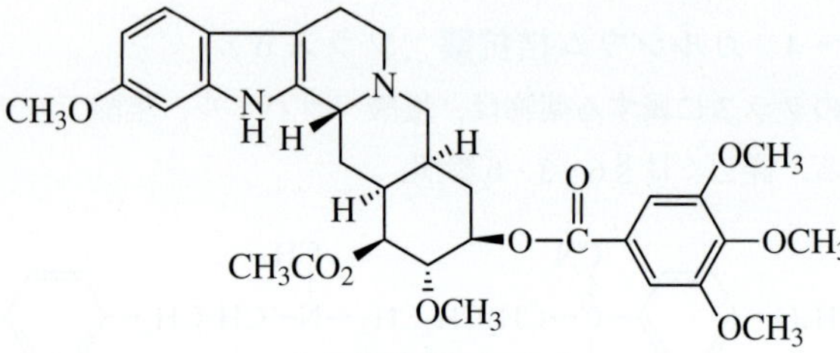

レセルピン（reserpine）

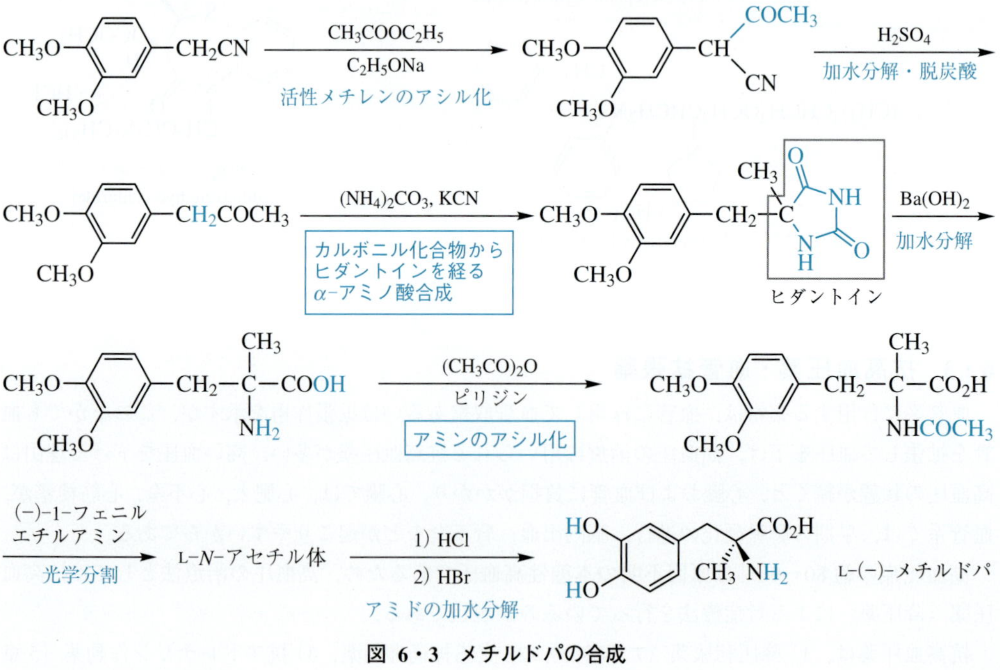

図 6・3 メチルドパの合成

カルボニル化合物からヒダントインを経る α-アミノ酸の合成

アルデヒドとヒダントインとをピペリジンなどの塩基存在下，Knoevenagel 型の縮合でヒダントイン誘導体とし，このヒダントインを加水分解することにより α-アミノ酸を与える．ヒダントイン誘導体はアルデヒドとシアン化カリウム KCN および炭酸アンモニウム $(H_4N)_2CO_3$ との反応からも得られる．ヒダントインはアミド構造をもつため塩基性で加水分解される．

$$R-CHO + \text{ヒダントイン} \xrightarrow{\text{塩基}} \text{ヒダントイン誘導体} \xrightarrow[-OH]{\text{加水分解}} R-CH(NH_2)-COOH$$

ヒダントイン　　　ヒダントイン誘導体　　　α-アミノ酸

アミンのアシル化

アミンを酸塩化物あるいは酸無水物によりアシル化することで，アミドを与える．反応が困難な場合，触媒としてトリエチルアミン $(C_2H_5)_3N$ あるいはピリジンを加えるとうまく進行する．より効率的な触媒として，N,N-ジメチルアミノピリジン (DMAP) が用いられる．$(C_2H_5)_3N$ を触媒として用いた場合の反応機構を次に示す．最初に，酸塩化物とアミンが反応して活性中間体を与える．酸塩化物よりも正電荷をもつ活性中間体は，酸塩化物よりもより求核剤の攻撃を受けやすい．それゆえ，求核剤のアミンは容易に活性中間体と反応してアミドを与える．Schotten–Baumann 反応において，アミンは酸塩化物と反応するのに対して，この反応では活性中間体と反応している．反応機構はほぼ同じである．〔DCC を用いるアミンとカルボン酸の脱水縮合反応(106 ページ参照)もアミンのアシル化である．〕

$$(C_2H_5)_3N + R'-C(=O)-Cl \longrightarrow (C_2H_5)_3\overset{+}{N}-\underset{O^-}{\underset{|}{C}}(Cl)-R' \longrightarrow (C_2H_5)_3\overset{+}{N}-C(=O)-R' \ Cl^- \xrightarrow{H_2\ddot{N}-R}$$

活性中間体

$$(C_2H_5)_3-\overset{+}{N}-\underset{O^-}{\underset{|}{C}}(R')-\overset{H}{\underset{|}{N}}-R \ \ Cl^- \xrightarrow{-(C_2H_5)_3N} R'-\overset{+}{\underset{O^-}{C}}-\overset{H}{\underset{|}{\overset{+}{N}}}(H)-R \ \ Cl^- \xrightarrow{-HCl} R'-\underset{O}{\overset{\|}{C}}-\overset{H}{\underset{|}{N}}-R$$

アミド

6・3・2 抗アドレナリン作動薬

抗アドレナリン作動薬（交感神経遮断薬）には，α 受容体遮断薬，β 受容体遮断薬がある（§5・2 参照）．

6・3・3 アンギオテンシン変換酵素阻害薬（ACE 阻害薬）

生体の血圧を制御する系には，交感神経系，レニン-アンギオテンシン系（昇圧系）およびカリクレイン-キニン系（降圧系）などがあり，それらが複雑に関与して血圧を調整していると考えられている（図 6・4）．

昇圧系であるレニン-アンギオテンシン系での昇圧に関与する物質はアンギオテンシン II（8 個のアミノ酸よりなるペプチド）である．昇圧物質アンギオテンシン II は次のようにして生成される．まず，アンギオテンシノーゲン（肝臓で生合成，分子量約 6 万の糖タンパク質）が腎臓などから分泌されるレニンによりアンギオテンシン I（10 個のアミノ酸よりなるペプチド）に変換される．不

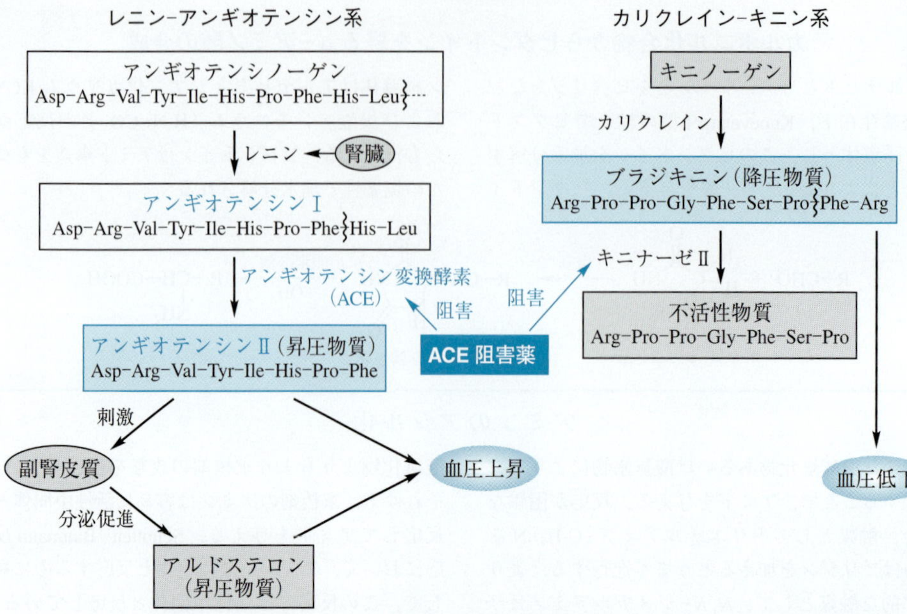

104   6. 循環器作用薬

レニン–アンギオテンシン系

アンギオテンシノーゲン
Asp-Arg-Val-Tyr-Ile-His-Pro-Phe-His-Leu}⋯

↓ レニン ←(腎臓)

アンギオテンシン I
Asp-Arg-Val-Tyr-Ile-His-Pro-Phe}His-Leu

↓ アンギオテンシン変換酵素（ACE）　← 阻害 — **ACE 阻害薬**

アンギオテンシン II（昇圧物質）
Asp-Arg-Val-Tyr-Ile-His-Pro-Phe

刺激 → 副腎皮質 → 分泌促進 → アルドステロン（昇圧物質） → 血圧上昇

カリクレイン–キニン系

キニノーゲン
↓ カリクレイン

ブラジキニン（降圧物質）
Arg-Pro-Pro-Gly-Phe-Ser-Pro}Phe-Arg

↓ キニナーゼ II ← 阻害

不活性物質
Arg-Pro-Pro-Gly-Phe-Ser-Pro

→ 血圧低下

図 6・4　レニン–アンギオテンシン系およびカリクレイン–キニン系

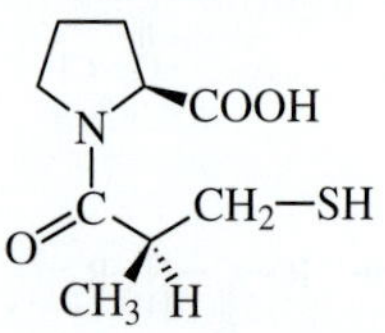

カプトプリル（captopril）

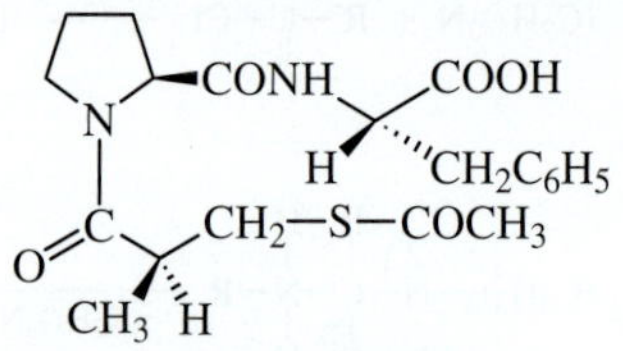

アラセプリル（alacepril）

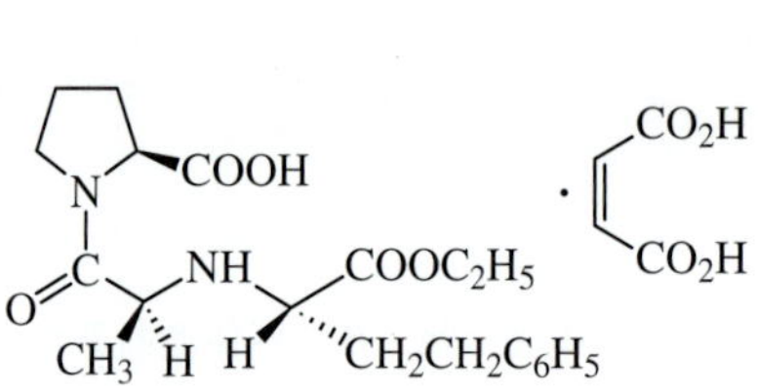

マレイン酸エナラプリル（enalapril maleate）

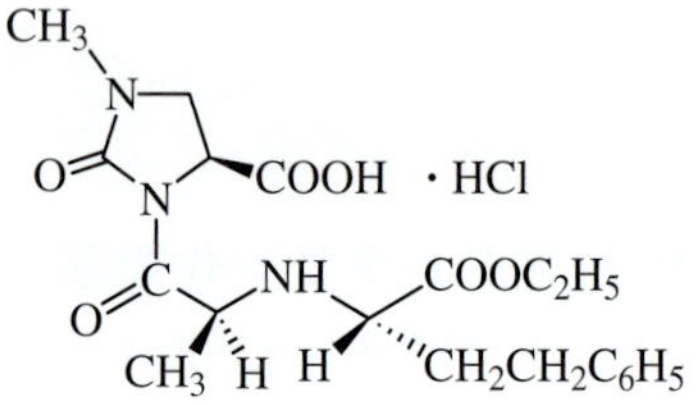

塩酸イミダプリル（imidapril hydrochloride）

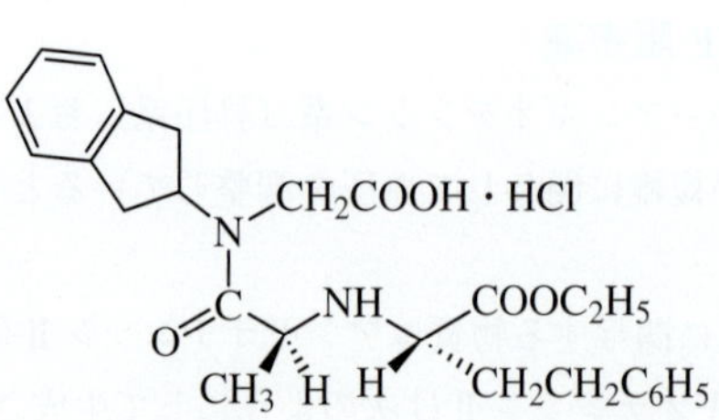

塩酸デラプリル（delapril hydrochloride）

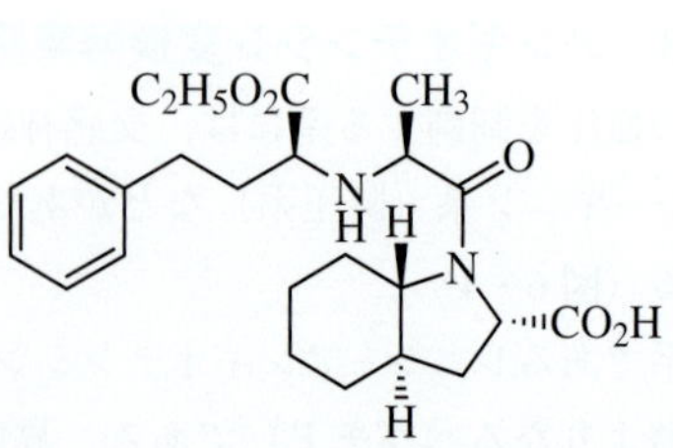

トランドラプリル（trandolapril）

図 6・5　ACE 阻害薬

活性な物質であるアンギオテンシン I がアンギオテンシン変換酵素（ACE）により C 末端の 2 個のアミノ酸が切断されて，活性なアンギオテンシン II となる．

アンギオテンシン II は強い血管収縮作用のほかに，副腎皮質を刺激して強い昇圧物質であるアルドステロン（ステロイドホルモン，Na^+ 貯留により血圧上昇）を生成する．このことがレニン-アンギオテンシン系が血圧を上昇させるおもな作用機序である．また，カリクレイン-キニン系において，カリクレインによりキニノーゲンから生成される降圧物質ブラジキニンを分解するキニナーゼ II は，ACE とほぼ同一の酵素である．このように ACE を阻害する物質が降圧薬になると期待され，開発された薬物が ACE 阻害薬である．

最初の ACE 阻害薬はカプトプリルであり，現在，11 種類程度が市販されている．それらは，官能基として SH 基をもつものと COOH 基をもつものに分けられる．SH 基をもつものとして，カプトプリルおよびカプトプリルのプロドラッグであるアラセプリルが，COOH 基をもつものには，マレイン酸エナラプリル，塩酸イミダプリル，塩酸デラプリル，トランドラプリルなどがある．なお，塩酸イミダプリルおよびトランドラプリルの合成法は 12 章（No. 16, 33）参照．

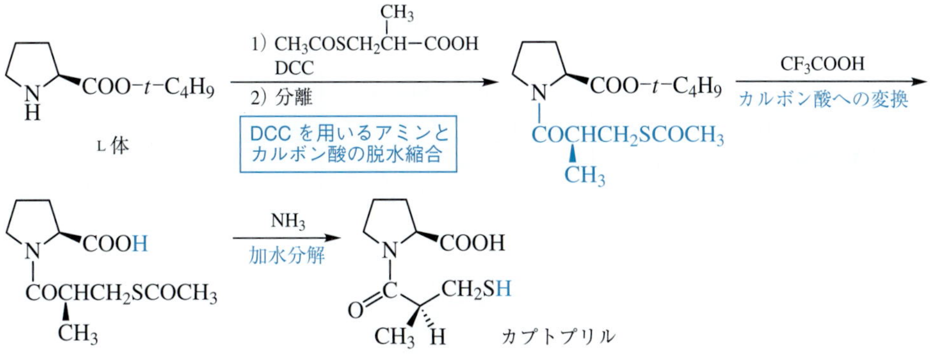

図 6・6 カプトプリルの合成

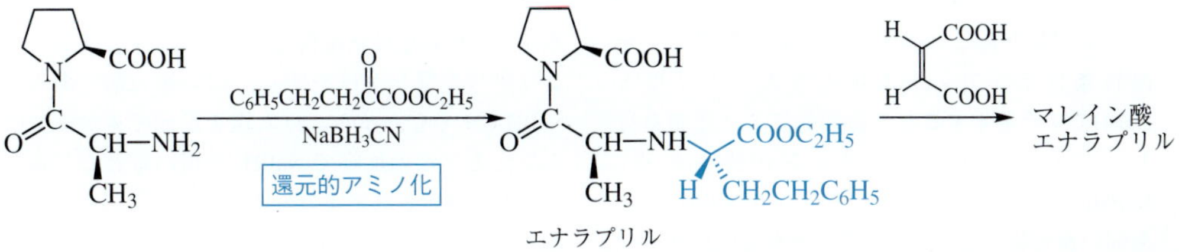

図 6・7 エナラプリルの合成

6・3・4 アンギオテンシン II 受容体拮抗薬

アンギオテンシン変換酵素（ACE）阻害薬は有用な高血圧の治療薬であるが，ACE と同じ酵素であるキニナーゼ II を阻害するためにブラジキニンが蓄積され，ブラジキニンによる空咳などの副作用が発生する．また，ACE 以外の酵素から生成されるアンギオテンシン II（A II）の作用を妨げることができないことも問題である．したがって，A II 受容体を直接阻害する目的で開発された薬物が A II 受容体拮抗薬（ARB）である．最初に開発された薬物はアンギオテンシンと同じような 8 ペプチドのサララシンであったが，ペプチドのため経口投与には適していなかった．その後，ロサルタンカリウム，カンデサルタンなどが開発された．カンデサルタンは経口吸収性がよくないことから，プロドラッグとしてカンデサルタンシレキセチルに改良された（§11・6 参照）．なお，12 章

DCCを用いるアミンとカルボン酸の脱水縮合反応

　カルボン酸とジシクロヘキシルカルボジイミド（DCC）が反応して活性中間体が生じ，これにアミンが反応してアミドが得られる．アミノ酸どうしの縮合にも利用され，ペプチドが合成されている．反応機構は次のように考えられる．カルボン酸とDCCとの反応で，O-アシルイソ尿素を与える．このO-アシルイソ尿素は一種の酸無水物であり，カルボン酸の活性中間体（酸無水物とほぼ同じ化合物）とみなすことができる．そこで，アミンは容易にO-アシルイソ尿素のカルボニル基を求核攻撃し，付加体を与える．最後に，DCC尿素の脱離とともにアミドを生成する．結果的に，カルボン酸とアミンから脱水された水H_2Oは，DCCに付加し，DCC尿素が生じる．

還元的アミノ化

　アルデヒドあるいはケトンと第一級アミンを酸性条件下シアノ水素化ホウ素ナトリウム$NaBH_3CN$で還元すると，還元的アミノ化が進行し，アルキル化されたアミンが得られる．$NaBH_3CN$は水素化ホウ素ナトリウム$NaBH_4$よりも弱い還元剤であり，アルデヒドあるいはケトンを還元しない．しかし，この反応において生成するイミニウム塩は正電荷をもつため，アルデヒドより求核攻撃を受けやすく，弱い還元剤である$NaBH_3CN$でも，イミニウム塩を還元できアミンを与える．この反応で$NaBH_4$を用いると，アルデヒドが還元されアルコールが得られるのみである．

にロサルタンカリウム（No. 46），バルサルタン（No. 76），テルミサルタン（No. 100）などのAⅡ受容体拮抗薬の合成法を示す．

Sar-Arg-Val-Tyr-Val-His-Pro-Ala
サララシン（saralasin）

カンデサルタンシレキセチル（candesartan cilexetil）

ロサルタンカリウム（losartan potassium）

図 6・8　アンギオテンシンⅡ受容体拮抗薬

6・3・5　血管平滑筋弛緩薬（血管拡張薬）

血管平滑筋弛緩としては，塩酸ヒドララジン，ブドララジン，塩酸トドララジンなどが知られている．これらの基本構造はフタラジン（phthalazine）にヒドラジン（hydrazine）H_2NNH_2 が結合した構造である．これらは第二選択薬であり，使用頻度は減少してきている．

塩酸ヒドララジン
（hydralazine hydrochloride）

ブドララジン
（budralazine）

塩酸トドララジン
（todralazine hydrochloride）

6・3・6　カルシウム拮抗薬

細胞内の Ca^{2+} 濃度が増加すると，血管平滑筋，心筋，骨格筋などが収縮する．平滑筋では Ca^{2+} チャネルからの Ca^{2+} の流入が，骨格筋では筋小胞体（細胞内の Ca^{2+} 貯留部）からの Ca^{2+} の放出が主要因である．心筋はその中間に位置しているが，Ca^{2+} チャネルから流入した Ca^{2+} が筋小胞体を

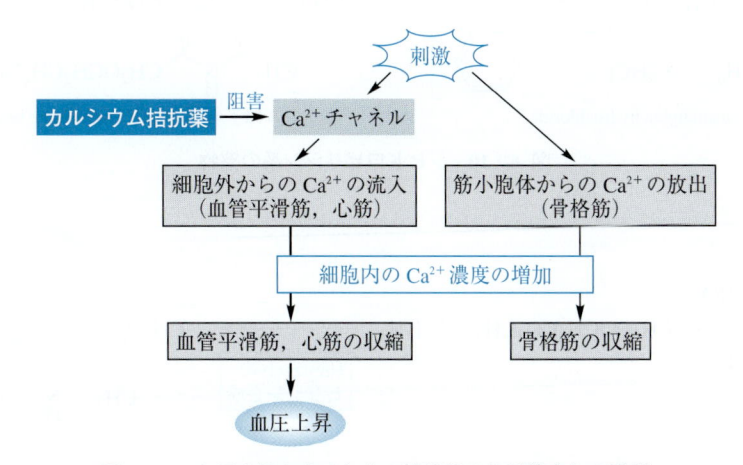

図 6・9　血圧上昇とカルシウム拮抗薬の作用機序との関係

刺激することで，Ca^{2+}が放出される．したがって，カルシウム拮抗薬が血圧を下げる作用機序は，おもに血管平滑筋膜の膜電位依存性 Ca^{2+}チャネルを通じて，細胞内への Ca^{2+}の流入を妨げ，血管の収縮を抑制することによる．

カルシウム拮抗薬は Ca^{2+}チャネルに作用し，Ca^{2+} の流入を抑制して整脈作用を示すため，Ca^{2+}流入阻害薬ともよばれる．カルシウム拮抗薬は ACE 阻害薬と並んで，高血圧治療の第一選択薬であり，最もよく使用される薬物である．これらの薬物として，ジヒドロピリジン系，塩酸ベラパミル，塩酸ジルチアゼムなどが知られている．

ジヒドロピリジン系の薬物としては，第一世代の薬物（作用時間が短い）としてニフェジピン，塩酸ニカルジピンが，第二世代の薬物（作用時間が比較的長い）としてニルバジピン，ニトレンジピン，塩酸ベニジピン，塩酸マニジピンが，第三世代の薬物（作用時間がさらに長い）としてベシ

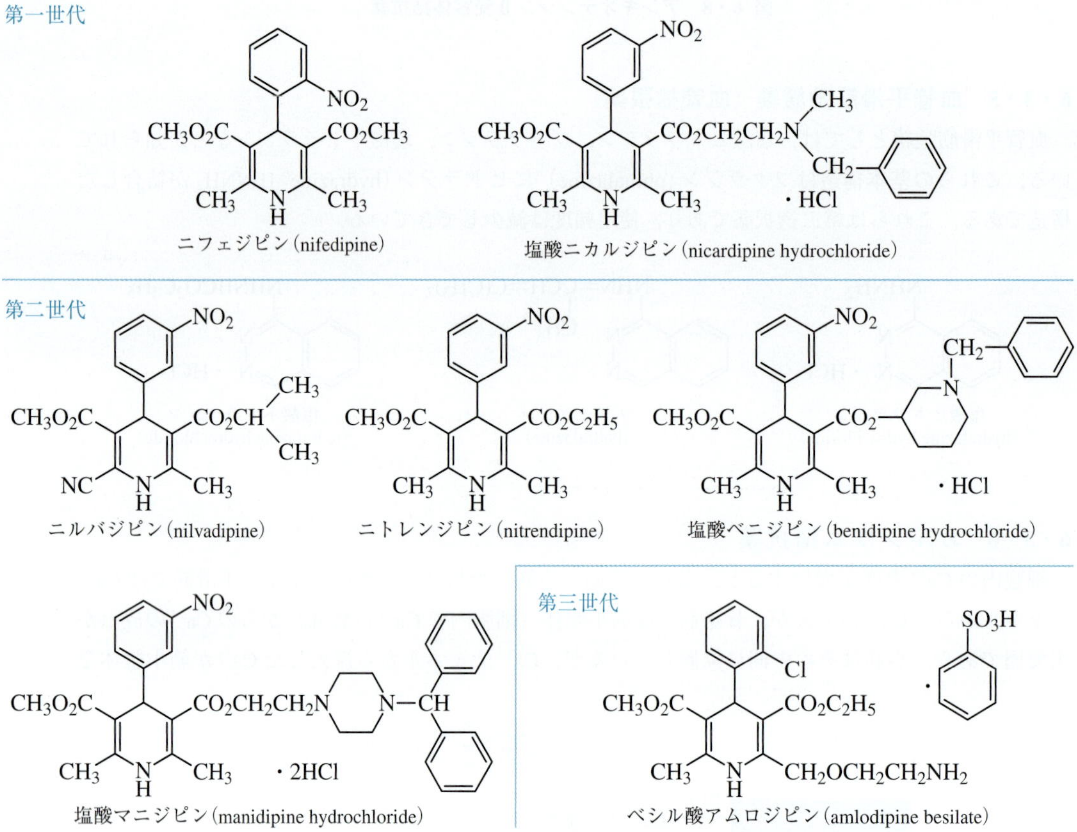
第一世代
ニフェジピン（nifedipine）
塩酸ニカルジピン（nicardipine hydrochloride）
第二世代
ニルバジピン（nilvadipine）
ニトレンジピン（nitrendipine）
塩酸ベニジピン（benidipine hydrochloride）
塩酸マニジピン（manidipine hydrochloride）
第三世代
ベシル酸アムロジピン（amlodipine besilate）

図 6・10　ジヒドロピリジン系の薬物

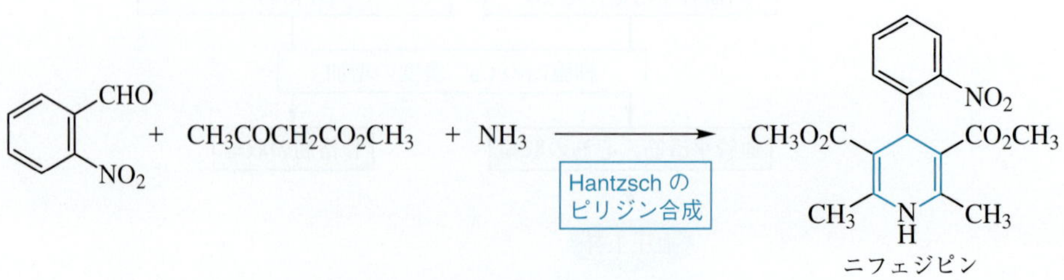
CHO
NO2
+ CH3COCH2CO2CH3
+ NH3
Hantzsch の
ピリジン合成
CH3O2C
CO2CH3
CH3
N
H
ニフェジピン

図 6・11　ニフェジピンの合成

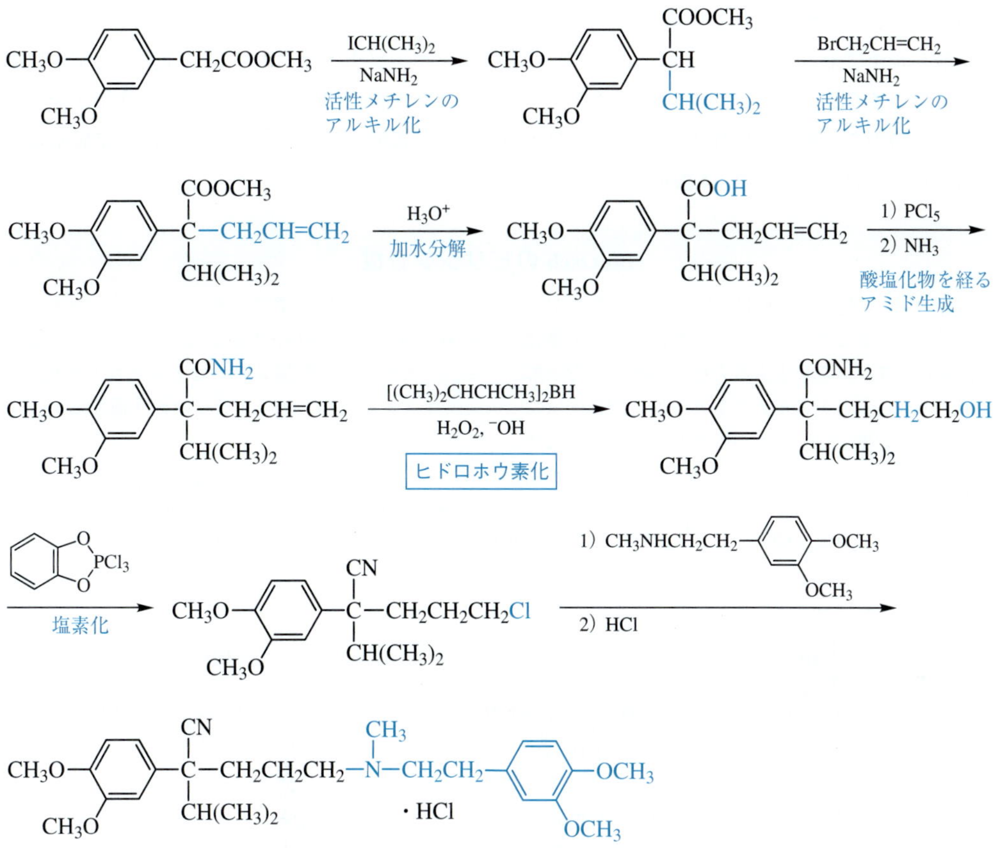

6・3 抗高血圧薬・血管拡張薬

図 6・12 塩酸ベラパミルの合成

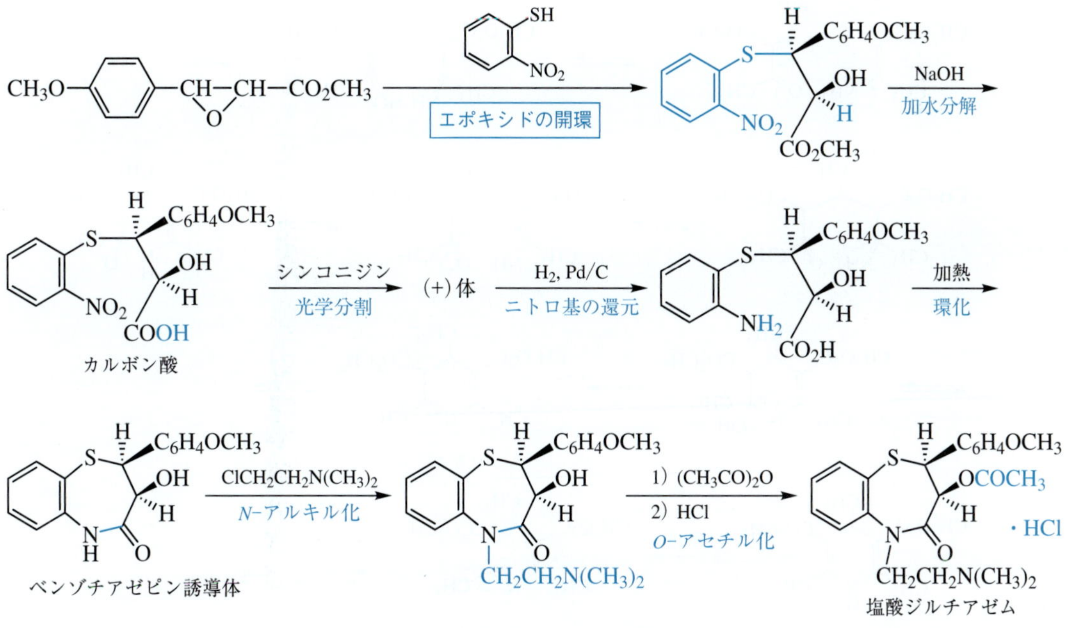

図 6・13 塩酸ジルチアゼムの合成

ル酸アムロジピンが知られている.

　塩酸ジルチアゼムは，最初，ベンゾジアゼピン骨格をベンゾチアゼピン骨格に変換した中枢作用薬を目指して合成されたが，ランダムスクリーニングより中枢作用はなく冠血管拡張作用が発見された．そののち，抗高血圧作用が認められた薬物である．塩酸ベラパミルとともに抗不整脈薬として用いられている（§6・2・4参照）.

Hantzsch のピリジン合成

β-ケトエステルにアルデヒドとアンモニアを反応させてジヒドロピリジンを得，つづいて酸化によりピリジンを合成する方法である．アセト酢酸メチルとアセトアルデヒドとの反応機構を次に示す．1段階目の反応は，アセト酢酸メチルとアンモニアから生成するアニオンとアルデヒドがおそらく Knoevenagel 縮合反応でアルケンが生じる．一部のアセト酢酸メチルはアンモニアと反応してイミンを経由して，エナミンが生成する.

2段階目の反応は，エナミンがアルケンに Michael 付加することにより，イミノケトンが生じる．つづいて，塩基によりイミノケトンアニオンとなり，分子内閉環および脱水により 2,3-ジヒドロピリジンが得られる．2,3-ジヒドロピリジンが塩基で 1,4-ジヒドロピリジンに異性化する．最後に，1,4-ジヒドロピリジンを酸化することによりピリジン誘導体が得られる.

ヒドロホウ素化

ヒドロホウ素化とは，H. C. Brown により報告された反応であり，アルケンにボラン BH_3 を付加し，得られたホウ素化合物を酸化することにより，アルコールを得る方法である．生成するアルコールは級数のより小さなアルコールであり，言いかえると，逆 Markovnikov 型のアルコールが生成する．ヒドロホウ素化に使用されるボランは，実際はジボランとして存在しているが，通常はテトラヒドロフラン（THF, Lewis 塩基）とボラン（Lewis 酸）とから得られる安定なボラン-THF 錯体を反応に使用する．

ヒドロホウ素化の反応機構は次のように考えられている．アルケンへの BH_3 の付加は，四中心遷移状態のシン付加で進行し，ホウ素化合物が生じる．遷移状態において，四中心遷移状態 A と四中心遷移状態 B を比較した場合，ホウ素はより立体障害の少ない炭素と反応する（立体効果），また遷移状態で生成する部分正電荷を，より多く置換したアルキル基により安定化する（電子効果）．この立体および電子効果によりホウ素化合物 A が生じる．得られたホウ素化合物 A のホウ素原子には水素が二つ残っているため，さらにアルケンへ付加しトリアルキルボランが生じる．

トリアルキルボランからアルコールの生成は，次のように進行すると考えられる．トリアルキルボランに過酸化物イオン ^-OOH が求核付加する．次に，水酸化物イオンの脱離とともに，アルキル基 R が転位してモノアルコキシボランが生じる．この付加-転位を繰返してトリアルコキシボランとなる．最後に，トリアルコキシボラン（ホウ酸エステル）を加水分解するとアルコールが得られる．

7

利 尿 薬

　利尿薬とは尿の量を増加させ，その結果，体外に尿を排泄する薬物である．一般的には，Na^+の尿中への排泄量の増大による尿量の増加を促進させる薬物であるといえる．利尿薬の使用目的は，利尿効果のみによる浮腫の改善および利尿効果に伴う血圧降下作用による高血圧症の改善であり，目的により薬物が選択される．これらの薬物には，スルホンアミド系利尿薬，チアジド系利尿薬，ループ利尿薬，カリウム保持性利尿薬などが知られている．

7・1 スルホンアミド系利尿薬

　化学療法薬として開発された初期のサルファ剤のスルファミンが使用された際に，その副作用として利尿の促進と代謝性アシドーシスが生じた．この副作用は尿管細胞の炭酸脱水酵素（carbonic anhydrase: CA）に対する阻害作用であることが明らかとなった．CA は反応の 1 段階目に関与する酵素であり，H^+を生成する（2 段階目は，速い過程であり酵素を必要としない）．この酵素を阻害することにより，Na^+とH^+の交換によるNa^+の再吸収を妨げて，Na^+の排泄を促進し，これに伴って水の排泄も促進される．

スルファミン（sulfamine）

$$CO_2 + H_2O \underset{}{\overset{CA}{\rightleftharpoons}} H_2CO_3 \underset{}{\overset{\text{非常に速い}}{\rightleftharpoons}} H^+ + HCO_3^-$$

　この発見をもとにして多くのスルホンアミド化合物が合成され，1953 年，そのなかから CA 阻害活性と利尿作用をもつヘテロ環スルホンアミド系のアセタゾラミドが開発された．さらに，1957 年，Merck 社の J. M. Sprauge らは，ベンゼン環にクロロ基やアミノ基をもつ 1,3-ジスルホンアミド誘導体に利尿作用のあることを発表した．これらの知見より，ベンゼンスルホンアミド系の薬物としてクロフェナミド，ジクロルフェナミドなどが開発された．

アセタゾラミド（acetazolamide）　　クロフェナミド（clofenamide）　　ジクロルフェナミド（dichlorfenamid）

7・2 チアジド系利尿薬

ベンゼンスルホンアミド系利尿薬の側鎖部位で環化した化合物がチアジド系利尿薬であり，ヒドロクロロチアジド，トリクロルメチアジドなどが知られている．

ヒドロクロロチアジド
(hydrochlorothiazide)

トリクロルメチアジド
(trichlormethiazide)

チアジド系利尿薬は利尿だけではなく降圧も目的とする降圧利尿薬として，広く使用される薬物である．その作用としては，水と Na^+, Cl^-, K^+, Mg^+ の排泄を増加させ，投与量を多くすると HCO_3^- の排泄が増える．これは CA 阻害作用によるものである．

7・3 ループ利尿薬

作用部位が尿細管のヘンレ係蹄（Henle's loop，ヘンレのループ）の上行脚であることからループ利尿薬と名づけられた薬物である．Na^+ と Cl^- の再吸収と，同時に尿の濃縮機構を抑制する．また，プロスタグランジンの生成を促進して，腎血流量の増加とレニンの分泌を増加させる．この腎血流量増加もループ利尿薬の強力な利尿効果の一因と考えられ，強い利尿作用を示す．現在，ループ利尿薬はチアジド系利尿薬とならびよく使用される．ループ利尿薬として，ベンゼンスルホンアミド骨格にカルボキシ基をもつフロセミドや，ブメタニド，フェノキシ酢酸構造をもつエタクリン酸などが知られている．フロセミドの化学構造はチアジド系利尿薬と類似しているが，作用部位も作用強度も違い，アセタゾラミドより弱いが in vitro で CA 阻害作用を示す．フロセミドは消化器系および聴覚器官への障害がエタクリン酸よりも少ないため，より広く使用される．

フロセミド (furosemide)

ブメタニド (bumetanide)

エタクリン酸 (ethacrynic acid)

7・4 カリウム保持性利尿薬

利尿薬はその作用に強弱があっても，Na^+ の排泄量を増加させるとともに K^+ の排泄量を多くし，

スピロノラクトン
(spironolactone)

カンレノ酸カリウム
(potassium canrenoate)

トリアムテレン
(triamterene)

7. 利尿薬

低カリウム血症をひき起こす．遠位曲尿細管で再吸収を受ける Na^+ 量は全体の 10% 以下と少ないため，カリウム保持性利尿薬の利尿作用はあまり強くはない．カリウム保持性利尿薬のおもな使用目的は，他の利尿薬によりひき起こされる K^+ の損失をできる限り少なくすることである．カリウム保持性利尿薬としては，アルドステロンに拮抗するものと無関係に作用するものがある．前者としては，ステロイド骨格をもつスピロノラクトン，カンレノ酸カリウム，後者としてはプテリジン骨格をもつトリアムテレンが知られている．

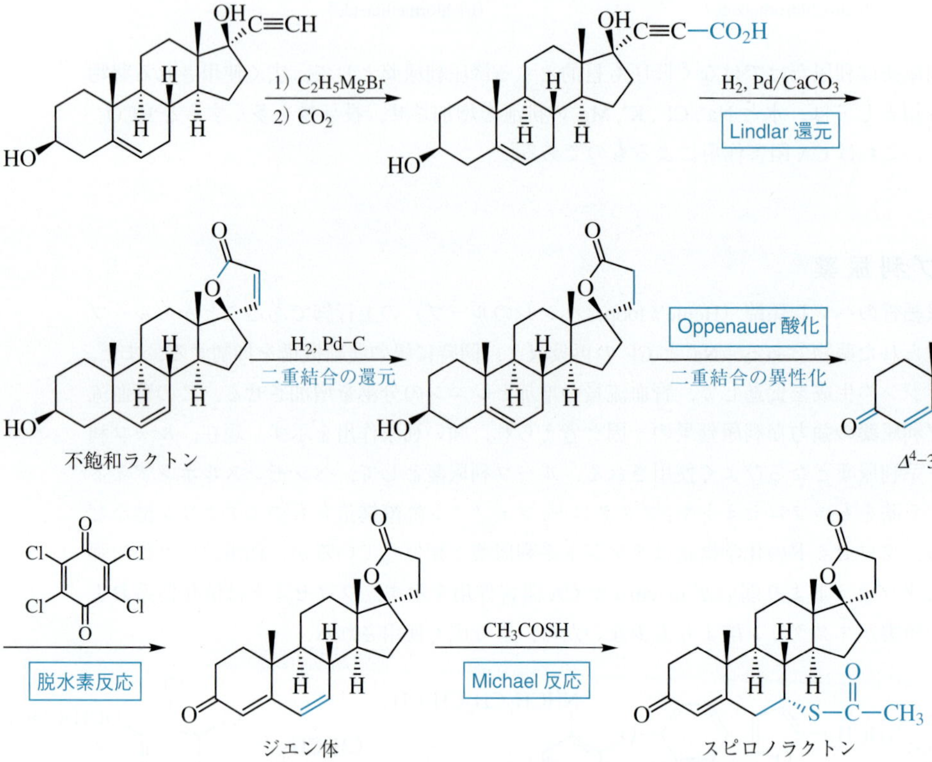

図 7・1 スピロノラクトンの合成

Lindlar 還元

炭素−炭素三重結合を Lindlar 触媒で接触還元すると，cis-アルケン〔(Z)-アルケン〕が得られる．Lindlar 触媒は，炭酸カルシウム $CaCO_3$ 上に保持されたパラジウムがキノリンあるいは酢酸鉛により被毒化された（活性を低下させた）触媒である．同じ目的に，硫酸バリウムで被毒化されたパラジウム $Pd/BaSO_4$ も使用される．通常，炭素−炭素三重結合を活性な白金やパラジウム触媒で接触還元すると，二重結合では止まらずに，一重結合にまで還元される．

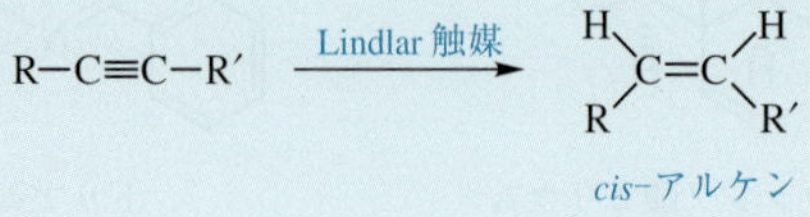

$$R-C\equiv C-R' \xrightarrow{\text{Lindlar 触媒}} \underset{cis-\text{アルケン}}{\overset{H}{\underset{R}{>}}C=C\overset{H}{\underset{R'}{<}}}$$

Lindlar 触媒: $Pd/CaCO_3$, $Pb(OAc)_4$

Oppenauer 酸化

アルコールを酸化してアルデヒドやケトンが生じる反応であるが，特に，第二級アルコールの酸化でケトンを与えるのに適した反応である．この逆反応（還元）として，Meerwein-Ponndorf-Verley 還元(151ページ参照)が知られている．反応機構は次のように考えられる．アルコールが $(i-C_3H_7O)_3Al$ のアルミニウムを攻撃し，イソプロポキシ基がイソプロピルアルコールとして脱離して反応中間体が生じる．つづいて，反応中間体のアルミニウムはアセトンの酸素と配位して遷移状態を生成する．次に，反応中間体が還元剤としてアセトンを還元し，その結果としてケトンが得られる．

反応中間体とアセトンとの遷移状態

脱水素反応

キノン類は脱水素反応（酸化の一種）により，ステロイド骨格をもつケトンを α,β-不飽和ケトンに，あるいはテトラリンなどをナフタレンなどに変換することができる．このキノン類として，2,3-ジクロロ-5,6-ジシアノ-1,4-ベンゾキノン(DDQ)，テトラクロロ-1,2-ベンゾキノン(o-クロラニル)，テトラクロロ-1,4-ベンゾキノン(p-クロラニル)が知られている．一般的には，副反応の少ない DDQ がよく使用される．反応機構は実際には，一電子移動を伴うラジカル的な機構で進行すると考えられるが，理解を容易にするために，ここではイオン機構を示す．すなわち，テトラリンの水素が DDQ のカルボニル酸素を攻撃する（テトラリンのキノン還元）．生成するフェノキシドアニオンが酸性の水素を攻撃して，フェノールが生成するとともに，不飽和化合物が得られる．この不飽和化合物が DDQ により脱水素反応を受けることにより，ナフタレンが生じる．

キノン類：DDQ, o-クロラニル, p-クロラニル

Michael 反応

α,β-不飽和カルボニル化合物に求核剤を作用させると，1,4 付加が進行し付加体が生じる反応を Michael 反応（Michael 付加）という．反応機構は次のように考えられる．求核剤が α,β-不飽和ケトンを攻撃する部位は C1 と C3 であり，C1 を攻撃すると 1,4 付加で，C3 を攻撃すると 1,2 付加となる．それぞれの求核剤の攻撃により生成する付加体はエノラートアニオンと中間体のアニオンである．エノラートアニオンは共鳴により安定化され，より生成しやすいため 1,4 付加が進行する．

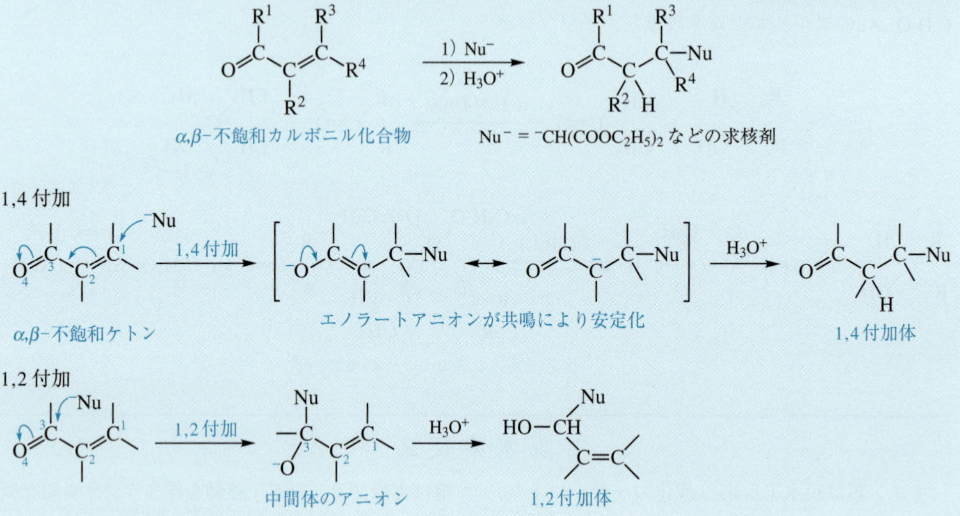

7・5 キサンチン系利尿薬

メチルキサンチン骨格をもつカフェイン，テオフィリン，アミノフィリン（テオフィリン 2 分子とエチレンジアミン 1 分子よりなる複塩）などが知られている．これらは，茶葉，コーヒー豆，カカオ種子などに含まれ，中枢神経興奮，心筋興奮，利尿，気管支拡張などの作用を示す．利尿作用は腎血流量の増加に伴う糸球体濾過量の増加による．カフェイン，テオフィリンについては§6・1・3 でホスホジエステラーゼ阻害薬として説明した．

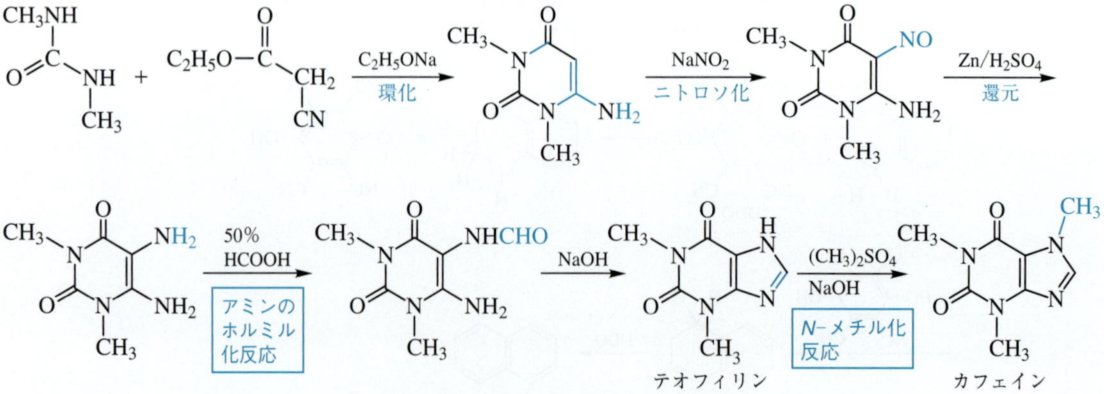

図 7・2 カフェインの合成

アミンのホルミル化反応

アミノ基のホルミル化はギ酸と加熱することにより進行する．カルボン酸によるアシル化は，ホルミル化以外困難である（アミンのアシル化，103 ページ参照）．

$$R-NH_2 \xrightarrow{HCOOH} R-NH-CHO$$
N-ホルミル体

N-メチル化反応

カフェインのキサンチン骨格の N-メチル化は，塩基（NaOH）存在下，硫酸ジメチル $(CH_3)_2SO_4$ との反応で進行する．硫酸ジメチルは硫酸のジメチルエステルであり，メチル基と酸素間が容易に開裂するため窒素の攻撃を受けやすく，メチル化剤として使われる．メチル化剤としては，ヨウ化メチル CH_3I，トシル酸メチル p-$CH_3C_6H_4SO_2OCH_3$，トリフルオロメタンスルホン酸メチル $CF_3SO_2OCH_3$ などが知られている．トリフルオロメタンスルホン酸メチルは強力なメチル化剤であり，魔法のようにメチル化できることよりマジックメチルともよばれる．

8 代謝疾患治療薬

　代謝は，生物の生活に伴って起こる物質の出入りおよび変化の過程を意味し，人体が生命活動を営むうえで不可欠な化学的変化の経路である．代謝の対象は体内の糖，タンパク質，脂肪など生体内物質のほか，体外から取込まれた異物にまで及ぶ．これらが体内で活性化されたり不活性化されたりし，目的にかなった働きをした後に分解排泄されるか，あるいは最初から不要なものとして分解排泄されてゆく．この過程が働きすぎたり，あるいは働きが悪くなったりすると障害が起こる．代謝系の薬物はこのような箇所に作用して薬理作用を発揮し，その機能を調整する．

8・1　糖代謝疾患治療薬

　糖尿病は，インスリン分泌の低下によるインスリンの欠乏（Ⅰ型），またはインスリンに対する感受性の低下による相対的作用不足（Ⅱ型）に起因する慢性の高血糖状態である．食生活の欧米化や運動不足など生活環境の変化や，平均寿命の伸長に伴う高齢化に伴って患者数は増加しつつあり，現代社会における重大な生活習慣病となっている．発症の機序や病理などは細胞レベルで明らかにされつつあるが，食生活を含む生活習慣に関係することから薬物だけによる治療にも限界がある．高血糖症状に起因する合併症の重要なものとしては，網膜症，腎症，神経障害がある．糖尿病疾患に対する治療薬の代表的なものはインスリンであるが，ほかに経口血糖降下薬，グリコシダーゼ阻害薬，アルドース還元酵素阻害薬などがある．将来，食欲抑制をもたらす抗肥満薬なども間接的な治療薬となる可能性がある．

8・1・1　非経口糖尿病治療薬，インスリン

　インスリンは，21個のアミノ酸からなるペプチドA鎖と30個のアミノ酸からなるペプチドB鎖が2箇所のジスルフィド（S-S）結合でつながった分子量約6000のペプチドであり，膵臓のランゲルハンス島のB（β）細胞で産生される．インスリンは血糖を低下させる唯一のホルモンであり，インスリン受容体を介して血中のグルコース濃度を低下させる．インスリンは1921年に発見され，1970年からウシやブタのインスリンが製剤化され治療に用いられてきた．これらは一部アレルギー反応や抗体産生などの副作用をひき起こしたが，現在ではヒトインスリン製剤の供給によりその心配はなくなっている．ヒトインスリンは遺伝子工学の発達のおかげで，インスリン合成遺伝子が組込まれた大腸菌や酵母菌から十分量が高純度で生産されている．

8・1・2　経口糖尿病治療薬

　経口糖尿病薬としてはいくつか種類があり，スルホニル尿素系に属するトルブタミド，クロルプ

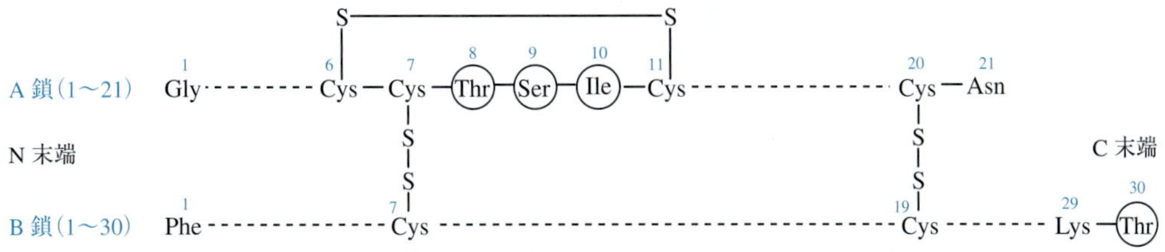
A 鎖(1〜21)
N 末端
B 鎖(1〜30)
C 末端
Gly Cys Cys Thr Ser Ile Cys Cys Asn
Phe Cys Cys Lys Thr
S S

インスリン(insulin)

○内はヒトインスリンの場合のアミノ酸配列．他の哺乳類では○で示した
A 鎖の 8 番から 10 番および B 鎖の 30 番目の四つのアミノ酸が異なる．

図 8・1 ヒトインスリンの構造

ロパミドやグリメピリド，スルホニルセミカルバジド系に属するトラザミド，グリクラジド，グリクロピラミド，スルホンアミド系に属するグリブゾールなどがある．これらは，膵臓におけるインスリン産生 B 細胞膜上の受容体に結合し，インスリンの分泌促進をひき起こす．一方，ビグアニド系に属するメトホルミンやブホルミンは経口血糖降下薬として用いられており，インスリンの分泌促進作用はなく膵臓外の作用が主である．なお，グリメピリドの合成法は 12 章 No. 64 参照．

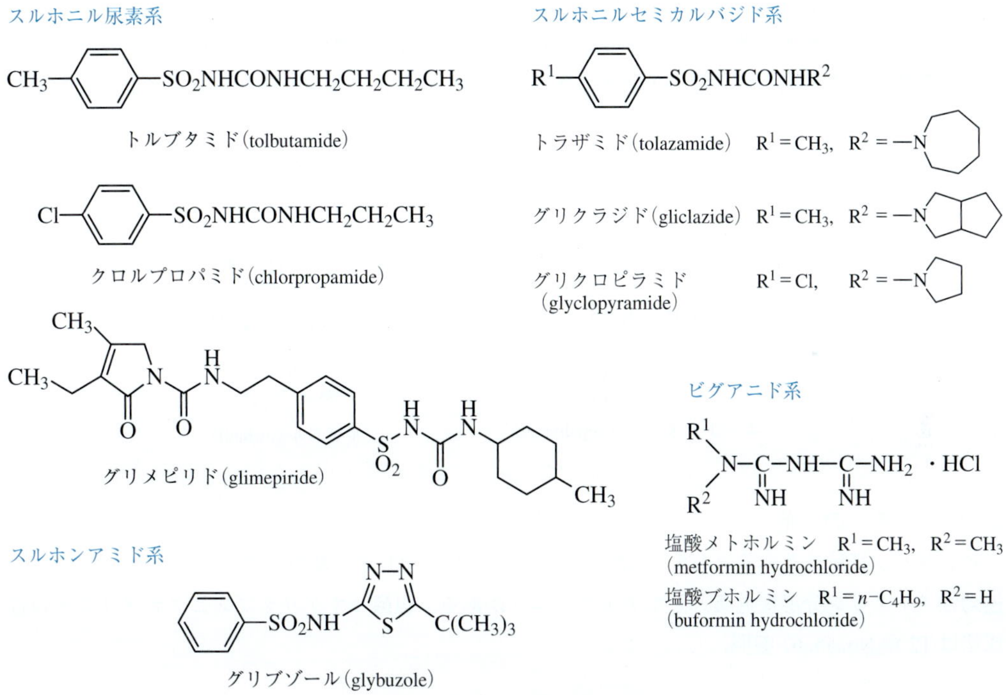
スルホニル尿素系
トルブタミド(tolbutamide)
クロルプロパミド(chlorpropamide)
グリメピリド(glimepiride)
スルホニルセミカルバジド系
トラザミド(tolazamide) R1 = CH3, R2 =
グリクラジド(gliclazide) R1 = CH3, R2 =
グリクロピラミド (glyclopyramide) R1 = Cl, R2 =
ビグアニド系
塩酸メトホルミン R1 = CH3, R2 = CH3 (metformin hydrochloride)
塩酸ブホルミン R1 = n-C4H9, R2 = H (buformin hydrochloride)
スルホンアミド系
グリブゾール(glybuzole)

図 8・2 経口糖尿病治療薬

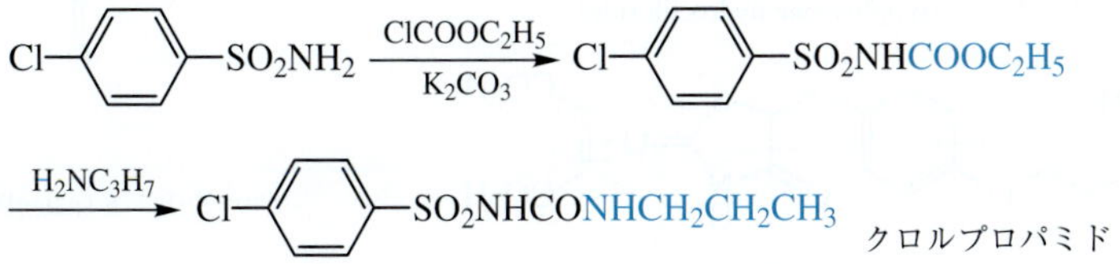
ClCOOC2H5
K2CO3
H2NC3H7
クロルプロパミド

図 8・3 クロルプロパミドの合成

8・1・3 α-グリコシダーゼ阻害薬

グリコシダーゼ阻害薬は，オリゴ糖やショ糖（スクロース）が小腸でα-グリコシダーゼによって単糖に消化される過程を阻害し，その結果，グルコースの血中への吸収量を低下させ，食後の急激な血糖上昇を緩やかにし血糖コントロールを行う．グリコシダーゼ阻害薬はα-グリコシダーゼに強く結合し，オリゴ糖やショ糖からのグルコースの産生を妨げる．これらの薬物としては，アカルボースやボグリボースがある．ボグリボースの合成法は12章 No. 24 参照．

アカルボース（acarbose）

ボグリボース（voglibose）

8・1・4 糖尿病合併症治療薬，アルドース還元酵素阻害薬

アルドース還元酵素は糖のポリオール代謝経路の律速段階を支配する酵素である．アルドース還元酵素阻害薬は糖尿病の合併症を予防する薬として用いられ，グルコースからソルビトールの産生を抑制する．代表的な薬物に，エパルレスタット，ソルビニルがあり，これらは糖尿病の合併症である神経障害（ニューロパシー），腎障害，網膜症，白内障の予防に働く．エパルレスタットの合成法は12章 No. 6 参照．

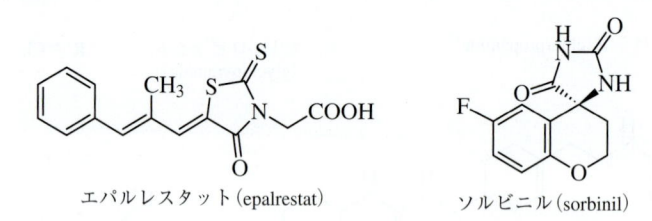

エパルレスタット（epalrestat）

ソルビニル（sorbinil）

8・1・5 そ の 他

インスリン抵抗性改善薬として，塩酸ピオグリタゾンやマレイン酸ロジグリタゾンがある．また，速効性インスリン分泌促進薬としてナテグリニドがある．塩酸ピオグリタゾンとナテグリニドの合成法は12章 No. 55, 62 参照．

塩酸ピオグリタゾン（pioglitazone hydrochloride）

マレイン酸ロシグリタゾン（rosiglitazone maleate）

ナテグリニド（nateglinide）

8・2 脂質代謝疾患治療薬

糖尿病と同様に，食生活の変化から高脂血症が増加し，その結果，動脈硬化など虚血性心疾患が重大な疾患として問題となってきた．高脂血症とは，血中にコレステロールまたはトリグリセリドの一方もしくは両方が増加する状態である．これらの治療の基本は食餌療法で動物性脂肪の摂取を減らすことであるが，動脈硬化の元凶であるコレステロール値を低下に導く薬物が多く開発されている．高トリグリセリド血症に作用する薬物には，クロフィブラート系化合物としてクロフィブラートが，ニコチン酸誘導体としてニセリトロールがある．イコサペント酸エチルはトリグリセリドとコレステロールの両方を低下させる．

クロフィブラート (clofibrate)

ニセリトロール (niceritrol)

イコサペント酸エチル (ethyl icosapentate)

図 8・4 クロフィブラートの合成

図 8・5 ニセリトロールの合成

8・2・1 HMG-CoA 還元酵素阻害薬

一方，高コレステロール血症に作用する薬物としては，真菌由来のメバスタチン，ロバスタチン，

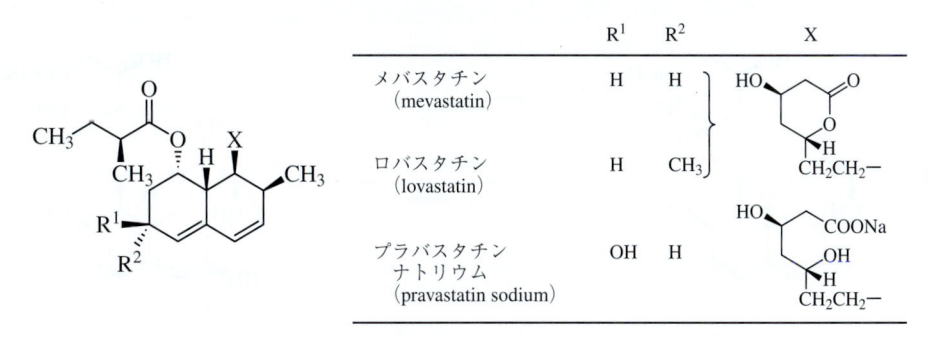

	R^1	R^2	X
メバスタチン (mevastatin)	H	H	
ロバスタチン (lovastatin)	H	CH_3	
プラバスタチンナトリウム (pravastatin sodium)	OH	H	

図 8・6 真菌由来の HMG-CoA 還元酵素を阻害する薬物

プラバスタチンナトリウムなどや化学合成によるフルバスタチンナトリウムやアトルバスタチンカルシウムなどがある．これらがコレステロールの合成過程を阻害する作用機序を図8・7に示す．いずれもアセチルCoAからアセトアセチルCoAを経て産生されたHMG-CoA（β-ヒドロキシβ-メチルグルタリルCoA）が，メバロン酸に還元される段階を特異的に阻害するHMG-CoA還元酵素阻害薬として働く．メバロン酸からはイソペンテニル二リン酸を経てスクアレンが合成され，これが最終的にコレステロールに変換されて，体内でコレステロールが生合成されることになる．このメバロン酸の合成経路が阻害されるとコレステロールの産生が減少する．このほかに，コレステロールの代謝・排泄を促進し，LDL（低密度リポタンパク質）コレステロールが低下する陰イオン交換樹脂であるコレスチラミンや植物性ステロールであるソイステロールなどの薬物がある．

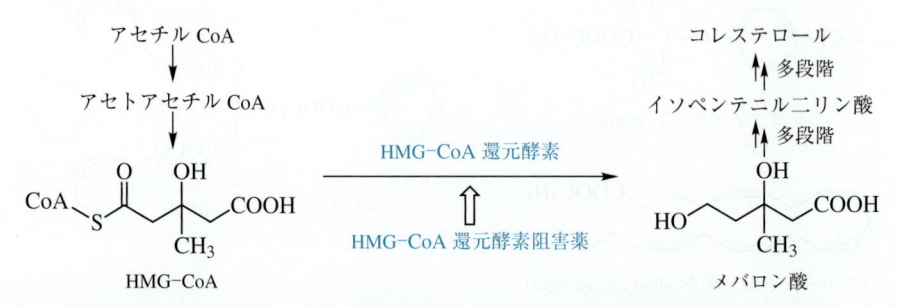

図8・7 コレステロールの生合成経路とHMG-CoA還元酵素阻害薬の作用部位

8・2・2 プラバスタチンの発見と生産

1973年，世界で最初のHMG-CoA還元酵素阻害薬が試験管内での評価によりわが国で見いだされた．しかし，この阻害薬をラットに投与しても，ラットの血中コレステロール値は全く低下しなかった．試験管内の試験では効果があるが，動物を用いた生体試験で活性がないことはよくあるこ

図8・8 発酵法を用いたプラバスタチンの生産

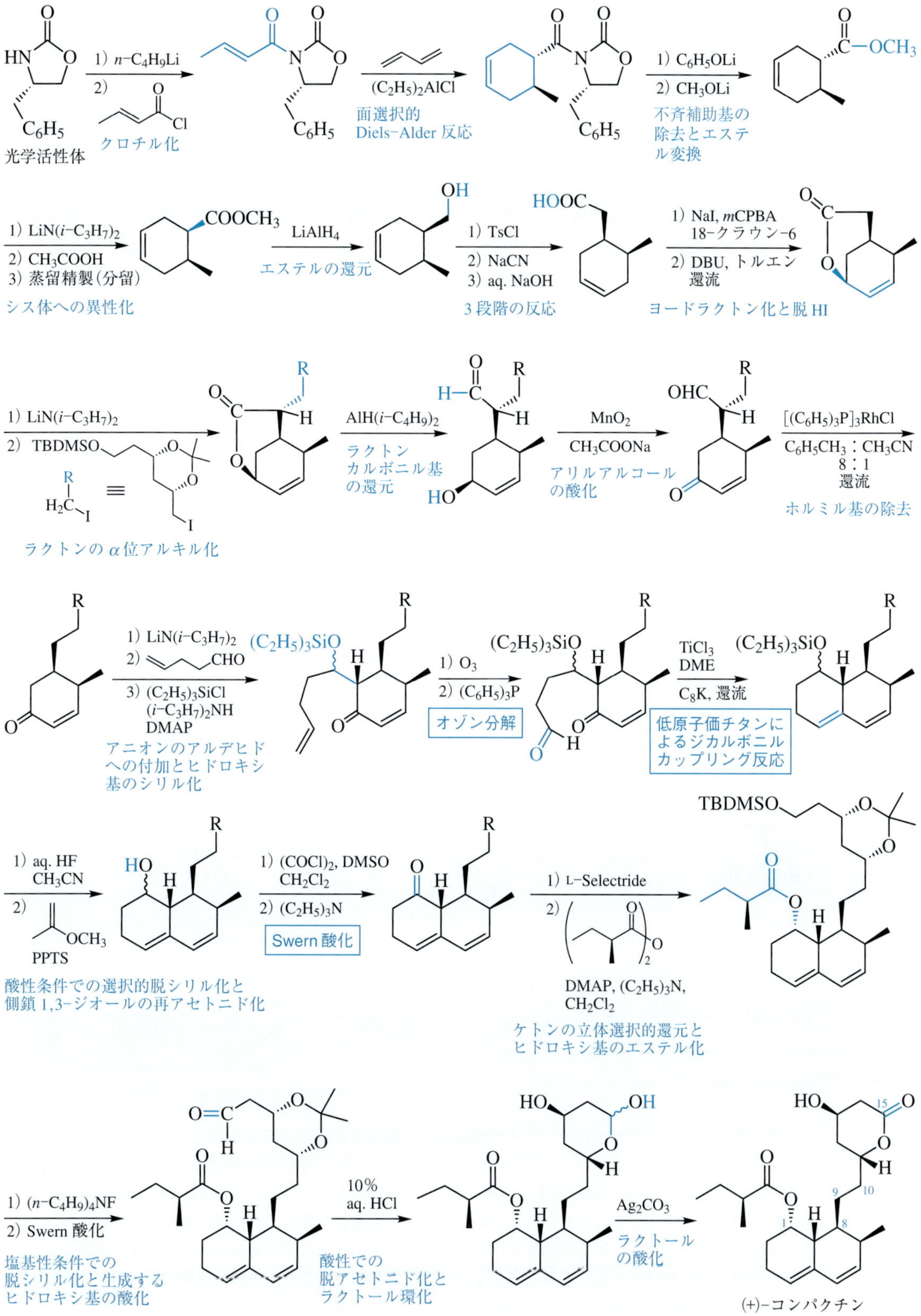

8・2 脂質代謝疾患治療薬

図 8・9 (+)-コンパクチンの化学合成

とであり，この時点で薬の開発を中止することも多い．しかし，これに携わった研究者はあきらめることなくニワトリ（産卵鶏）に投与してみたところ，ニワトリの血中コレステロール値が劇的に低下していることを見いだした．当時は，HMG-CoA還元酵素阻害薬がマウスやラットなどの齧歯類に対してだけコレステロール低下作用を示さないということを誰も知らなかったのである．こうして，日本発の高脂血症の画期的な治療薬プラバスタチン（メバロチン®）が誕生し，世に出ることになった．

日本の発酵技術は世界的に高く，プラバスタチンは発酵により生産されている．コンパクチンはプラバスタチン生産の前駆体として，青カビ *Penicillium citrinum* より大量に生産可能となった．これを加水分解しヒドロキシカルボン酸としたのち，再び *Streptomyces carbofilus* により発酵させると環のメチレン部分が酸化されプラバスタチンに変換される．

コンパクチンは不斉炭素中心や酸素官能基を数多く有する有機分子である．構造がやや複雑であるが，その魅力ある薬理活性のため多くの合成研究がなされた．そのうちの一つであるD. Cliveらによる全合成の全貌を図8・9に示す．

Swern 酸 化

D. Swernが見いだした反応で，アルコールのヒドロキシ基をカルボニル基に酸化する．第一級アルコールはアルデヒドに，第二級アルコールはケトンに酸化される．ジメチルスルホキシドと塩化オキサリルの反応は下図のとおり進行し，一酸化炭素および二酸化炭素が発生し，スルホニウム塩が生成する．これにアルコールを加えると置換反応が起こり，塩化水素が脱離して，アルコキシスルホニウム塩が白色の沈殿として生成する．

アルコキシスルホニウム塩にトリエチルアミンが塩基として働き，スルホニウムにより活性化され酸性度の上がったメチル基の水素が引抜かれ，スルホニウムイリドとなる．次にこれがアルコールの根元の水素を引抜き，最終的にカルボニル基に酸化されると同時にその前の過程で発生したトリエチルアミン塩酸塩が副生する．この反応の特徴は，クロム酸などの有害な金属を使わない有機物だけの酸化反応であること，マイナス78度という低温でそれぞれの段階が進行するため，反応自体がきれいで穏和であり，かつ信頼度が高いことがあげられる．ただ反応剤として用いたジメチルスルホキシドが還元されたジメチルスルフィドが生成するため，処理の段階で不快な悪臭を放つという欠点がある．

オゾン分解

炭素-炭素二重結合にオゾン(気体)を作用させて,酸化的に開裂させ両炭素をカルボニル基に変換する方法である.鎖状の二重結合は2分子のケトン(またはアルデヒド)分子となる.オゾンは酸素を白色光により励起させ発生させる.オゾンの酸化力は強力で,そのためヒトに対しても有害である.したがって,必ず換気のよいフードの中で扱う必要がある.オゾンが飽和してくると反応溶液が薄紫色となり,その時点でほとんどの反応は終結する.反応機構は,二重結合にオゾンが双極付加し,オゾニド-Ⅰを生成した後,結合開裂・再環化過程を経て,二つ目のオゾニド-Ⅱを形成する.得られたオゾニドは容易に還元され,最終的に2分子のカルボニル化合物となる.

化合物によっては二つ目のオゾニド-Ⅱが安定に単離される場合もある.オゾニドの還元は弱い還元剤で起こるが,通常,スルフィド(たとえばジメチルスルフィド)やホスフィン(たとえばトリフェニルホスフィン)のような穏和な還元剤を加えて分解を完結させる.反応によっては,$NaBH_4$を還元剤に用いてそのままジオールに変換する場合や,そのまま Jones 酸化を行ってジカルボン酸に誘導することもできる.オゾンは猛毒であり特徴的なにおいを有する.コピー機を連続して長時間使っているとオゾン臭がすることがあるので注意が必要である.

低原子価チタンによるジカルボニルカップリング反応

二つのカルボニル基を脱酸素的に炭素-炭素二重結合で結ぶ反応が1970年代に見つけられた.最もよく用いられているのが $TiCl_3$ と $LiAlH_4$ とから低原子価チタンを発生させてカルボニル基を還元的にカップリング(二つの分子を結びつける反応をこうよぶ)させる反応で,J. McMurry により開発されたことから McMurry カップリングとよばれている.低原子価チタンの本体は未解明で,還元剤として上記のほかいろいろなものが用いられているが,現在では Zn/Cu を用いる方法がもっとも良好な結果を与えるとされている.反応機構は低原子価チタンがカルボニル基を還元し,これがピナコール型カップリングを起こした後に,脱酸素的に酸化チタンが脱離するとされている.生成したアルケンの立体化学(シス,トランス)の制御や異なったカルボニル2分子を反応させると同質・異質カップリングにより複数の化合物を与えることから,おもに分子内のアルケン形成や同分子間のカルボニルカップリングに用いられる.しかし,ごく最近 Grubbs らにより触媒的なオレフィンメタセシス反応が見いだされ,上記低原子価チタンによるアルケン合成にとって代わられようとしている.Grubbs らによるオレフィンメタセシス反応は触媒的に反応が進むためクリーンで省エネルギー的な反応として,これからの化学反応に求められる要素をみたしているためである(オレフィンメタセシス,173ページ参照).

発酵ではなく，化学合成によるスタチン系の薬として，HMG−CoA 還元酵素の基質となる必須部分構造を有し，基本骨格のヘキサヒドロデカリンの代わりにインドール，ピリジン，ピロール，ピリミジン，キノリン骨格などのヘテロ環を有する薬が合成検討されてきた．このなかで基本骨格としてインドール環を有するフルバスタチンナトリウム（ローコール®）やピロール環を有するアトルバスタチンカルシウム（リピトール®）などがその代表的な薬である．なお，全合成により工業化されたアトルバスタチンカルシウムの合成は 12 章 No. 67 参照.

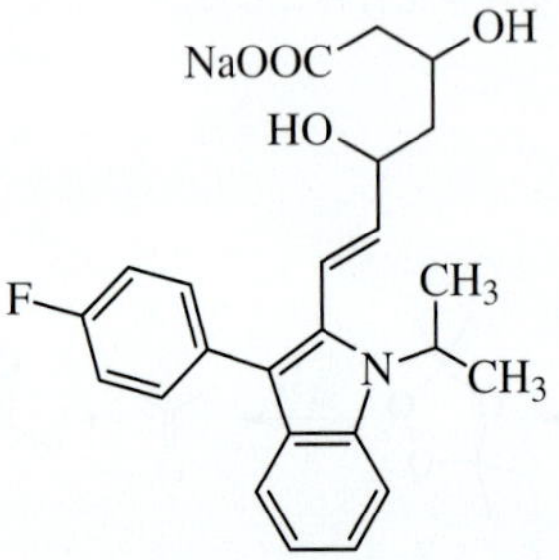
NaOOC
OH
HO
F
N
CH_3
CH_3

フルバスタチンナトリウム
(fluvastatin sodium)

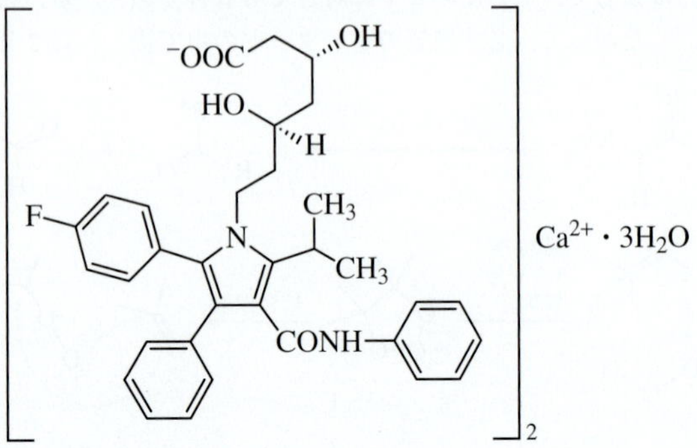
^-OOC
OH
HO
H
F
N
CH_3
CH_3
CONH
$Ca^{2+}\cdot 3H_2O$
2

アトルバスタチンカルシウム
(atorvastatin calcium)

8・3 プリン代謝疾患・高尿酸血症治療薬

細胞内の核酸は一定期間利用され，役目を終えると分解代謝される．核酸の構成成分であるアデニンやグアニンなどのプリン塩基が代謝分解を受けると最終代謝産物として尿酸が生成する．尿酸は血中を経て尿中から排泄されるが，それが過飽和の状態となり，尿酸ナトリウム塩と尿酸が結晶として組織に蓄積されると痛風の原因となる．アデニンやグアニンがキサンチンオキシダーゼによって尿酸に代謝されてゆく過程を図 8・10 に示した．

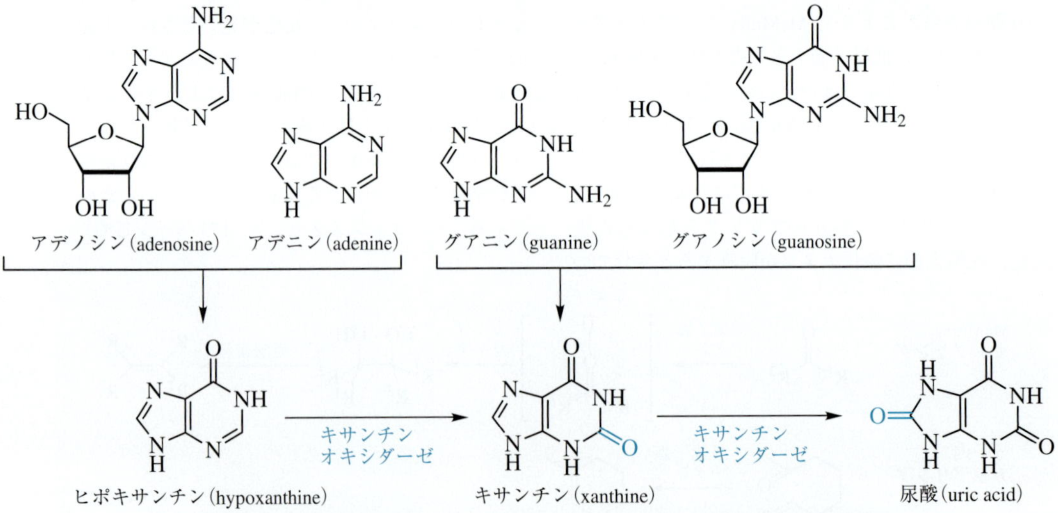
アデノシン (adenosine)
アデニン (adenine)
グアニン (guanine)
グアノシン (guanosine)
キサンチン
オキシダーゼ
キサンチン
オキシダーゼ
ヒポキサンチン (hypoxanthine)
キサンチン (xanthine)
尿酸 (uric acid)

図 8・10 プリンヌクレオシドおよびプリン塩基から尿酸への代謝経路

8・3 プリン代謝疾患・高尿酸血症治療薬

プリンヌクレオシドはうま味のある食品中に多く含まれているほか，ビールにもプリン塩基が多量に含有されている．痛風患者はこれらの摂取を控えることが治療となる．高尿酸血症の治療には尿酸合成阻害薬と尿酸排泄薬が用いられる．尿酸合成阻害薬としてはアロプリノールがあり，キサンチンから尿酸への分解に関与するキサンチンオキシダーゼを阻害する．

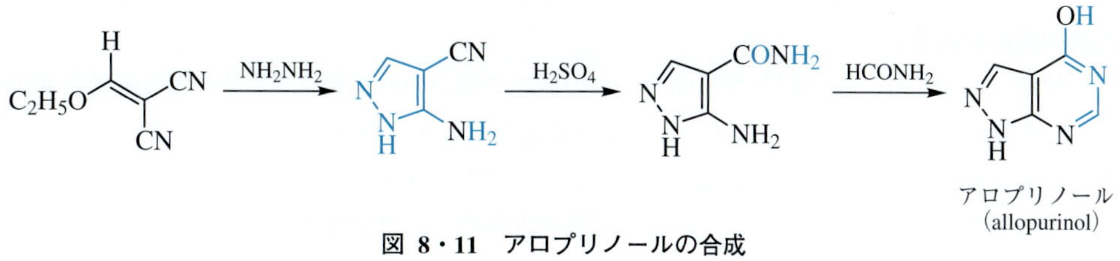

図 8・11 アロプリノールの合成

一方，尿酸の排泄を促進する治療薬としては，プロベネシドやベンズブロマロンがある．古くから痛風に使われてきたがコルヒチンは，発作後の治療には効果がなく，発作前の予防に用いられる．また，急性発作時には炎症を抑えるインドメタシン（§4・2参照）が用いられる．

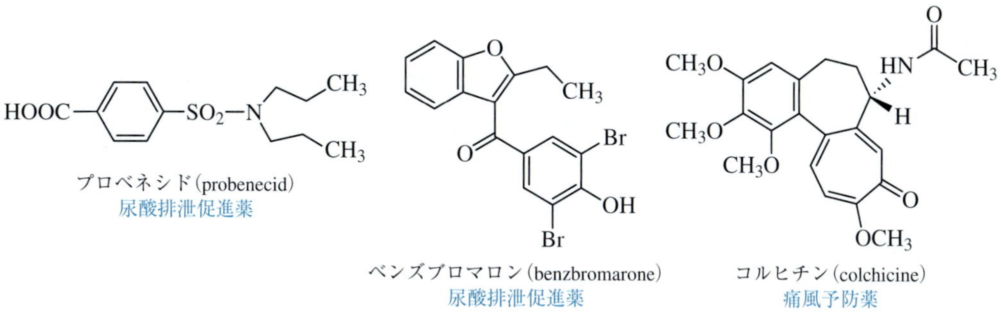

プロベネシド (probenecid)
尿酸排泄促進薬

ベンズブロマロン (benzbromarone)
尿酸排泄促進薬

コルヒチン (colchicine)
痛風予防薬

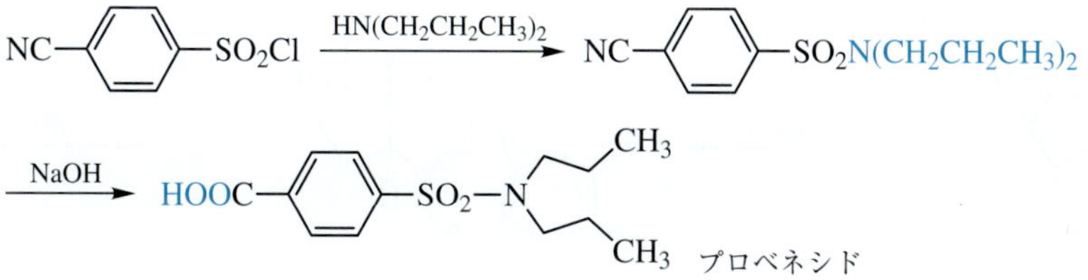

図 8・12 プロベネシドの合成

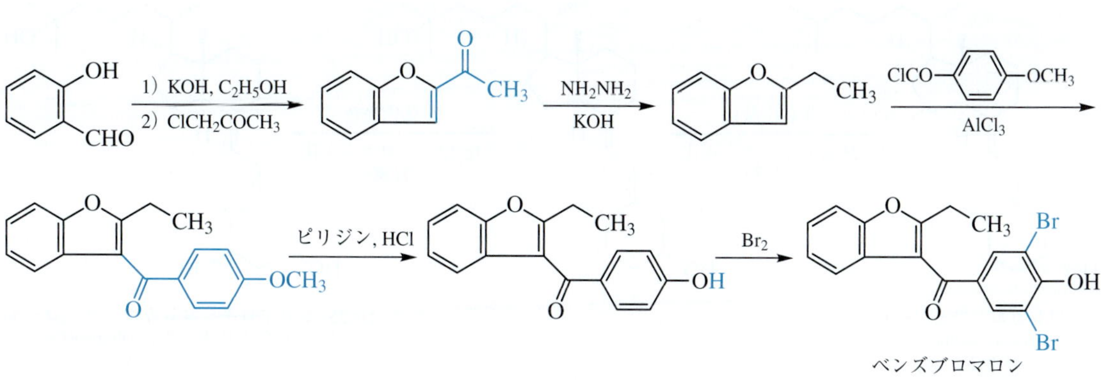

図 8・13 ベンズブロマロンの合成

8・4 カルシウム代謝疾患治療薬

骨は，骨格を維持し運動を支える軸としての機能をもっている．その骨が関係する最も重大な疾患が骨粗鬆症である．骨粗鬆症は，骨の化学的な組成に変化のないまま骨の絶対量が減少し力学的な強度が減少した状態であり，その結果，骨粗鬆症が進行すると骨折しやすくなる．骨粗鬆症には，加齢からくる自然的な要因，偏った食生活による栄養バランスの崩れ，屋外での運動不足などによる複数の要因がある．

骨の代謝においては，骨吸収と骨形成の二つの機能で血中のカルシウムイオン濃度を維持調節している．骨吸収は破骨細胞が担っており，骨を破壊溶解し血中のカルシウム濃度を増加する．一方，骨形成は骨芽細胞により骨基質の形成と石灰化により骨を形成する．これらの働きは骨吸収促進因子と骨吸収抑制因子により調節されている．骨吸収促進因子には副甲状腺ホルモン，活性型ビタミン D_3，インターロイキン，TNF-α などがあり，骨吸収抑制因子にはカルシトニンなどがある．

人体のカルシウムの 99% は骨に貯蔵されており，その取込みは消化された食物から小腸で行われる．このさい，血中へのカルシウムイオンの吸収は活性型ビタミン D_3 が重要な役目を担っている．したがって，活性型ビタミン D_3 の欠乏は骨形成に深刻な影響を与える．活性型ビタミン D_3 は $1\alpha,25$-ジヒドロキシコレカルシフェロールであり，健康な人では身体の中でこの化合物を産生することができる．その生成過程の重要部分を図 8・14 に示した．体内で合成された 7-デヒドロコレステロールが，太陽光により光化学反応を起こし環が開裂してトリエン構造をもつプレビタミン D_3 を生じる．この過程は電子環状反応である．つづいてトリエンが熱により異性化し，共役したエキソメチレン（環外に突き出したメチレン二重結合）を含むトリエン構造をもつコレカルシフェロールとなる．コレカルシフェロールは肝臓で 25 位が生体内酸化（ヒドロキシル化）を受けた後，さらに腎臓で 1 位がヒドロキシル化を受け，1,3,25 位にヒドロキシ基を有する $1\alpha,25$-ジヒドロキシコレカルシフェロール，すなわち，活性型ビタミン D_3（カルシトリオール）となる．これらヒドロキシル化の過程は重要で，血中カルシウム濃度を間接的に調整している．

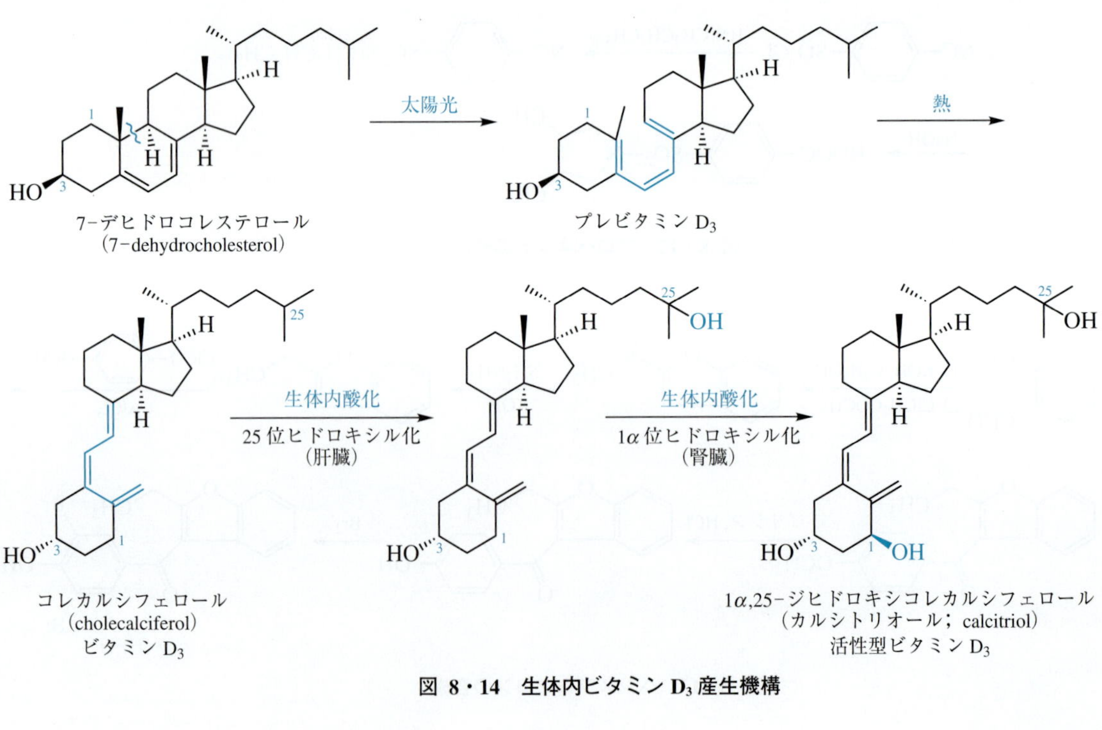

図 8・14 生体内ビタミン D_3 産生機構

8・4 カルシウム代謝疾患治療薬

　骨粗鬆症の治療では，食事からのカルシウム摂取と屋外運動という生活習慣が基本的に重要であるが，薬物治療としては，カルシウム製剤，活性型ビタミンD製剤，骨代謝改善剤などのほか，骨吸収や骨形成に関係するホルモン製剤などがある．加齢とともに活性型ビタミンD_3の生産が減少し，腸管からのカルシウムの吸収が乏しくなる．そのため，活性型ビタミンD_3やその前駆体を与えたり，カルシウム製剤によりカルシウムを供給したりする．活性型ビタミンD製剤としては，活性型ビタミンD_3や，肝臓で25位がヒドロキシル化を受けて活性型ビタミンD_3に変換されるアルファカルシドール（コレカルシフェロールの1位にヒドロキシ基がある化合物）が用いられる．カルシウム製剤としては乳酸カルシウム，グルコン酸カルシウム，L-アスパラギン酸カルシウムなどカルシウムを含む有機塩類がある．また，骨代謝改善剤にイプリフラボンやエチドロン酸二ナトリウムなどがある．これらは骨吸収の抑制に働く．またビタミンK_2は破骨細胞の合成を抑制し，骨芽細胞の働きを促し，骨形成を促進する作用がある．カルシトニンは32個のアミノ酸から構成されるペプチドであり，甲状腺C細胞から分泌されるホルモンとして，破骨細胞の活動を抑制し，カルシウムイオン濃度を調整する．カルシトニンはブタから抽出精製しているが，合成化合物としてエルカトニンも用いられている．

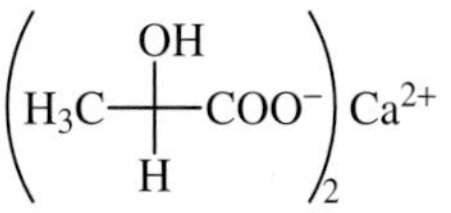

乳酸カルシウム
(calcium lactate)

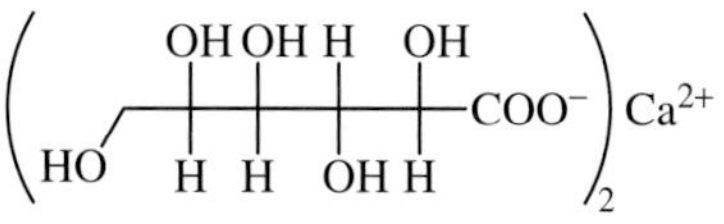

グルコン酸カルシウム
(calcium gluconate)

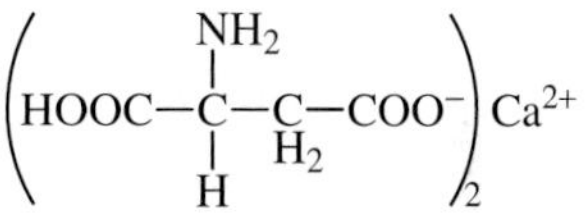

L-アスパラギン酸カルシウム
(calcium L-aspartate)

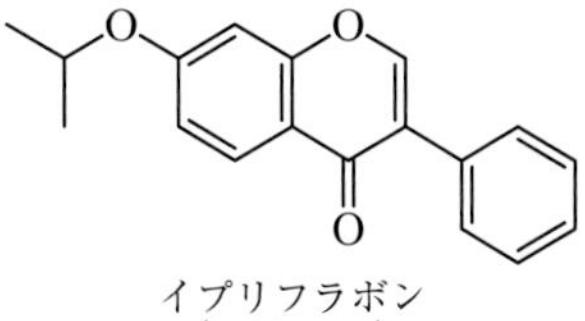

イプリフラボン
(ipriflavone)

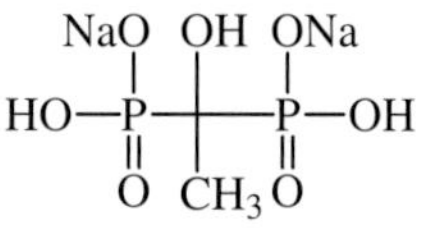

エチドロン酸二ナトリウム
(etidronate disodium)

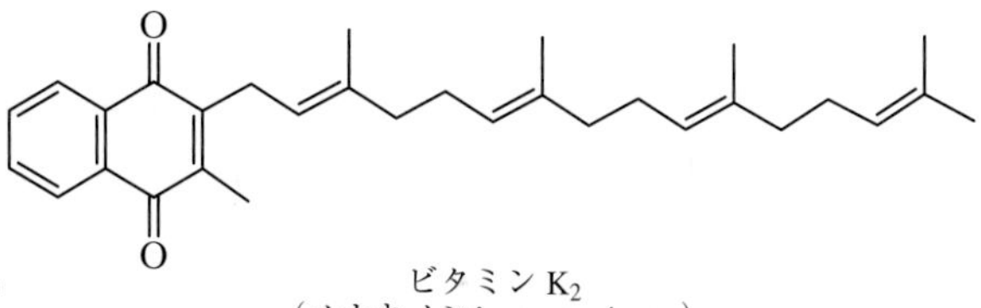

ビタミンK_2
（メナキノン；menaquinone）

図 8・15　カルシウム製剤と骨代謝改善薬

　ほかに骨疾患治療薬，高カルシウム血症治療薬として用いられるアレンドロン酸ナトリウム三水和物がある（12章 No. 39 参照）．

9

抗菌薬・抗ウイルス薬

　人は太古の昔から病原微生物に苦しめられ，それらと戦ってきた．化学療法剤は生体に侵入または寄生する細菌やウイルスなどの病原体に起因する疾患の治療を目的に用いられる薬で，生体細胞には副作用がわずかで，病原微生物のみに強力な選択毒性を示す物質である．一般には，化学合成されたものを合成抗菌薬（合成化学療法剤），微生物が産出する化学物質を抗生物質とよんでいる．

9・1　合成抗菌薬
9・1・1　化学療法剤の始まり

　化学療法剤の現在に至る歩みには，忘れてはならない三つの発見があった．年代順に列挙すると，一つは P. Ehrlich と秦佐八郎による梅毒スピロヘータに有効な有機ヒ素化合物のサルバルサン（アルスフェナミン）の創製（1901〜1910 年）である．サルバルサンは原虫以外の微生物に対しても有効に働く最初の化合物である．Ehrlich らはアルソノ型化合物を還元してアルセノキシド型化合物へ導き，さらに還元してアルセノ型化合物のサルバルサンを合成した．

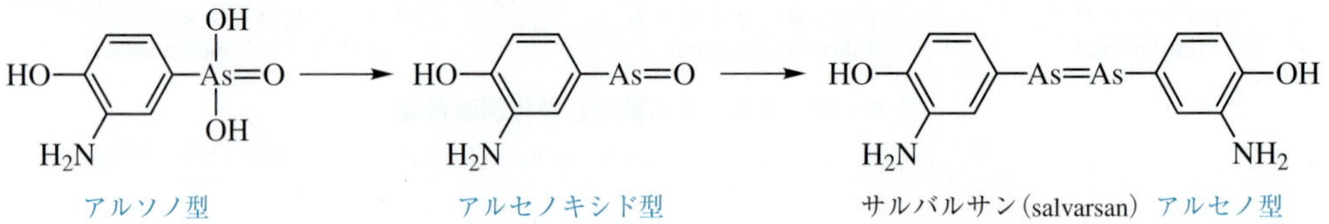

図 9・1　化学療法剤のはじまり　I 期（サルバルサンの開発）

　2 番目は G. Domagk が 1935 年に一連のアゾ色素が連鎖球菌に対する効力を検討し，その結果顕著な効果を示すプロントジルを見いだした．プロントジルはそれまでの抗菌薬とは比較にならないほどの強い活性を示したが，その活性本体が別に存在することが明らかにされ，多くのサルファ剤の開発につながった．また 3 番目として，A. Fleming, H. W. Florey, E. B. Chain による高名な抗生物質ペニシリンの創製があげられる（1928〜1940 年）．

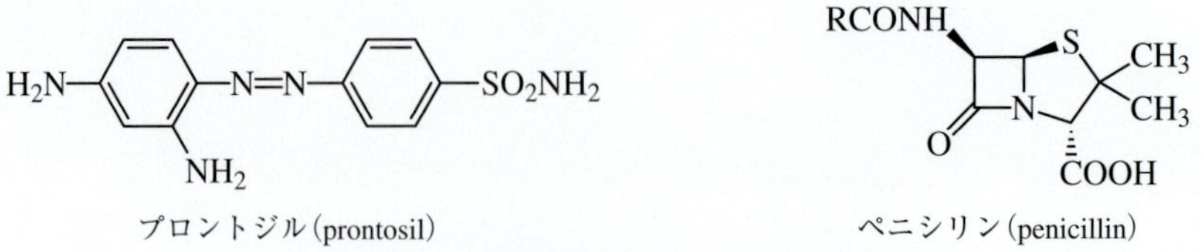

図 9・2　化学療法剤のはじまり　II 期, III 期

9・1・2 抗マラリア薬

マラリアは *Plasmodium* 属原虫によって起こるが，ヒトに感染する *Plasmodium* 属原虫は4種類である．抗マラリア薬はキニーネに代表されるキナアルカロイド，8-アミノキノリン誘導体，4-アミノキノリン誘導体，アクリジン誘導体，その他（ピリミジン誘導体など）の5群に分類される．キニーネの効力が十分でなかったことや，戦争によりキニーネの入手が困難になったことも一因となり，活発なサルファ剤開発につながってゆく．

キニーネ（quinine）
キナアルカロイド

エチル炭酸キニーネ
（quinine ethylcarbonate）
キナアルカロイド

パマキン（pamaquine）
8-アミノキノリン誘導体

アモジアキン（amodiaquine）
4-アミノキノリン誘導体

キナクリン（quinacrine）
アクリジン誘導体

ピリメタミン（pyrimethamine）
ピリミジン誘導体

9・1・3 サルファ剤

a. プロントジルからサルファ剤

プロントジルの抗菌力について検討され，プロントジルのアゾ基が生体内で還元的開裂を受けて生成するスルファミンが，抗菌活性発現の本体であることが見いだされた．スルファミンの合成法はすでに20世紀初めに報告されていたことや，その合成法が簡便であったことから，おもにN^1（スルホンアミド基の窒素原子）およびN^4（ベンゼン環に結合している窒素原子）上の化学修飾を中心に，副作用の軽減，抗菌活性の増強，抗菌スペクトルの拡大を目的として，膨大な数の誘導体合成が行われた．

プロントジル → （ヒト組織中） → スルファミン（sulfamine）

サルファ剤はブドウ球菌，連鎖球菌，肺炎球菌などのグラム陽性球菌や，髄膜炎菌や淋菌などのグラム陰性球菌におよぶ広い抗菌スペクトルを有する．化学療法剤として有効なサルファ剤はN^1に置換基を有するが，N^4に置換基をもつ化合物はわずかである．初期のサルファ剤は水に難溶で尿路結石を起こしやすい．これは未変化のサルファ剤とそのN^4-アセチル体に起因するものである．それらのなかにはスルファジアジンなどがある．強い抗菌活性をもつと同時に，尿中溶解度が高く，アセチル化を受けにくい誘導体の開発を目指して，N^1に各種のヘテロ環を有する化合物が合成された．たとえば，スルフィソキサゾールは高水溶性でアセチル化されにくい短時間型のサルファ剤

であり，スルファメトキサゾールはアセチル化を受けにくい持続性サルファ剤である．サルファ剤の構造活性相関については，その概略を次のようにまとめることができる．1) N^4-アミノ基（スルホンアミド基のパラ位）が必要．2) N^4 に置換基がある場合，その置換基がはずれて初めて活性が発現する．3) N^1 にはヘテロ環置換基が有効．4) ベンゼン環上に既存のスルホンアミド基とアミノ基以外の置換基を導入すると，抗菌活性がなくなる．

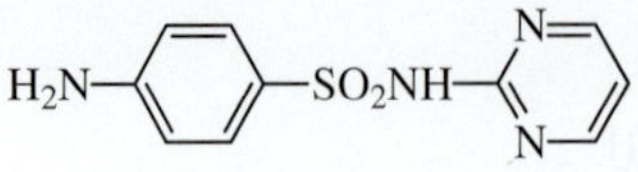

スルファジアジン（sulfadiazine）

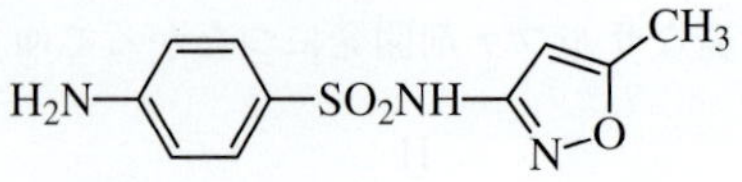

スルファメトキサゾール（sulfamethoxazole）

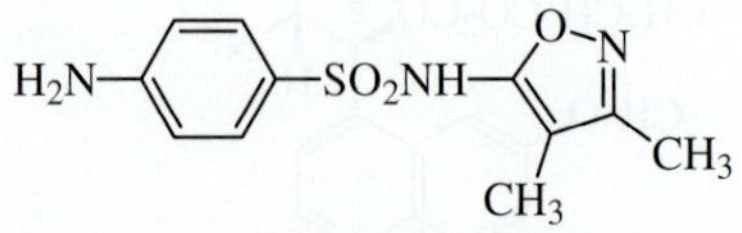

スルフィソキサゾール（sulfisoxazole）

b. サルファ剤の作用機序

サルファ剤の抗菌作用は代謝拮抗に基づくものである．サルファ剤は葉酸の構成成分である p-

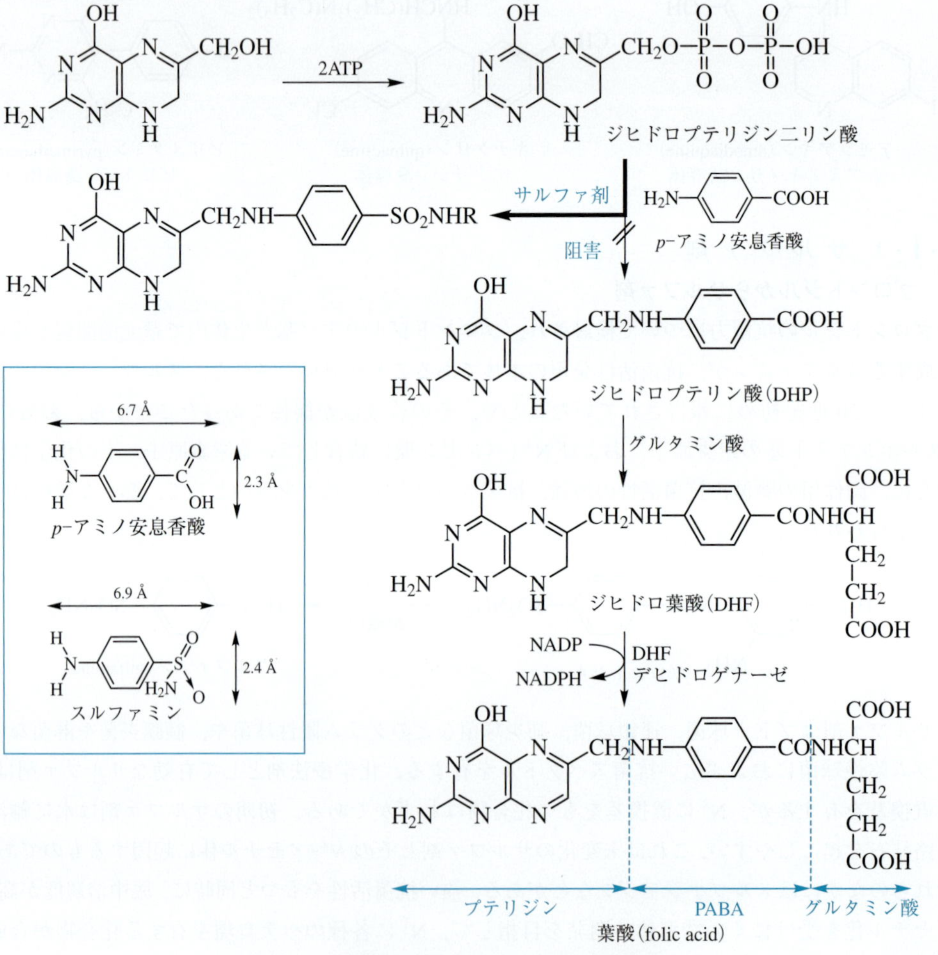

図 9・3 葉酸の生合成とサルファ剤の作用点

9・1 合成抗菌薬

アミノ安息香酸（PABA）と構造が類似しているため，細菌の葉酸生合成の初期段階のジヒドロプテリン酸（DHP）生合成において，PABA の代謝拮抗薬として作用し，その生合成を阻止する．サルファ剤により DHP の合成が阻害されると，ジヒドロ葉酸（DHF）やテトラヒドロ葉酸（THF）の合成が困難となり，その結果，細菌の分裂に必要なプリンなどの核酸塩基の合成が阻害され，細菌の増殖が阻止される．外部から葉酸を摂取しているヒトは，葉酸生合成経路をもたないため，阻害作用の影響を受けない．

アセトアニリドを出発原料としてクロロスルホン酸を用いて，目的のサルファ剤を合成する．N^1 上にオキサゾール，イソオキサゾール，チアゾール，イソチアゾール，チアジアゾール，ピリミジン，トリアジンなどのヘテロ環を有する誘導体のなかに有用化合物が数多く見いだされている．

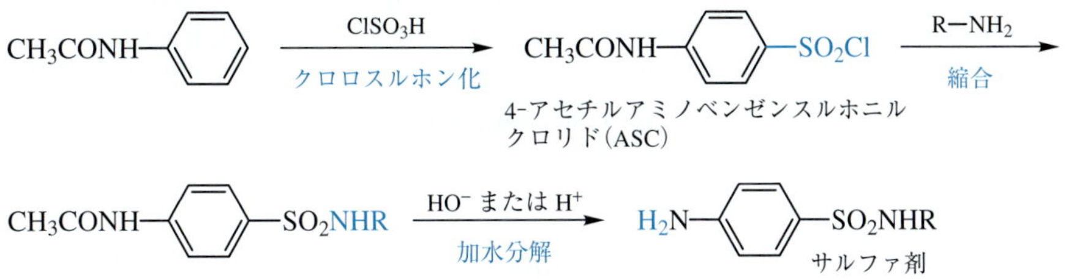

図 9・4 サルファ剤の一般的合成法

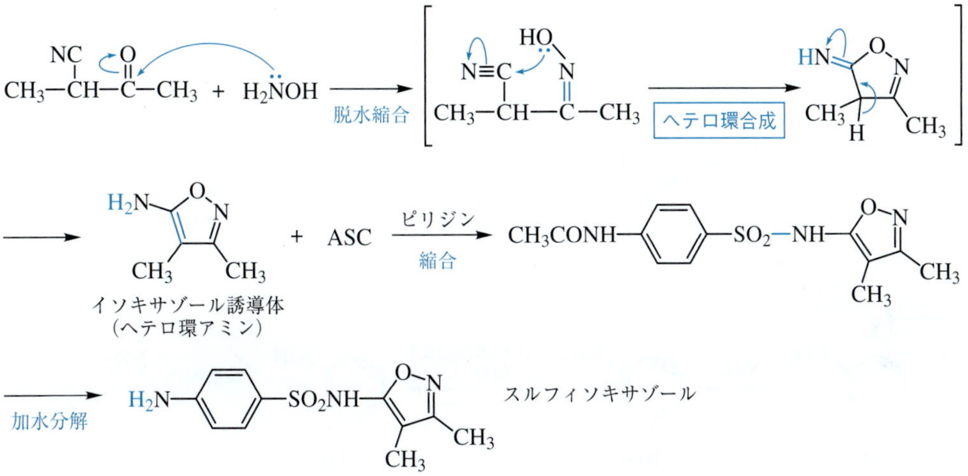

図 9・5 スルフィソキサゾールの合成

ヘテロ環合成

炭素原子のみからできている環状構造を炭素環とよぶ．一方，環を形成する原子に炭素以外の原子，たとえば窒素，酸素，硫黄原子などのヘテロ原子が含まれる環状構造をヘテロ環（複素環）とよぶ．ヘテロ環には脂肪族ヘテロ環と芳香族ヘテロ環がある．芳香族ヘテロ環では，ベンゼン環と電子的類似性およびヘテロ原子特有の性質（電気陰性度の違いなど）をあわせもつことから，生物活性の向上を期待して，多くのヘテロ環化合物が合成されている．サルファ剤の開発では 4-アセチルアミノベンゼンスルホニルクロリド（ASC）と，ヘテロ環を有する多様なアミンから，N^1 上に各種のヘテロ環をもつ化合物が合成された（§9・1・3）．

9・1・4 抗結核薬

抗結核薬の開発は，1940年代の S. A. Waksman のストレプトマイシン（streptomycin）の発見によって一大革命がもたらされた．他の抗生物質としてはカナマイシン（kanamycin），リファンピシン（rifampicin），シクロセリン（cycloserine）などが知られている．また，合成抗結核薬としては p-アミノサリチル酸やイソニアジド，エチオナミド，塩酸エタンブトールなどがある．

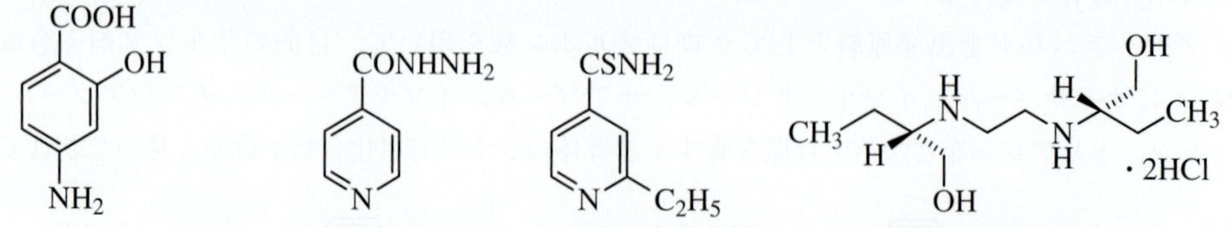

p-アミノサリチル酸
(p-aminosalicyclic acid: PAS)

イソニアジド
(isoniazid)

エチオナミド
(ethionamide)

塩酸エタンブトール
(ethambutol hydrochloride)

図 9・6 合成抗結核薬

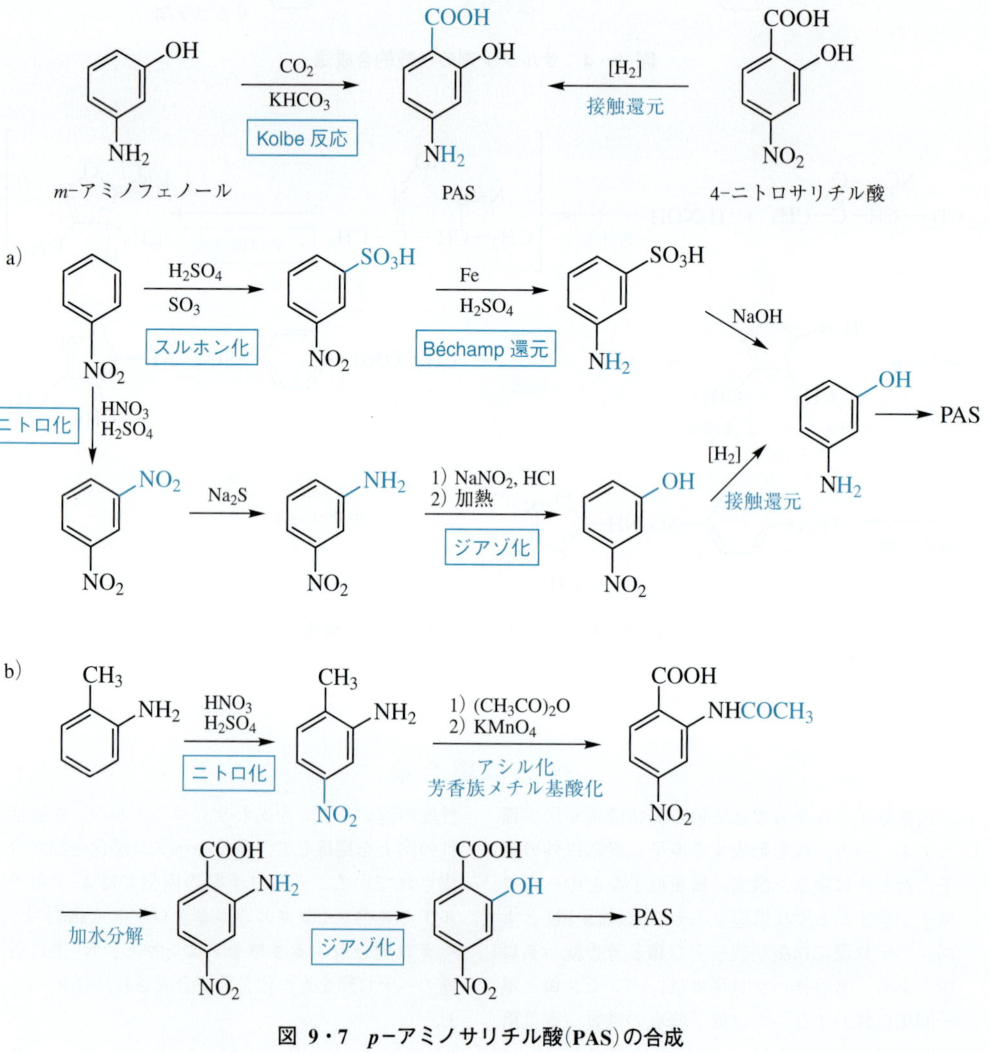

図 9・7 p-アミノサリチル酸（PAS）の合成

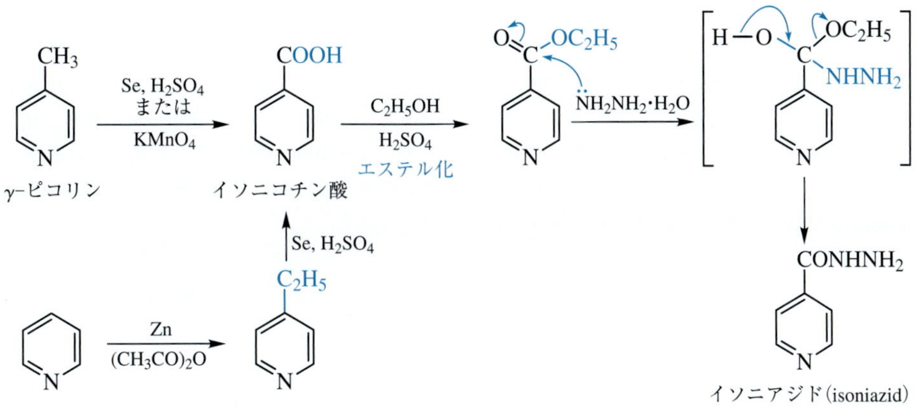

図 9・8 イソニアジドの合成

Kolbe 反応

Kolbe–Schmitt 反応ともいう．フェノールのアルカリ塩に二酸化炭素を加圧下反応させると，フェノール炭酸エステルのアルカリ塩を形成する．アルカリ塩のひき続く加熱により，ベンゼン環にカルボキシ基が導入される．

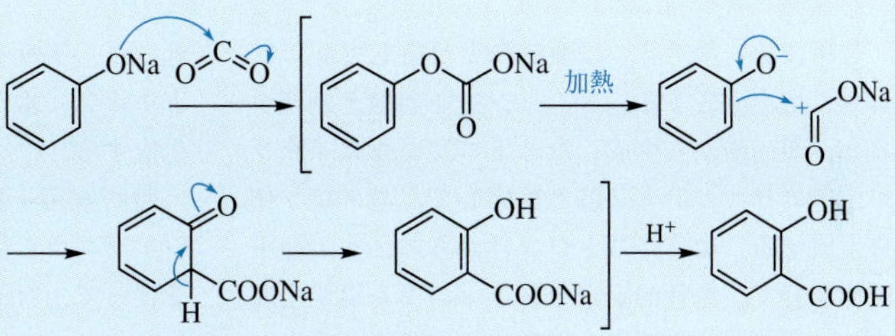

スルホン化

化合物の水素原子を SO_3H で置換して，スルホン酸を生成する反応である．ベンゼンやナフタレンなどを濃硫酸あるいは発煙硫酸（三酸化硫黄の硫酸溶液）に溶かして，ベンゼンスルホン酸やナフタレンスルホン酸を合成する．

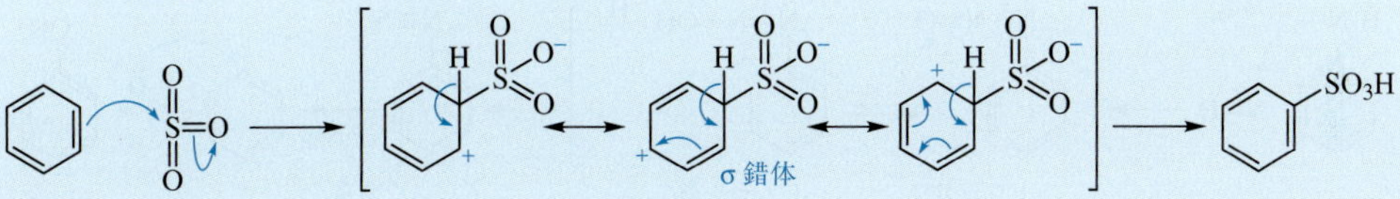

Béchamp 還元

芳香族ニトロ化合物を対応するアミン体へ還元する反応である．芳香族ニトロ化合物を塩酸のような水性酸中で，鉄，鉄(II)塩あるいは鉄触媒などと反応させると，鉄からニトロ基への連続的な 1 電子還元とプロトン化が起こり，ニトロソ体が生成する．さらに 1 電子還元が進行し，ヒドロキシアミン体を経て対応するアミン体へ還元される．

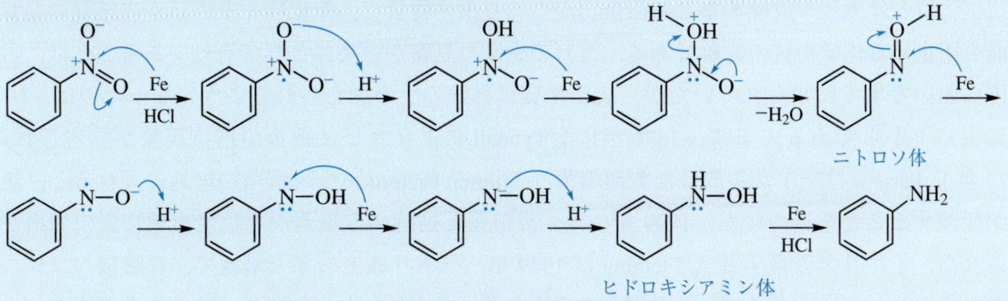

ニトロ化

ベンゼンを濃硝酸と濃硫酸の混合液（混酸）と反応させると，まず，混酸から生成したニトロニウムイオン NO_2^+ が，ベンゼン環の π 電子と求電子反応を起こして，σ 錯体が生成する．この段階が律速段階である．次に σ 錯体からプロトンが脱離してベンゼン環が再生し，ニトロ化反応が終結する．混酸のほかに，硝酸−無水酢酸，硝酸−酢酸，発煙硝酸−濃硫酸なども用いられるが，いずれの場合も真のニトロ化剤は，ニトロニウムイオンである．

ジアゾ化

芳香族第一級アミンは亜硝酸と反応してジアゾニウム塩を生成する．アニリンを亜硝酸と処理すると，亜硝酸から生成したニトロソニウムイオンが，アニリンのアミノ基と反応して，ニトロソ体を生成する．次に，ニトロソ体からエノール型中間体を経て，比較的安定なジアゾニウム塩が生成する．ジアゾニウム塩を加熱すると窒素の放出が起こり，アリールカチオンを生じ，このアリールカチオンに水が求核的に攻撃して，フェノールが生成する．

脂肪族第一級アミンも同様の反応を受けるが，ジアゾニウム塩は不安定で，ただちに窒素の放出を伴って，対応するアルコールとなる．

9・2 抗生物質

9・2・1 抗生物質の歴史

抗生物質とはカビや放線菌などの微生物がつくり出す物質で，微生物やそのほかの細胞の発育や機能を阻止する化学物質の総称である．カビの生えた豆腐が医薬品として有効であることは，古代中国においてすでに知られていたが，抗生物質に科学の手が加えられるようになったのは，19世紀に入ってからである．まず，1876年に J. Tyndall によりカビと細菌の拮抗現象が報告された．1877年 L. Pasteur は空中から取った普通細菌（common bacteria）を炭疽菌の培地に入れると，炭疽菌が死滅することを見つけた．1899年には，炭疽菌と拮抗する細菌から抗炭疽菌物質の抽出が報告された．イギリスの科学者 A. Fleming は1929年，ペトリ皿上の寒天培地で，緑膿菌のコロニーが混在する *Penicillium* のコロニーの周りで溶菌を受けていることに気づき，その培養液からペニシ

リンを抽出した．その後 H. W. Florey や E. B. Chain らによるペニシリンの大量生産（1940 年）へとつながってゆく．同じころ R. Dubos はグラミシジン（gramicidin）の分離を報告している．また，S. A. Waksman は土壌中に生息する一群の放線菌から，抗菌性をもつ物質の分離研究を進め，1940年にアクチノマイシン（actinomycin），1942 年にストレプトリシン（streptolysin），1943 年にストレプトマイシン，1948 年にはネオマイシン（neomycin）の単離を報告した．ストレプトマイシンは多くの細菌感染症，特に結核治療に有効であることが見いだされた．1940 年から 1960 年にかけて，広範囲かつ大規模なスクリーニングが展開され，クロラムフェニコールやテトラサイクリン系抗生物質，マクロライド系抗生物質などの有用な抗生物質の発見が相ついだ．

1960 年代以降は新しい抗生物質を見いだす研究と平行して，β-ラクタム骨格を共通骨格としてもつペニシリン系およびセファロスポリン系などの抗生物質の骨格修飾による，半合成ペニシリンや半合成セファロスポリン化合物の開発研究が盛んに行われた．現在，最も有用な抗生物質の多くが，このような化学変換を基盤としてつくり出された半合成化合物である．

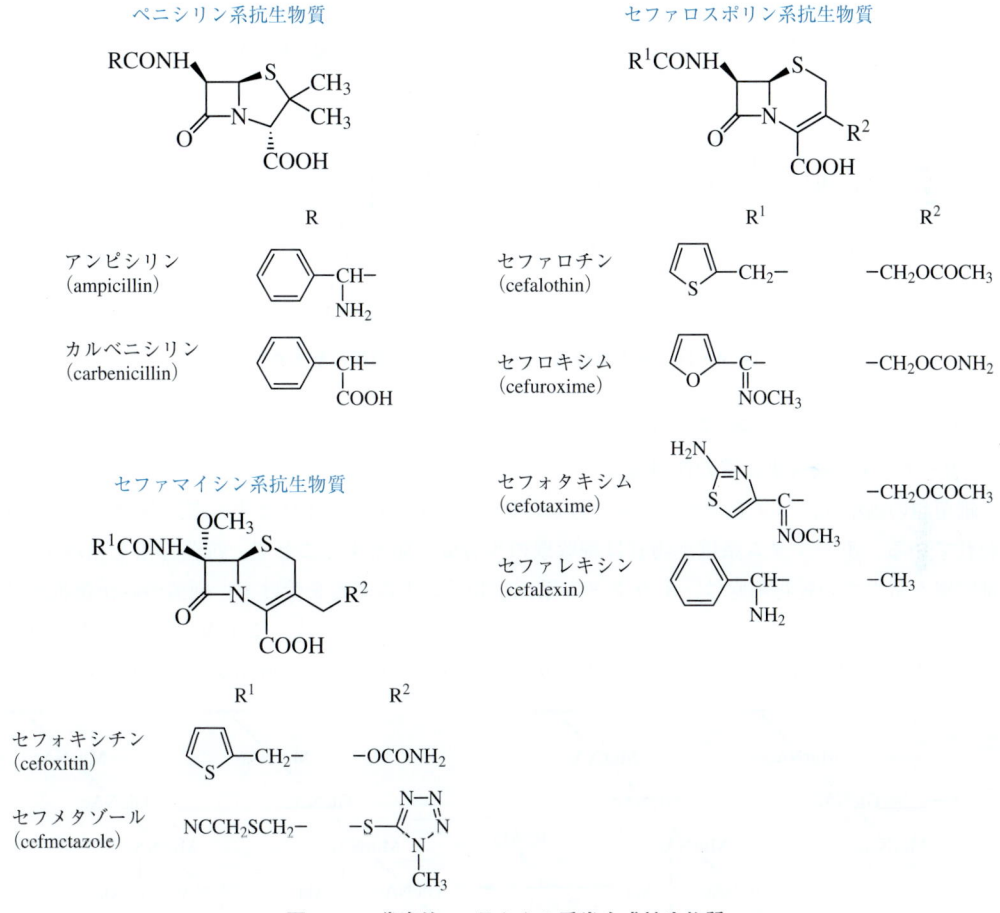

図 9・9 代表的 β-ラクタム系半合成抗生物質

代表的な天然由来の β-ラクタム系抗生物質の基本骨格*とペニシリン系抗生物質およびセファロ

---

* β-ラクタム系抗生物質の構造式は，医薬品構造表記法では，アミド部を上にする表記が用いられる（たとえばセフェムは右のように示す）が，本書は，有機合成化学的な面を強調するため，有機合成学術誌で常用されているアミド部を下にした表記法を採用した．

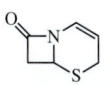

スポリン系抗生物質を合成する際の重要合成中間体（6−APA と 7−ACA）を図 9・10 に示す．また，天然由来の β−ラクタム系抗生物質の基本骨格をもとに，化学的修飾などにより考え出された多くの有用非天然型 β−ラクタム系抗生物質がある．それらの基本構造を図 9・11 に示す．

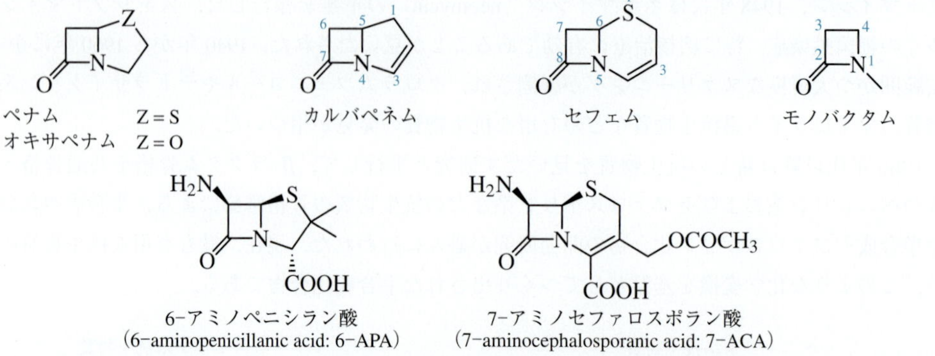
ペナム Z=S
オキサペナム Z=O
カルバペネム
セフェム
モノバクタム
6−アミノペニシラン酸
(6−aminopenicillanic acid: 6−APA)
7−アミノセファロスポラン酸
(7−aminocephalosporanic acid: 7−ACA)

図 9・10　β−ラクタム系抗生物質の基本骨格と重要合成中間体

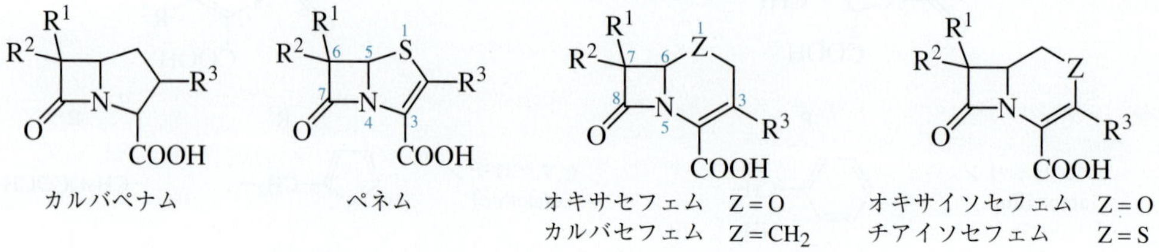
カルバペナム
ペネム
オキサセフェム Z=O
カルバセフェム Z=CH2
オキサイソセフェム Z=O
チアイソセフェム Z=S

図 9・11　非天然型 β−ラクタム系抗生物質の基本骨格

9・2・2　ペニシリン系抗生物質

a. β−ラクタム系抗生物質の作用機序

細菌類の細胞は，ペプチドグリカンであるムレイン（murein）を本体とする細胞壁の厚い膜で覆われている．β−ラクタム系抗生物質は細胞壁の生合成を阻害することで，抗菌作用を発現する．細胞壁をもたない動物細胞は，β−ラクタム系抗生物質による阻害を受けず，細菌のみが選択的に阻害を受けることになる．ブドウ球菌のペプチドグリカン合成では，まず *N*−アセチルグルコサミンと *N*−アセチルムラミルペンタペプチドからなるペプチドグリカン直鎖が合成され，次にその

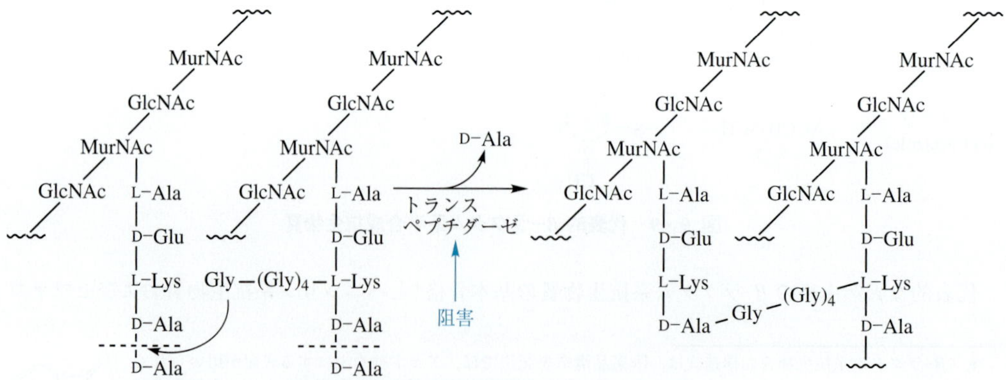
MurNAc
GlcNAc
L−Ala
D−Glu
L−Lys
D−Ala
Gly−(Gly)4−
D−Ala
トランス
ペプチダーゼ
阻害

図 9・12　ブドウ球菌のペプチドグリカン合成

9・2 抗生物質

ペプチド鎖の中ほどに位置する L-Lys に順次五つの Gly が導入される．つづいてトランスペプチダーゼの働きにより，他のペンタペプチドグリカン鎖末端にある D-Ala-D-Ala 部分から D-Ala が取除かれ，Gly が導入されたペプチドグリカン直鎖の Gly 末端と結合して架橋形成が完了する．

β-ラクタム系抗生物質はペプチドグリカンの架橋形成に携わる酵素（ムレイントランスペプチダーゼ）の阻害活性を有する．β-ラクタム系抗生物質はその構造中に L-Cys-D-Val 構造をもつが，これがペプチドグリカン中の D-Ala-D-Ala 構造と立体的に類似しているため，酵素の活性部位と結合し，つづいて β-ラクタム環の開裂が起こり，その結果，酵素の求核性活性部位をアシル化することになり，酵素を失活させると考えられている．したがって，β-ラクタム環の安定性は β-ラクタム系抗生物質の活性に大きな影響を及ぼすことになる．

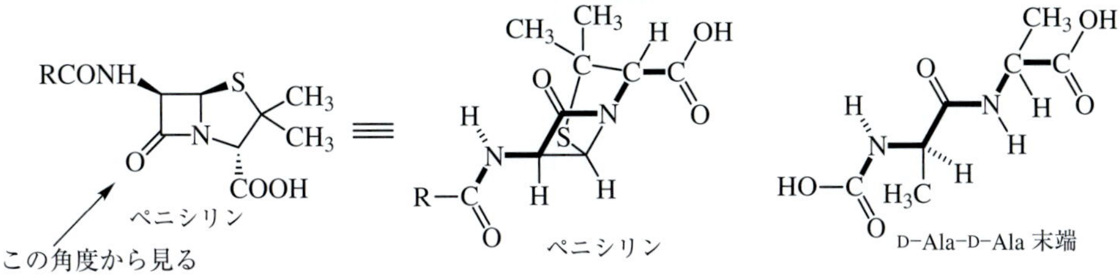

図 9・13 ペニシリンと D-Ala-D-Ala 末端の立体構造

ペニシリン系抗生物質は一般に，ブドウ球菌，肺炎双球菌などのグラム陽性菌に効力を発揮する．グラム陰性菌では細胞壁外側にさらに外膜という脂質性の膜が存在しているため，外膜からの透過はポーリンを通して行われる．ペニシリン系抗生物質のなかにはポーリンを透過しないものが多く，透過が進行しても，その内部に存在する β-ラクタマーゼにより，β-ラクタム環の加水分解を受けて細胞壁阻害作用を失う結果，グラム陰性菌に効果がないものも多い．

β-ラクタマーゼ

β-ラクタマーゼは，細菌のペプチドグリカン代謝に関与するといわれており，ほとんどすべての細菌がもっている酵素である．β-ラクタム系抗生物質は，β-ラクタマーゼにより β-ラクタム環が加水分解され開環するため，トランスペプチダーゼ活性中心への結合性がなくなり，その抗菌力を完全に失活する．

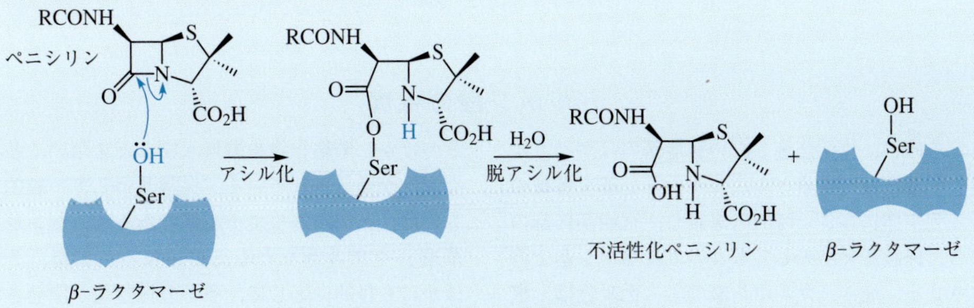

β-ラクタマーゼによる薬剤耐性機構

β-ラクタマーゼはアミノ酸配列の比較や基質となる β-ラクタム薬の相違から A〜D の四つのクラスに分類されている．そのなかで亜鉛イオンを活性中心にもつクラス B を除く三つのクラスはすべて活性中心にセリンを有する．なかでもクラス A は最も一般的なラクタマーゼとして知られており，最近では活性部位周辺でのアミノ酸変異が頻繁に見いだされている．

b. 6-アミノペニシラン酸の合成

ペニシリン系抗生物質の活性が6位置換基により大きく影響を受けることから，6位アミノ基に各種のアシル基を導入した誘導体が数多く合成された．それら半合成ペニシリン系抗生物質は，ペニシリンGから化学的に導かれる6-アミノペニシラン酸（6-APA）を共通中間体として合成される．

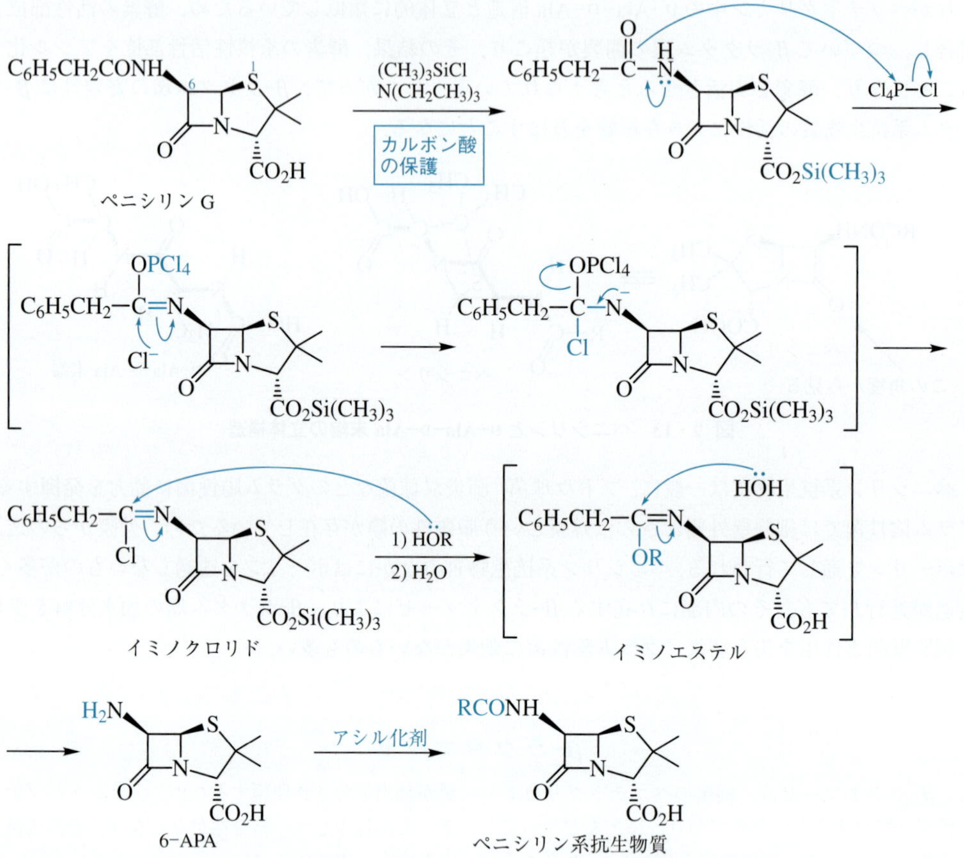

図 9・14 ペニシリンG から 6-APA の合成

カルボン酸の保護

分子内に，化学修飾したい官能基のほかにカルボキシ基が存在するとき，カルボキシ基を各種のエステル体に導き一時的に保護し，官能基修飾ののち，保護基を除去してもとのカルボキシ基を再生させる．通常，カルボン酸のエステル化は，酸性条件で過剰のアルコールと反応させて行うが，そのほかに酸塩化物や酸無水物などを用いる多様な方法が開発されている．保護基として一般的なものは，メチル基やエチル基であるが，ベンジル基や t-ブチル基なども汎用される．また，そのほかにも目的に応じて，多くの保護基が開発されている．

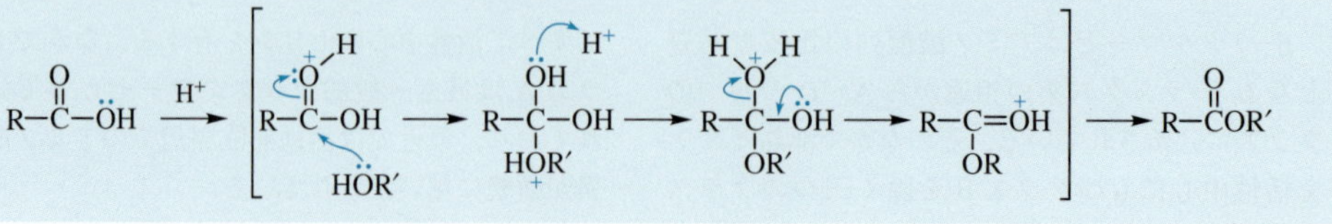

c. ペニシリン V の合成

6-APA からの半合成法がペニシリン合成の唯一の方法ではなく，天然ペニシリンの一つである

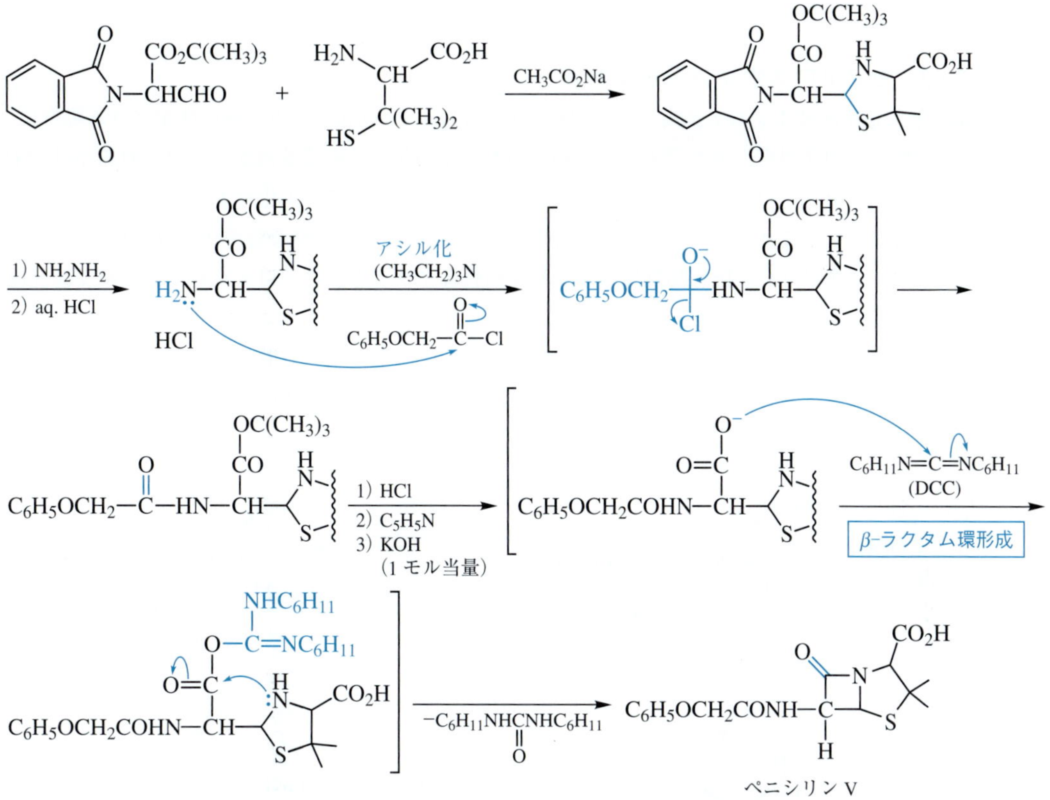

図 9・15　ペニシリン V の合成

β-ラクタム環形成

ペニシリンの発見以来，β-ラクタム環と生物活性の関係が明らかにされ，多くのβ-ラクタム環合成法が開発されている．最も古典的なのは，β-アミノカルボン酸誘導体を DCC などの脱水縮合剤を用いて分子内的に縮合させて合成する方法である．また，イミン体とエステル体との分子間アルドール型反応で，β-ラクタム環を合成する手法や，アルケン体と ClSO₂NCO との [2+2] 型環化反応を用いる方法など多くの合成法が知られている．

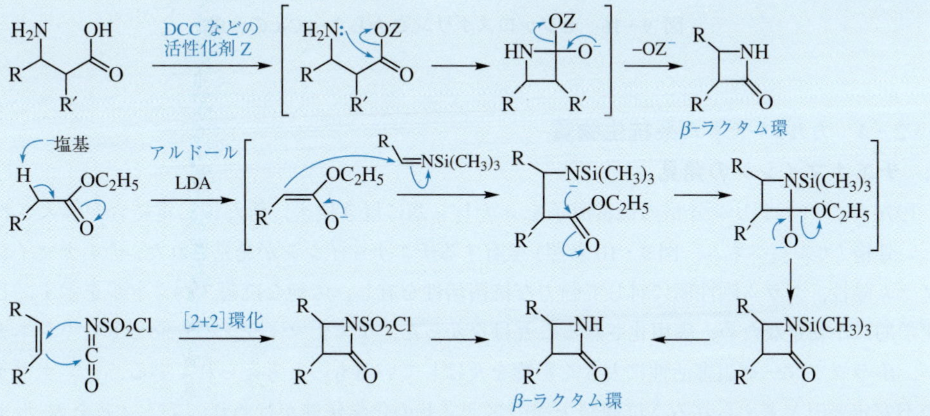

ペニシリンV（PCV，フェノキシメチルペニシリンともいう）はフタルイミド誘導体のアルデヒド部と，アミノ酸のアミノ基およびメルカプト基との脱水縮合で N,S-アセタール体を経て合成されている（図9・15）．

9・2・3　セファロスポリン系抗生物質

1945年に地中海サルジニア島海岸から単離された *Cephalosporium* 属の放線菌株がグラム陽性菌，グラム陰性菌の増殖阻止作用を示すことが報告され，その後，その培養液からセファロスポリンCが分離された．セファロスポリン系抗生物質は，7位アミノ基のアシル化および3位アシロキシ基の化学修飾ができることから，ペニシリン系抗生物質に比べてより多様な誘導体合成が可能である．半合成セファロスポリン系抗生物質はペニシリン耐性菌やグラム陰性菌にも有効で，広範な研究開発が行われている．

7-アミノセファロスポラン酸（7-ACA）の合成を図9・16に示す．半合成セファロスポリン系抗生物質は，セファロスポリンCから化学的に導かれる7-アミノセファロスポラン酸を共通中間体として合成される．

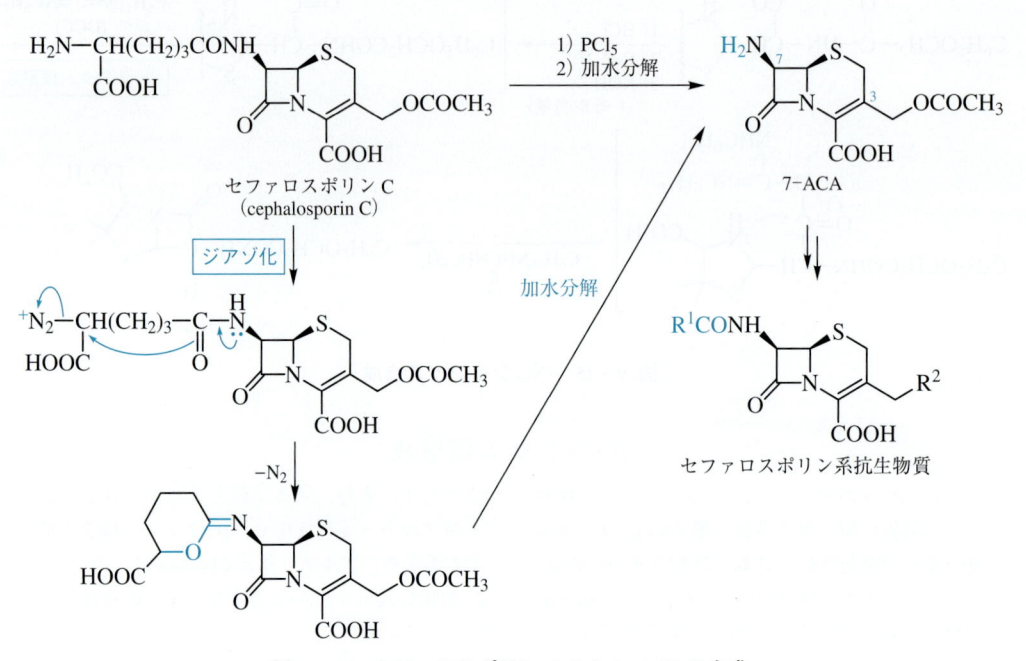

図 9・16　セファロスポリンCから7-ACAの合成

9・2・4　カルバペネム系抗生物質

a. チエナマイシンの発見

1976年，ペニシリン骨格の硫黄原子をメチレン基に置き換え，新たに二重結合が導入された新しい骨格（カルバペネム，図9・10参照）を有するチエナマイシンが発見された．チエナマイシンはグラム陽性，グラム陰性菌に対して強力な抗菌活性を有し，広範な抗菌スペクトルを示す．しかし化学的に不安定なため，実用化されることはなかった．チエナマイシンの6位ヒドロキシエチル基が，β-ラクタマーゼ阻害活性に大きく影響を及ぼしているものと考えられている．チエナマイシンの不安定要因と考えられる2位側鎖末端のアミノ基の化学修飾が行われ，アミノ基を N-ホルミル

イミドイル体へ変換したイミペネムが見いだされた．イミペネムは腎臓のデヒドロペプチダーゼにより加水分解を受けて失活するため，デヒドロペプチダーゼ阻害剤のシラスタチンと配合して用いられている．その後，デヒドロペプチダーゼ阻害剤を必要としないパニペネムやメロペネムなどが開発された．これらのうち，1位にβ-メチル基を導入した化合物は1β-メチルカルバペネムとよぶ．

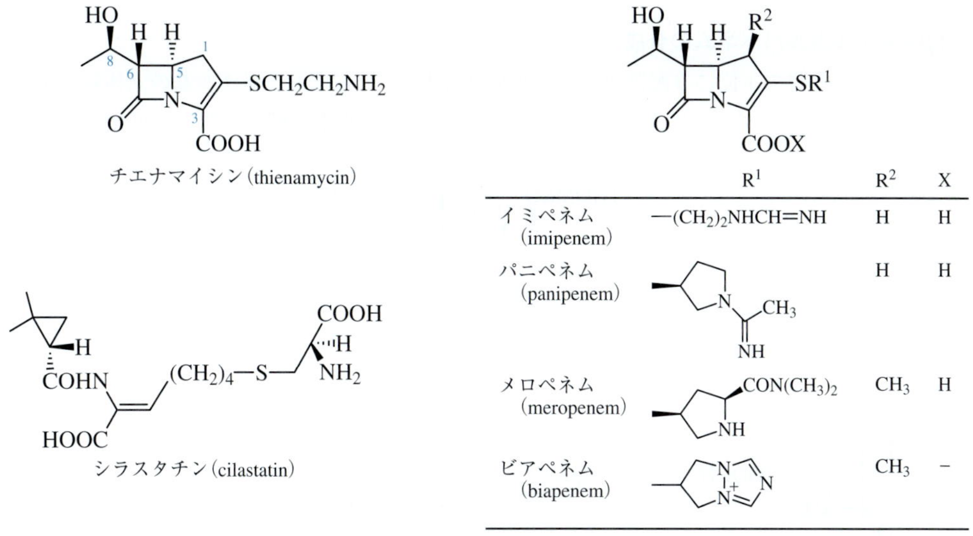

図 9・17 カルバペネム系抗生物質

b. 4-アセトキシ-β-ラクタムの合成

β-ラクタム環の4位に目的のアルキル側鎖を立体選択的に導入する方法として，4位にアセトキ

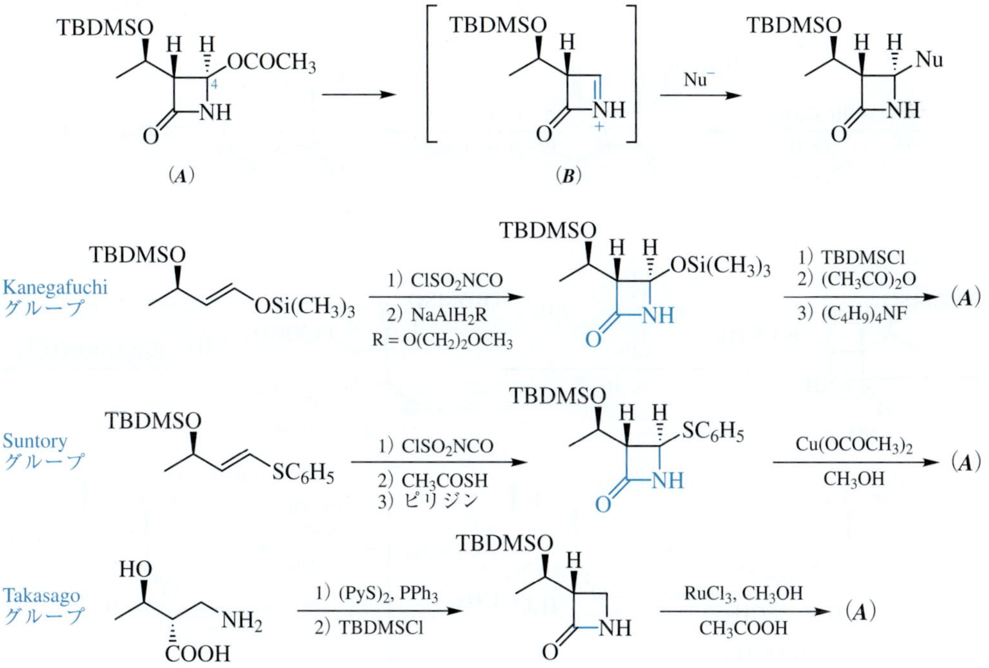

図 9・18 4-アセトキシ-β-ラクタムの合成

シ基をもつ β-ラクタム体（**A**）を活用する手法が広く用いられている．4-アセトキシ体からアセトキシ基が脱離して（**B**）が生成し，（**B**）のアシルイミン部への炭素求核剤の攻撃が起こり，各種のアルキル側鎖をもつ β-ラクタム体が生成する反応である．各種誘導体合成の重要中間体となる（**A**）の工業的合成法の例を図 9・18 に示す．

c. 1β-メチルカルバペネムの合成

カルバペネム骨格の 1 位に β 配置のメチル基を導入することにより，メチル基の立体障害を活用して，デヒドロペプチダーゼによる β-ラクタム環開裂反応（加水分解）の阻止が可能となる．そ

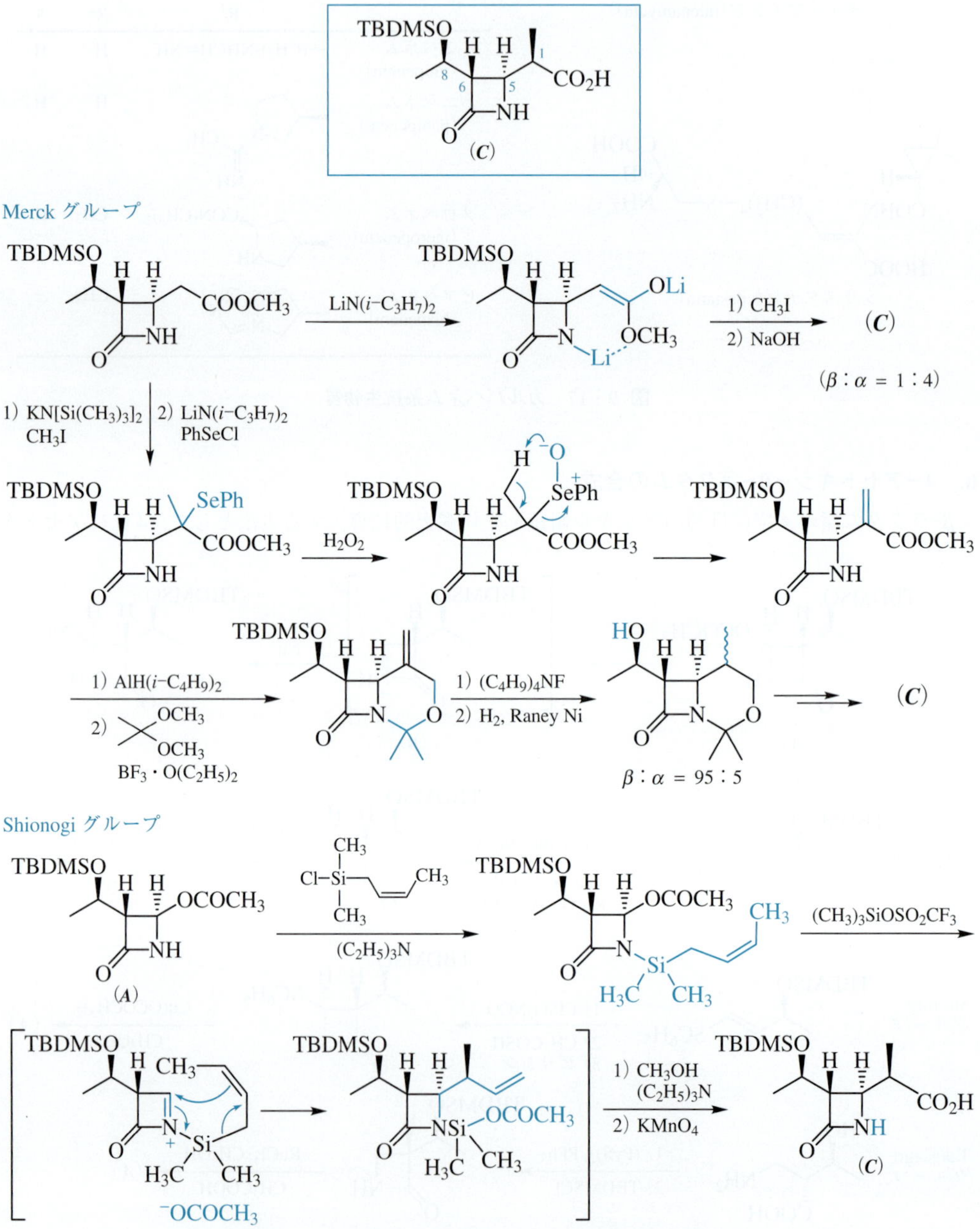

図 9・19 1β-メチルカルバペネム合成鍵中間体の合成

の結果，シラスタチンなどのデヒドロペプチダーゼ阻害剤と併用しないカルバペネム系抗生物質単独での医薬品化として利用できる道が開けることから，活発に1β-メチルカルバペネム誘導体の合成研究が行われた．1β-メチルカルバペネム体はその1,5,6,8位に連続する四つの不斉炭素をもつ．これらの連続不斉中心を，いかに効率よく立体化学を高度に制御し，しかも光学活性体として得るかをめぐり，合成化学者の激烈な戦いが演じられた．1β-メチルカルバペネム誘導体合成の重要鍵中間体である化合物(C)を中心に，1β-メチル誘導体の合成法を図9・19に示す．

9・2・5　ペニシリンおよびセファロスポリンの生合成

ペニシリンおよびセファロスポリンは，その独特な構造特性からその生合成過程に非常に興味がもたれ，活発な研究がなされた．その結果どちらの生合成においても，2-オキソグルタル酸より誘導されたL-α-アミノアジピン酸とL-システインおよびL-バリンより形成されたトリペプチド（ACVトリペプチドとよばれ，バリンの立体化学はこの生合成過程においてD形に変換されている）が共通の中間体になっていることが判明した．

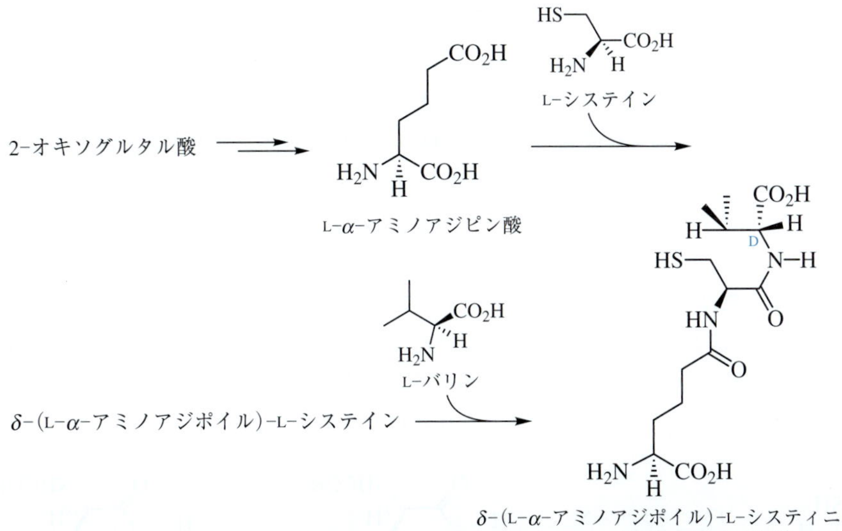

図9・20　ACVトリペプチドの生合成過程

抗生物質の生合成では，まずイソペニシリンN（図9・23参照）がつくられるが，この工程にはイソペニシリンN合成酵素が関与している．J. E. Baldwinらは，酵素を用いないで初めてのペニシリンVの合成に成功する（図9・21）とともに，ACVトリペプチドからイソペニシリンNの生合成機構解明の研究を詳細に行っている．

彼らはペニシリンの生合成過程として図9・22に示す二つの生合成経路を想定し，どちらの経路

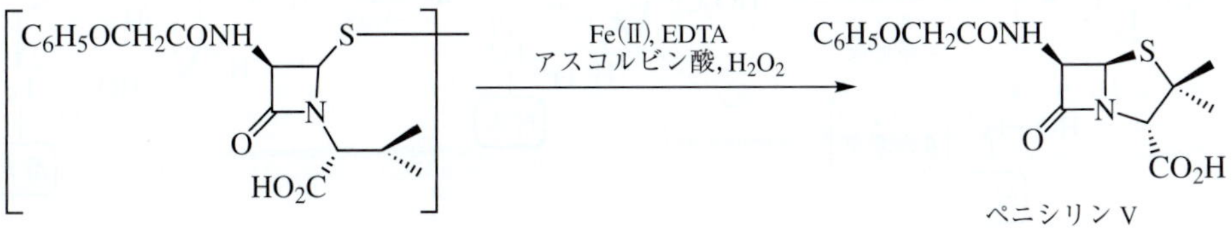

図9・21　酵素を用いないペニシリン骨格の合成

をとるかを明らかにするために経路 b を経る場合に考えられる中間体（**B**）を化学合成し，イソペニシリン N 合成酵素による変換を試みた．しかし，目的とするイソペニシリン N は全く得られなかったことから，生合成としては経路 a の可能性が高いことが示唆された．

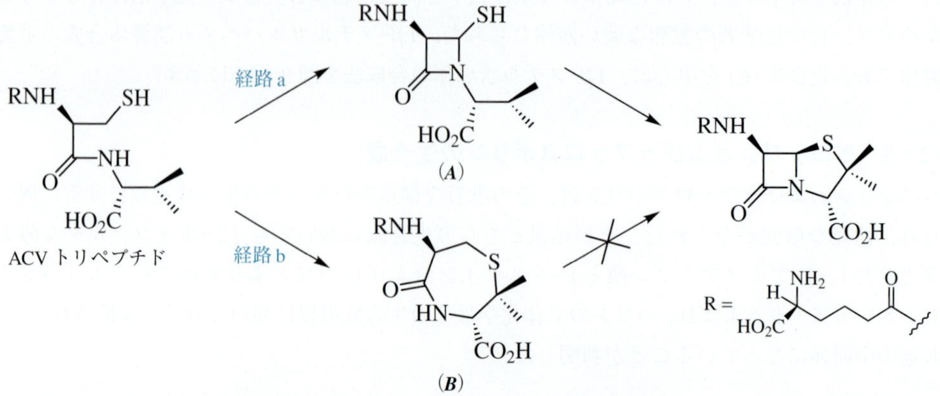

図 9・22　ペニシリン生合成の二つの仮説経路

その後，精力的な研究により，イソペニシリン N 合成酵素は鉄イオンと酸素分子の存在下で複合体を形成し，二つの反応を触媒することが明らかにされた．第一の反応では，システインの β 水素を引抜きながら β-ラクタム環を形成し，ひき続き第二の反応でバリンの β 水素を引抜きながらチアゾリジン環を形成しイソペニシリン N が合成されるが，この一連の反応では酸素分子を利用して ACV トリペプチドから四つの水素原子を失う酸化反応（2 分子の脱水反応）によりペニシリン骨格が構築されている．

ペニシリン G の生合成は，アシル基転移酵素によってイソペニシリン N の L-α-アミノアジピル基がフェニルアセチル基と交換する反応によって終結する．したがって，ペニシリン産生培地にフェノキシ酢酸，オクタン酸やアリルメルカプト酢酸を加えると，対応するアシル基が交換され，それぞれペニシリン V，ペニシリン F およびペニシリン O が産生される．

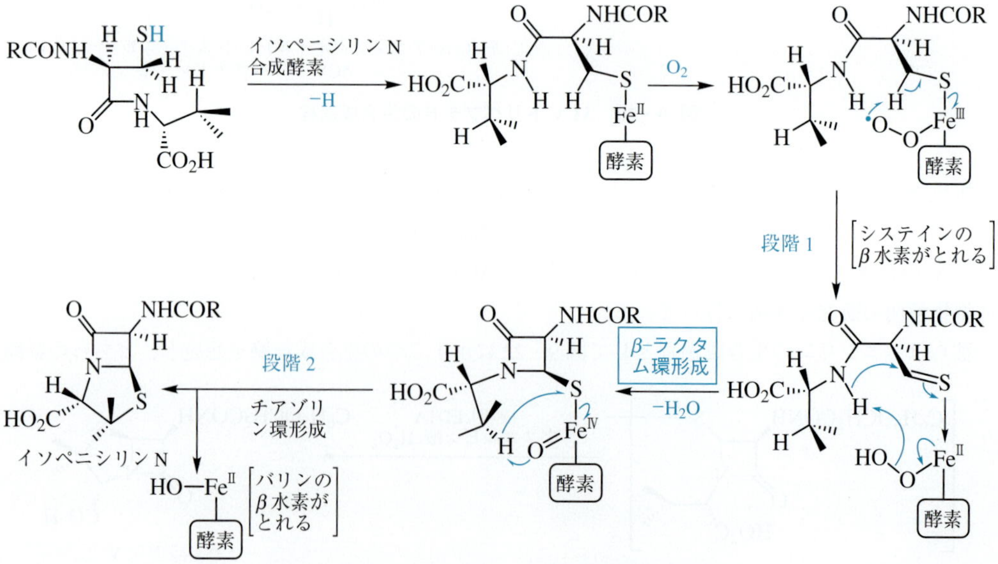

図 9・23　イソペニシリン N 合成酵素の反応機構

図 9・24　イソペニシリン N のアシル基の交換反応

　セファロスポリン C は，イソペニシリン N が 2 種の酵素の働きによって変換され，生合成が達成される．まず，イソペニシリン N の L-α-アミノアジピル残基がエピメラーゼにより D 形へ異性化されペニシリン N となる．次に，環拡大ヒドロキシターゼによりチアゾリジン環が環拡大され，つづいてメチル基が酸化されアルコール体となる．最後にアセチル CoA によりアセチル化されセファロスポリン C となる．

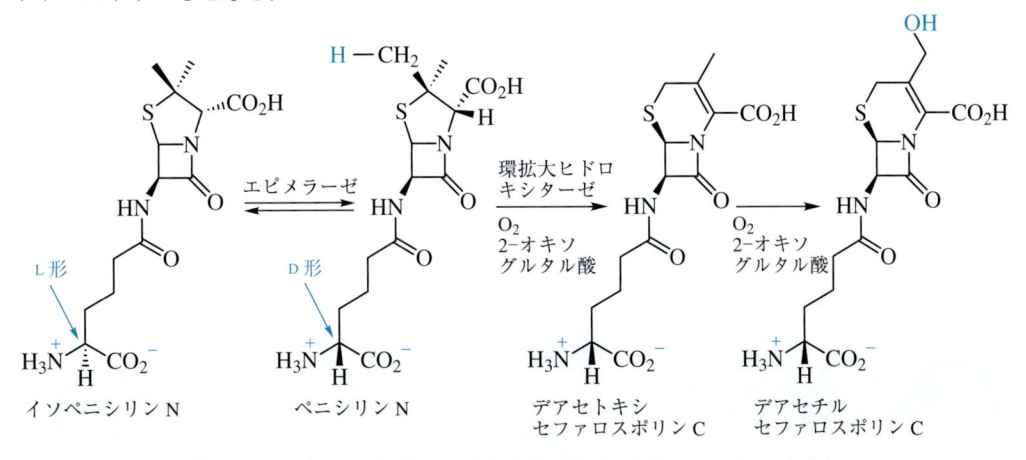

図 9・25　イソペニシリン N からセファロスポリン C への生合成過程

　なお，ペニシリン骨格からセファロスポリン骨格への化学的変換も達成されている．その概略を図 9・26 にまとめた．
　有機化学を利用した抗生物質の生合成経路の解明は，生物機能を明らかにするためには生化学だけでなく，合成化学が大きく貢献できることを示したばかりでなく，この成果を利用した半合成抗生物質をはじめとする新規な抗菌剤の開発につながった．抗生物質はその作用機序からペプチドグリカン合成阻害剤（図 9・12）と，タンパク質合成阻害剤がある．

9・3　タンパク質合成阻害剤

　動物，細菌いずれにおいてもタンパク質合成系は，生命の維持活動において必須の代謝系であり，これに作用する薬剤はヒト細胞にも影響するため，副作用となる場合があるので注意を要する．薬

図 9・26 ペニシリンからセファロスポリンへの変換

物としては 1) アミノグリコシド系, 2) テトラサイクリン系, 3) マクロライド系, 4) クロラムフェニコールがある. 各薬剤のタンパク質合成系における作用点を図 9・27 に示す.

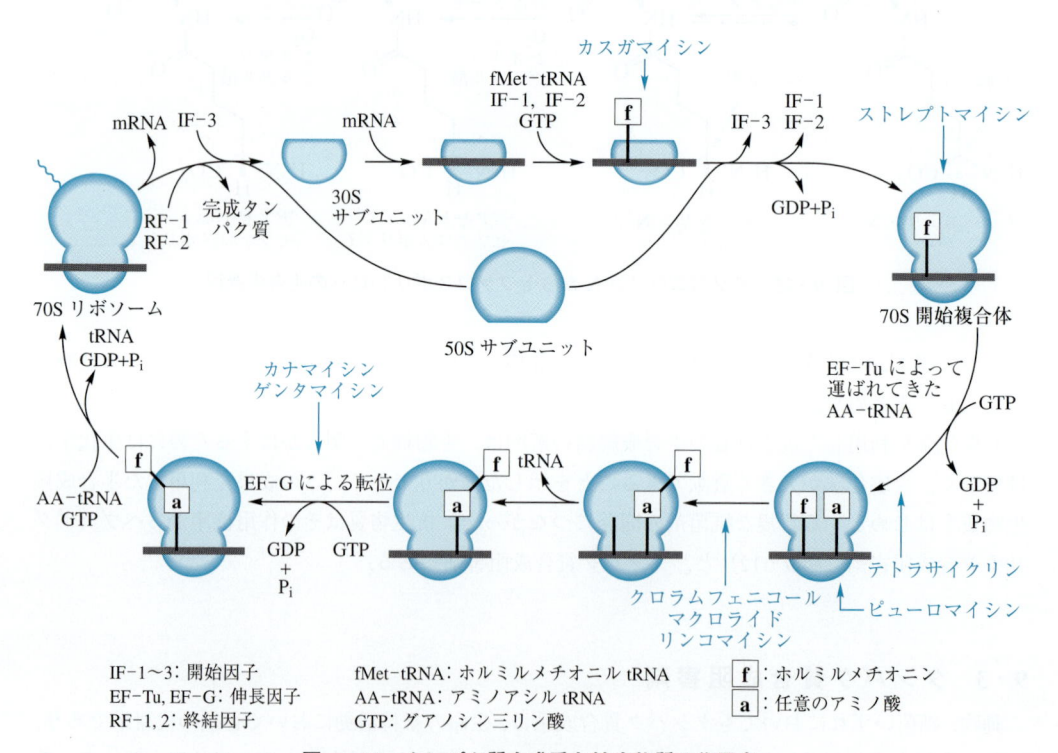

図 9・27 タンパク質合成系と抗生物質の作用点

IF-1〜3: 開始因子
EF-Tu, EF-G: 伸長因子
RF-1, 2: 終結因子
fMet-tRNA: ホルミルメチオニル tRNA
AA-tRNA: アミノアシル tRNA
GTP: グアノシン三リン酸
f: ホルミルメチオニン
a: 任意のアミノ酸

9・3・1 アミノグリコシド系抗生物質

　これらの一群の抗生物質は，いずれも放線菌より生産されアミノ糖あるいはアミノシクリトールのグリコシド結合をもつアミノ配糖体である．ストレプトマイシンやカナマイシンは，初期の抗生物質であり抗結核薬として大きく貢献したが，最近では耐性菌の問題によりあまり使用されなくなった．いずれも，リボソームの30Sサブユニットあるいは50Sサブユニットに結合してタンパク質の合成を阻害する．抗菌範囲の拡大や耐性菌対策のため多くの半合成抗生物質が開発されている．グラム陽性菌，グラム陰性菌，結核菌，放線菌などに有効であるが，嫌気性菌の細胞へは取込まれないため無効である．

ストレプトマイシン（streptomycin）　$R^1 = CH_2OH, R^2 = CH_3NH$

カナマイシン（kanamycin）　$R^1 = H, R^2 = R^3 = R^4 = OH$
ベカナマイシン（bekanamycin）　$R^1 = H, R^2 = NH_2, R^3 = R^4 = OH$
ジベカシン（dibekacin）　$R^1 = H, R^2 = NH_2, R^3 = R^4 = H$

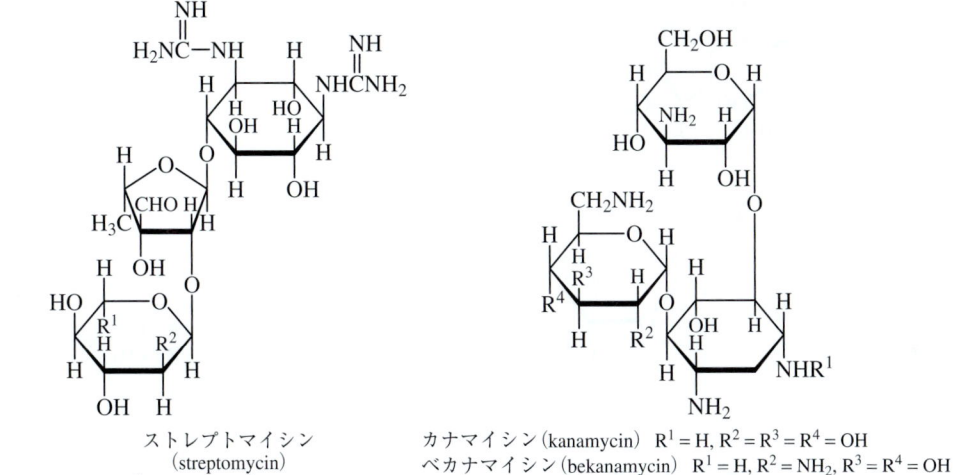

図 9・28　アミノグリコシド系抗生物質

9・3・2 テトラサイクリン系抗生物質

　クロルテトラサイクリン，オキシテトラサイクリンは放線菌の生産する抗生物質である．テトラサイクリンはクロルテトラサイクリンの水素添加により得られる．ドキシサイクリンやミノサイクリンはテトラサイクリン母核の化学修飾により開発された半合成抗生物質である．これらの薬は広い抗菌範囲をもつ抗生物質の代表であり，グラム陽性菌，緑膿菌を除いたグラム陰性菌，スピロヘータ，マイコプラズマ，リケッチア，クラミジア，原虫およびウイルスに有効である．その作用機序は，リボソーム 30S サブユニットに結合し，アミノアシル tRNA がリボソーム上の A 部位に結合するのを阻害する．

	名称	R^2	$R^{5α}$	$R^{6α}$	$R^{6β}$	R^7
天然	テトラサイクリン（tetracycline）	H	H	CH_3	OH	H
	クロルテトラサイクリン（chlortetracycline）	H	H	CH_3	OH	Cl
	オキシテトラサイクリン（oxytetracycline）	H	OH	CH_3	OH	H
半合成	ドキシサイクリン（doxycycline）	H	OH	CH_3	H	H
	ミノサイクリン（minocycline）	H	H	H	H	$N(CH_3)_2$

図 9・29　テトラサイクリン系抗生物質

9・3・3 マクロライド系抗生物質

マクロライド系抗生物質は，12，14，16員環の中環状ラクトンにジメチルアミノ糖や中性糖が結合した配糖体で放線菌により生産される．その代表的薬剤としてはエリスロマイシンやクラリスロマイシンがある．これらの薬剤は，リボソームの50Sサブユニットの23SrRNAに結合しペプチド転移反応を阻害する．抗菌範囲は，グラム陽性菌，陰性菌，スピロヘータ，リケッチア，クラミジアと中程度であるが，一般に副作用の低い抗生物質である．クラリスロマイシンはエリスロマイシンの o-メチル体で，化学変換により抗菌力を約6～15倍も高めることができた抗生物質である．

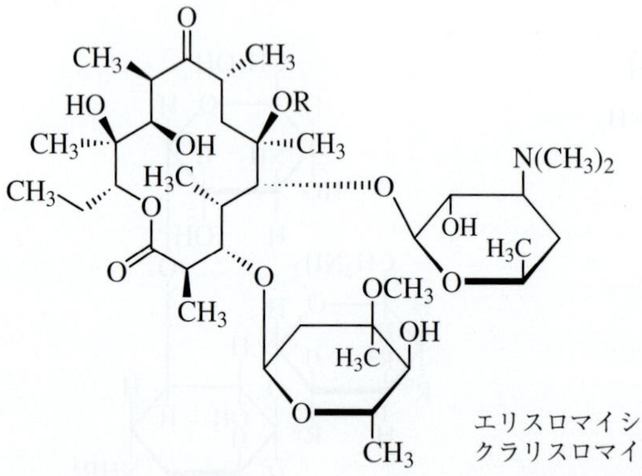

エリスロマイシン (erythromycin)　R = H
クラリスロマイシン (clarithromycin)　R = CH_3

9・3・4 クロラムフェニコール

クロラムフェニコールは，放線菌の生産する抗生物質であるが，今日では化学合成により生産さ

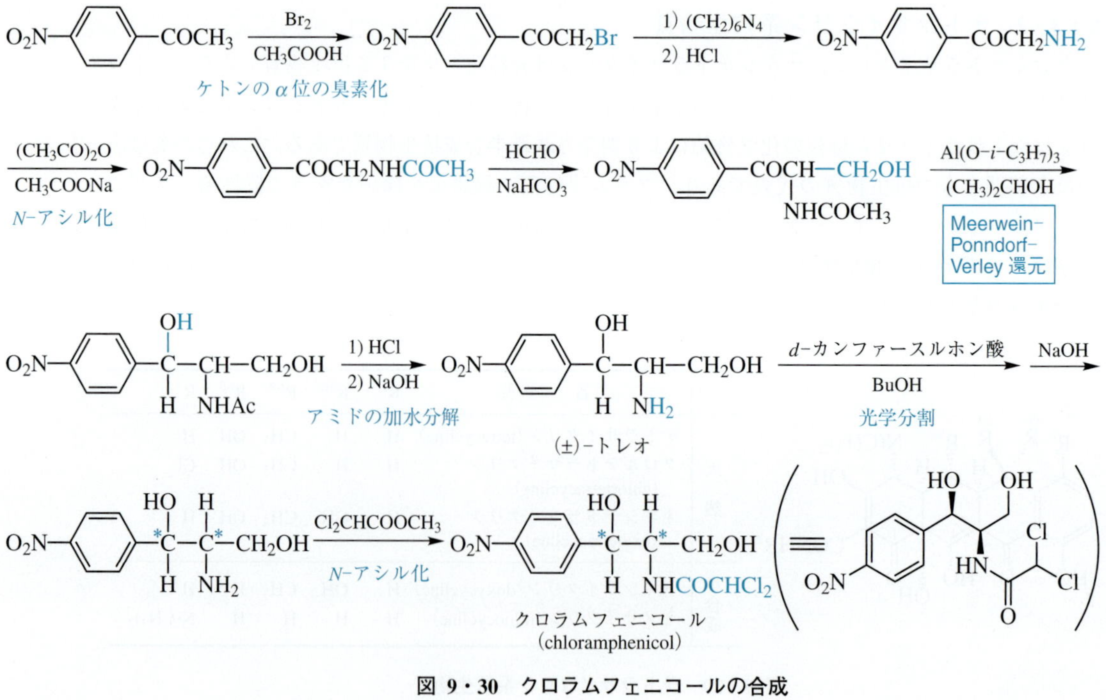

図 9・30　クロラムフェニコールの合成

> **Meerwein–Ponndorf–Verley 還元**
>
> 第一級および第二級アルコールの金属塩がアルデヒドおよびケトンのカルボニル基へヒドリドイオンを移動する反応である．金属アルコキシドは，対応するアルコールと速い酸塩基交換を行うので，この性質を利用してアルコールを水素の供給源として用いることができる．通常はイソプロピルアルコールとアルミニウムイソプロポキシドが用いられ，生じたアセトンを反応系外へ除去することにより反応を効率よく進めることができる．他の酸化条件で不安定な官能基を有する化合物の酸化に適している．
>
> なお，この反応の逆反応が Oppenauer 酸化である（7章参照）．

れている．分子内に2個の不斉炭素をもつため4個の光学異性体が存在するがD-トレオ体のみが抗菌作用をもっている．タンパク質合成阻害の作用機序は，リボソーム50Sサブユニットに結合し，ペプチド転移反応を阻害する．抗菌範囲は，グラム陽性菌，グラム陰性菌，クラミジア，リケッチアと広いが，緑膿菌や結核菌には無効である．

9・4 キノロン系抗菌薬

化学療法剤は，サルファ剤，β-ラクタム系抗生物質，キノロン系抗菌薬，抗ウイルス薬などに分類される．すでにその歩み，抗マラリア薬，サルファ剤，抗結核薬を記述した（§9・1）．近年，化学療法剤のなかで，キノロン系抗菌薬がβ-ラクタム系抗生物質をしのぐ勢いで開発されて用いられるようになっているので，項目を改めて説明する．

1962年，G. Y. Lesher らによってナリジクス酸に抗菌作用が見いだされて以来，ピリドンカルボン酸誘導体を中心として多くの化合物の開発が現在に至るまで活発に行われてきた．これらの合成抗菌薬は，ナフタレン骨格の異なる位置に窒素原子をもつためキノロン系抗菌薬とよばれ，その基本構造より四つに分類することができる．

第一のグループは，1位と8位に窒素をもつナフチリジン環を有するもので，ナリジクス酸やエノキサシンがある．二番目のグループは，1，6，8位に窒素を含むピリドピリミジン環をもつもので，ピロミド酸やピペミド酸がある．第三のグループは，1位と2位に窒素を含むシンノリン環をもつもので，シノキサシンがある．最後の第四のグループは，1位のみに窒素をもつキノリン環をもつものでオキソリン酸，フルメキン，ノルフロキサシン，ペルフロキサシン，オフロキサシン，シプロフロキサシンなどがある．

古くから用いられてきたキノロン系抗菌薬は，その抗菌範囲の特徴により，グラム陰性菌群に対してのみ有効な化合物群である．一方，6位にフッ素を有するキノロンは，グラム陽性菌およびグラム陰性菌両群に対して有効な化合物群であり，ニューキノロンと分類される．ニューキノロンは，6位フッ素のほか7位にピペラジン基またはアミノピロリジニル基を有しており，このことにより抗菌作用を大きく広げることが可能となった．

ピリドンカルボン酸
基本骨格

ナフチリジン環　ピリドピリミジン環　シンノリン環　キノリン環

ナリジクス酸（nalidixic acid）
[1962]

ピロミド酸（piromidic acid）
[1970]

シノキサシン（cinoxacin）
[1973]

オキソリン酸（oxolinic acid）
[1966]

ピペミド酸（pipemidic acid）
[1973]

フルメキン（flumequine）
[1973]

ニューキノロン

エノキサシン（enoxacin）
[1979]

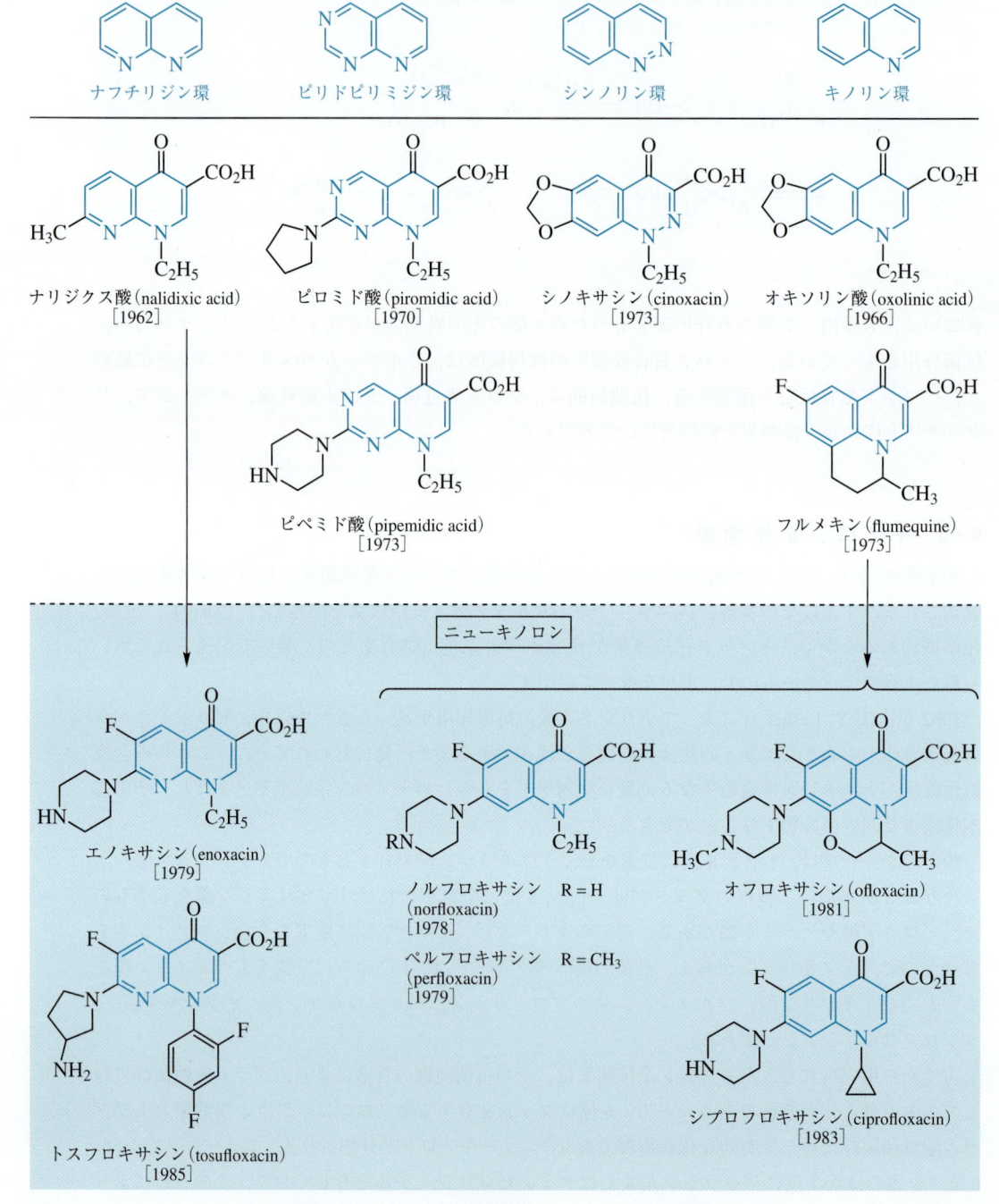

ノルフロキサシン　R = H
(norfloxacin)
[1978]
ペルフロキサシン　R = CH_3
(pefloxacin)
[1979]

オフロキサシン（ofloxacin）
[1981]

トスフロキサシン（tosufloxacin）
[1985]

シプロフロキサシン（ciprofloxacin）
[1983]

図 9・31　キノロン系抗菌薬　[ ]内の年度は開発年を示す

9・4 キノロン系抗菌薬

キノロン系抗菌薬の構造活性相関は次のとおりである．
1) 母核としてはキノリンが最も強く，ナフチリジン，ピリドピリミジン，シンノリンの順となる．
2) 1位の置換は活性決定に大きく寄与しており，シクロプロピル，4-フルオロフェニル，エチルなどがよい．
3) 2位は化学修飾されているものは少なく水素がよい．
4) 3位カルボキシ基と4位のカルボニル基の組合わせは必須である．
5) 5位は水素がよく，置換基を入れると活性が低下する．
6) 6位はフッ素を導入したことにより飛躍的に活性が上昇するが，フッ素を上回る置換基は見いだされていない．
7) 7位置換基は，小型または直鎖型よりも5員環や6員環のヘテロ環がよい．

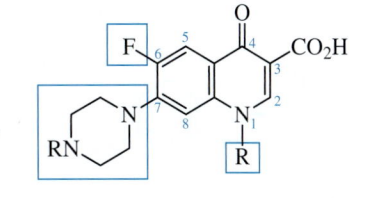

図 9・32 キノロン系抗菌薬の骨格

細胞が増殖するためにはDNAの複製が不可欠である．キノロン系抗菌薬は，細菌のDNA複製を阻害するが，長い間複製過程のどの段階を阻害するかは不明であった．1977年その標的部位がDNAジャイレースであることが明らかにされた．ジャイレースはATPの存在下，ねじれ構造のない二本鎖に働いて一方の鎖を切断・再結合を行う酵素であり，キノロン系抗菌薬はジャイレースの

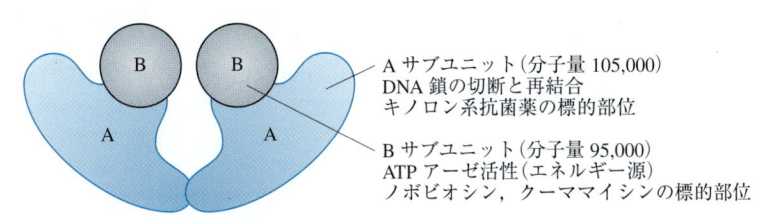

Aサブユニット（分子量 105,000）
DNA鎖の切断と再結合
キノロン系抗菌薬の標的部位

Bサブユニット（分子量 95,000）
ATPアーゼ活性（エネルギー源）
ノボビオシン，クーママイシンの標的部位

図 9・33 ジャイレースの構造とその作用

光学活性なキノロン系抗菌薬

オフロキサシンは，その化学構造中に1個の不斉炭素をもっているため2種類の光学異性体である(S)-(−)体と(R)-(+)体との等量混合物として用いられていたが，その後の立体選択的合成法が確立されたことによって，新たに(S)-(−)体と(R)-(+)体が別べつに合成され抗菌作用が検討された．その結果，(S)-(−)体の抗菌作用は，ラセミ体であるオフロキサシンの約2倍の活性があるのに，他方の光学異性体である(R)-(+)体には全く抗菌作用がないことが判明した．

(S)-(−)体はレボフロキサシンと名づけられ臨床試験が行われた結果，半量でオフロキサシンと同等の効果が得られるだけでなく，副作用の発現率もオフロキサシンに比較して軽減できることが明らかになった．

オフロキサシン

レボフロキサシン
(levofloxacin)

鏡

9. 抗菌薬・抗ウイルス薬

サブユニット A に結合して DNA の複製を阻害する．

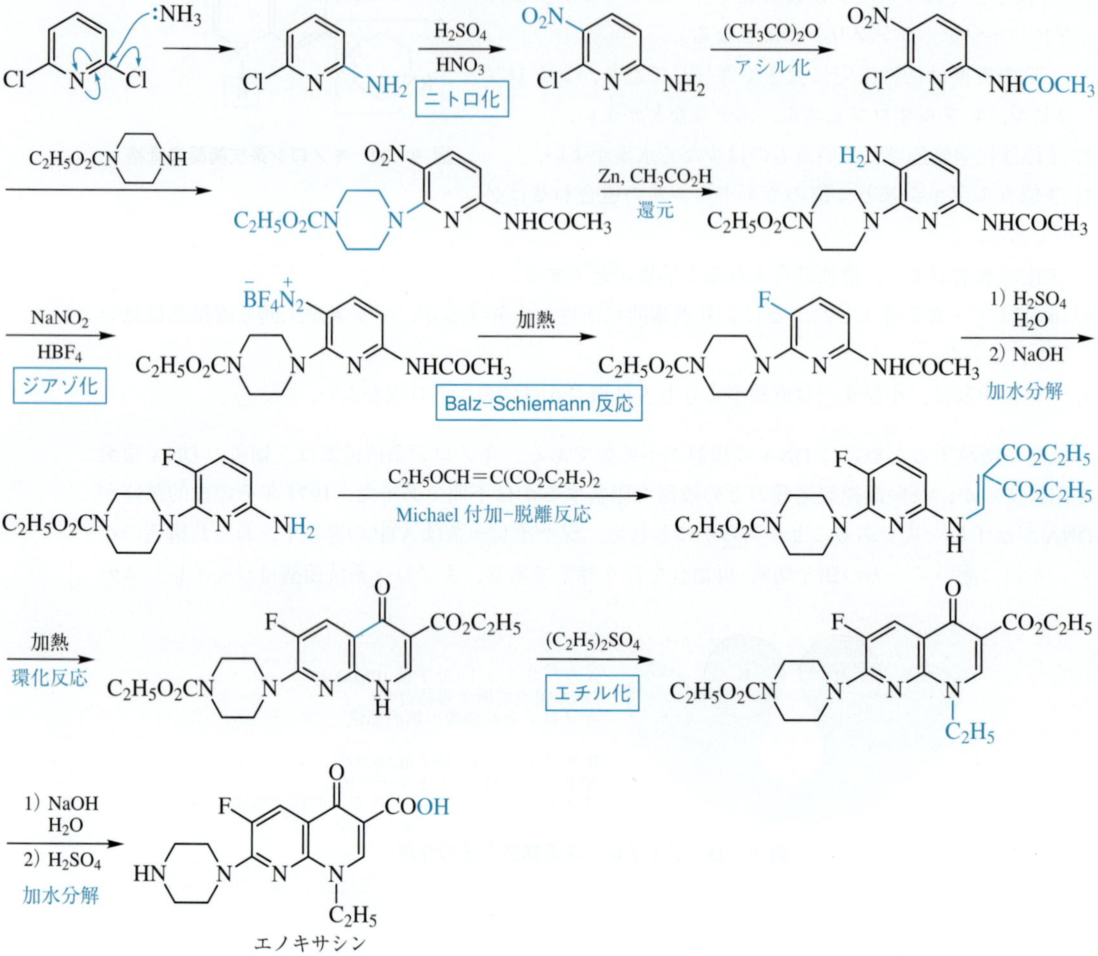

図 9・34 エノキサシンの合成

エチル化反応

　種々のヒドロキシ基やアミノ基をエチル化するには，塩基（アルカリ）の存在下にジエチル硫酸や，強塩基存在下にヨウ化エチルが用いられる．第一級アミンをエチル化すると一般にジエチル体が得られるので，モノエチル体を得るには，ケトンを反応させてイミンとしてエチル化後加水分解する方法を用いる．

　ジエチル硫酸は強力なエチル化剤であるが，二つのエチル基のうち容易に反応するのは一つ目のエチル基であり，二つ目のエチル基が反応するには高温，長時間が必要であるため，通常はモノエチル化剤として使用される．

　図 9・34 の γ-キノロンのエチル化では，N-エチル化と O-エチル化が起こる可能性があるが，ジエチル硫酸では選択的に N-エチル体が得られる．ジエチル硫酸によるヒドロキシ基やアミノ基のエチル化を下に示す．

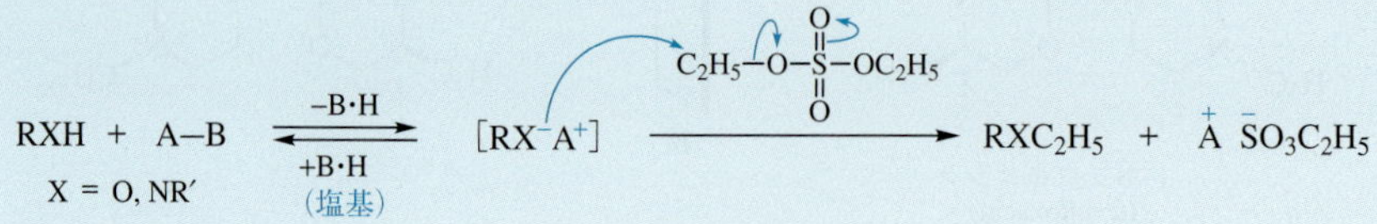

$$RXH + A-B \underset{+B\cdot H}{\overset{-B\cdot H}{\rightleftarrows}} [RX^- A^+] \longrightarrow RXC_2H_5 + A^- \bar{S}O_3C_2H_5$$

$X = O, NR'$　　（塩基）

Balz-Schiemann 反応

芳香族化合物にフッ素を導入する優れた方法で，2 段階の反応から構成される．第一の段階は，アミノ基をジアゾニウムフルオロボレートに変換し，第二の段階はジアゾニウム化合物の熱分解反応によりフッ素化合物を与える．熱分解時の反応機構は，イオン反応またはラジカル反応と考えられるが，未だ明確ではない．

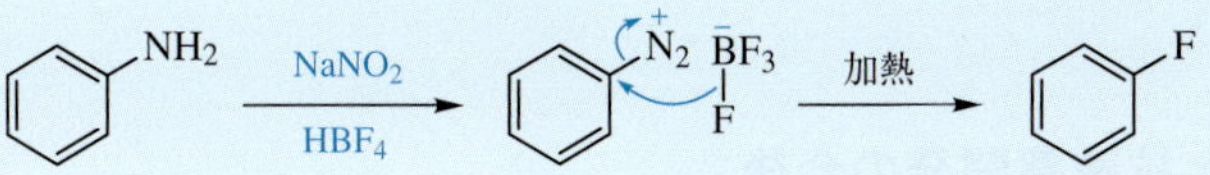

9・5 抗 真 菌 薬

真菌はカビ（糸状菌），酵母，キノコなどの総称で，一般に菌力はあまり強くないので健常人では問題にならないが，乳幼児や高齢者，手術後の体力の消耗時に罹患する場合に問題となる．真菌

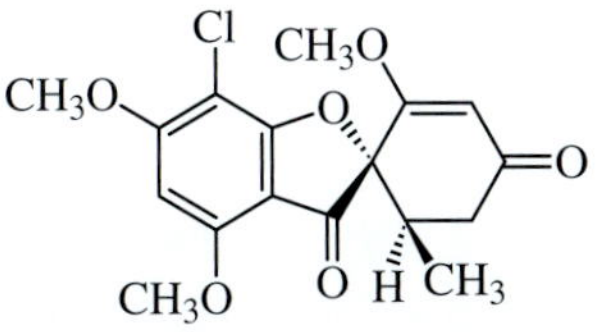

グリセオフルビン（griseofulvin）

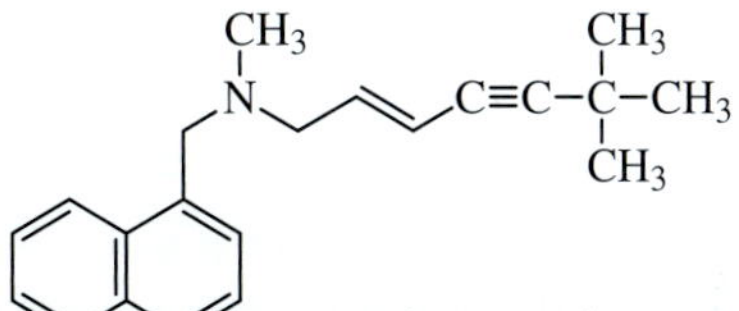

テルビナフィン（terbinafine）

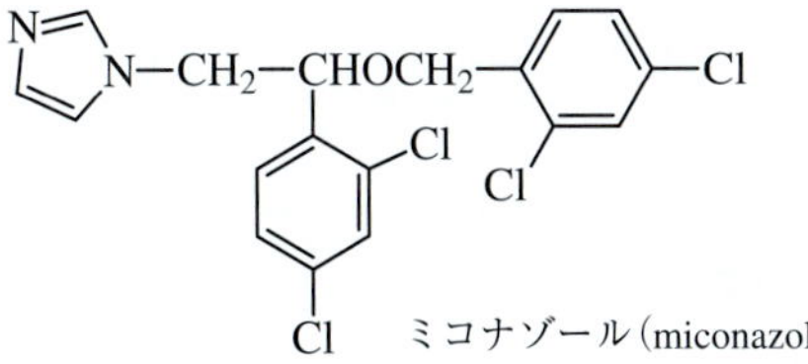

ミコナゾール（miconazole）

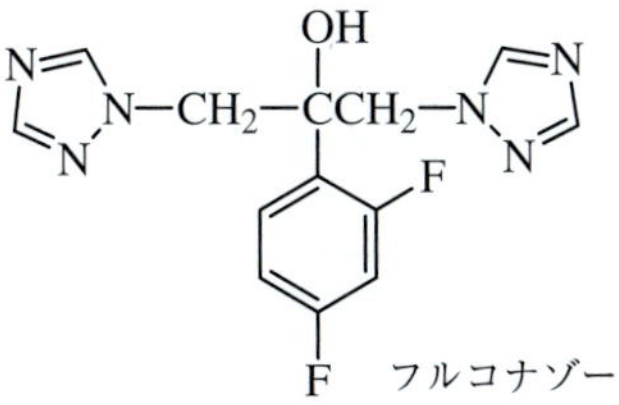

フルコナゾール（fluconazole）

図 9・35 抗真菌薬

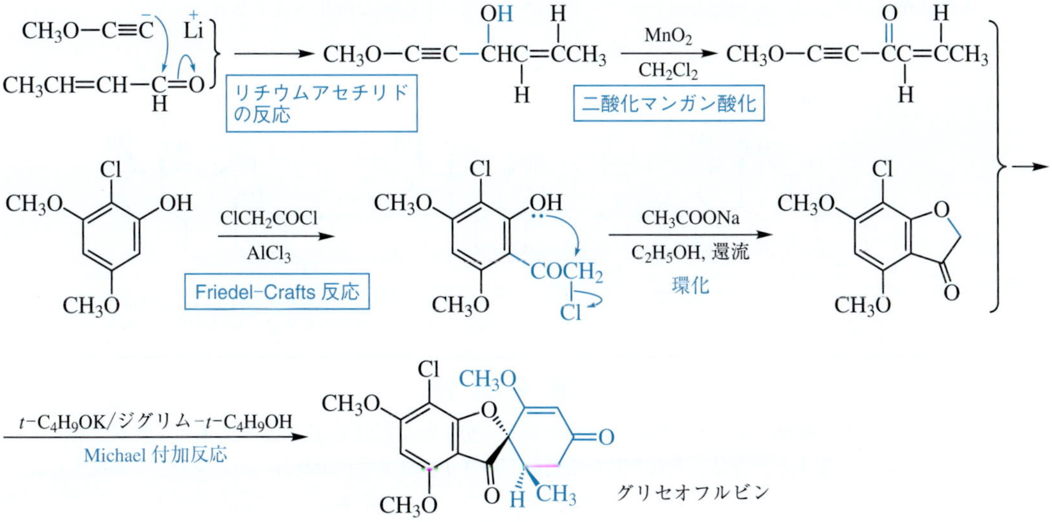

図 9・36 グリセオフルビンの合成

感染症は，表在性真菌症と深在性真菌症に分類されるが，前者の治療薬としてはグリセオフルビンやテルビナフィン，後者の治療薬としては，分子中にイミダゾール環やトリアゾール環をもつミコナゾールやフルコナゾールがある．

グリセオフルビンは放線菌から得られる抗生物質であるが，現在では化学合成によってつくられている．これらの薬剤は，真菌細胞壁のエルゴステロールの合成を阻害する．

9・6　薬剤耐性と抗菌薬開発の今後

抗生物質の使用が広まるにつれて，耐性菌の出現が大きな問題となってきた．微生物の性質が遺伝子によって決定されているように，耐性を示す性質もすべて遺伝子により支配されている．微生物が耐性遺伝子を獲得する場合は大きく四つに分類される．第一は，突然変異である．第二は，本来他の生理的な役割をもつ遺伝子が耐性機能として働くもので，β-ラクタマーゼが代表的のものである（§9・2・2a，§11・2参照）．第三は，感受性菌が外来性の耐性遺伝子を受け入れるもので，

リチウムアセチリドの反応

末端アルキン分子の水素の酸性度はかなり高く，n-ブチルリチウムのような強塩基と処理するとアセチリドが生じ，このカルボアニオンがアルデヒドやケトンを攻撃し，求核付加によって新たな炭素–炭素結合を形成する反応である．

二酸化マンガンによる酸化

α, β 位に不飽和結合をもった第一級および第二級アルコール（アリルアルコール）が，容易に酸化されてアルデヒドやケトンを与える．α, β-不飽和第三級アルコールや飽和のアルコールは酸化されにくい．ポリエンアルコールの酸化では，二重結合の異性化を起こさず対応するカルボニル化合物へ変換することができ，ほかの酸化方法に比べて穏和な酸化方法である．

活性化されているアリルアルコールのみ酸化される

多　剤　耐　性

2種以上の作用機構の異なる抗菌剤に耐性を示すことをいう．多剤耐性菌は，それぞれの薬剤耐性に対する耐性遺伝子をもっている．メチシリン耐性黄色ブドウ球菌（MRSA）は，多剤耐性が高度に進んだ例で β-ラクタム系抗生物質，アミノグリコシド系抗生物質，マクロライド系抗生物質など多くの薬剤に対して耐性を示す．

伝達される形式としては，R プラスミドの接合伝達と形質導入が知られている．第四の場合は，すでに存在している耐性遺伝子が，より高度の耐性遺伝子へ変異する場合で，変異 β-ラクタマーゼが知られている．

いずれにしても，耐性獲得を防止したり，耐性菌を感受性菌に変えたりする方法はなく，これらの耐性菌に対しては，新薬の開発以外には対処する方法がない．しかし，この新薬に対しても耐性が出現すると，さらなる新薬を開発する必要がでてくる．今後，耐性のメカニズムに対する研究をもとに耐性菌に対する根本的な方法を見いだすことが重要な課題となってくると思われる．

9・7 抗ウイルス薬

ウイルス感染症には中枢神経系やヘルペス群感染症，脳炎，皮膚粘膜ヘルペス感染症，呼吸器感染症のインフルエンザ，慢性の B 型ならびに C 型肝炎，HIV (human immunodeficiency virus) 感染症，風疹，出血熱や中国広東省で発症した SARS (severe acute respiratory syndrome) などがある．

これらの感染症をひき起こすウイルスは，DNA あるいは RNA と，それを取囲むキャプシドタンパク質からできている．ウイルスは，固有の代謝系をもたず，宿主細胞に寄生し，生きている宿主細胞の中で増殖するので，これらの疾病対策にはウイルス感染予防と患者の治療の両方が必要である．ウイルス増殖のみを特異的に阻害し，患者に影響を与えない抗ウイルス薬の開発研究はむずかしく，1980 年代に入り分子生物学や免疫学の進歩に伴って，ウイルス遺伝子およびタンパク質の構造と機能が明らかにされるまでほとんど進歩がなかった．最近になって感染の機構もしだいに解明され実用的な抗ウイルス薬も開発されるようになってきた．しかし未知の病原性ウイルスと変異ウイルスは数多く存在し，これらの感染症に対する化学療法薬の研究は，ほとんど未開という現状であり，今後臨床症状の監視と DNA 診断などを駆使するとともに創薬研究によりさらに優れた抗ウイルス薬の開発が急務である．

現在用いられている抗ウイルス薬は，ウイルスのライフサイクルの重要な段階を標的として阻害するもので，大きく 1) 核酸合成阻害型，2) 細胞内侵入抑制型および 3) 宿主感染防御能亢進型の三つに分けられる．

9・7・1 核酸合成阻害型

ウイルスの DNA 合成を阻害する薬として，アシクロビル，ガンシクロビル，ビダラビン，ホスカルネットなどが知られ，ヘルペス感染症やサイトメガロウイルス感染症に対して用いられている．

逆転写酵素はウイルスがもっているものであるから，これに対する阻害薬は有効な抗ウイルス薬

アシクロビル
(acyclovir)

ガンシクロビル
(gancyclovir)

ビダラビン
(vidarabine)

ホスカルネット
(foscarnet)

となる．ヌクレオシド誘導体のジドブジン（アジドチミジン，AZT）やジダノシンなどが逆転写酵素阻害薬として知られ，抗HIV（ヒト免疫不全ウイルス）薬として用いられている．

ジドブジン（zidovudine）　　ジダノシン（didanosine）

HIVプロテアーゼはHIVに特有の酵素で，この酵素が働く段階もウイルスの増殖に必須であるので，これに対する阻害薬は抗HIV薬となる．HIVプロテアーゼ阻害薬として，硫酸インジナビル（クリキシバン®）やメシル酸ネルフィナビル（ビラセプト®，§11・10参照）などが知られ，抗AIDS（acquired immunodeficiency syndrome，後天性免疫不全症候群）薬として用いられている．

硫酸インジナビル（indinavir sulfate）　　メシル酸ネルフィナビル（nelfinavir mesylate）

9・7・2　細胞内侵入抑制型

ウイルスは細胞に侵入し増殖するが，細胞内への侵入を抑制し，ウイルスの増殖を抑制する薬として，塩酸アマンタジン，ザナミビル水和物（リレンザ®），リン酸オセルタミビル（タミフル®）などがあり，抗インフルエンザ薬として用いられている．後者の二つは同じノイラミニダーゼ阻害剤であるが，ザナミビル水和物は吸入型で，リン酸オセルタミビルはプロドラッグで経口投与型である．いずれも新しい型のシアル酸をリード化合物として，構造解析に基づいた薬物設計，コンピューターモデリング，抗ウイルス薬の化学などの手法を駆使して開発された合成医薬品である．

塩酸アマンタジン（amantadine hydrochloride）　　ザナミビル水和物（zanamivir hydrate）　　リン酸オセルタミビル（oseltamivir phosphate）

9・7・3 宿主感染防御能亢進型

ウイルスを最終的に除去できるのは宿主の免疫力であり，その免疫力を高めることでウイルスの増殖を抑制する薬として，インターフェロンやイソプリノシンがある．これらは，免疫賦活作用を有し，抗体産生を増強する．

抗ウイルス薬は，特に合成化学的にも興味深いものが多いので，12章に，本章で取上げた硫酸インジナビル（No. 38），ザナミビル水和物（No. 78），リン酸オセルタミビル（No. 83）だけでなく，他の抗AIDS薬であるジダノシン（No. 8），ザルシタビン（No. 32），ラミブジン（No. 37），サニルブジン（No. 40），メシル酸サキナビル（No. 41），リトナビル（No. 43），ネビラピン（No. 47），硫酸アバカビル（No. 56），エファビレンツ（No. 57），アンプレナビル（No. 59），メシル酸デラビルジン（No. 66），ロピナビル（No. 77）ならびに抗帯状疱疹薬，塩酸バラシクロビル（No. 73）の合成法を記述した．

10

抗悪性腫瘍薬

　腫瘍は，転移せず放置しても生体にとり問題のない良性腫瘍と，転移，浸潤，増殖して生体に重篤な症状をもたらす悪性腫瘍に分類される．悪性腫瘍の根治的な治療法は外科的な切除であるが，がん細胞は1箇所にとどまらず浸潤・転移を起こすことがあり，特に，血液や肺，膵臓，骨髄など，薬物療法に頼らざるをえないがんも多い．がんの異常増殖，細胞核分裂を抑制する薬物を抗悪性腫瘍薬（抗がん剤）とよぶ．異常増殖，細胞核分裂はDNAの複製によりなされる．DNAは核酸塩基と糖部分のデオキシリボースからなるヌクレオシドがリン酸エステルを介して連続した構造になっており，かつ核酸塩基は二環性のアデニンとグアニン，単環性のシトシン，チミンからなる．抗がん剤はアルキル化，インターカレーション，またはDNA鎖切断などの作用によりDNAの複製や転写を阻害する．抗がん剤は大きく，アルキル化剤，代謝拮抗薬，抗生物質，植物成分（アルカロイドを含む），ステロイド誘導体，白金錯体，その他に分類される．また最近，従来の抗がん剤とは異なる作用機序をもつ薬や，特徴的な構造をもつ興味深い抗腫瘍活性化合物も見いだされている．

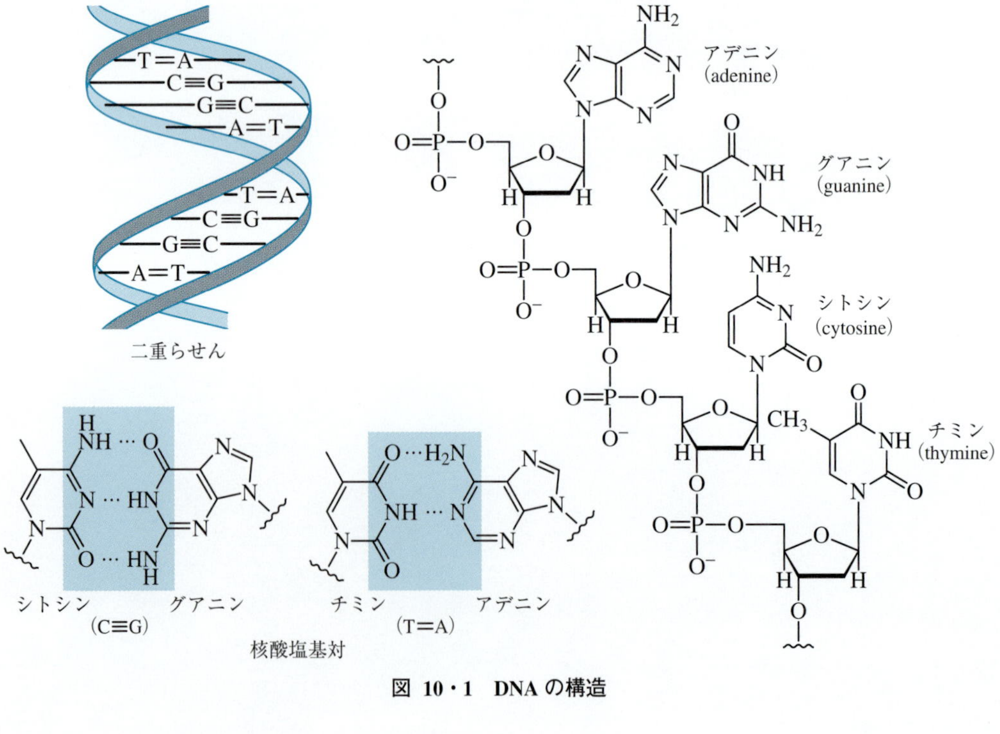

図 10・1　DNA の構造

発がん性と抗腫瘍活性

正常細胞はその寿命がくると DNA 転写,複製を経て,新たな細胞へと置き換えられる.この生合成過程に異常が生じるとさまざまな疾患がひき起こされる.発がんもその一種で,発がん物質はその生合成過程を促進することにより細胞を異常増殖させ,生体を死に至らしめる.そこで,抗腫瘍活性物質(抗がん剤)は,DNA を異常 DNA としてその生合成を阻止することによりがん細胞の増殖を阻止し,効果を発揮する.その作用機序はがん細胞,正常細胞ともに同じであり,抗がん剤の使用により正常細胞も損傷を受けるが,がん細胞の増殖速度のほうが速いため,より大きくがん細胞に働く.そこで優れた抗がん剤とは,がん細胞と正常細胞に対する活性閾値の差が大きな化合物である.

アルキル化による発がん性

DNA の塩基部のうち,グアニン 7 位の窒素原子の求核性が最も大きい.そこでグアニン 7 位の窒素原子がアルキル化される.たとえば,モノクロタリンはエステル部が切れて,さらに脱水素反応によりデヒドロレトロネシンとなり,デヒドロレトロネシンからヒドロキシ基が外れて強い求電子性をもつカチオン種となる.つづいて,カチオン種が DNA の塩基部であるグアニンの 7 位の窒素原子と反応して DNA アルキル体を与え,生合成経路に異常を起こす.また,アフラトキシンも酸素原子の寄与によりエポキシ環が開裂した強力な求電子中間体であるオキソニウムイオンに DNA のグアニン 7 位の窒素原子が攻撃してアルキル化され,生合成経路に異常を起こす.アフラトキシンは現在知られているなかで最強の発がん物質であるが,これはエポキシ環が酸素原子の寄与により容易に開環して,強力なアルキル化オキソニウム中間体が生成するためと考えられる.

インターカレーション

DNA は 2 本の DNA 鎖上の核酸塩基が水素結合や塩基対の積み重なり(スタッキング)により対を形成(必ずアデニンとチミン,グアニンとシトシンの対になる)して,二重らせん構造をとる.この核酸塩基対間へ薬物が挿入されることをインターカレーションという.薬物はインターカレーションにより二重らせん構造にひずみを生じさせて,DNA の複製や転写を不可能にし,活性を発現する.インターカレーションにより活性を発現する薬物は,核酸塩基対間へ挿入しやすいよう平面の芳香環部をもつ.

10・1 アルキル化剤

代表的なものとしてナイトロジェンマスタード N-オキシド，シクロホスファミド，チオテパがある．核酸やタンパク質をアルキル化して DNA の複製，mRNA の転写を阻害し，核酸を切断して細胞増殖を阻止する．分子内にアルキル化能をもつ官能基を 2 個以上もつ．

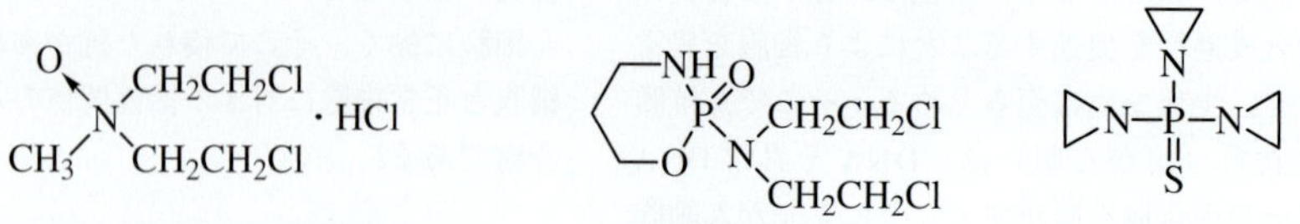

ナイトロジェンマスタード N-オキシド
(nitrogen mustard N-oxide)

シクロホスファミド
(cyclophosphamide)

チオテパ
(thiotepa)

図 10・2 アルキル化剤

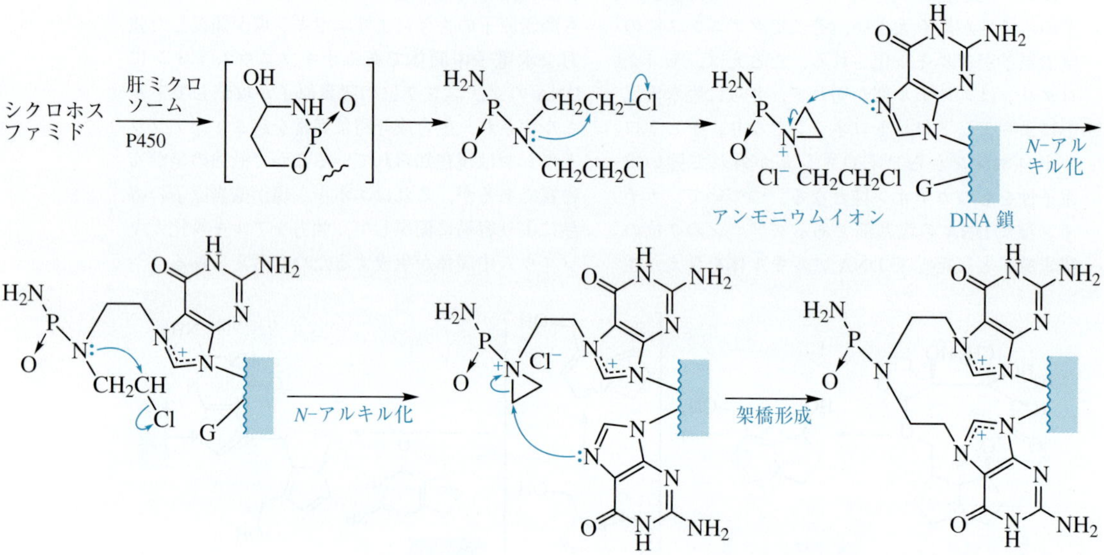

図 10・3 シクロホスファミドによるアルキル化の機構

10・2 代謝拮抗薬

がん細胞は正常細胞に比べ，DNA の複製，mRNA の転写を盛んに行う．そこで，その生合成代謝に必須のプリン塩基やピリミジン塩基と類似した構造をもつ化合物は，必須物質と拮抗して生合成代謝を阻害する．代表的な薬に，プリン誘導体であるメルカプトプリン，チオイノシン，アザチオプリン，フルオロウラシル，テガフール，シトシンアラビノシド誘導体であるシタラビンなどがある．また，ヌクレオチド類生成の補酵素として生合成に関与する葉酸と類似した構造をもつメトトレキサートは葉酸拮抗薬として開発された．

10・3 抗がん性抗生物質

多くは芳香環をもち核酸塩基間に挿入（インターカレーション）して DNA や RNA の合成を阻害する．マイトマイシン C，ブレオマイシン，アクチノマイシン D，アントラサイクリン系抗生物

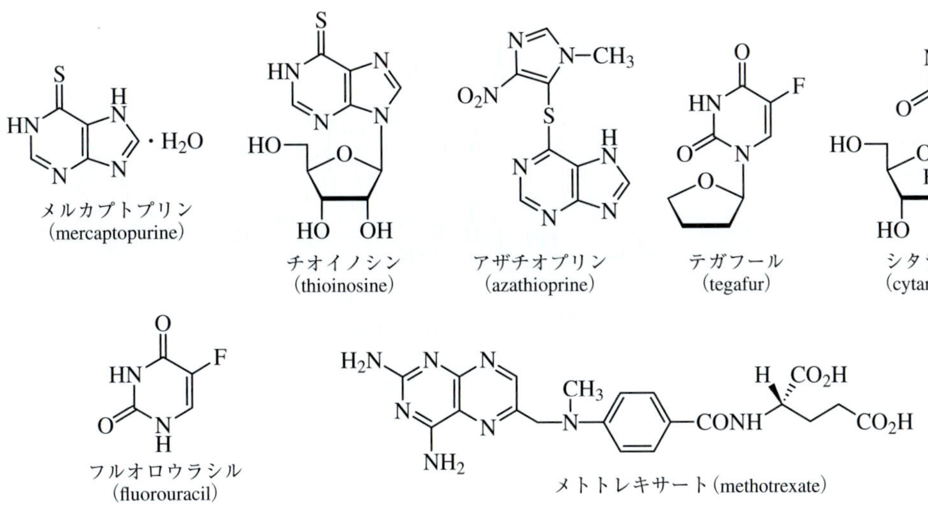
メルカプトプリン
(mercaptopurine)
チオイノシン
(thioinosine)
アザチオプリン
(azathioprine)
テガフール
(tegafur)
シタラビン
(cytarabine)
フルオロウラシル
(fluorouracil)
メトトレキサート (methotrexate)

図 10・4 代謝拮抗薬

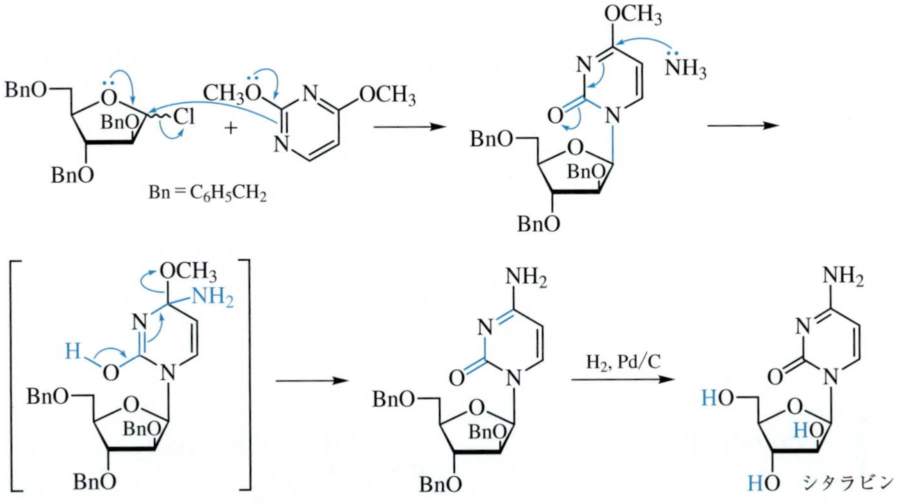
Bn = $C_6H_5CH_2$
H_2, Pd/C
シタラビン

図 10・5 シタラビンの合成

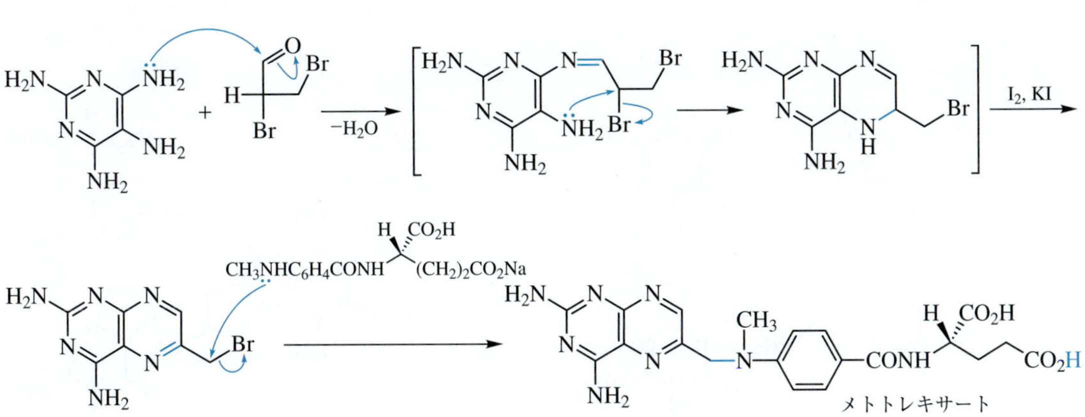
$-H_2O$
I_2, KI
$CH_3NHC_6H_4CONH$
$(CH_2)_2CO_2Na$
メトトレキサート

図 10・6 メトトレキサートの合成

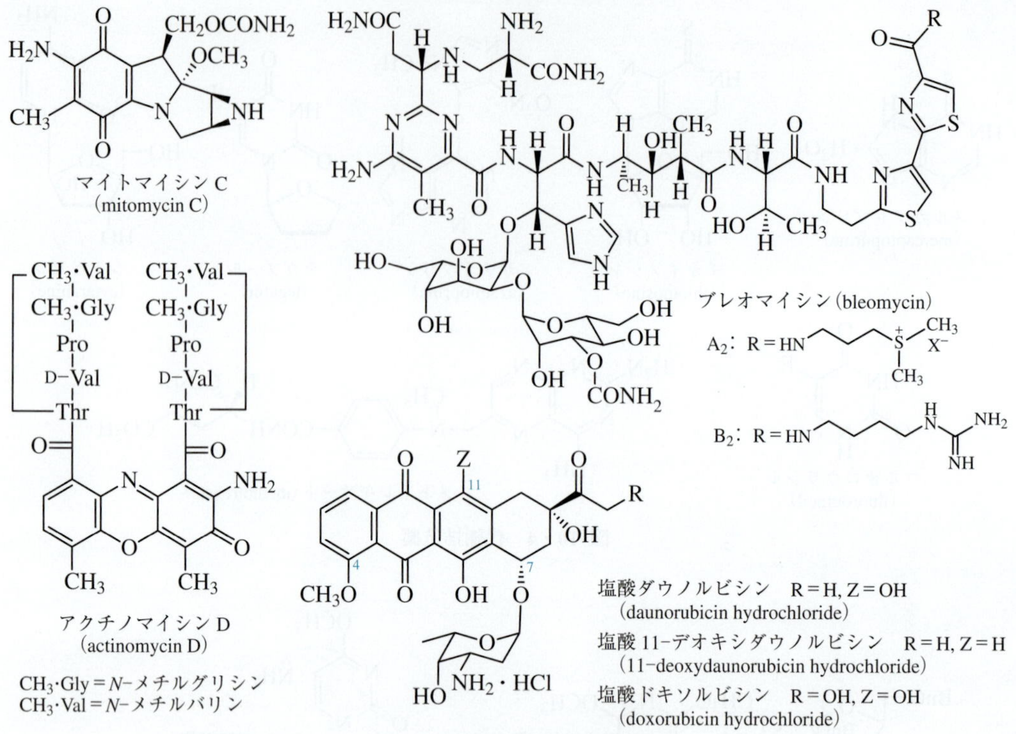

マイトマイシン C
(mitomycin C)

ブレオマイシン (bleomycin)
A_2: R = HN(CH$_2$)$_3$S$^+$(CH$_3$)$_2$ X$^-$
B_2: R = HN(CH$_2$)$_4$NHC(=NH)NH$_2$

アクチノマイシン D
(actinomycin D)
CH$_3$·Gly = N-メチルグリシン
CH$_3$·Val = N-メチルバリン

塩酸ダウノルビシン R = H, Z = OH
(daunorubicin hydrochloride)
塩酸 11-デオキシダウノルビシン R = H, Z = H
(11-deoxydaunorubicin hydrochloride)
塩酸ドキソルビシン R = OH, Z = OH
(doxorubicin hydrochloride)

図 10・7 抗がん性抗生物質

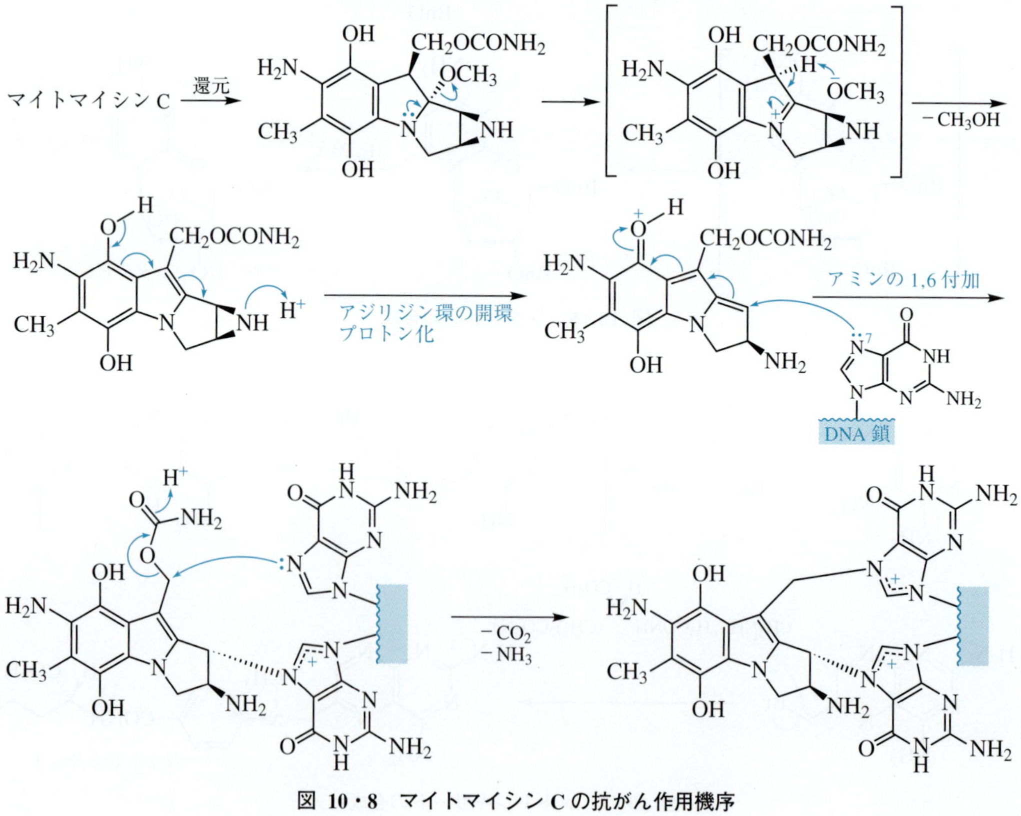

図 10・8 マイトマイシン C の抗がん作用機序

10・3 抗がん性抗生物質

質であるダウノルビシン（ダウノマイシン）やドキソルビシン（アドリアマイシン）などがある．また，11-デオキシダウノルビシンなどの11-デオキシアントラサイクリン類は，他のアントラサイクリン類に比べ，副作用が少ない．

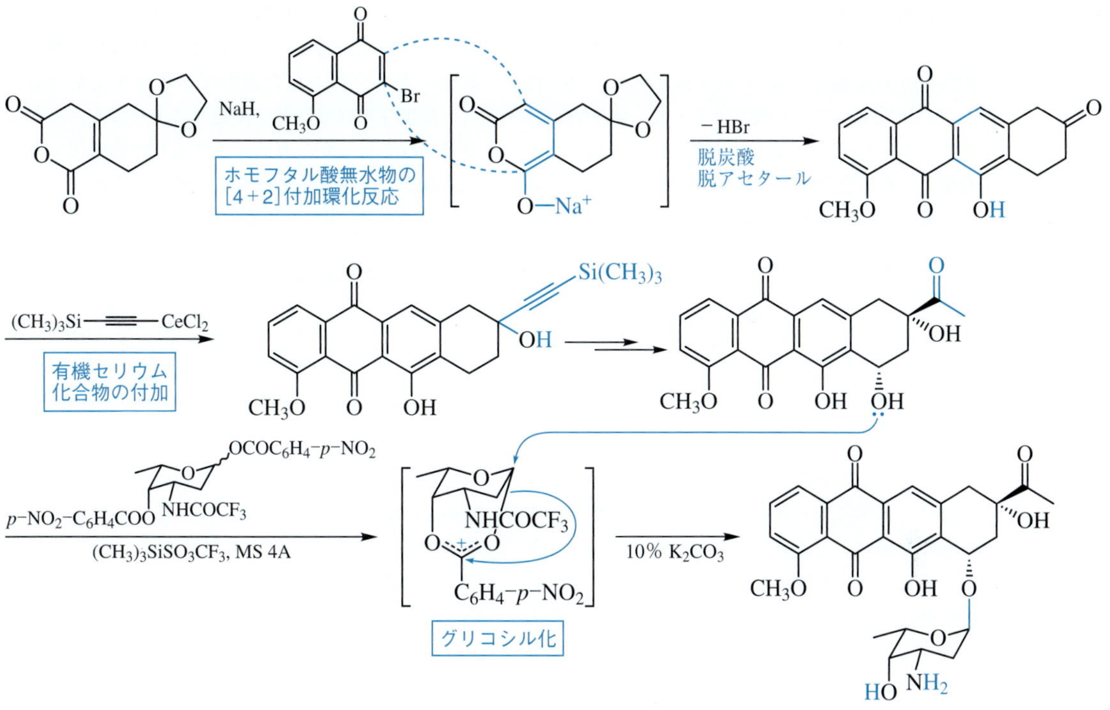

図 10・9 11-デオキシダウノルビシンの合成

ホモフタル酸無水物の[4+2]付加環化反応

ジエン（4π）とジエノフィル（2π）が付加して 6 員環ができる反応は，68 ページで紹介した Diels-Alder 反応を始め多くの反応が知られている．ホモフタル酸無水物の塩基条件下での[4+2]付加環化型反応もその一つで，ホモフタル酸無水物を塩基で処理すると，生成するジエン（4π）は，エノラートアニオンによりその電子密度が大きくなるため反応性が高まり，一般に低温でジエノフィル（2π）と反応する．また，ジエン部のδ^+性，δ^-性が明確になり，反応の位置選択性も非常に高い．さらに，α 位に脱離性の官能基をもつジエノフィルとの反応では，付加体から脱炭酸と二重結合の生成を伴って芳香族化する．

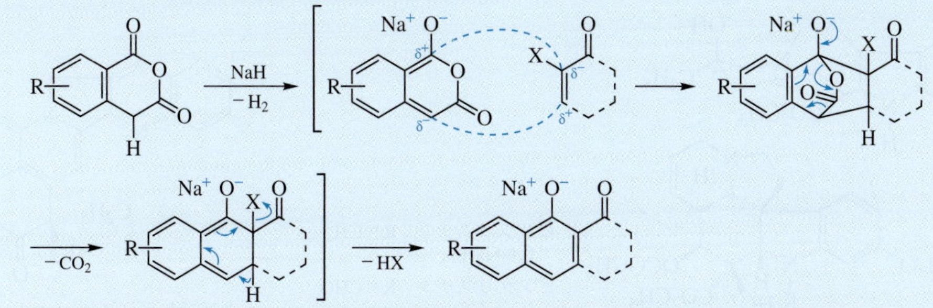

有機セリウム化合物の付加

カルボニル基へ有機金属化合物が付加する場合，一般に有機リチウム化合物や有機マグネシウム化合物（Grignard 反応剤）が多用される．α 位の水素原子の酸性度が高い場合（容易に水素原子が引抜かれる場合），エノール体を与え，付加体の収率が低くなる．有機リチウム化合物や有機マグネシウム化合物と塩化セリウムから調製できる有機セリウム化合物は，塩基性が低く求核性が高い．そのため，従来の有機金属化合物ではエノール化して付加体の収率が低い化合物でも，収率よく付加体を得ることができる．たとえば，ホモベンジルケトンへの求核付加反応では，ベンジル位水素の酸性度が高いため，有機リチウム化合物や有機マグネシウム化合物ではエノール化が進行し，付加体の収率は低く後処理によりほとんどが原料回収されるが，有機セリウム化合物を用いると，収率よく付加体を得ることができる．

グリコシル化

糖とアグリコン部（非糖部）からなる配糖体化合物は，天然に多くみられ，また生物活性を有するものも多い．そこでアグリコン部アルコールを糖と結合させて配糖体化合物を得るグリコシル化反応は，古くから検討されてきた．反応の基本的な考え方は，糖のアノマー位に適当な脱離基を導入し，隣接酸素原子の寄与により求電子活性なオキソニウムイオンを生成させ，アグリコン部アルコールを求核的に導入するというものである．Koenigs–Knorr 反応は，最も広く用いられる古典的な方法である．不安定な塩化あるいは臭化糖（X = Cl, Br）を糖供与体として，銀塩を活性化触媒として用いてオキソニウムイオンを生成させ，グリコシル化反応を起こす．その後さらなる反応性の向上やアノマー位の立体化学制御をめざして，種々の手法が開発されている．

10・4 抗がん性植物成分

抗がん作用を示す植物アルカロイドとして，ニチニチソウから得られるビンブラスチンや，クロタキカズラ科クサミズキやヌマミズキ科カンレンボクから得られるカンプトテシンがよく知られている．

ビンブラスチン　R = CH$_3$
（vinblastine）
ビンクリスチン　R = CHO
（vincristine）

カンプトテシン（camptothecin）

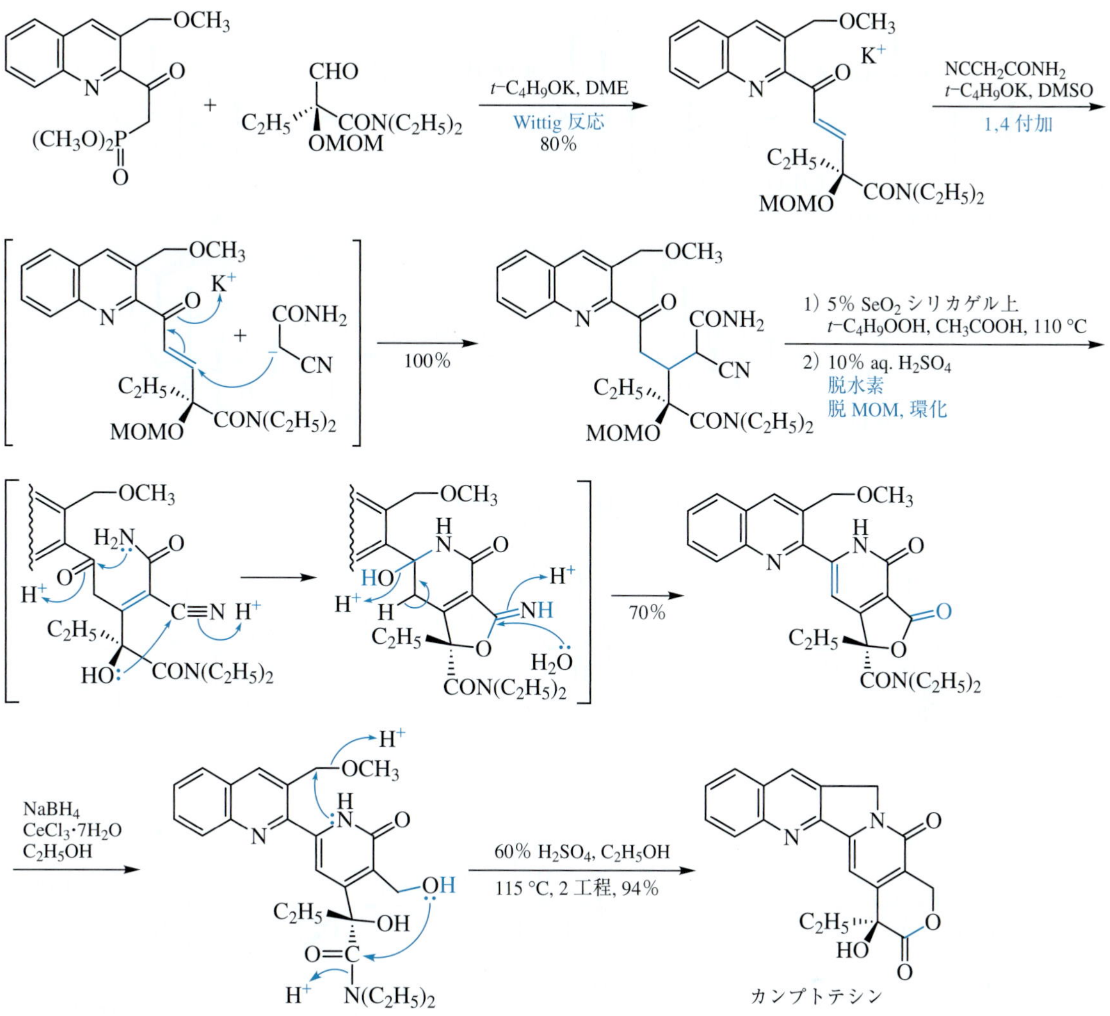

図 10・10 カンプトテシンの合成

10・5 抗がん性ステロイド誘導体

生体は多くのステロイドホルモンを産生する．そこで創薬をめざして，種々のステロイド誘導体が合成され，そのなかに免疫などの生体防御機構を高めて抗がん性を示す，エナント酸テストステロン，酢酸クロルマジノン，メピチオスタンなどの抗がん性ステロイド誘導体も見いだされた．

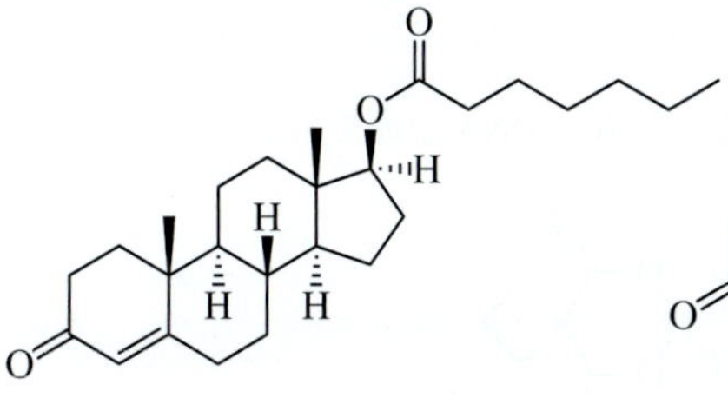

エナント酸テストステロン
（testosterone enanthate）

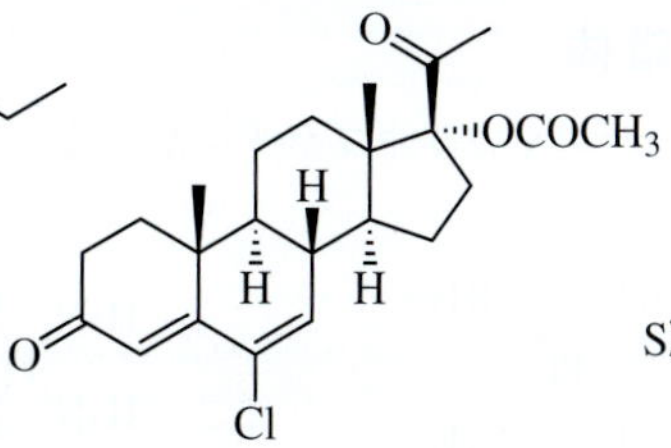

酢酸クロルマジノン
（chlormadinone acetate）

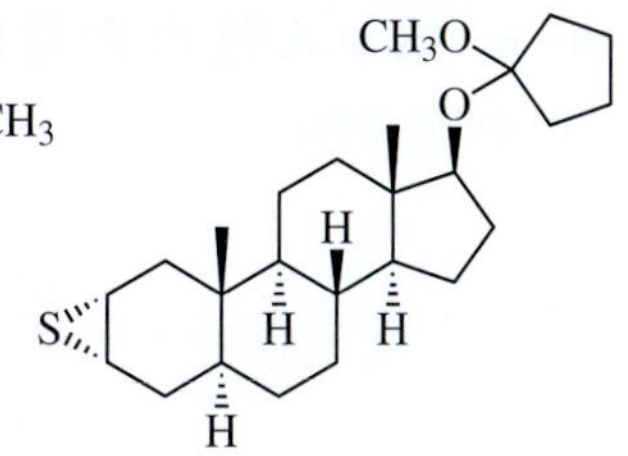

メピチオスタン
（mepitiostane）

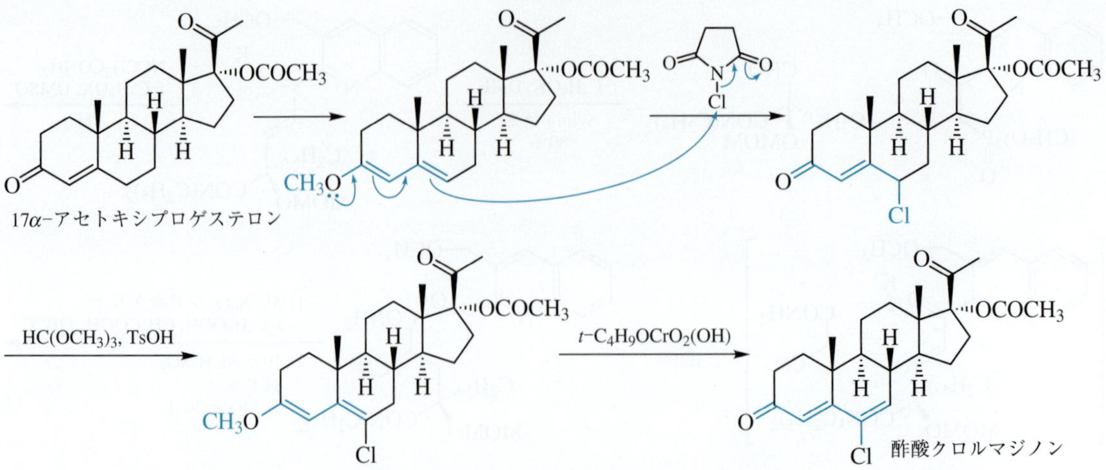

図 10・11 酢酸クロルマジノンの合成

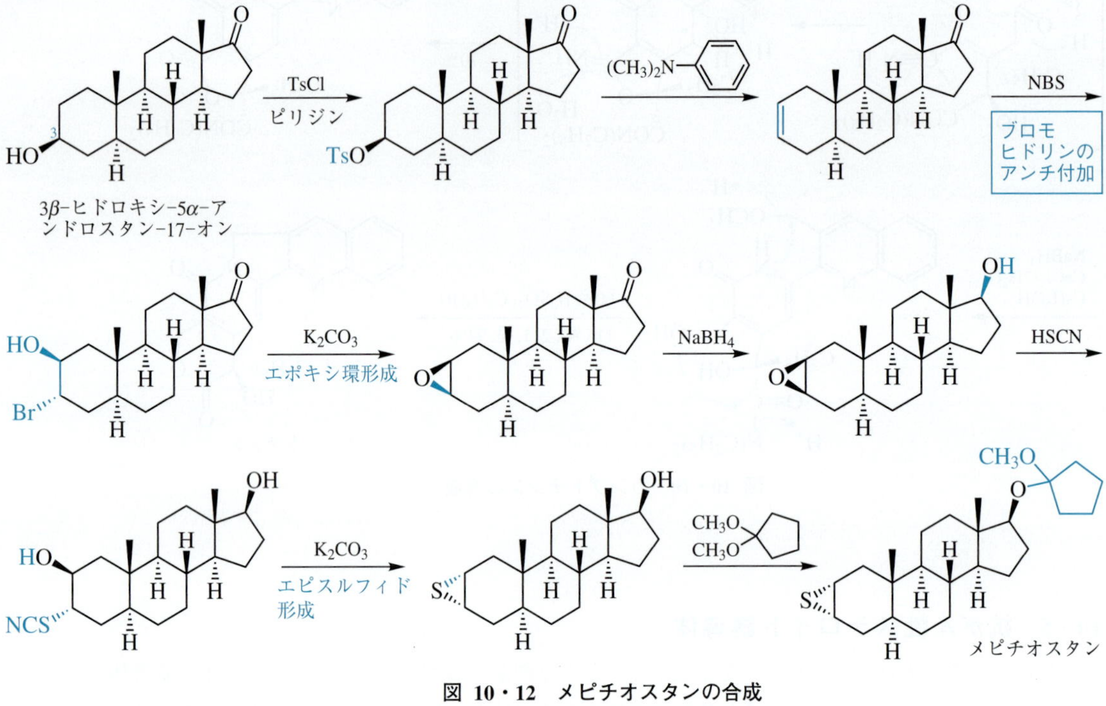

図 10・12 メピチオスタンの合成

10・6 抗がん性白金錯体

代表的な薬物に，シスプラチンやカルボプラチンがある．おもに DNA 合成を阻害する．

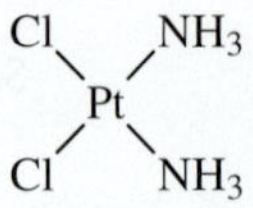

シスプラチン (cisplatin)

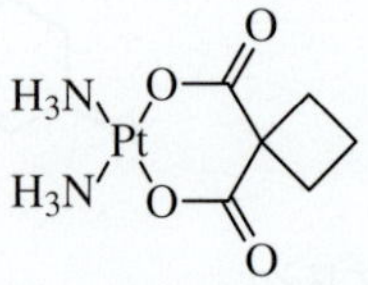

カルボプラチン (carboplatin)

ステロイドの反応

ステロイド（特に ABCD 環がすべてトランスで連結されている場合）の環構造は強固に固定され，かつ上面（β面）は 18 位および 19 位メチル基によって遮蔽されている．そこで反応剤が攻撃して環部分の sp^2 炭素が sp^3 炭素となる場合，攻撃はおもに α 面から進行する．たとえば，メピチオスタンの合成において，2,3-エポキシドを通常の過酸で生成すると，α-エポキシドが主生成物となる．また，17 位ケトンの $NaBH_4$ 還元もヒドリドは α 面から攻撃し，β-アルコールが得られる．

ステロイドの 3 位ヒドロキシ基を脱水する場合，引抜かれる可能性がある水素原子は 2 位または 4 位の水素が考えられるが，反応は選択的に 2 位水素原子が引抜かれて進行し，C2-C3 間に二重結合が生成する．これはステロイド骨格が強固に固定されているため，C3-C4 二重結合ではひずみエネルギーが大きくなり，生成物の安定性が不利となるためである．

ブロモヒドリンのアンチ付加

オレフィンに臭素カチオンが反応して，3 員環ブロモニウムイオン中間体を経て，水が付加してブロモヒドリンが生成する．ステロイドの C2-C3 二重結合に反応する場合，臭素カチオンは 10 位メチル基の反発を避けて α 面から攻撃する．ついで 3 員環カチオン中間体への水の付加は，主生成物がトランスジアキシアルになるように進行する．

10・7 その他の抗がん性をもつ化合物

上記以外にも，ポドフィロトキシン，エトポシド，タモキシフェン，ミトザントロンなどが，抗がん剤として使われている．なおミトザントロンは，アントラサイクリン系抗生物質が p-ヒドロキシキノン構造をもつことをヒントに開発された合成抗がん剤である．

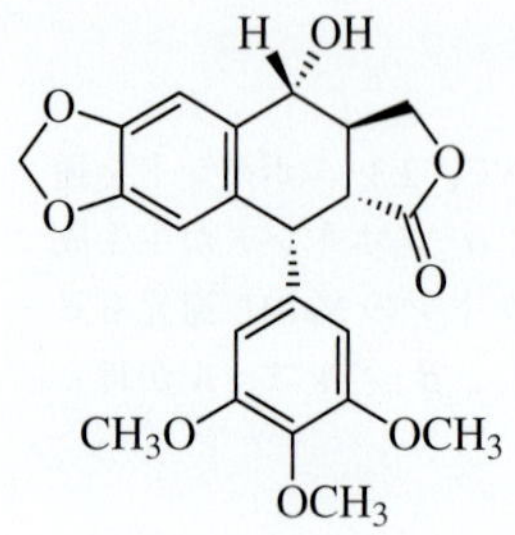

ポドフィロトキシン
(podophyllotoxin)

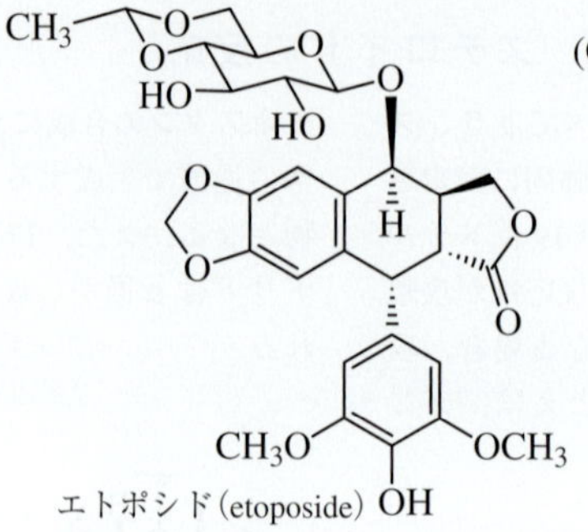

エトポシド (etoposide)

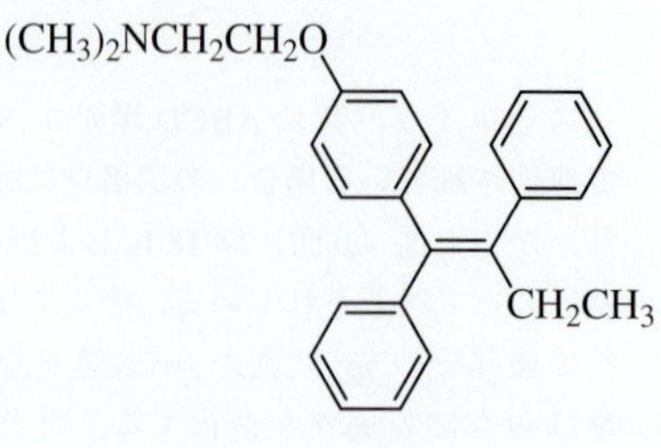

タモキシフェン (tamoxifen)

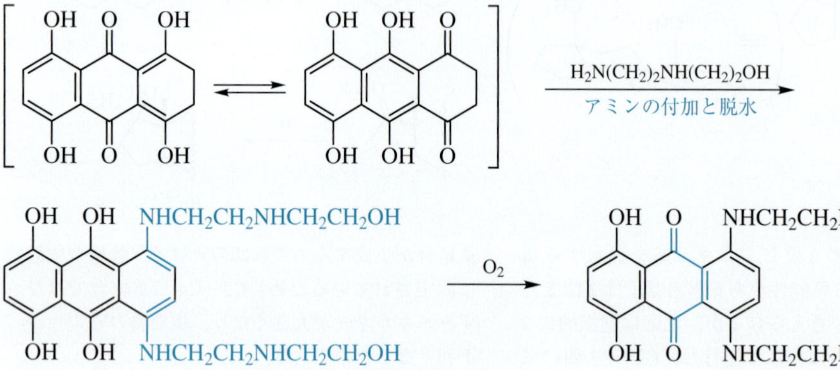

ミトザントロン

図 10・13　その他の抗がん性化合物およびその合成

10・8　興味深い抗腫瘍活性化合物

　上記の従来の抗がん剤とは異なり，遊離チューブリンの安定化および重合促進による過剰形成をひき起こし，微小管の脱重合を起こりにくくし，がん細胞分裂を阻害して抗がん作用を示す，新たな作用機序をもつ抗がん剤も見いだされた．その最初の化合物はパクリタキセル（タキソール®）で，従来の抗がん剤での治療が困難な卵巣がん，乳がんや肺がんなどの固形がんにも有効である．なお，パクリタキセルの誘導体であるドセタキセル（タキソテール®）はさらに強い活性があることが明らかにされている．その後，同様の作用機序をもつエポチロン類なども報告されている．

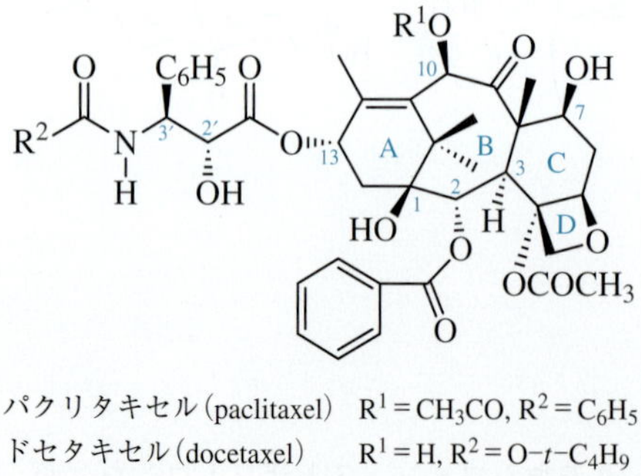

パクリタキセル (paclitaxel)　　R^1 = CH_3CO, R^2 = C_6H_5
ドセタキセル (docetaxel)　　R^1 = H, R^2 = O-t-C_4H_9

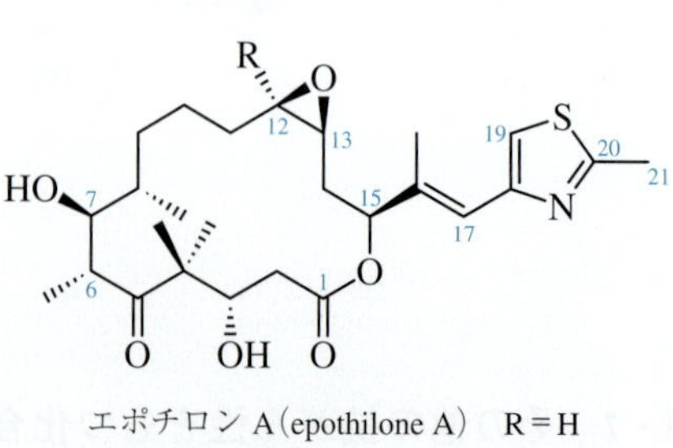

エポチロン A (epothilone A)　　R = H
エポチロン B (epothilone B)　　R = CH_3

　また，医薬品としての臨床応用には至っていないが，従来の抗がん剤にはない不斉スピロ中心をもち，新規抗がん剤開発のリード化合物として興味深いフレデリカマイシン A や，海洋アルカロ

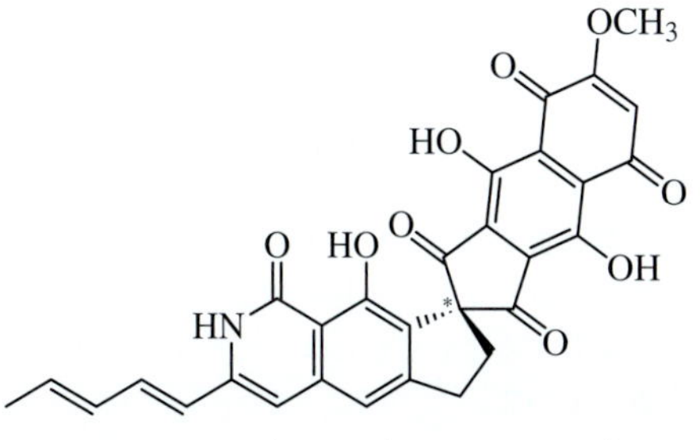

10・8 興味深い抗腫瘍活性化合物

フレデリカマイシン A (fredericamycin A)

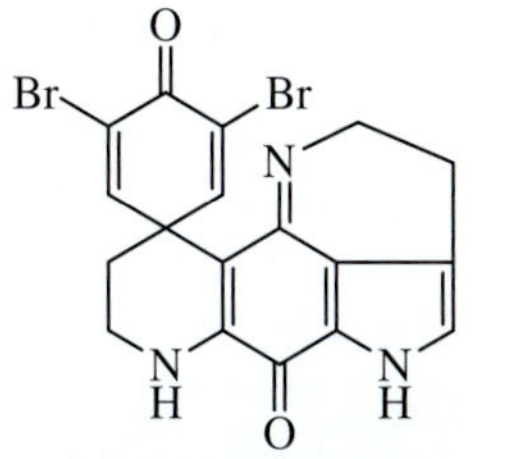

ディスコハブディン C (discorhabdin C)

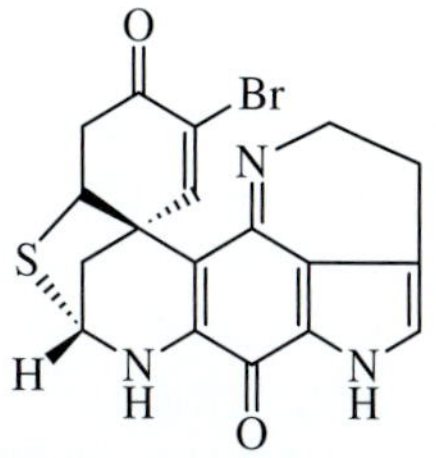

ディスコハブディン A (discorhabdin A)

イドであるディスコハブディン類がある．ほかにネオカルチノスタチン，エスペラミシン A_1，カリチェアミシン γ_1^I，ダイネミシン A などの炭素ラジカルを発生して DNA 切断能を示すエンジイン系抗がん性抗生物質も報告されている．

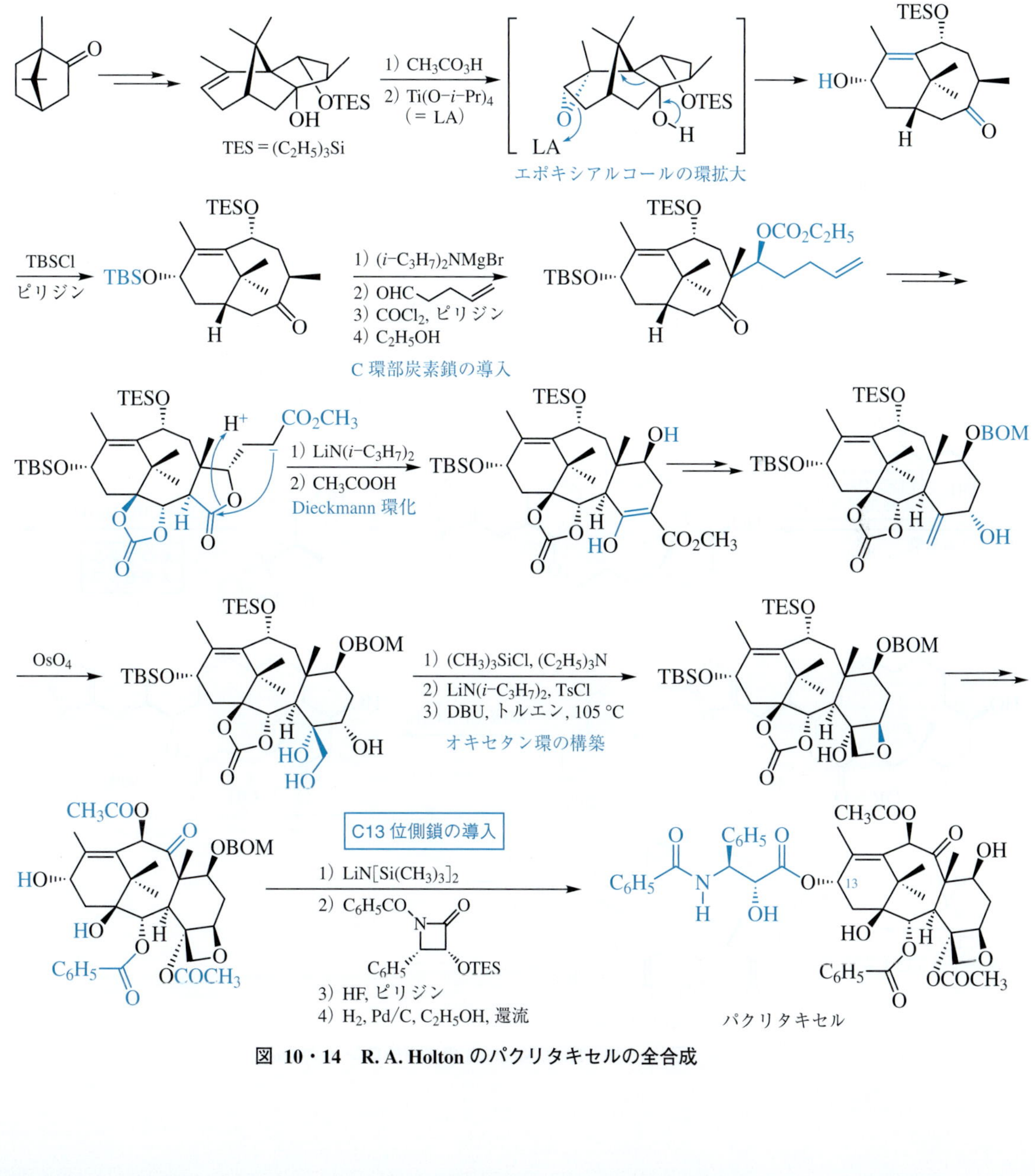

図 10・14 R. A. Holton のパクリタキセルの全合成

C13位側鎖の導入

パクリタキセルはタイヘイヨウイチイ（*Taxus brevifolia*）の樹皮に含まれる．しかし，イチイは成長が遅く，さらに樹皮中のパクリタキセル含有量が低いため，天然からの供給は実用的でない．また，全合成もいくつか報告されているが，いずれも多工程で，現段階では合成的な供給は不可能である．しかし，C13位に結合しているエステル部側鎖は短工程で合成可能である．そこでイチイの一種の葉に含まれる 10-デアセチルバッカチンIIIから得られるアルコール化合物を，側鎖カルボン酸部と縮合する半合成法によってパクリタキセルを合成している．

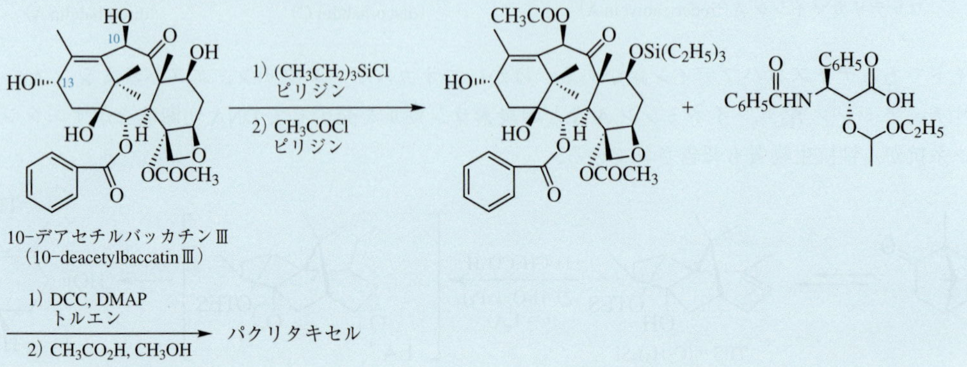

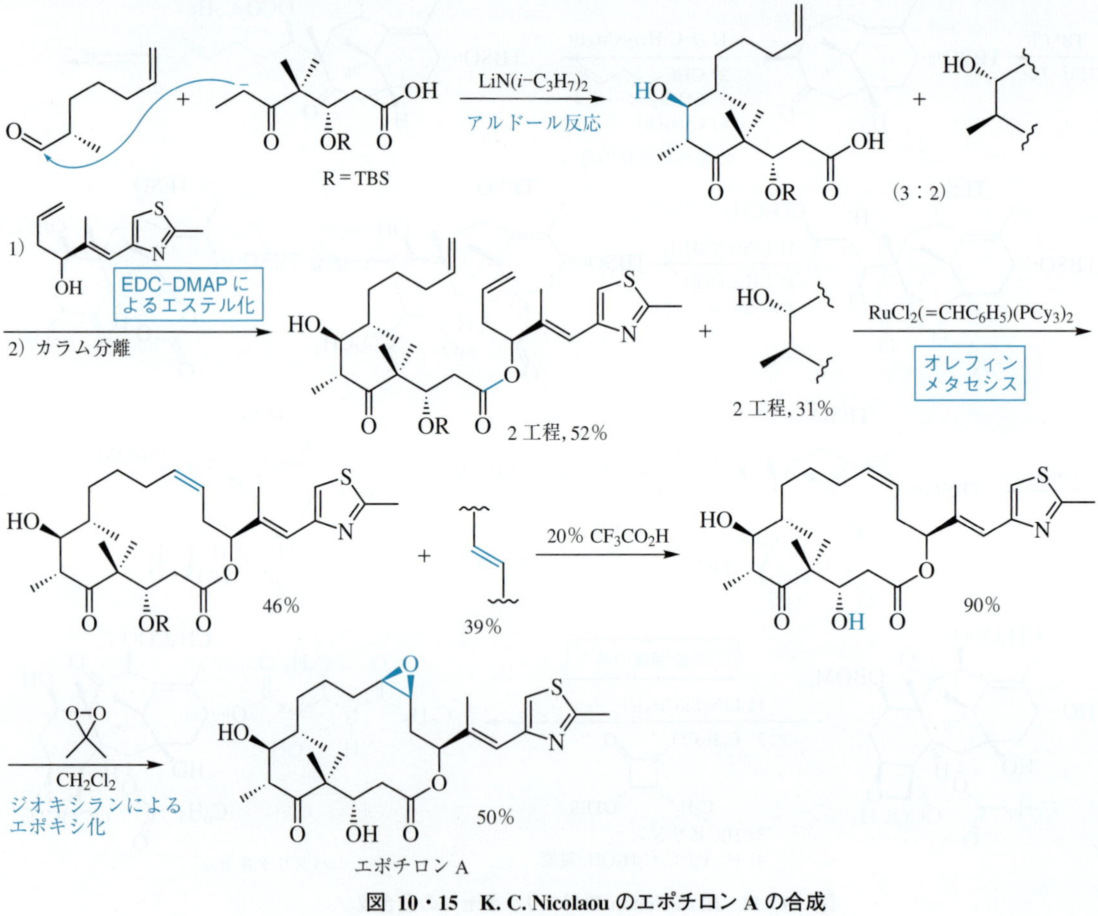

図 10・15　K. C. Nicolaou のエポチロン A の合成

10・8 興味深い抗腫瘍活性化合物

EDC-DMAP によるエステル化

カルボン酸とアルコールの脱水縮合によりエステルが生成する．この反応は硫酸などの強酸により触媒される．しかし，強酸触媒の反応は強酸に不安定な官能基をもつ化合物には適用できない．そのため緩和な条件下に進行する種々の脱水縮合剤が開発された．DCC（N,N'-ジシクロヘキシルカルボジイミド）や EDC〔1-[3-（ジメチルアミノ）プロピル]-3-エチルカルボジイミドヒドロクロリド〕もその一つで，まずカルボン酸を O-アシル尿素誘導体として活性化し，ついでアルコールがカルボニル炭素を攻撃してエステルを生成する．また，DMAP（4-ジメチルアミノピリジン）はアルコールのアシル化の際に反応性を増大させるためによく用いられる．

DCC: $R^1 = R^2 =$ シクロヘキシル，EDC: $R^1 = C_2H_5$, $R^2 = (CH_2)_3\overset{+}{N}H(CH_3)_2Cl^-$

オレフィンメタセシス

メタセシス（metathesis）はギリシャ語の meta（交換）と tithemi（位置）の合成語である．そこでオレフィンメタセシスは2個のアルケンのアルキリデン基の交換を意味する．特に閉環メタセシス（RCM）として分子内閉環反応に有用である．たとえば，大環状ラクトンであるマクロライド化合物を，カルボン酸とアルコールの脱水縮合によるエステル結合形成反応で合成しようとすると，中員環以上（8員環以上）では，分子内エステル化反応が進行しにくかったり，分子間反応による二量体形成などの副反応が進行し，目的のマクロライドは低収率でしか得られない．しかし，同じマクロライドを，先にエステル結合でつくった化合物の適当な位置のオレフィンメタセシスによる炭素-炭素結合形成により環を合成すると，反応は高収率で進行する．RCM 反応は，まず1個のアルケンと金属アルキリデンの[2+2]付加環化により生成するメタラシクロブタン中間体Ⅰから金属アルキリデンⅡが生じ，もう1個のアルケンと反応してメタラシクロブタン中間体Ⅲを経て，金属アルキリデンが生成するとともに，分子内閉環反応が完成する．反応の各段階はすべて可逆的で，エントロピーの増大と副生する低分子量アルケンの溶液からの揮散が反応の推進力である．金属アルキリデンとしては Grubbs 錯体や Schrock 錯体が汎用される．

ネオカルチノスタチン，エスペラミシン，カリチェアミシン，ダイネミシンなどは，いずれも DNA 認識部位（糖鎖や芳香族インターカレーター）とエンジイン部分構造をもつ．エンジイン構造は，Bergman 環化反応により芳香環へと変化する過程で炭素ラジカルを発生し，この炭素ラジカ

ルがDNAを切断し，その生合成を阻害し，抗がん性を示す．なお，ネオカルチノスタチンはDNA切断活性をもつクロモホアとアポタンパク質からなる複合分子である．

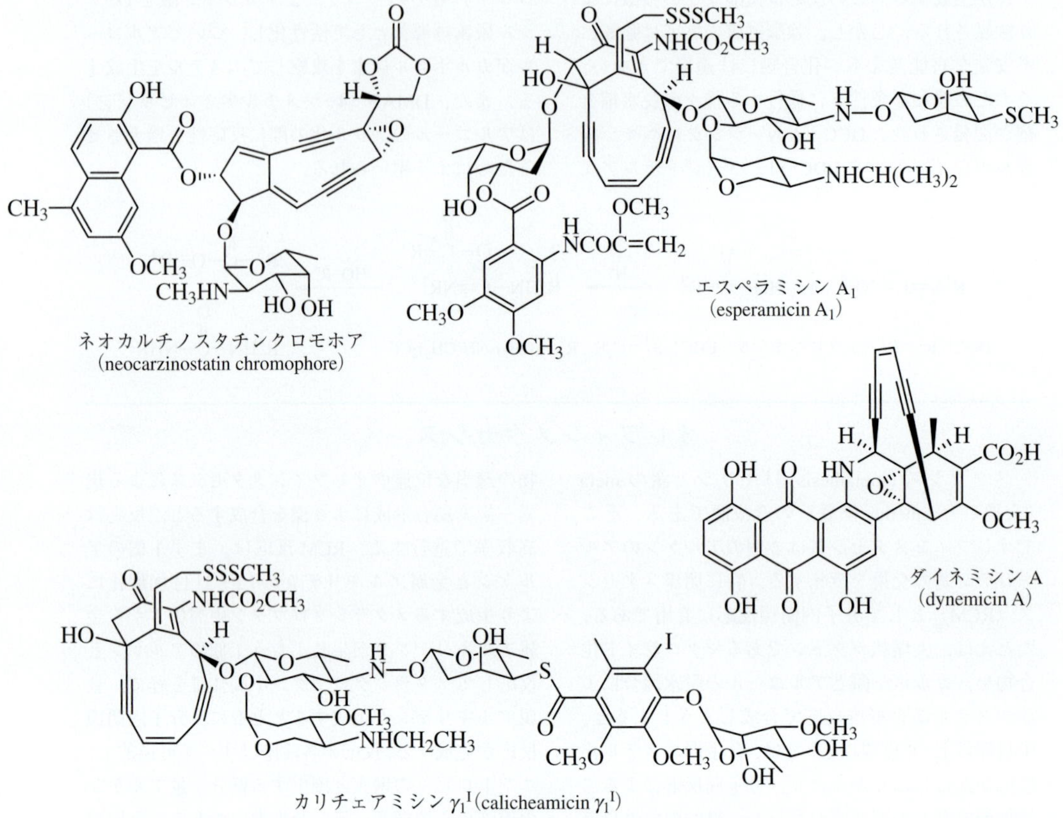
ネオカルチノスタチンクロモホア
(neocarzinostatin chromophore)
エスペラミシン A_1
(esperamicin A_1)
ダイネミシン A
(dynemicin A)
カリチェアミシン γ_1^I (calicheamicin γ_1^I)

図 10・16 抗腫瘍活性エンジイン天然物

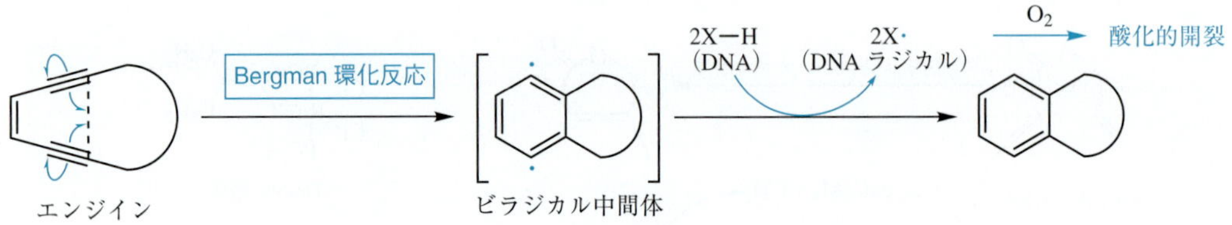
Bergman 環化反応
2X—H
(DNA)
2X·
(DNA ラジカル)
O_2
酸化的開裂
エンジイン
ビラジカル中間体

図 10・17 エンジイン化合物の DNA 切断機構

しかし，エンジイン構造をもつ天然物はそのままでは Bergman 環化反応により分解することはない．Bergman 環化反応を起こすためには三重結合どうしが接近する必要があるが，天然物の場合，そのままでは三重結合の距離が離れており，Bergman 環化反応を起こさない．たとえばネオカルチノスタチンの場合，生体内でチオールが付加してエンインクムレン中間体を経て Bergman 環化反応を起こしやすくなる．またエスペラミシンやカリチェアミシンの場合，トリスルフィド基が生体内酵素で還元されてチオラートとなりエノンに分子内共役付加して橋頭位炭素が sp^2 混成から sp^3 混成となる．そのため三重結合が接近し，ビラジカル中間体を経て DNA を切断する．またダイネミシン A は，生体内で還元されてジヒドロキノンになり，ついで二通りの方法でビラジカルを発生する．

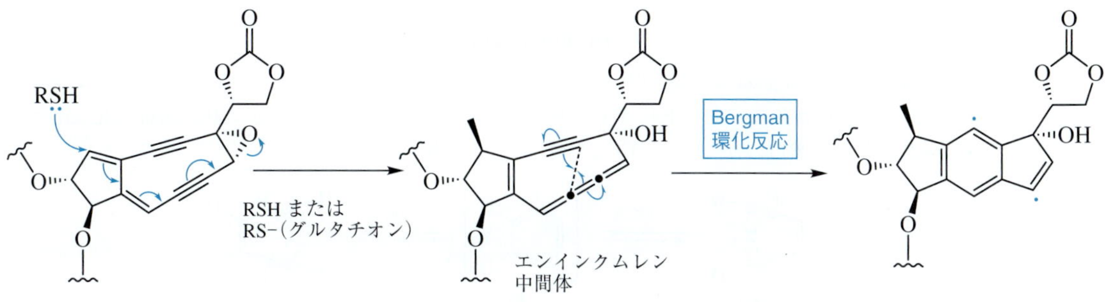

10・8 興味深い抗腫瘍活性化合物

図 10・18 ネオカルチノスタチンのビラジカル生成機構

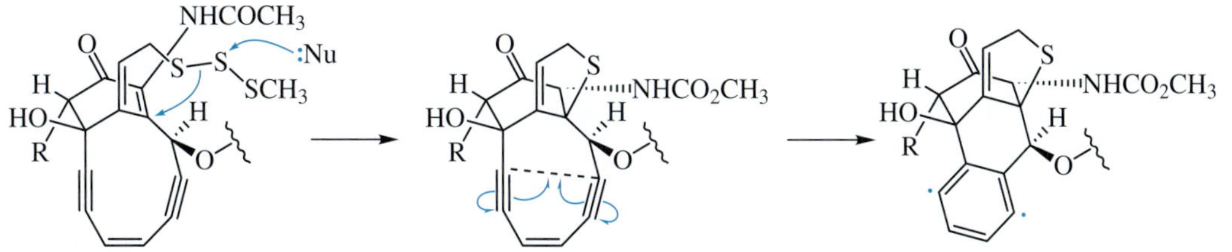

図 10・19 エスペラミシン A₁, カリチェアミシン γ₁¹ のビラジカル生成機構

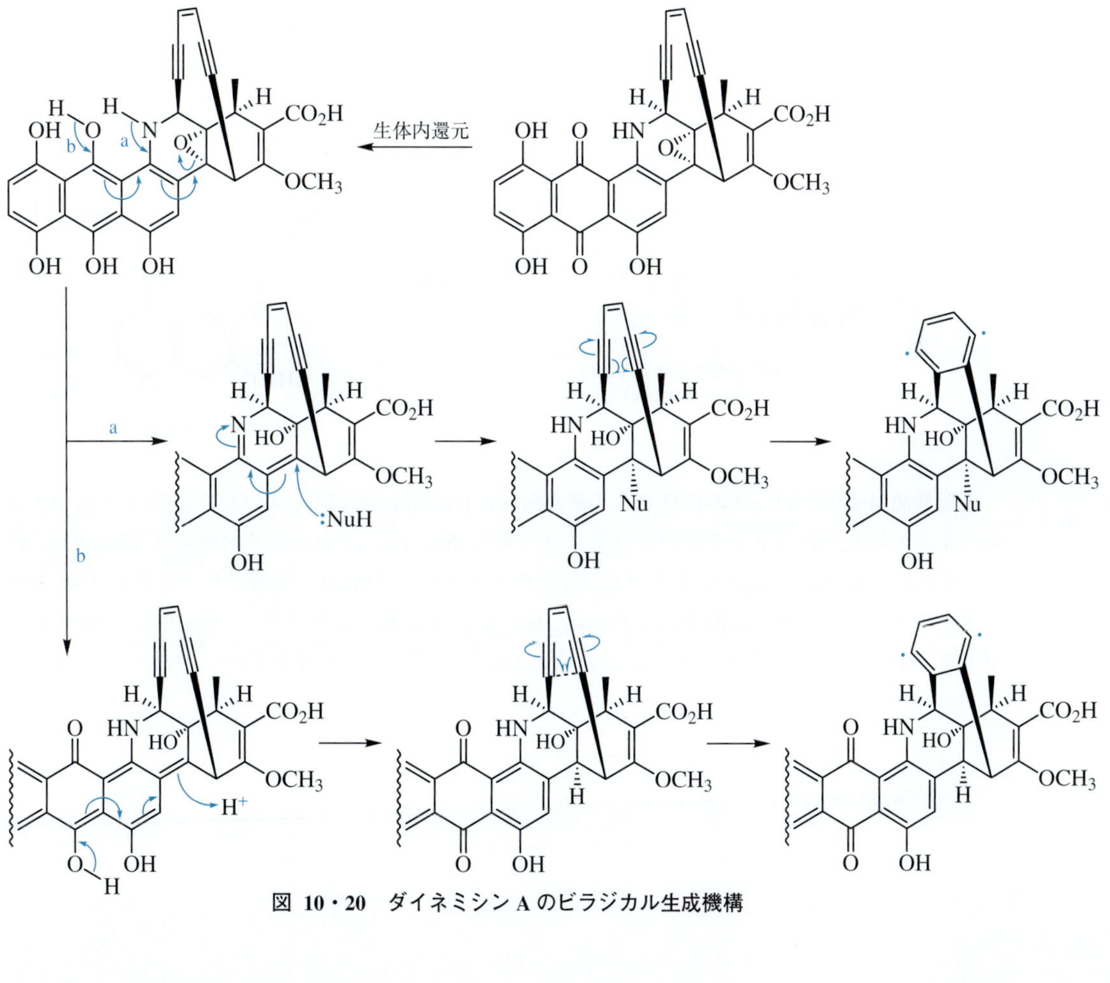

図 10・20 ダイネミシン A のビラジカル生成機構

Bergman 環化反応

1972 年に R. G. Bergman は，cis-1,5-ヘキサジイン-3-エン (**A**) が加熱により 1,4-デヒドロベンゼンビラジカル (**B**) に異性化して (**C**) と平衡になることを見いだした．それ以降，共役エンジインの芳香環への変換反応は Bergman 環化反応とよばれる．

悪性腫瘍の治療は，現在きわめて進歩の大きい分野で，上記の DNA 合成を阻害するような従来型のものとは異なる作用機序の薬が次つぎと導入されている．インターフェロン (IFN) とインターロイキン (IL) などの生物製剤のほか，悪性腫瘍に特異的な分子生物学的特徴に対応する分子を標的にした分子標的治療薬や免疫系を活性化することによる非特異的免疫賦活薬などがある．特にチロシンキナーゼ阻害薬として開発された分子標的治療薬メシル酸イマチニブ (グリベック®) は，慢性骨髄性白血病に効果のある新型の抗がん剤で，既存薬に比べて高い有用性が期待できるとの理由から米国でファストトラック開発医薬品の指定を受け，承認申請より異例の速さ (約 2.5 カ月) で承認，発売された．また，ゲフィチニブ (イレッサ®) は急性肺傷害・間質性肺炎の併発に注意を要するが，非小細胞肺がんにおいて上皮成長因子受容体 (EGFR) の細胞内領域にあるチロシンキナーゼを選択的に阻害する分子標的治療薬であり，日米欧同時開発医薬品としては世界で最も早く日本で承認された初めての薬でもある．

メシル酸イマチニブ
(imatinib mesylate)

ゲフィチニブ (gefitinib)

抗悪性腫瘍薬は，§9・7 の抗ウイルス薬と同様に合成化学的に興味深いものが多いので，12 章に，本章で取上げたパクリタキセル (タキソール®, No. 42)，メシル酸イマチニブ (No. 93)，ゲフィチニブ (No. 94) のほか，シタラビンオクホスファート (No. 9)，塩酸イリノテカン (No. 22)，ネダプラチン (No. 28)，塩酸ゲムシタビン (No. 54)，リン酸フルダラビン (No. 63)，アナストロゾール (No. 81) および塩酸アムルビシン (No. 97) の合成法を示してある．

第Ⅱ部　参　考　文　献

創薬化学の参考図書

1) L. S. Goodman, A. Gilman, "グッドマン・ギルマン薬理書 上・下", 第9版, 高折修二, 福田英臣, 藤原元始, 大森義仁, 高木敬次郎, 上條一也監訳, 廣川書店 (1999).
2) 田中千賀子, 加藤隆一編, "NEW 薬理学", 第3版, 南江堂 (1996).
3) 宮野成二, 乙益寛隆監修, 大胡恵明, 大宮 茂編, "医薬品化学", 第7版, 廣川書店 (2002).
4) 矢島治明, 廣部雅昭編, "医薬品合成化学・学生版", 廣川書店 (1990).
5) G. L. Patrick, "メディシナルケミストリー", 北川 勲, 柴崎正勝, 富岡 清監訳, 丸善 (2003).
6) 谷田 博, 池上四郎, 奥 彬, "有機医薬品化学", 化学同人 (1989).
7) 山川浩司, 金岡祐一, 岩澤義郎, "メディシナルケミストリー", 第4版, 講談社サイエンティフィク (1998).
8) 山崎恒義編著, 久保陽徳, 本多利雄, 望月正隆, 増野匡彦著, "薬学教科書シリーズ 創薬化学", 丸善 (2000).
9) 三木卓一監修, 野口俊作, 日比野俐編, "医薬化学―生物学への橋かけ", 第3版, 廣川書店 (2002).
10) C. G. Wermuth 編, "最新創薬化学 上・下", 長瀬 博監訳, テクノミック (1998).
11) 阿知波一雄, 坂本正徳編, "創薬をめざす医薬品化学", 第3版, 廣川書店 (2002).
12) 前田謙二, 八木沢守正編, "医薬品の開発 第5巻", 廣川書店 (1990).
13) 高久史麿, 矢崎義雄監修, "治療薬マニュアル 2003", 医学書院 (2003).
14) 水島 裕編, "今日の治療薬 2004 解説と便覧", 南江堂 (2004).
15) "最近の新薬 2002 薬事日報版 2002年版", 薬事日報社 (2002).
16) "JAPIC 日本医薬品構造式集 2004", (財)日本医薬情報センター (2004).
17) G. Thomas, "製薬科学 メディシナルケミストのためのエッセンス", 長瀬 博監訳, テクノミック (2002).
18) 首藤紘一編, "医薬品の開発 第7巻", 廣川書店 (1990).
19) B. J. Price, S. M. Roberts, "メディシナルケミストリー――創薬のための有機化学", 木曽良明訳, 廣川書店 (1990).
20) 井口定男, 兼松 顯, 市川正孝監修, "医薬品化学", 第2版, 医歯薬出版 (1993).
21) 野崎正勝, 長瀬 博, "創薬化学", 化学同人 (1995).
22) 野口照久, 石井威望監修, "21世紀の創薬化学", 共立出版 (1998).
23) 野口照久, "創薬をめざす化学", ファルマシアレビュー No. 9, 日本薬学会 (1982).
24) 新井武利, "薬学生のための化学療法剤・免疫療法剤", 廣川書店 (1992).
25) 兼松 顯, 國枝武久編, "生体分子の化学", 廣川書店 (1989).
26) 長瀬 博, 山本 尚, "創薬―薬物分子設計のコツ", エルゼビア・サイエンスミクス (2001).
27) J. Saunders, "トップ・ドラッグ―その合成ルートを探る", 大和田智彦, 夏苅英昭訳, 化学同人 (2003).
28) 相本三郎, 赤路健一, "生体分子の化学", 化学同人 (2002).
29) 矢島治明, 廣部雅昭編, "医薬品の開発 第4巻", 廣川書店 (1989).
30) 大野雅二, 大村 智編, "抗生物質研究の最先端 現代化学増刊 9", 東京化学同人 (1987).
31) 日本薬学会編, "次世代ゲノム創薬", 中山書店 (2003).
32) 森 謙治, "生物活性物質の化学―有機合成の考え方を学ぶ", 化学同人 (2002).
33) 佐藤和雄, 室田誠逸, 山本尚三編, "講座プロスタグランジン 1 生殖生理", 東京化学同人 (1988).
34) 山本尚三, 室田誠逸編, "講座プロスタグランジン 7 医薬品", 東京化学同人 (1988).
35) 田中信男, 中村昭四朗編, "抗生物質大要―化学と生物活性", 第4版, 東京大学出版会 (1992).
36) 「化学」編集部編, "別冊化学 ヒトゲノム最前線―21世紀は遺伝子の時代", 化学同人 (2001).

有機合成化学の参考図書

1) S. H. Pine, J. B. Hendrickson, D. J. Cram, G. S. Hammond, "クラム有機化学Ⅰ・Ⅱ", 第4版, 湯川泰秀, 花房昭静, 向山光昭, 吉村寿次, 竹内敬人訳, 廣川書店 (1999).
2) J. Clayden, N. Greeves, S. Warren, P. Wothers, "ウォーレン有機化学 上・下", 野依良治, 奥山 格, 柴崎正勝, 檜山爲次郎監訳, 東京化学同人 (2003).
3) K. P. C. Vollhardt, N. E. Schore, "ボルハルト・ショアー現代有機化学 上・下", 第3版, 古賀憲司, 野依良治, 村橋俊一訳, 化学同人 (1999).
4) 岩村 秀, 野依良治, 中井 武, 北川 勲編, "大学院有機化学 上・中・下", 講談社サイエンティフィク (1988).
5) 野依良治, 柴崎正勝, 鈴木啓介, 玉尾皓平, 中筋一弘, 奈良坂紘一編, "大学院講義有機化学Ⅰ・Ⅱ", 東京化学同人 (1998).
6) M. Jones, Jr., "ジョーンズ有機化学 上・下", 奈良坂紘一, 山本 学, 中村栄一監訳, 東京化学同人 (2000).
7) M. B. Smith, J. March, "March's Advanced Organic Chemistry", 5 Ed., John Wiley & Sons, New York (2001).
8) J. MuMurry, "マクマリー有機化学 上・中・下", 第5版, 伊東 椒, 児玉三明, 荻野敏夫, 深澤義正, 通 元夫訳, 東京化学同人 (2001).

9) T. W. G. Solomons, "ソロモンの新有機化学 上・下", 第7版, 花房昭静, 池田正澄, 上西潤一監訳, 廣川書店 (2002).
10) R. T. Morrison, R. N. Boyd, "モリソン・ボイド有機化学 上・中・下", 第6版, 中西香爾, 黒野昌庸, 中平靖弘訳, 東京化学同人 (1994).
11) 山田俊一監修, "薬学生のための有機合成化学", 廣川書店 (1997).
12) P. Laszlo, "有機合成のロジック", 尾中 篤, 正田晋一郎訳, 化学同人 (1994).
13) 日本化学会編, "実験化学講座23 有機合成V 酸化反応", 第4版, 丸善 (1991).
14) 日本化学会編, "実験化学講座22 有機合成IV 酸・アミノ酸・ペプチド", 第4版, 丸善 (1992).
15) P. Laszlo, "有機合成のレゾナンス", 尾中 篤, 正田晋一郎訳, 化学同人 (1999).
16) J. S. Pizey, "Synthetic Reagents", Vol. 2, Chapter. 1, John Wiley & Sons, New York (1974).

III

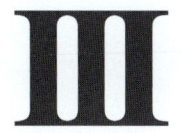

合成医薬品開発例

III

合成医薬品開発例

11

合成医薬品開発の背景と合成法

11・1 プロスタグランジン類
11・1・1 プロスタグランジンとは[1]

プロスタグランジン (prostaglandin: PG) は組織において刺激に応じて局所的に生合成され生理活性を示したのち代謝される化学伝達物質, オータコイドの一つである.

1930 年に R. Kurzrok と C. Lieb がヒト精液中に子宮収縮物質を見いだし, 1935 年 U. S. von Euler が前立腺 (prostate) から抽出したことに因みプロスタグランジンと命名した. 1962 年に S. Bergström らが単離, 構造決定を行った. これを機に現在プライマリー PG とよばれるプロスタグランジン E (PGE), プロスタグランジン F (PGF) などの有機化学, 生化学, 薬理学, 医学の研究が非常に活発に展開された. PG は化学構造上の不飽和結合数の違いにより 1 から 3 までのシリーズに分類されている. これら PG 類はほとんどすべての組織で生合成され, 生成量が微量で多彩な強い生理活性を示し, しかも速やかに代謝される.

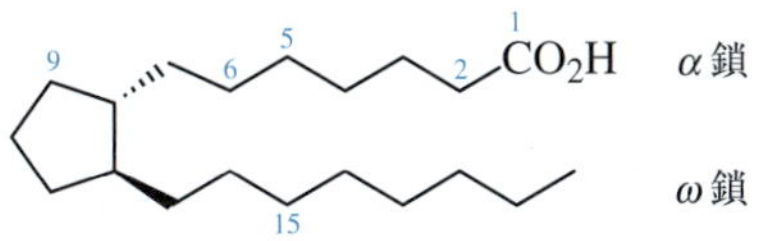

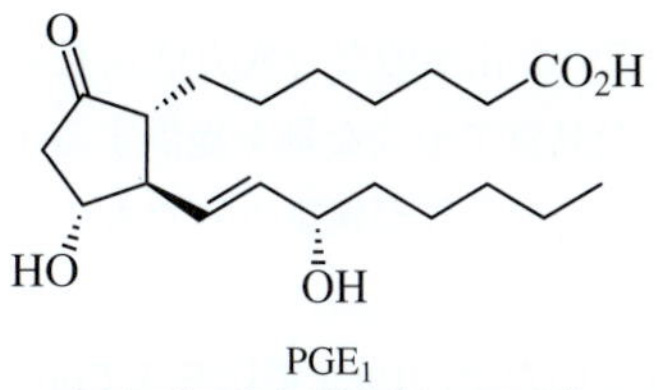

PGE$_1$
アルプロスタジル (alprostadil)

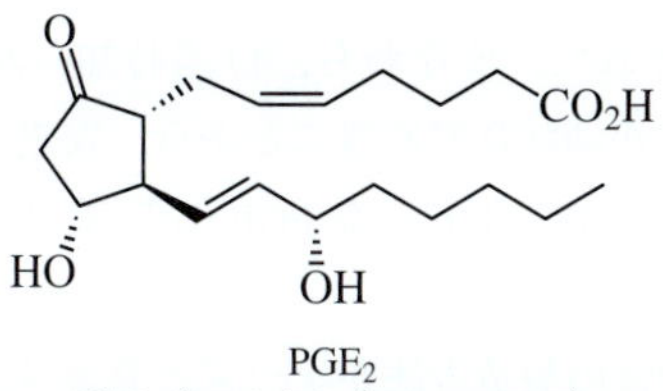

PGE$_2$
ジノプロストン (dinoprostone)

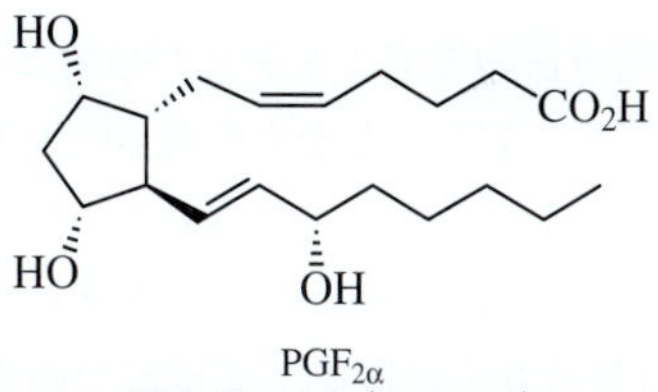

PGF$_{2\alpha}$
ジノプロスト (dinoprost)

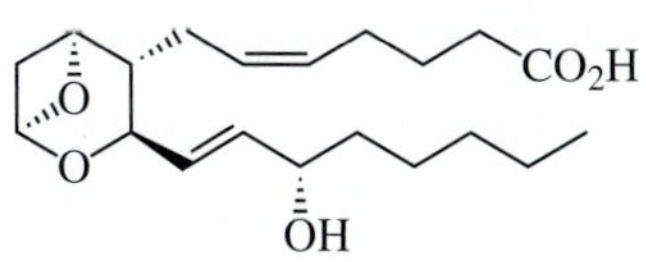

トロンボキサン A$_2$, TXA$_2$

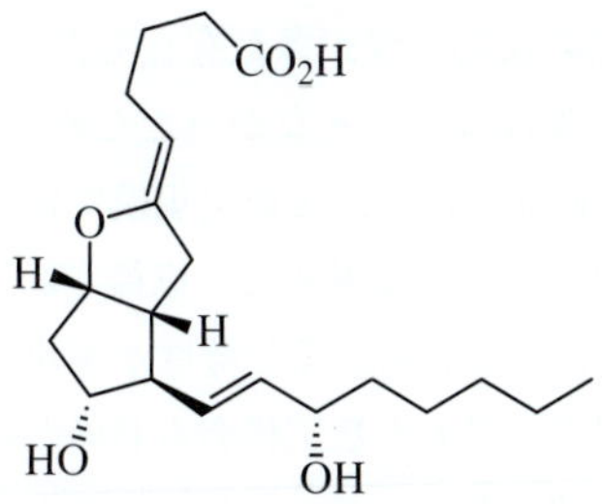

プロスタサイクリン, PGI$_2$
エポプロステノール (epoprostenol)

図 11・1 プロスタグランジン類

1971年にJ. VaneらはPGがシクロオキシゲナーゼ（COX）とよばれる酸素添加酵素により高度不飽和脂肪酸から生合成されることを明らかにした．1974年にB. Samuelssonらが生合成前駆体（endoperoxide）を単離し，構造を決定した．この同じ前駆体から生合成されてプライマリーPGに比べてはるかに強い活性と非常に短い半減期をもつ新しいPGとして，1975年Samuelssonらが強い血小板凝集作用をもつトロンボキサンA_2（thromboxane A_2: TXA_2）を，1976年にVaneらが強い血小板凝集阻害作用と大動脈平滑筋弛緩作用をもつプロスタサイクリン（prostacyclin，プロスタグランジンI_2：PGI_2）を見いだした．

11・1・2　開発の背景

PGはほとんどすべての組織で生合成され，多種類の化合物群からなっている．化学構造が明らかにされると全合成の格好の標的となり，多くの合成化学者が合成法の開発を競い合った．この結果，種々のPGが十分な量で供給できることにもなり，外部投与によるPG類の薬理作用の研究が進展した．同時に薬物設計の対象となり，非常に多くの誘導体，類縁体が合成された．

11・1・3　プロスタグランジン類の開発[2]

多彩な生理・薬理活性をもつことが明らかにされているPGを治療薬として開発することについて相反する考え方が当初いわれた．オータコイドとしての性質に基づくと，全身投与をするとその多様な効果が逆に副作用として現れると考えられるため医薬品にすることは困難だ，いや新しい概念の治療薬として展開できる，との両者である．筆者らは後者の立場で夢に挑戦し医薬品にするという信念のもとに研究開発に着手した．天然型のプライマリーPGを医薬品にする研究と，プライマリーPGをリード化合物として疾患に対して選択性のより高い類縁体の創製を目標とした研究を平行して実施した．

a.　天然型PGの医薬品化

PGE_1・α-シクロデキストリン包接化合物：アルプロスタジル　アルファデクス

PGE_1を医薬品として開発する上での課題は，病気に有効であることはもちろんとして原薬の製造方法の確立と安定化が必要とされた．すなわち，1) 当時知られていた化学的な合成方法は長い工程を要し，しかも中間体の大半が油状物であることから，安定した品質で十分な量を提供する工業的製造法が確立できるか，2) 化学的に不安定なPGE_1を医薬品としての品質が保証されたものとして供給できるか，などがあった．

［製造方法の確立］　実験室での少量の製造方法が次つぎと発表されていたが，1969年にE. J. Coreyらによって報告された化学合成法[3]を採用して工業化検討を行った．二つの大きな課題があり，第一に低温での反応工程が多数存在した．当時（1970年代），$-60\,°C$以下の反応に対応した工業的規模の反応釜はほとんどなかったために，新設することで対処した．第二は油状物中間体を精製する方法の確立である．実験室規模で最もよく利用されていたシリカゲルを用いたクロマトグラフィーの応用が不可欠と考えた．直径が約30 cm，長さが4 mのステンレス製のカラムを製作して検討した結果，実用に耐える分離度が実現した．これらの解決が工業化成功の要因となった．そのほか，主工程だけでも十数工程あるおのおのを工業化に適した反応条件に変更し，安定した品質の原薬合成に成功した．

［安定化］　PGE_1は酸性，塩基性いずれの条件下でも容易に分解し，pH 6〜7の中性付近で室温の半減期が100日程度である．安定化は使いやすい医薬品にするためにぜひ解決しなければならない

課題であった．包接化合物にすれば安定化できると考えて種々の化合物で検討し，α-シクロデキストリン（α-CD）に包接され安定化することを見つけた．$PGE_1 \cdot \alpha$-CD 包接化合物は 1% 分解までに要する時間が 25 ℃ で 200 日および 5 ℃ では 5 年以上と Arrhenius の式から推定され，実用化に踏み切った．また包接化合物とすることで均一な粉末となり，1 アンプル中の PGE_1 の含量が 20 μg という微量にもかかわらず製剤化しやすく，しかも水溶性が増すという幸運が重なり，注射剤として開発できるめどが立った．

［薬理作用］　血管平滑筋を弛緩させて血流を増加させるとともに強力な血圧降下作用も示し，また血小板の凝集を強く抑制する．種々の臓器で代謝されやすい性質上，動脈内投与が静脈内投与より強い効果を示した．

［臨床試験］　1973 年に研究会を組織し，難治性潰瘍をもつ重度慢性閉塞性疾患に対する動脈内投与による臨床試験を始めた．種々の臨床研究の結果，難治性の慢性動脈閉塞症（バージャー病）と閉塞性動脈硬化症の症状改善に優れた治療効果を示すことを認め，1979 年に循環器系の医薬品として認可された．当時はバージャー病には全く治療薬がなく，激痛に耐えなければならなかった患者に福音となったといえるだろう．

　ついで，動脈内投与によってひき起こされる患者の苦痛を和らげる目的で，切れ味ではやや劣るが静脈内投与法を開発し，振動病における末梢血管障害による症状，血行再建術後の血流維持，およびバージャー病の治療薬として発売した．また，その強い血圧降下作用を利用した，外科手術時の臓器の血流を減少することなく低血圧を維持するなどの適応症の承認も受けた．

$PGF_{2\alpha}$：ジノプロスト

［製造方法の確立］　製造法は PGE_1 とほぼ同じである．苦労した点は純度の高い $PGF_{2\alpha}$ を得る方法であった．再結晶による精製が最もよいと考えたが，この化合物は融点が 35 ℃ と報告されており，融点が低いため操作法の確立が困難であろうと予想された．当初全く結晶が得られず途方にくれたが，溶液として 0 ℃ で 1 週間ほど放置したところ結晶が得られた．これを種晶として条件を種々検討し，目的の品質の原薬を得る方法を確立した．

［薬理作用］　生理的な子宮収縮作用および消化管に作用して蠕動運動亢進作用をもたらす．

［臨床試験］　妊娠末期における陣痛誘発効果，陣痛促進効果，分娩促進効果が認められ，開腹手術後の腸管麻痺改善効果があった．1974 年に注射剤として販売を開始した．

$PGE_2 \cdot \beta$-シクロデキストリン包接化合物：ジノプロストン ベータデクス

［安定化］　PGE_1 と同じように不安定なことが構造から予想され，原薬の安定化が課題となった．包接化を検討したところ β-シクロデキストリン（β-CD）の包接化合物とすることで長期の安定性を確保した．

［薬理作用］　子宮頸管熟化作用，生理的な子宮収縮作用，および分娩誘発作用が認められる．

［臨床試験］　妊娠末期における陣痛誘発効果，分娩促進効果が認められ，経口剤として 1978 年に発売した．

b．類縁体への展開[2), 4)]

　天然型プライマリー PG をリード化合物として構造変換を行った．構造変換は生物活性の強度，選択性，持続性の向上を目的として行われる．PG の合成は多工程を要するため，すでに天然型の合成法として確立した Corey 法での中間体（67 ページ）を利用した構造変換をおもに試みた．

　ω 鎖の構造変換で次の結果を得た．PG は 15-ヒドロキシプロスタグランジンデヒドロゲナーゼによって 15 位のヒドロキシ基が酸化されて速やかに失活することが知られていた．作用の持続時

間を延長することを目的とし，ω鎖に種々の官能基を導入または置換した．その結果，ねらいどおりに作用の持続が実現すると同時に，薬理活性に選択性が認められた．たとえば子宮と循環器系に対する作用の比が構造変化に伴い変化した．これにより類縁体の薬物設計が可能かもしれないという感触を得た．

α鎖の構造変換を次のように行った．PGE_1 と PGE_2 の構造の違いは5位の二重結合の有無だけである．このわずかな相違によって血小板に対する作用が異なり，PGE_1 は強力な凝集阻害作用を示すが PGE_2 はほとんど作用がない．2位に不飽和結合を導入すると降圧作用の強さは同じだが凝集阻害作用は強くなることが報告されていた．脂肪酸のβ酸化が主代謝過程の一つであり，これを防ぐことも考えてα鎖に官能基を導入または置換した．6位にカルボニル基が置換した 6-ケト-PGE_1 はプロスタサイクリンの分解物 6-ケト-$PGF_{1α}$ の9位のヒドロキシ基を酸化することによって得られ，PGE_1 より強い血小板凝集阻害と降圧の作用を示した．これは後に生体内にも存在することが確認された[5]．

また，PG の構造を特徴づける5員環に置換基を導入するまたは他の構造に変換するなども行った．

これらの組合わせの結果，次に示す類縁体を医薬品とすることに成功した．

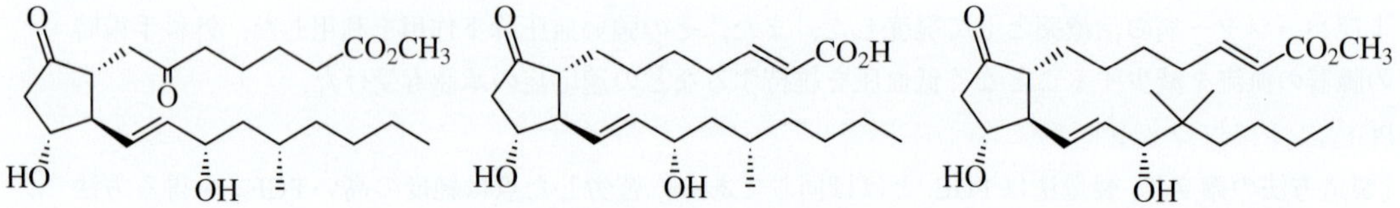

オルノプロスチル (ornoprostil)　　リマプロスト (limaprost)　　ゲメプロスト (gemeprost)

図 11・2　医薬品に用いられているプライマリー PG 類縁体

オルノプロスチルは胃粘膜血流増加作用，胃粘液分泌促進作用，胃粘膜細胞保護作用，および胃酸分泌抑制作用を示した．胃潰瘍の治療薬として臨床試験を行い，内視鏡により潰瘍の治癒，縮小が認められ，胃の痛み，不快感，腹部膨満感などの症状改善がみられ，1987 年に発売した．リマプロスト アルファデクスは経口投与により強力な血管拡張作用，神経血流増加作用，および血小板凝集抑制作用を現した．臨床試験で閉塞性血栓血管炎に伴う潰瘍，疼痛，および冷感などの虚血性諸症状の改善を示し，1988 年に発売した．2001 年に加齢などによる腰部脊椎管狭窄症に伴う足の痛みやしびれ，および歩行能力の改善剤として効能を追加した．ゲメプロストを産婦人科領域の治療薬として 1984 年に開発した．

リマプロストについては，その合成法を図 11・3 に示す．

11・1・4　その他のプロスタグランジン類

産婦人科領域でスルプロストンが 1981 年に発売された．消化器系では抗潰瘍治療薬として 1985 年にエンプロスチルとミソプロストールが発売されている．

循環器系の治療薬としてプロスタサイクリンの作用に基づく医薬品が開発された．天然型のエポプロステノールナトリウムが体外循環の使用目的で許可されている．プロスタサイクリンの安定化を目的とした構造変換研究の結果，プロスタサイクリンと同様な薬理活性をもち安定化された構造の類縁体が開発された．強力な抗血小板作用，血管拡張・血流増加作用などを作用機序としてイロプロストおよびベラプロストが 1992 年に，2002 年にトレプロスチニルが発売された．

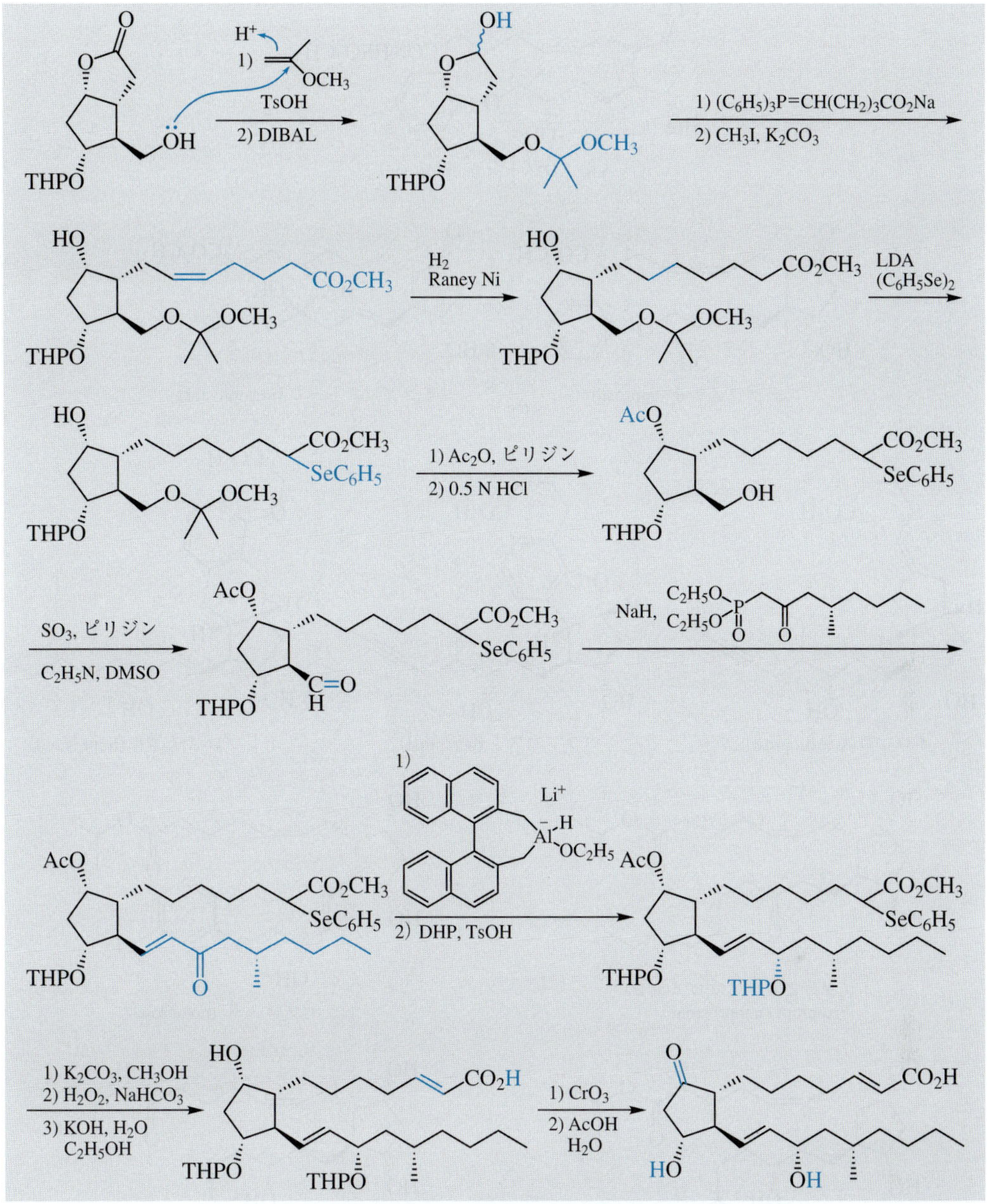

図 11・3 リマプロストの合成

　局所投与の応用として，眼科領域で医薬品化に成功している．眼内圧を低下させる作用を示し刺激性が押さえられた $PGF_{2\alpha}$ 類縁体が緑内障や高眼圧症の治療剤として承認されている．1994 年にイソプロピルウノプロストン，1996 年にラタノプロスト，さらに 2001 年にビマトプロスト，トラボプロストと相次いで発売された．

11・1・5　治療薬の開発状況と今後の展開

　本節では PG が示す薬理活性を利用した作動薬の医薬品化をまとめた．オータコイドの医薬品化

スルプロストン（sulprostone）

エンプロスチル（enprostil）

ミソプロストール（misoprostol）

イロプロスト（iloprost）

ベラプロスト（beraprost）

トレプロスチニル（treprostinil）

イソプロピルウノプロストン
（isopropyl unoprostone）

トラボプロスト（travoprost）

ラタノプロスト（latanoprost）

ビマトプロスト（bimatoprost）

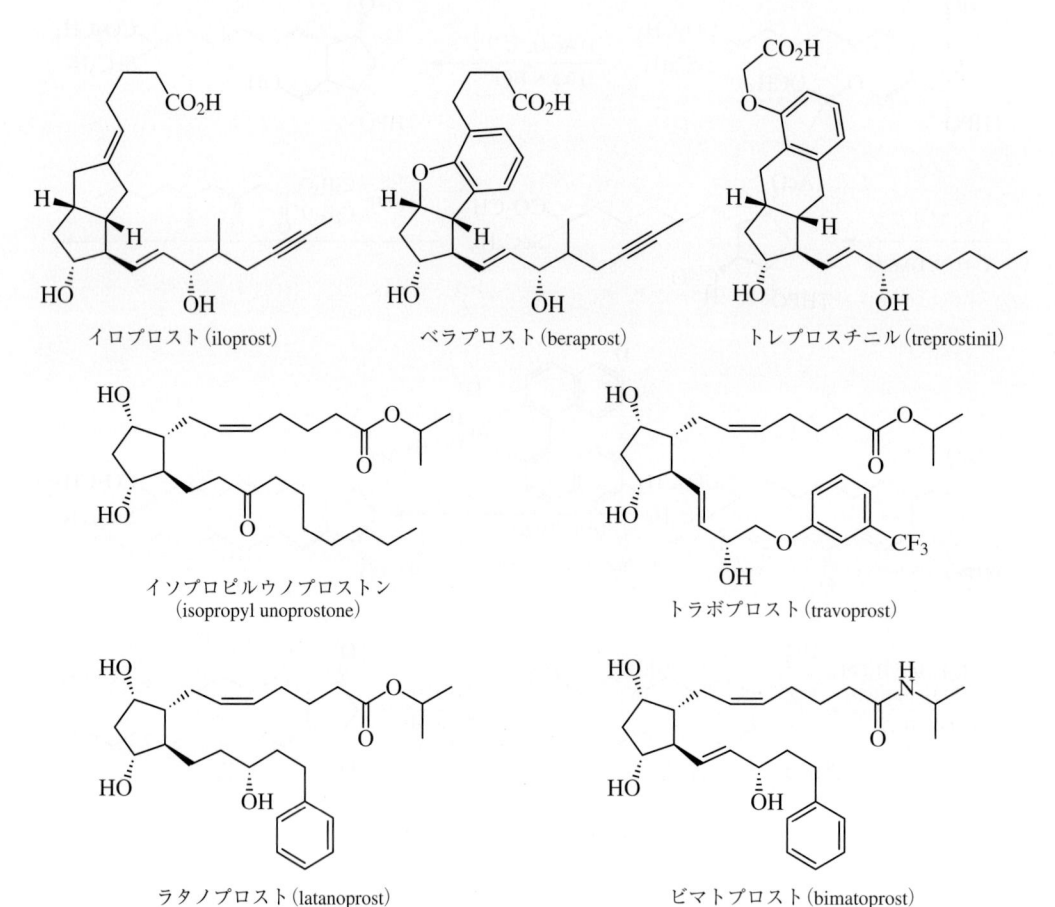

図 11・4　医薬品として用いられるその他の PG 類

が困難といわれたなかで，いくつかの PG が医療に役立っている．しかし，PG が示す生物活性の多彩さをみるとき，これまでに開発された作動薬は限られた適応領域でしかない．また使いやすさの点でもまだまだ改善の余地がある．

　1990 年代に PG 研究が新しい段階に入った．受容体の cDNA のクローン化が次つぎと行われ，その様相が明らかになった．PGD_2, PGE_2, $PGF_{2\alpha}$, PGI_2, TXA_2 にはそれぞれ DP, EP, FP, IP, TP とよば

れる特異的な受容体が存在し，EPはさらにEP$_1$，EP$_2$，EP$_3$，EP$_4$の4種類のサブタイプに分類される．受容体は7回膜貫通型の構造をもちGタンパク質とつながったロドプシン型に分類される．各受容体の生体内での分布も明らかにされている．こうした事実が明らかになるにつれ1980年代に下火となっていたPGの生理学的・病態生理学的な研究が新たな展開に入っている．受容体が欠損した動物が作製されて，何が起こるかが研究されている．同時に各受容体に対する選択性の高い作動薬や拮抗薬の探索が精力的になされている．それらを用いて薬理学的あるいは病態生理学的な評価が進展しつつある．研究の結果，創薬の対象となることが確立できれば，新しい医薬品開発の端緒となり，作動薬や拮抗薬は医薬品化のリード化合物としての意義をももっている．

また，生合成されたPGに起因する生体反応が原因で疾患が生じる場合に，それを制御することによる医薬品が創製されている．古くからの医薬品であったアスピリンはPG生合成酵素の一つCOXを阻害することにより治療効果を表すことが示された．COXを阻害する化合物が探索され，多くの非ステロイド系抗炎症剤として開発された．また，TX合成酵素阻害剤が循環器系の薬剤として発売されている．生合成酵素に関しても受容体の研究と同じようにバイオテクノロジーを応用した知見が蓄積され，生合成経路の全容が明らかにされつつある．鍵となる酵素の選択的阻害剤が新しい薬剤となるであろう．

PG類の新しい研究成果が，その多彩な薬理作用を反映した幅広い治療領域で十分な力を発揮する医薬品を生み出し，患者にとって本当に役立つ治療方法を開発する手立てとなることを期待したい．

（新井義信）

11・2 経口抗菌薬 ファロペネム

ペネム系β-ラクタム薬とは1978年にR. B. Woodwardらによりペニシリンとセファロスポリンのハイブリッドとして設計された骨格を有するβ-ラクタム薬の総称で，ペニシリンやセファロスポリンに対する耐性菌に対して有効な抗菌活性を示す[1]．ペニシリンやセファロスポリンは骨格のみでは抗菌活性をほとんど示さないのに比べ，ペネムは骨格のみで強い活性を示す．これはペネムのβ-ラクタム環の反応性の相違からくるものと考えられている（§9・2・1, 2参照）．

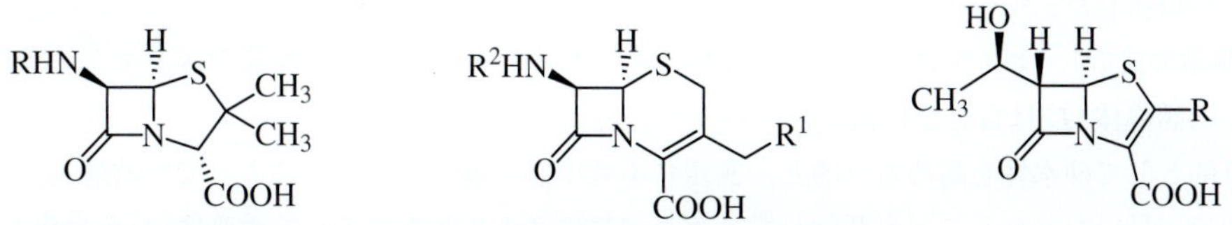

ペニシリン (penicillin)　　　セファロスポリン (cephalosporin)　　　ペネム (penem)

図 11・5　β-ラクタム化合物

11・2・1 開発の背景

ペニシリンの発見と治療への応用以来，β-ラクタム薬はその強い抗菌力と安全性から感染治療に大きな貢献を果たしてきたが，その一方で広範な使用によりペニシリンやセファロスポリンが無効な耐性菌が多く出現してきている．これら耐性のほとんどはペニシリンやセファロスポリンを加水分解して不活性化する酵素β-ラクタマーゼ（139ページ参照）を産生することによる．このため，β-ラクタマーゼを不活性化するβ-ラクタマーゼ阻害薬が開発されているが，これらの阻害薬

は抗菌活性を有しないため，β–ラクタム薬との併用が必要である．そこで，β–ラクタマーゼに阻害活性を示す強力なβ–ラクタム薬の開発が望まれている．

一方，強力な抗菌活性を有し，β–ラクタマーゼにも加水分解されにくいセファロスポリン剤の多くは経口吸収活性を示さない．医療コストの面から注射剤ではなく経口投与可能なβ–ラクタム薬が求められている．

11・2・2 ファロペネムの開発

ペニシリンやセファロスポリンはトリペプチド類似誘導体と考えられ，経口吸収性を得るには，ジペプチドまたはアミノ酸誘導体として考えられるβ–ラクタム薬がより有効であろうと考えた．この考えに対応するβ–ラクタム誘導体としてはペネムまたはカルバペネムが最も有望であると考えられたが，C−C結合を多く含むカルバペネムよりペネムのほうが経口剤としての製造コストがより低く抑えられるであろうという判断から，ペネム誘導体の開発を目指すことにした．また，本研究に着手した時点（1983年当時）ではSchering-Plough社のSch29482が経口吸収活性を示すことが報告されたが，生体内での代謝物としてのエタンチオールが悪臭として発生することから開発が中断された．しかし，これはペネム骨格が代謝によって分解が進むことを示唆しており，カルバペネムの代謝物が腎毒性や中枢毒性を示すという問題点も克服できるものと期待してペネム誘導体を開発することにした．

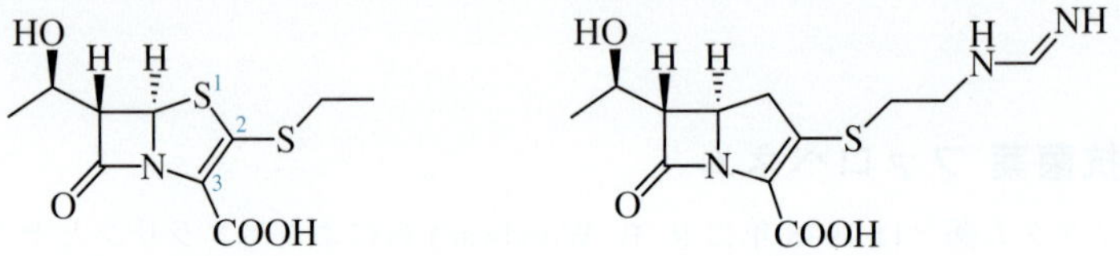

Sch29482　　イミペネム(imipenem)

そこで，2位に直接硫黄原子が結合した化合物では，代謝によってチオール誘導体が発生することが予想されたことから，これとは異なる置換基として炭素原子が結合した誘導体を展開することとし，経口吸収活性を得るため，そして合成を簡単にするためにできるだけ簡単な構造をもつ側鎖の設計を目指した．

［2位側鎖の設計］　セファロスポリン誘導体でみられるアセトキシメチル基やメトキシメチル基を導入した誘導体(*1*)は良好な抗菌活性を示すが，経口吸収活性は示さない．そこで，経口吸収の改善を目的として疎水性を高める目的と，側鎖に不斉中心を導入することによって標的酵素による認識の相違が見いだされることを期待してメチレン部にメチル基を導入して誘導体(*2*)を合成したが，期待とは全く相違して二つのジアステレオマーがともに活性を失った．そこで，これら誘導体の側鎖とメトキシメチルまたはアセトキシメチル基の立体配座エネルギーを求め，エネルギーマップと

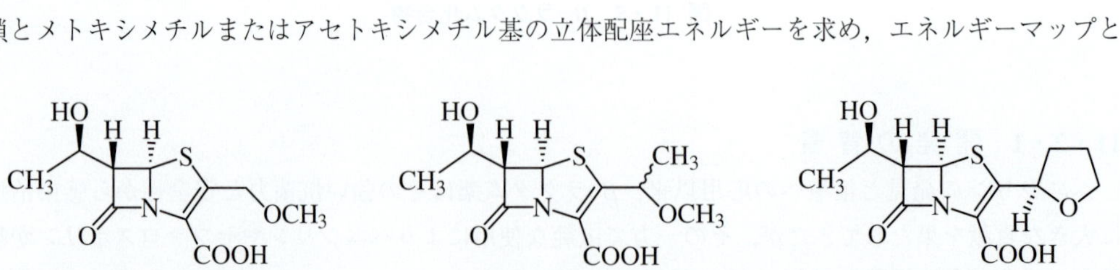

(*1*)　MIC 0.78(*E. coli*)　　(*2*)　MIC >100　　(*3*)　MIC 0.78

MIC：最低阻止濃度(mg/mL)

図 11・6　リードからファロペネムへの変換

して比較すると，新しく導入したメチル基によってとれなくなった立体配座が見いだされたが，環状にすることによってこの立体配座をとることが可能であると考えられた．

そこで，多くの環状誘導体を合成したが，これらには共通してR配置の誘導体がより高い活性を示し，なかでもテトラヒドロフランである5員環が最も高い活性を示した．また，このテトラヒドロフラン誘導体（3）は唯一経口投与による in vivo 抗菌活性を示したことから開発化合物となった[2]．

このようにして見いだされたファロペネム（3）を経口剤として開発するには，安価な製造法の確立が最も重要な課題となった．ペニシリンやセファロスポリン誘導体は発酵法によって 6-APA（図 11・5，ペニシリン：R = H）や 7-ACA〔セファロスポリン：R^1 = OAc, R^2 = H〕が基本骨格として得られていたため，これを出発原料とした半合成法を用いることができたが，ペネム骨格は人工的なものであるためこれらを利用した半合成的方法を採ることができず，全合成的な方法を用いるしかなかった．当時，カルバペネムである Merck 社のイミペネムが全合成により製造されていたが，この方法はペネムの合成には適用できないものであった．そこで，ペネムおよびカルバペネム合成の中間体であるアセトキシアゼチジノン誘導体の効率的合成法を模索せねばならなかったが，筆者らの周辺では新規の合成法の開発には悲観的であり，したがって開発の進行にも否定的な雰囲気であった．しかし，経口剤としての新しい性質を有するファロペネムの魅力と有機合成化学の力を発揮する最もよい機会と捉え，少人数ではあったが合成法の開発に取組むことができた．

[合成中間体アセトキシアゼチジノンの合成法の確立[3]]　β-ラクタム環の合成法としては種々の方法が知られていたが，3位にヒドロキシエチル基をもつβ-ラクタム環の合成となると限られており，さらに安価な製造法として確立された方法はなかった．そこで，Grignard 反応剤のような金属試薬は用いず，またドライアイス/アセトンのような低温での反応条件を用いない方法を求めて，クロロスルホニルイソシアナート（CSI）を用いる 2+2 反応について検討した．CSI と置換二重結合との反応は反応溶媒や置換基の種類によって大きな影響を受ける．特にヒドロキシエチル誘導体が置換した場合，ビニルアセトキシ基を置換基としてもつ二重結合は求めるアセトキシアゼチジノンと全く異なる生成物に変換される．そこでアセトキシ基の代わりに硫黄原子をもつビニルスルフィド誘導体（7）としたところ，求めるアゼチジノン誘導体（8）が得られた．この反応もフェニルチオ基（SPh）の芳香環上で無置換または塩素原子で置換した場合にはアゼチジノンが得られるが，メチル基やフッ素原子で置換した場合には全くアゼチジノンが得られない．このような置換基による生成物の影響がどのような要因で生じるかは不明であるが，いずれにしても無置換体で反応収率が最もよかったことはこの経路を詳細に検討する重要な利点であった．また，反応溶媒としてはヘキサンや石油エーテルなどの溶媒がよく，一般に反応が速くて収率がよいクロロホルムなどの塩素系溶媒ではアゼチジノンの収率が低下した．さらにヒドロキシエチル基の不斉によるジアステレオマーの生成比率も非極性溶媒を用いた場合が最もよく，二重結合はトランス誘導体を用いた場合に良好なジアステレオマーの生成比率が得られたが，シス誘導体においても非極性溶媒を用いた場合のみ求めるジアステレオマーが高い生成比で得られた．この結果，ビニルスルフィドの二重結合を選択的に合成する必要がなく，光学活性体の合成に広い幅をもたせることが可能となった．そして，このような反応条件に加えて，反応温度を低温に維持する必要がなく，室温近傍での温度条件が最も効率がよいこともわかった．求めるひとつのジアステレオマーのみを得る条件は見つからなかったが，生成する混合物を少量の石油エーテルなどで洗浄することによって少量生成する不要なジアステレオマーを完全に取除くことができ，ここに述べた合成法が製造法として可能性の高い方法となった．

光学活性ビニルスルフィド誘導体(**7**)の合成はちょうどCSIの反応が解決に近づいたころ，菌を用いた1,3-ブタンジオール(**4**)のラセミ体の資化によりS体のみが消費されてR体(**5**)が得られ，工業的な生産規模で利用できるようになったことから，これを出発原料として用いることにした．コストの面からはTBDBS-Clの使用がもうひとつの課題であったが，これもアゼチジノン(**9**)の生産量に対応して大幅にコストが削減されたため，ヒドロキシエチル基の保護基として使用が可能となった．

このようにして下式に示す合成法が確立された．最後に残された課題はフェニルチオ基のアセトキシ基への変換であった．4-フェニルチオまたはアルキルチオ基は酢酸水銀を用いてアセトキシ基に変換が可能であることは知られていたが，水銀試薬を製造過程に使用することはできないため，この代わりとなる反応剤が必要であった．そこで酢酸水銀の代わりに酢酸銅(II)を用いてみたところ，酢酸中で加熱することによりほぼ定量的にアセトキシ基に変換することがわかった．しかし，副生成物としてジフェニルジスルフィドが生成するため，さらに反応剤を検討したところ酸化銅(I)を用いると室温で反応が進行し，ジフェニルジスルフィドの生成もみられなかったことから，この方法が製造法として用いられることになった．以上のような過程を経て製造中間体アセトキシアゼチジノン(**9**)の製造法が確立された．これと時期を同じにして，Merck社のイミペネムも(**9**)を中間体として用いる製造法に変換され，われわれが製造する中間体を用いるに至った．

[ファロペネムの製造] ファロペネムの2位側鎖のテトラヒドロフラン環は2-フラン酸(**10**)を水素化して得られるテトラヒドロ体を光学分割して得られる(2R)-テトラヒドロフラン酸(**11**)を用いている．この光学分割は(+)-フェネチルアミンを用いてジクロロエタンなどハロゲン化炭化水素系溶媒中で非常に高収率で行えることを見いだした．このカルボン酸は酸塩化物とした後，NaSHでチオカルボン酸(**12**)としてアセトキシアゼチジノンに反応させてチオエステル体(**13**)とした．このチオエステル体(**13**)にペネム環合成法として確立されている分子内環化反応を適用してペネム誘導体(**14**)へと導いた．この反応は同一反応容器内で行うがホスホランの生成と環化反応を段階的に制御して行うことが重要であった．残る二つの保護基の除去は，高価なTBAFやPd(PPh$_3$)$_4$の代わりに，安価なHFやPd(OAc)$_2$などを用いることにより収率よくファロペネム(**3**)へと変換された(図11・7)．

以上述べてきたように，いくつかの幸運が重なって工業的製造法が確立されたが，この幸運はあくまで多くの深い思考と実験的試行により見いだされたものであり，単なる偶然ではないといえる．また，ファロペネムの製造工程の確立により，中間体の利用のみならず出発原料の調製法の確立や保護基の低廉化の促進などいくつかの部分での波及効果もあったことを強調しておきたい．

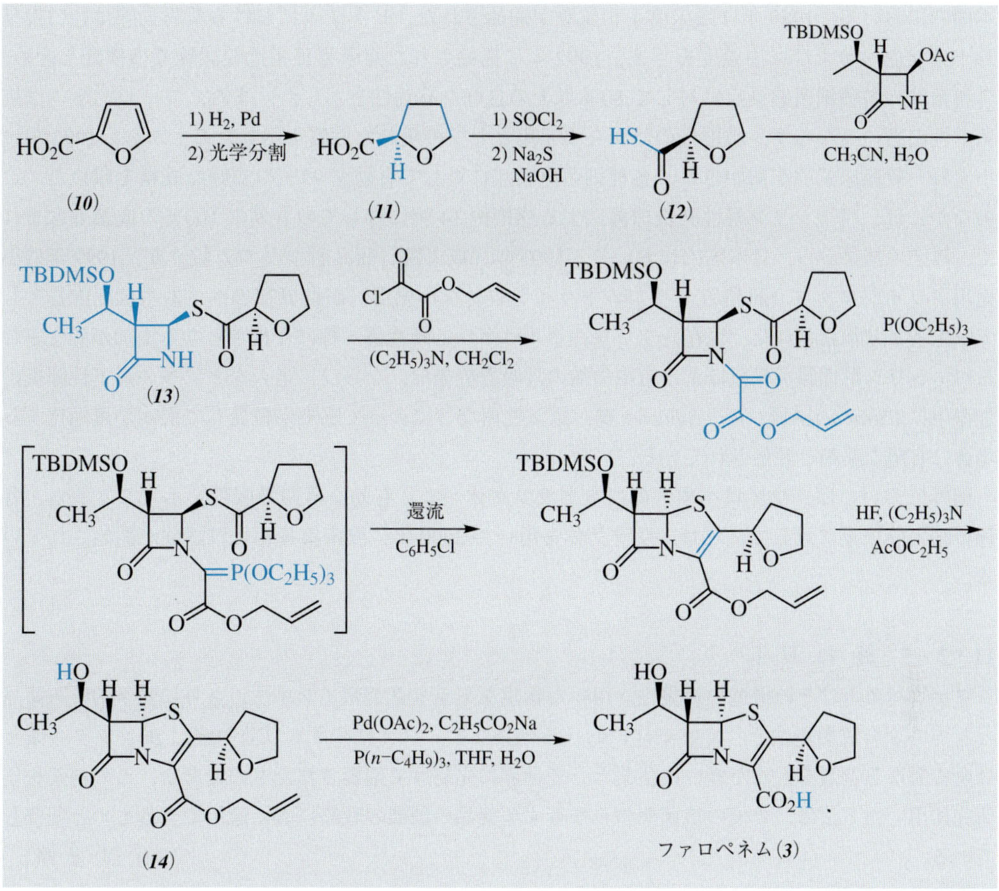

図 11・7 ファロペネムの合成

11・2・3 ファロペネムの抗菌活性[4]

　ファロペネムはグラム陽性菌および緑膿菌を除くグラム陰性菌さらに嫌気性菌に対して広い抗菌作用を示す．特に，経口剤として強力な抗菌作用が求められるグラム陽性菌に対して強力な活性を示す．また，β-ラクタマーゼ産生菌に対しても強い抗菌力を示す．これはファロペネムが β-ラクタマーゼ阻害活性を有することに起因しており，ペニシリンやセファロスポリンと大きく異なる作用機序をもっているためである．一方，緑膿菌に対する抗菌活性がないのは緑膿菌に対する親和性がないのではなく，一度菌内に取込まれたファロペネムが排出タンパク質によって速やかに菌体外に排出されるため標的酵素（ペニシリン結合性タンパク質，penicillin-binding protein: PBP）に作用できないためであることがわかってきている．
　最近は β-ラクタマーゼの産生による耐性のみならず，PBP の変異による β-ラクタム薬の PBP への親和性の低下が耐性をもたらすことが知られている．メチシリン耐性黄色ブドウ球菌（MRSA）はその典型的な例である．ファロペネムは MRSA に対しては無効であるが，その他の PBP 変異によるペニシリン耐性肺炎球菌（PRSP）などに対しては有効な抗菌力を示す．

11・2・4 ファロペネムの臨床試験

　ファロペネムの高い安全性が動物などを用いた各種毒性試験において確認されたことを受け，日

本国内において，1989 年に臨床第 I 相試験が開始された．ヒト成人における薬物動態は経口投与時十分な血中および尿中濃度を与え，1992 年に開始された臨床第 III 相比較試験での検証を含め，各科領域の各種細菌感染症に対して 80% 以上の良好な有効性を示した．また，ファロペネムは抗菌活性の面のみならず，服用性の面から小児用としての優れた性質を示したことから，1992 年に小児科一般臨床試験が開始され，各種細菌感染症に対して有効率 92% の良好な成績を収めた．このなかには，ペニシリン耐性肺炎球菌による感染例 14 例に対しての有効率 100% の成績も含まれた．以上の結果から，日本国内において，1997 年に成人錠（商品名 ファロム錠）が，1999 年に小児用ドライシロップ（商品名 ファロムドライシロップ小児用）が世界初のペネム系抗生物質として厚生省より承認された．現在，ファロペネムはグラム陽性菌，特に今後さらなる増加が懸念されるペニシリン耐性肺炎球菌による市中領域の呼吸器感染症，ならびに老人などに多い嚥下性肺炎の加療中に *Citrobacter* 属，*Enterobacter* 属，嫌気性菌などによって感染が続発して疾病が遷延化する場合に有用な薬剤と評価されている．

国外においては，ファロペネムのプロドラッグ体がより有効な経口吸収性を示すことから，各種の細菌感染症に対して，プロドラッグ体を用いて 2000 年に臨床第 III 相比較試験が開始されている．

11・2・5 終わりに

ファロペネムはその構造の新規性，用いた新規なドラッグデザイン手法，さらに光学活性医薬品としての全合成製造法そして感染症における効果など，ファロペネム以前の経口 β-ラクタム薬とは全く異なる特徴をもった経口抗菌薬として世界に先駆けて創製されたものである．この創薬科学研究に用いた方法は，今後の抗菌薬のみならず医薬品の創製の戦略に広く適用できるものと期待している．

〔石 黒 正 路〕

11・3 消化性潰瘍治療薬 ファモチジン

消化性潰瘍は，その発生する部位により，十二指腸潰瘍，胃潰瘍などに分類されている．潰瘍ができるのは，胃酸に直接さらされる場所で，胃酸分泌の多少により，十二指腸に発生したり，胃体部に発生するといわれている．原因としては，ストレスなどにより，胃酸，ペプシンなどの攻撃因子と胃粘膜防御因子とのバランスが崩れることによると考えられている．最近では，ピロリ菌による感染が原因ともいわれている．

11・3・1 開発の背景

1970 年代半ばごろまでは，消化性潰瘍の治療は，外科的手術が主流であった．1966 年，A. Ash や H. Schild[1] により，ヒスタミンの作用が詳細に検討され，ヒスタミンによる胃酸分泌亢進作用は，ヒスタミンの 2 番目の受容体である H_2 受容体を介して起こることがわかってきた．この知見をもとに，J. Black を始めとする Smith Kline & French 社（SK&F）の研究者により，ヒスタミン H_2 受容体拮抗薬，シメチジンが発明され，1977 年イギリスで最初に上市された．その後，さらに薬効，安全性の面で優れた，ラニチジン，ファモチジンなどが臨床に供されるようになると，消化性潰瘍の治療概念は，大きく変貌することとなった．

すなわち，消化性潰瘍の治療は外科的手段から，薬物療法が主体となり，現在に至っている．

11・3・2　ファモチジンの研究開発

　最初のヒスタミン H_2 受容体拮抗薬，シメチジンの臨床での成功を受けて，さらに薬効プロファイル，副作用の面で優れた拮抗薬を目指して，世界的レベルで研究開発が行われた．その結果，現在では，シメチジンに加えて，ラニチジン，ファモチジン，ニザチジン，ロキサチジンの新たな4種類の拮抗薬が医療に供されている．これらの拮抗薬の出現は，ヒスタミンの胃酸分泌における役割や，胃酸分泌と潰瘍治癒の関連の解明に多大な貢献をしたばかりではなく，前述したように，臨床の場に供されることにより，消化性潰瘍の治療を，外科療法から薬物療法へと大きく転換させた．筆者は，山之内製薬において，合成化学者の一人として，ファモチジン（商品名 ガスター）の研究開発に携わったので，その経緯について述べたい．

a. 研究方針

　最初の H_2 受容体拮抗薬シメチジンは，イギリスの SK&F 社による発明であり，1976 年，われわれが研究を開始した当時，すでに，同社より約 30 報あまりの H_2 受容体拮抗薬に関する特許が公開されていた．しかし，SK&F 社の特許には，個々の化合物に関する薬理活性は記載されておらず，したがって，構造活性相関に関する情報は，皆無であった．われわれがリード化合物としたシメチジンおよびその開発の端緒となったブリマミド，メチアミドの化学構造は図 11・8 に示すように，三つの部分構造からなっている．すなわち，イミダゾールのヘテロ環部分，中央の鎖状部分そして末端のシアノグアニジン部分である．この三つの部分構造のうち，まず末端のシアノグアニジン部分に注目し，この部分の変換を主として行い，H_2 遮断活性との関係を考察することにした．グアニジンは強い塩基性基（pK_a 13.6）であるが，その窒素原子上に電子求引性の基を導入することにより，塩基性を調節することは可能である．SK&F 社は，メチアミドの副作用の原因と考えられたチオ尿素部分をグアニジン基に置換する際，その窒素原子上に，強い電子求引性のシアノ基を導入し，チオ尿素基の pK_a −1.2 に近い pK_a −0.4 をもたせることにより，すなわち強い塩基性のグアニジン基を，ほぼ中性の基に変換することにより，同等の H_2 遮断活性を保持し，メチアミドにみられた重篤な副作用のないシメチジンを得ている[2]．

　われわれは，このグアニジン基に代わる基として，アミジン基を選択することにした．アミジン基もグアニジン基同様，非常に強い塩基性を有しているが（アセトアミジン pK_a 12.4），その窒素原子上に電子求引基を導入することにより，pK_a 値を調節することは可能である．また，立体的には，グアニジン基同様，アミジン基も平面構造をとっている．

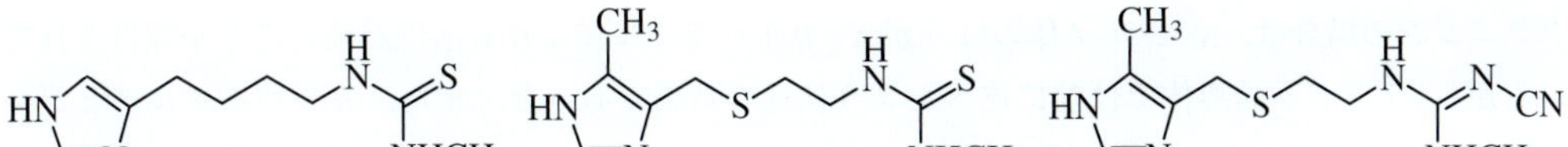

図 11・8　SK&F 社の H_2 受容体拮抗薬の化学構造

b. アミジン誘導体の H_2 遮断活性

　[ピリジン誘導体の H_2 遮断活性]　研究開始当初，H_2 受容体拮抗薬として知られていた化合物は，SK&F 社のブリマミド，メチアミド，シメチジンであり，ヒスタミン自身と共通して，いずれもヘテロ環としてイミダゾール環を有し，イミダゾールは活性発現に必須と考えられていた．しかしシメチジンのイミダゾール環をピリジンに置換した化合物を合成してみたところ，シメチジンの約

1/10ながらH_2遮断活性を有していることが明らかとなった．そこで，イミダゾールよりも，合成が容易であるため速やかに結果が得られるピリジンをヘテロ環としてもつアミジン誘導体を合成し，その構造活性相関を考察することにした．

H_2遮断活性は，モルモットの摘出心房を用い，ヒスタミンによる心拍数増加作用に対する化合物の50%抑制量(M)を算出しED_{50}値として示した．表11・1にピリジン環をもつアミジン誘導体のH_2遮断活性を示す．

表 11・1　ピリジン誘導体のH_2遮断活性

化合物	n	Y	R	H_2遮断活性[†1] (ED_{50}, M)	化合物	n	Y	R	H_2遮断活性[†1] (ED_{50}, M)
(**1**)	2	H	H	NE[†2]	(**6**)	2	CN	$CH_2C\equiv CH$	NE[†2]
(**2**)	2	$COCF_3$	H	$(1.3\pm0.6)\times10^{-4}$	(**7**)	2	$CONH_2$	H	$(1.2\pm0.3)\times10^{-5}$
(**3**)	2	$CH_2C\equiv CH$	H	$(4.8\pm1.4)\times10^{-5}$	(**8**)	2	$CONH_2$	CH_3	NE[†2]
(**4**)	2	CN	H	NE[†2]	(**9**)	3	$CONH_2$	H	NE[†2]
(**5**)	2	CN	CH_3	NE[†2]	シメチジン				$(2.7\pm0.3)\times10^{-6}$

[†1] ヒスタミン(5×10^{-6} M)によるモルモット摘出心房の心拍数増加に対する各化合物の拮抗作用．3～6例から得られた平均値±SEで表した．
[†2] NE: 3×10^{-4} M で無効．

化合物(**1**)のような塩基性の強い，無置換のアミジン誘導体には活性が認められなかったのに対し，アミジンの窒素原子に電子求引性のトリフルオロアセチル基，プロパルギル基を導入した化合物(**2**)，(**3**)には，作用は弱いながらアミジン誘導体でもH_2遮断活性がみられることがわかった．しかし興味深いことに，同じ電子求引性の基でもシアノ基を導入した化合物(**4**)では活性がみられず，(**5**)，(**6**)のように末端窒素にアルキル基，プロパルギル基を導入しても作用は発現してこなかった．

これに対してシアノ基を加水分解して得られるカルバモイルアミジン誘導体(**7**)はシメチジンの約1/10の活性を有することが判明した．このカルバモイルアミジン誘導体では，末端窒素へのアルキル基の導入(**8**)，メチレン鎖の延長(**9**)は，いずれも活性の低下につながった．

[アミジン誘導体とグアニジン誘導体との構造活性相関の相違]　ここで，文献上知られているグアニジン誘導体の構造活性相関と比較すると，アミジン誘導体の場合には興味深い相違がみられた．グアニジンの場合は，N-シアノ体のほうがN-カルバモイル体よりも活性が強いことが報告されているが[2]，アミジン誘導体では前に述べたように逆の結果であった．また，カルバモイルアミジン誘導体の末端窒素にメチル基を導入すると活性が低下し，この結果もグアニジン誘導体の場合と逆であった[3]．

[N-カルバモイルアミジン誘導体のH_2遮断活性]　前述したように，アミジン誘導体ではN-カルバモイル体が最も活性が優れていることが判明したので，次にヘテロ環部分をピリジンから種々の別のヘテロ環に変換した化合物を合成し，そのH_2遮断活性を検討することにした[4]．表11・2に示したように，イミダゾール環をもつN-カルバモイルアミジン誘導体には期待されたとおり，シメチジンと同等以上の活性を有する化合物が見つかった．そのなかでは，シメチジンと同じ5-メチルイミダゾール誘導体(**11**)が最も活性が強く，シメチジンの約3倍の活性をもっていた．イミダゾール環上に置換のない誘導体(**10**)では活性は1/6に低下し，また，(**12**)のように2位に置換基を

11・3 消化性潰瘍治療薬 ファモチジン

導入しても活性は低下した．この原因としては，受容体と結合の際，2位の置換基は，好ましくない立体的な障害を与えるためではないかと考えられる．トリアゾール(**13**)，ピラゾール誘導体(**14**)にもきわめて弱い活性しか認められなかった．チアゾール誘導体では，2位置換体(**15**)および 2-アミノ体(**16**)には活性が認められなかったのに対し，2-アミノエチリデンアミノチアゾール誘導体(**17**)には，シメチジンに匹敵する活性が認められた．さらに，2-グアニジノチアゾール誘導体(**18**)には，シメチジンの約37倍のきわめて強い活性があることが判明した．グアニジン基へのメチル基の導入(**19**)は活性の低下につながった．

[カルバモイル基に代わる基の選択] ここまでに，それまでは知られていなかったアミジン誘導体にも H_2 遮断活性が認められ，そのなかでも，N-カルバモイルアミジンが最も作用が強いこと，この基とヘテロ環として，2-グアニジノチアゾールを組合わせた化合物(**18**)は，シメチジンよりもはるかに強い活性を有していることを述べてきた．しかし，この作用が最も優れていた N-カルバモイルアミジン誘導体(**18**)はその後の非臨床試験の結果，化学的にやや不安定で，再結晶などの精製操作が困難であること，体内動態が悪いことなど，医薬品として開発していく上で障害となるいくつかの欠点をもっていることがわかった．そこで，さらにこの化合物の改良を行い，医薬品として開発に適した化合物を探索することにした．不安定であることの原因はカルバモイルアミジンに起因すると考えられたので，カルバモイル基に代わるグループとして，電子求引性の強いスルファモイル基，スルホニル基を選び出し，その H_2 遮断活性をみることにした．表 11・3 にカルバモイル基，スルファモイル基およびスルホニル基の疎水性を示すパラメーター π，電気的パラメーター σ_m, σ_p の値を示す．これによると，スルファモイル基の π の値はカルバモイル基のそれよりも小さく，より親水性の効果を与えることが予想される．また，メタンスルホニル基のそれもカルバモイル基よりも小さく，より親水性の効果を与えると考えられるのに対し，ベンゼンスルホニル基の場合は最も大きな値をもち，より疎水性の効果を与えることを示している．次に電気的パラメーター σ_m, σ_p の値を比較してみると，スルファモイル基のそれは，カルバモイル基よりも大きく，より電子求

表 11・2 N-カルバモイルアミジン誘導体の H_2 遮断活性

化合物	ヘテロ環	H_2 遮断活性[1] (ED_{50}, M)	化合物	ヘテロ環	H_2 遮断活性[1] (ED_{50}, M)
(**10**)	イミダゾール	$(5.3 \pm 1.1) \times 10^{-6}$	(**15**)	2-メチルチアゾール	NE[2]
(**11**)	4-メチルイミダゾール	$(9.0 \pm 1.2) \times 10^{-7}$	(**16**)	2-アミノチアゾール	NE[2]
(**12**)	2,5-ジメチルイミダゾール	$(1.4 \pm 0.3) \times 10^{-4}$	(**17**)	2-(1-アミノエチリデンアミノ)チアゾール	$(2.5 \pm 0.7) \times 10^{-6}$
(**13**)	トリアゾール	$(4.1 \pm 0.9) \times 10^{-5}$	(**18**)	2-グアニジノチアゾール	$(7.4 \pm 0.7) \times 10^{-8}$
(**14**)	ピラゾール	$(1.6 \pm 0.5) \times 10^{-1}$	(**19**)	2-(N-メチルグアニジノ)チアゾール	$(3.2 \pm 0.8) \times 10^{-7}$

[1], [2] は表 11・1 に同じ．

引性が強いこと，すなわち，アミジン部分の塩基性が低下し，安定化することが期待できる．また，メタンスルホニル基，ベンゼンスルホニル基のそれも，さらに大きい値を示し，より電子求引性が強いことを示している．このような置換基の性質の相違が，H_2 遮断活性にどのように影響するか，N-スルファモイルおよび N-スルホニルアミジン誘導体を実際に合成し検討することにした．

表 11・3　置換基 X の置換基定数

X	$CONH_2$	SO_2NH_2	SO_2CH_3	$SO_2C_6H_5$
π	−1.49	−1.82	−1.63	0.27
σ_m	0.28	0.46	0.60	0.61
σ_p	0.36	0.57	0.72	0.70

[N-スルファモイル，N-スルホニルアミジン誘導体の H_2 遮断活性]　表 11・4 に N-スルファモイル，N-スルホニルアミジン誘導体の結果を示した[5]．N-カルバモイル誘導体の場合には，活性がみられたピリジン(**20**)，5-メチルイミダゾール誘導体(**21**)は，予想に反して活性が著しく減弱していた．これに対して，2-グアニジノチアゾール誘導体(**22**)は 10^{-7} M オーダーの活性を保持していた．次に，スルホニルアミジン誘導体の場合には，アルキルスルホニルアミジン(**23**)，アリールスルホニルアミジン(**24**)は，ともに差のない活性を示し，両置換基の間にみられた疎水性パラメーター π 値の相違は，in vitro の実験においては，ほとんど影響ないようにみえた．

表 11・4　N-スルファモイル，N-スルホニルアミジン誘導体の H_2 遮断活性

ヘテロ環—$CH_2SCH_2CH_2C$(=NSO_2R)(NH_2)

化合物	ヘテロ環	R	H_2 遮断活性[†1] (ED_{50}, M)	化合物	ヘテロ環	R	H_2 遮断活性[†1] (ED_{50}, M)
(**20**)	2-ピリジル	NH_2	NE[†2]	(**23**)	2-(ジアミノメチレンアミノ)-4-チアゾリル	CH_3	$(5.1 \pm 0.9) \times 10^{-7}$
(**21**)	4-メチル-5-イミダゾリル	NH_2	NE[†2]	(**24**)	2-(ジアミノメチレンアミノ)-4-チアゾリル	C_6H_5	$(7.0 \pm 1.9) \times 10^{-7}$
(**22**)	2-(ジアミノメチレンアミノ)-4-チアゾリル	NH_2	$(2.7 \pm 0.3) \times 10^{-7}$				

†1, †2 は表 11・1 に同じ．

11・3・3　開発候補化合物の選択と臨床試験

N-カルバモイルアミジン誘導体の欠点を補う目的で合成した N-スルファモイル，N-スルホニルアミジン誘導体のなかで，最も活性の優れていた化合物は，3-{[(2-グアニジノ-4-チアゾリル)メチル]チオ}-N^2-スルファモイルプロピオンアミジン(**22**)であった．この化合物は，化学的安定性を含め，良好な物理化学的性質を示し，薬理活性においても，対照としたシメチジンよりも in vitro で 10 倍，ハイデンハインポーチ犬を用いた，ヒスタミン刺激による胃酸分泌抑制作用において，約 40 倍活性が強かった．またきわめて良好な経口吸収性を示した．そこでわれわれは，この化合物（一般名 ファモチジン）を開発候補化合物として選択し，さらに詳細な薬理作用，体内動態，

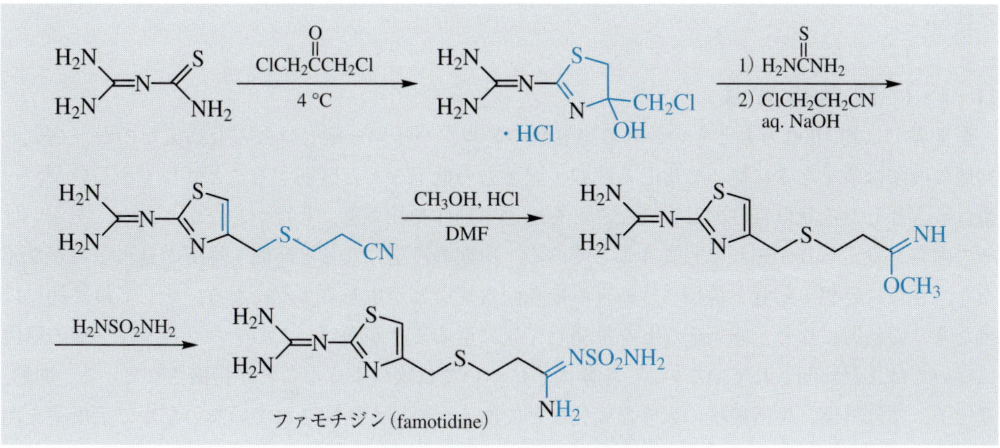

図 11・9　ファモチジンの合成

安全性などの検討をした後，研究開始より，約 5 年経た 1980 年臨床試験を開始した．その結果，この化合物 (**22**) のヒトでの安全性，胃・十二指腸潰瘍に対する用法，用量検討試験，二重盲検比較試験を通じて，その有用性が次つぎと証明され，1985 年 1 月に厚生省より製造承認を受けた．海外での開発は米国の Merck 社により行われ，国内開発と同様に，かなりの短期間で進行し，まず 1984 年 9 月にイタリアで認可され，現在では，米国，ドイツなど，全世界の医療に供されている．

11・3・4　終わりに: 今後の展開

ヒスタミンは，胃粘膜の壁細胞に存在する H_2 受容体を介し，細胞内の cAMP を上昇させ，最終的に分泌側細胞膜に存在する H^+/K^+ ATPase (プロトンポンプ) を活性化し，胃酸分泌を促進する．H_2 受容体拮抗薬は，壁細胞上の H_2 受容体に結合し，ヒスタミンの結合を阻害することにより，胃酸分泌を抑制する．シメチジン，ファモチジンなどの H_2 遮断薬は，長年に渡る臨床での有効性，安全性が認められ，現在では，医家向けだけではなく，大衆薬 (OTC) としても利用されている．

消化性潰瘍治療薬としては，H_2 受容体拮抗薬の後，作用時間がより長いプロトンポンプ阻害薬が開発，上市されている．このプロトンポンプ阻害薬は，壁細胞上の H_2 受容体には作用せず，直接，酸を産生する酵素，H^+/K^+ ATPase に作用し，その酵素活性を不可逆的に阻害する．これらの薬の特徴は，胃酸を生成する酵素を阻害するために，作用が強力で持続時間が長いことであるが，その反面，使い方には注意が必要と考えられている．

〔柳澤　勲〕

11・4　アルツハイマー病治療薬 塩酸ドネペジル

アルツハイマー病は 1907 年にドイツの神経病理学者 A. Alzheimer によって最初に報告された．Alzheimer が発見した患者は 50 代で急激に痴呆症状を呈した女性である．この女性は記憶障害，見当識障害 (自分がどこにいるのかわからないという障害) を発症し 4 年後に死亡した．Alzheimer は，その萎縮した脳において神経細胞内に銀染色陽性の細繊維 (現在でいうところのアルツハイマー神経原繊維変化) と大脳皮質の特にその表面に出現する顆粒状物質 (一般に老人斑といわれている) を見いだした．このような所見を示す病気を，発見者の名前に因んでアルツハイマー病と命名

された.

11・4・1　開発の背景

　全世界では約1000万人ともいわれる患者数のアルツハイマー病とはどんな病気なのか．病気の初期の段階は歳をとるに従って生じる認知・記憶力の低下などと区別することはむずかしいが，一番はっきりした症状は毎日同じようなことを繰返す動作や仕事を，したかしなかったか，あるいはその内容を覚えられず忘れてしまうことである．中期の段階になると時間・場所の見当がつかなくなり、さらに妄想・幻覚・徘徊（うろうろ歩き回る）などが生じるようになる．そして最終的には寝たきりの状態になり，感染症などを併発して死に至ることが多い．このアルツハイマー病の原因についてはまだ解明されていないが，危険因子については次のようなことが指摘されている．加齢，遺伝子，頭部外傷，生活環境の大きな変化などである．原因が解明されていないなかで治療薬を開発することは非常に困難なことであるが，ここにコリン仮説という手掛かりがあった．

11・4・2　ドネペジルの開発

　塩酸ドネペジル（以下ドネペジル）の開発ではコリン仮説のなかのAChの分解酵素を阻害する方法（囲み"コリン仮説"の2)の方法）を採用した．AChEはAChを加水分解しコリンと酢酸に分解する酵素で，コリン作動性神経のシナプスにおいてAChを不活化する．フィゾスチグミンは強力なAChEの阻害剤で，少数例の臨床試験でその有効性が検討され，ある程度の効果は得られたが代謝的に不安定な化合物のため実用化には至らなかった．タクリンは古くから知られたAChE阻害剤であるが，われわれが研究に着手した時点（1983年当時）では肝機能障害のために臨床試験は成功していなかった．しかし，フィゾスチグミンやタクリンはある程度臨床試験で効果が認められている点に着目し，これらの阻害剤の欠点を克服することを主眼にアルツハイマー病治療薬の開発

コリン仮説

　1970年代にD. M. Bowenらをはじめいくつかの研究グループがほぼ同時にアルツハイマー病患者の死後脳でのコリン作動性神経の異常を報告した．すなわち，患者の脳内には記憶と深くかかわる神経伝達物質の一つであるアセチルコリン（ACh）が異常に減少し，その結果として記憶が低下する．このような背景からアルツハイマー病の患者の脳内のACh濃度を高めれば記憶を改善することができるのではというコリン仮説が唱えられた．

　コリン仮説に基づくアプローチには図に示すように三つの方法がある．1) シナプス前部からAChの遊離を促進させる，2) AChの分解酵素であるアセチルコリンエステラーゼ（AChE）の働きを阻害して，シナプス間隙に遊離されたAChの濃度を高める．3) シナプス後部にあるACh受容体にアゴニストを作用させる，の三つである．

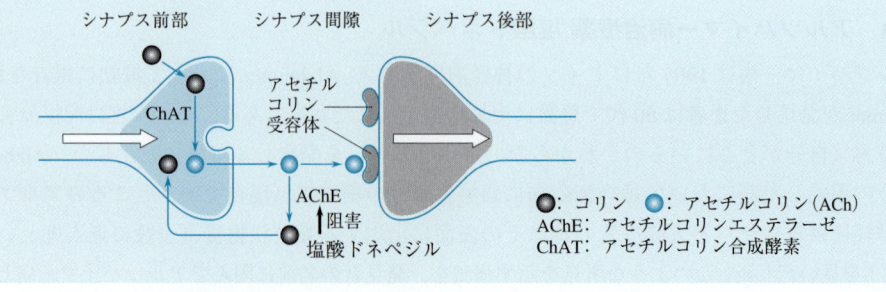

●: コリン　●: アセチルコリン（ACh）
AChE: アセチルコリンエステラーゼ
ChAT: アセチルコリン合成酵素

11・4 アルツハイマー病治療薬 塩酸ドネペジル

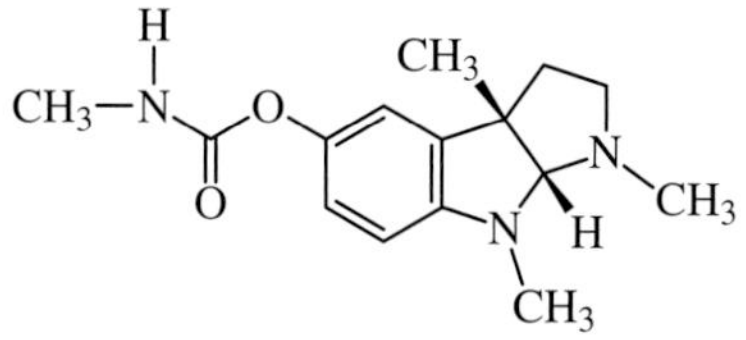

フィゾスチグミン(physostigmine) 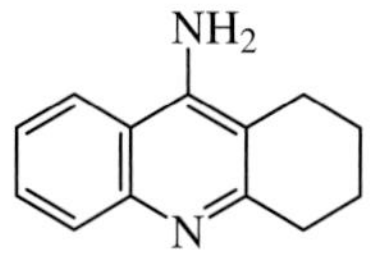　　タクリン(tacrine)

a. シード化合物の発見

　研究はタクリンの誘導体の合成から開始した．しかしいずれも強い毒性のため途中で断念した．そんなときたまたま別の目的で合成した化合物(**1**)が弱いながらも AChE 阻害作用を有することを発見した．この発見がその後の大きな発展のきっかけになったことを思うとまさしくこれはシード化合物（合成展開の種となる化合物）とよぶべきものである．特に in vitro 活性（試験管内で生理活性を調べる実験）を調べるための AChE の酵素源として当初は電気ウナギ由来の酵素を用いていたことが幸いした．この方法では 50% 阻害濃度である IC_{50} は 620 nM（シード化合物の生理活性は 1000 nM 以下が望ましい）であったが後に in vivo 実験（動物を使用する実験）を行う動物であるラットの脳由来の酵素を用いた場合 IC_{50} は 12,600 nM と非常に弱い値であった．もし初めにラットの脳由来の酵素を使用していたら，この化合物に注目することはなかったかもしれない（図 11・10）．

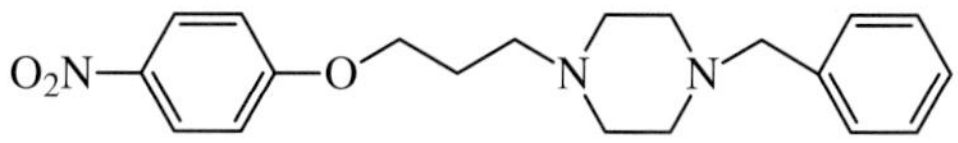

(**1**)　IC_{50} 12,600 nM (620 nM)

図 11・10　シード化合物の発見．（　）内は電気ウナギ由来の酵素を使用した値

b. 世界最強の化合物を発見

　そして化合物(**1**)をもとに合成展開を行った．まず，化合物(**1**)のピペラジンをピペリジンに変えた化合物(**2**)の活性は飛躍的に増強した．次に化合物(**2**)のエーテル結合をアミド結合に変えた

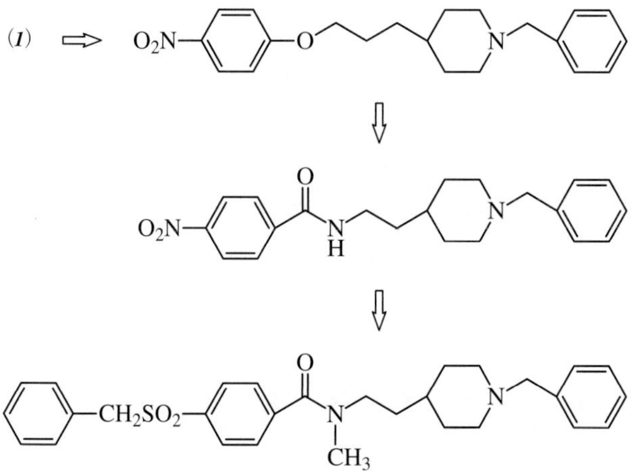

(**1**) ⇒　　(**2**) IC_{50} 340 nM (8.5 nM)

(**3**) IC_{50} 55 nM

(**4**) IC_{50} 0.6 nM

図 11・11　世界最強の活性化合物を発見

化合物 (**3**) の活性はさらに上昇した．そしてさらなる合成展開を行って構造活性相関を検討しわかったことは，1) ベンズアミドのパラ位に嵩高い官能基を導入すると活性が向上すること，2) アミド基の窒素原子にメチル基，エチル基またはフェニル基を導入すると活性が向上すること，3) ベンジル基への置換基導入，あるいは他の官能基への変換は，活性増強には大きくは寄与しないこと，などが判明した．そして予想したとおりベンズアミドのパラ位にベンジルスルホニル基を，アミド基の窒素原子にメチル基を導入した化合物 (**4**) は，当時世界最強と思われる IC_{50} 0.6 nM という阻害活性を示した．この IC_{50} 0.6 nM という値はシード化合物 (**1**) のそれと比較して実に 21,000 倍の強さである．しかしこの (**4**) の臨床試験導入の可能性が試されたがイヌでの生体利用率（薬物を経口投与したときに肝臓などで代謝されずに未変化体として利用できる割合のこと）が低いなどの体内動態上の欠点を有していることが判明し，さらなる開発は断念せざるをえなかった（図 11・11）．

c. ドネペジルへの展開

しかし，この時点においては薬理作用を調べる評価系の構築がほぼ完成されていたこと，新規性の高い構造を有するリード化合物を見いだしていたことなどから残された課題である体内動態の改善に焦点を絞り，ただちに研究を再開した．そしてアミド系化合物を中心に合成展開を行ったが目標である体内動態が改善された化合物を見いだすことは容易ではなかった．そして数多くの試行錯誤の後に成功した．合成展開を図 11・12 に示す．アミド結合の窒素原子にアルキル基を導入すると活性が増強されることから化合物 (**5**) を閉環した化合物 (**6**) は予想したとおり活性は増強された．またアミド結合を炭素－炭素結合にした化合物 (**7**) でも活性が保持されていたことなどからインダノン誘導体 (**8**) を合成したところ，この化合物はほぼ予想どおりの活性を示しただけでなく体内動態での改善が示唆された．創薬の原点には質のよいリード化合物の発見が必須であるが，インダノン誘導体に至りようやく目的を実現することができた．この最後のリード化合物を展開して最もバランスのよい化合物ドネペジル（商品名アリセプト）の創出に成功した．

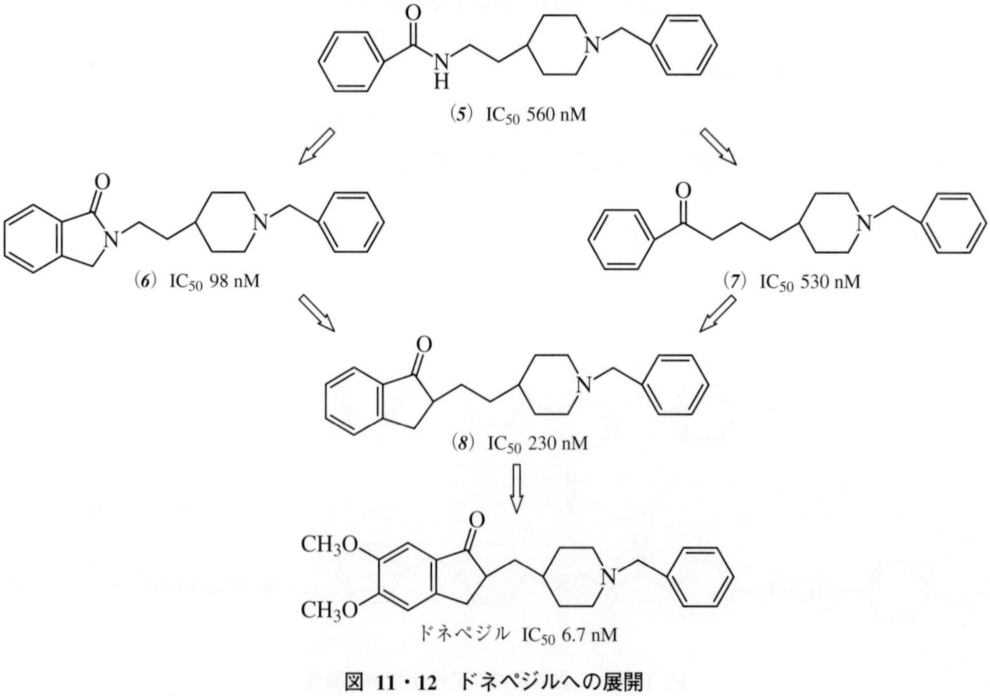

(**5**) IC_{50} 560 nM

(**6**) IC_{50} 98 nM

(**7**) IC_{50} 530 nM

(**8**) IC_{50} 230 nM

ドネペジル IC_{50} 6.7 nM

図 11・12 ドネペジルへの展開

11・4・3 ドネペジルの合成法

ドネペジルの合成法を図 11・13 に示す．まず，1-ベンジル-4-ピペリドン (9) を Wittig 反応により増炭後，酸加水分解によってアルデヒド (10) を合成し，5,6-ジメトキシ-1-インダノン (11) とのアルドール縮合によりエノン体 (12) を得る．これを水素化し，さらに塩酸塩として合成した．ドネペジルには不斉中心が一つある．それゆえ両光学活性体間の活性，体内動態，安全性などを比較するために光学分割を行った．キラルカラム (CHIRALCEL OD) による分取やエノン体 (12) を光学活性 2,2′-ビス(ジフェニルホスフィノ)-1,1′-ビナフチル (BINAP) 錯体を触媒として高圧水素化などの二つの方法で行うことにより，いずれの方法でも，高い光学純度の両光学活性体を得ることができた．しかし光学活性体は生体内でラセミ化してしまうため開発はラセミ体で行うことに決定した．

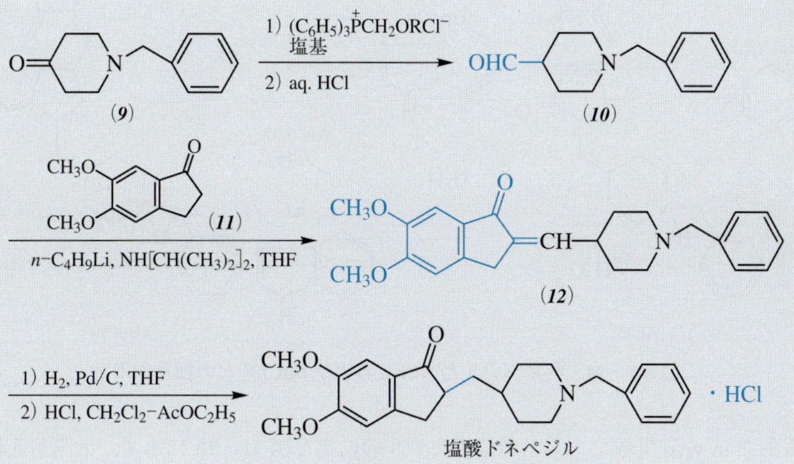

図 11・13 塩酸ドネペジルの合成

11・4・4 ドネペジルの薬理作用

ドネペジルと対照薬であるフィゾスチグミンとタクリンとの in vitro 活性の比較を表 11・5 に示した．コリンエステラーゼには中枢に多く存在する AChE と末梢に多いブチリルコリンエステラーゼ (BuChE) が知られている．よって AChE に対する選択性が高いほど末梢の副作用が軽減できる可能性がある．ドネペジルの AChE に対する阻害活性は IC_{50} 値で 6.7 nM であり，一方，BuChE に対しては 7400 nM であった．これは他の対照薬と比べて AChE に対してきわめて高い選択性を有することを示している．ドネペジルが臨床において他の薬剤に比べて副作用が生じにくい一因とし

表 11・5 コリンエステラーゼ阻害剤の AChE と BuChE の阻害作用

化合物	IC_{50} (nM)[†]		in vitro 活性	化合物	IC_{50} (nM)[†]		in vitro 活性
	AChE	BuChE	(BuChE/AChE)		AChE	BuChE	(BuChE/AChE)
ドネペジル	6.7±0.35	7400±130	1000	ガランタミン	1200±33	18,000±333	15
タクリン	77±1.4	69±1.4	0.90	TAK-147	12±0.29	22,000±410	1800
フィゾスチグミン	0.67±0.015	16±0.65	24	NIK-247	270±7.5	220±4.8	0.81
リバスチグミン	4.3±0.087	31±2.0	7.2				

[†] 数値はそれぞれの化合物について濃度-反応曲線 4 例から得られた平均値 ±SE．

てこの選択性の高さが考えられる．

このドネペジルの選択性の高いことは以下のように考えている．J. Sussman らによって AchE とドネペジルの複合体 X 線結晶構造解析が成功し（口絵 1 参照），コンピューターによる分子模型を作成した BuChE の構造との比較によりドネペジルの AchE への高い選択性が解明された（図 11・14）．ドネペジルは AChE との間に五つの相互作用点（特にインダノン環と Trp 279 インドール環，イオン化したピペリジン環窒素と Phe 330 ベンゼン環，ベンゼン環と Trp 84 インドール環の間の相互作用）をもつことで高い親和性を示す．しかし，BuChE ではアミノ酸配列が AChE と異なり，相互作用で重要な Phe 330 と Trp 279 が Ala に変わったことで強い相互作用を示すところが Trp 84 1 箇所しかないため弱い作用しか示さないと考えられる．

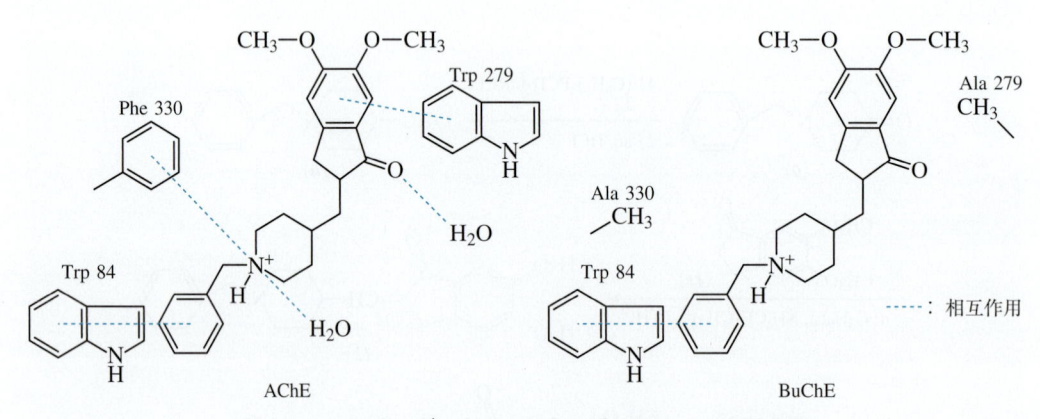

図 11・14 ドネペジルと AChE および BuChE との相互作用

次に代表的な in vivo 実験である学習障害モデルの結果を図 11・15 に示す．大脳基底核（nucleus basalis magnocelullaris: NBM）は ACh 神経を大脳皮質に投射している部位である．この NBM を神経毒性物質であるイボテン酸により破壊するとラットの大脳皮質内の ACh 含量は低下してしまい，ラットは学習障害を示す．また実験では図 11・16 に示す装置を用いた．正常ラットを明室に置くと，その習性により暗室に入る．そこでギロチンドアを閉めて床のグリッドに電気を流してショックを

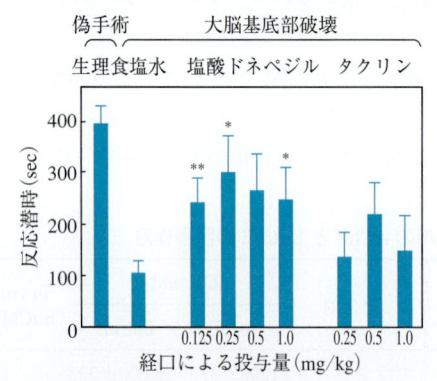

大脳基底部破壊ラットの受動回避反応障害に対する塩酸ドネペジルおよびタクリンの作用．*, **: $p<0.05$, $p<0.01$（U 検定）

図 11・15 ラット健忘症モデルにおける記憶改善作用

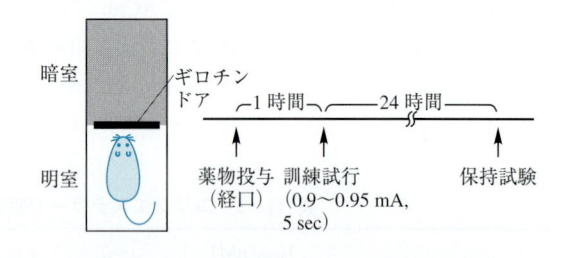

受動回避反応試験では，明室および暗室よりなる受動回避反応装置を使用した．装置の明室に動物を入れる．動物が暗室に移動したら，床のグリッドより電撃を浴びせることにより，動物が暗室に移動しなくなるよう訓練した（訓練試行）．その 24 時間後に，動物を明室に入れてから暗室に移るまでの時間を指標として試験した

図 11・16 ラット学習障害モデル実験

与える．正常なラットは暗室に入ると危険であることを学習するが，NBMを破壊されたラットは学習障害を起こしているので再び明室に置くと容易に暗室に入ってしまう．この暗室に入るまでの時間を反応潜時とよぶ．この反応潜時が薬物によって延長されるかどうかで薬効を判定する．図11・15に示すようにドネペジルは経口投与で 0.125 mg/kg というきわめて低い用量から有意な改善効果を示した．これに対してタクリンは 0.5 mg/kg で効く傾向は示したが有意ではなかった．

以上のようにドネペジルは構造の新規性，薬効面での強力でかつ高い選択性，また安全性の点からも十分評価できるものであった．一方最大の課題であった体内動態についても臨床試験で1日1回の投与が実現されたようにインダノン骨格を発見することにより解決された．

11・4・5 ドネペジルの臨床治験

ドネペジルは日本では1989年に臨床第Ⅰ相試験（健常人に投与して副作用などを観察する）が開始され，1999年に承認・発売された．米国では1991年より臨床第Ⅰ相試験が始まった．米国でのアルツハイマー病患者数は日本のそれと比較するとはるかに多い．このニーズの高さを反映してかドネペジルの米国での臨床試験はきわめて順調に進行した．1992年より臨床第Ⅱ相試験（小規模な患者の数で投与して薬効を確認する）が開始され，臨床第Ⅲ相試験（大規模な患者の数で二重盲検試験を行う）は1994年より開始された．第Ⅲ相試験は軽度および中等度のアルツハイマー病患者を対象に偽薬（プラセボ）群，塩酸ドネペジル投与群（5 mg および 10 mg，1日1回）の3群比較で，一群約150例の二重盲検比較試験を実施した．また投与期間12週間および24週間の2試験がほぼ同時にスタートした．薬効の評価には米国食品医薬品局（FDA）の推奨する記憶障害改善の指標としてアルツハイマー病認知機能評価法（ADAS-cog）がまた患者の日常生活活動作の指標として医師・介護者の面接による全般改善度評価法（CIBIC-Plus）が用いられた．ADAS-cog および CIBIC-Plus の2試験いずれにおいても統計学的にきわめて高い有意な改善効果が得られた（図11・17，図11・18）．副作用についてはわずかに吐き気，嘔吐などが認められる程度で，肝臓障害はほとんど認められなかった．以上の結果をもって1996年3月に申請し，1996年11月に FDA よりアルツハイマー病治療薬として承認を得ることができた．申請から承認までわずか8カ月のきわめて短期間で承認を得たことは異例なことであった．

ドネペジルはわが国で開発されたアルツハイマー病治療薬であるが世界で初めに臨床開発に成功

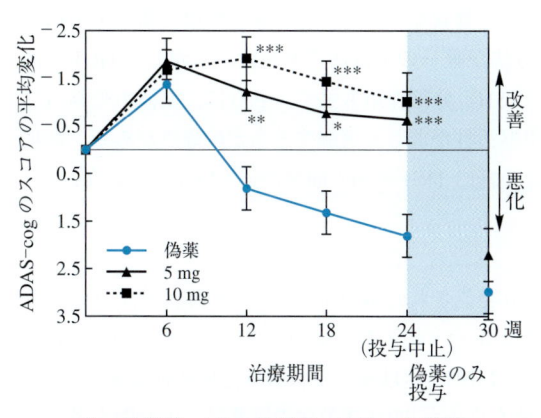

*: $p<0.0012$　**: $p<0.0007$　***: $p<0.0001$

図 11・17　ADAS-cog によるドネペジルの認知機能の改善効果

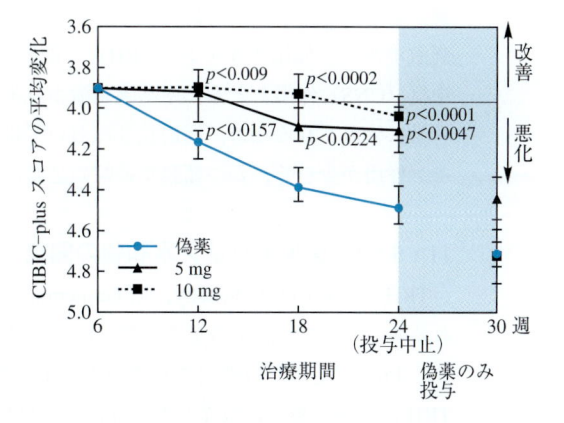

図 11・18　CIBIC-Plus によるドネペジルの全般機能の改善効果

したのは米国においてという珍しいケースである．米国では発売と同時に高い売上額を示した．またわが国で承認発売されたのは2年後のことである．国内ではアルツハイマー病の治療薬はドネペジルのみである．

11・4・6 ドネペジルに続く夢を追う

アルツハイマー病の原因研究は近年大きく進歩した．アルツハイマー病の遺伝子の研究を背景に脳の神経細胞を殺しシナプスを脱落させるメカニズムが明らかにされつつある．特にβアミロイドというタンパク質の小片が凝集することにより神経毒性を示すことがわかった．この"βアミロイドタンパク質説"はアルツハイマー病治療薬の今後を展望するとき，最も有力な手掛かりとなることはまちがいない．

ドネペジルは夢と使命感に触発されながら開発に成功したアルツハイマー病治療薬の第一弾である．しかしアセチルコリン仮説はあくまでも対症療法の域を出ない．失われた記憶を呼び戻し生活の質（quality of life: QOL）を改善することは確かであるが，根本から治療する力はない．日本と世界はいま未曾有の高齢化社会を形成しつつある．健やかに老いることの大切さは人類全体の願いである．痴呆症に根本から有効な新薬の開発の可能性を若いみなさんの情熱に託したい．

〔杉本八郎〕

11・5 経口脊髄小脳変性症治療薬 タルチレリン水和物

脊髄小脳変性症（spinocerebellar degeneration: SCD）とは，小脳および小脳への入力系あるいは出力系の神経に変性が生じることに起因する神経難病で，おもな症状として歩行障害や上手に字が書けないなどの運動失調が現れる．発生原因は不明で発症ののち症状はゆっくりと進行し，完治することがないため，1976年に厚生省から希少特定疾患に指定されている．2002年現在，同症の登録患者は全国で2万人を超え，高齢化とともに増加傾向にあり，ここ10年間でほぼ2倍になっている．

11・5・1 開発の背景

タルチレリン水和物（taltirelin hydrate, 商品名 セレジスト）が世に出るまで，SCDに対する薬物による対症療法は，中枢神経系において，神経伝達物質などに対して多彩な作用を及ぼす甲状腺刺激ホルモン放出ホルモン（TRH）を注射する方法が唯一の治療法であった．しかし，TRHには中枢（CNS）作用とともに甲状腺刺激ホルモン（TSH）分泌作用も強く，さらに，血液中や脳内で容易に分解されるため，経口投与においては，中枢活性が著しく減弱するなどの難点があり，ホルモン作用が少なく，かつ頻繁な通院の必要性のない経口TRH製剤の開発が強く望まれていた．

11・5・2 タルチレリン水和物の開発

TRHは1969年 A. Schally, R. Guillemin らにより発見された脳視床下部の下垂体前葉より分泌されるホルモンで，3個のアミノ酸（L-ピログルタミル-L-ヒスチジル-L-プロリンアミド，pGlu-His-Pro-NH_2）から構成されている．田辺製薬では1975年以来，甲状腺分泌機能検査薬として，TRH注射剤を製造，販売しており，より付加価値を高めたTRH誘導体の医薬品への展開を考えていた．一方，TRHの多彩なCNS作用についても注目され，1970年代以降，意識障害，統合失調症，うつ病，痴呆，運動失調症などに対する改善作用の報告が相つぎ，覚醒作用と抗うつ作用をあわせ

もつ興味深い薬理作用が認められていた．しかし，TRH はトリペプチドであるために，生体内で非常に不安定（半減期約 5 分）であり，しかも，副作用として TSH が分泌されるといった大きな問題点を含んでいた．そこで，痴呆，うつ病，パーキンソン病，SCD などの神経疾患患者の服薬条件の向上を期待して，1980 年代前半，経口投与可能な TRH 誘導体の合成に着手した．一次スク

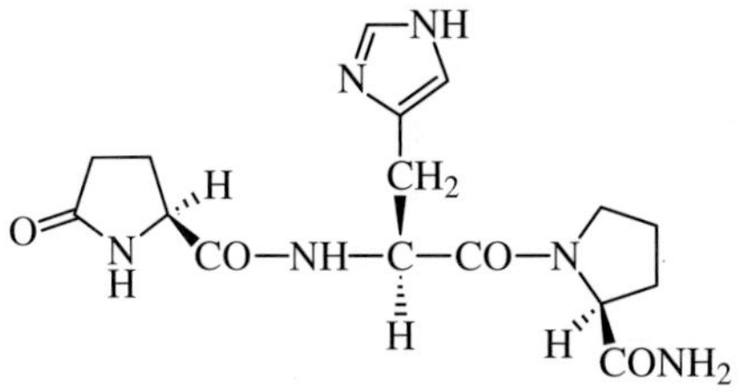

中枢選択性 1
（TRH の効力比を 1 とする）

図 11・19　甲状腺刺激ホルモン放出ホルモン（TRH）

リーニング系として，TRH に特徴的な広範囲な CNS 活性を調べるために，マウスを用いて，1) 自発運動量の亢進作用，2) レセルピン投与による低体温に対する拮抗作用，3) ペントバルビタール麻酔作用に対する拮抗作用の 3 種類の系を取入れた．一方，CNS 作用の強い検体に対しては，副作用である TSH 分泌作用を検討することとした．

a. シード化合物の発見

TRH は血中や脳組織において，基質特異的な酵素であるピログルタミルアミノペプチダーゼにより，pGlu と His-Pro-NH$_2$ に，また，脳内のプロリンエンドペプチダーゼにより，Pro-NH$_2$ のアミド基が切断され，pGlu-His-Pro-OH に代謝されて失活することが知られている．また，これらの生体内分解過程において His は代謝を受けず，中枢作用発現に必須と考えられる．そこで，これらの分解酵素に対する抵抗性を高め，その結果，脳内への移行量を増加することを期待して，pGlu 部分を他の類縁化合物に変換した TRH 誘導体の合成に着手した．

田辺製薬では，1960 年代にフマル酸に不溶性酵素アスパルターゼを作用させることにより，安価で簡便な L-アスパラギン酸（Asp）の工業的製法を見いだし，輸液や滋養・栄養，食品の分野で大いに利用されてきた．さらに，Asp は光学活性体であると同時に多官能基を有しており，これらの特性を利用して，種々のヘテロ環化合物へ誘導し，消炎剤，高脂血症薬，抗リウマチ薬，降圧薬

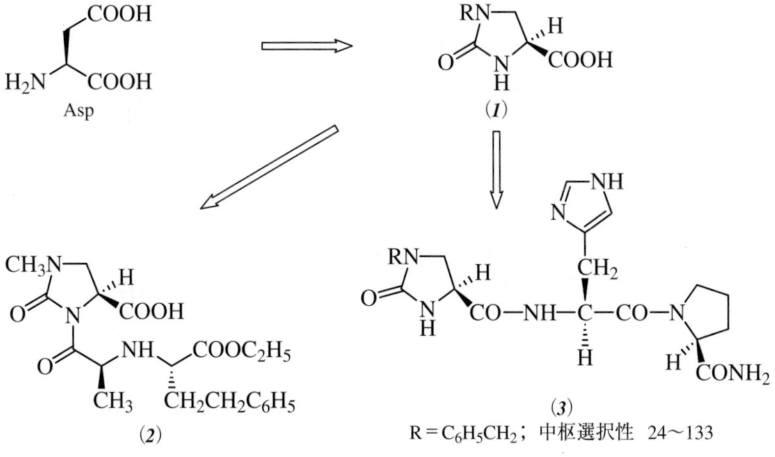

$R = C_6H_5CH_2$；中枢選択性 24～133

図 11・20　シード化合物の探索

といった創薬開発研究の汎用な合成原料として使用されていた．そのなかで，N-ベンジルオキシカルボニルアスパラギンの分子内閉環反応により導かれる 2-オキソイミダゾリジン-4-カルボン酸誘導体(**1**)が，1970 年代後半以降，当社の血圧降下剤，アンギオテンシン変換酵素（ACE）阻害薬イミダプリル塩酸塩(**2**，商品名 タナトリル，1993 年発売)の合成展開の過程で利用されていた．そこで，TRH の pGlu の代わりにその類縁体と考えられる化合物(**1**)を，His-Pro-NH_2 とペプチドカップリング試薬を用いて反応させ，モレキュラーシーブスで単離・精製して，種々の TRH 誘導体(**3**)を合成した（図 11・20）．上記の 3 種のスクリーニング系による CNS 作用を測定し，構造活性相関を検討した結果，(**3**)の R がベンジル基の誘導体に TRH に比べて，1.5〜8.3 倍強い CNS 作用が認められた．一方，本化合物についてラットを用いたラジオイムノアッセイ（RIA）法による TSH 放出作用を検討した結果，TRH の 1/16 であることがわかり，100 倍ほど選択性が増加した TRH 誘導体を見いだすことができた．

b. リード化合物の創製

これらの結果から，さらに酵素による攻撃を受けにくくして，生体内での安定性を高めることが，脳への移行量の増加につながり，中枢活性が増大すると考えられた．そこで，pGlu 類縁体として，より嵩高い環状イミノ酸の導入を考え，6 員環のジヒドロオロチン酸類(**4**)に注目した．本化合物は，アスパラギン酸より導かれる N-エトキシカルボニルアスパラギンの NaOEt 処理による閉環反応により得られ，生体内でピリミジン系核酸の生合成経路の鍵中間体としても知られている．種々の 1 位ならびに 3 位置換ジヒドロオロチン酸を導入した TRH 誘導体(**5**)を合成し，同様に，3 種の中枢活性スクリーニング系による薬効を調べた結果，1-メチル-(S)-4,5-ジヒドロオロチル-His-Pro-NH_2·$4H_2O$(**6**) は TRH と比較して，30〜90 倍の CNS 作用を示し，一方，そのホルモン作用である TSH 分泌作用は TRH の 1/50 で，1500〜4500 倍という当時最も高い中枢選択性を有する化合物を合成することができた．本 TRH 誘導体(**6**)を開発候補品に選び，詳細な中枢薬効評価ならびに安全性試験の結果，タルチレリン水和物（セレジスト®）の誕生へと結びついた（図 11・21）．

リード化合物創製の要因として，Asp の利用や ACE 阻害薬の開発がわれわれの主要な研究テーマの一つであり，原料や合成中間体の入手が容易で種々の TRH 誘導体を短期間に合成することができた点，また，TRH そのものを診断薬として販売しており，その合成経験よりペプチド系医薬品の取扱いや単離・精製法を習得していた点，また，タルチレリン水和物は水溶性にもかかわらず，4 分子水和物の結晶体として得られたことなどが幸いしたといえる．さらにはスクリーニング・薬理部門において中枢領域の医薬品開発の経験があり，そのノウハウがタルチレリン水和物の開発展開に生かされたことも要因であり，どの一つが欠けても成功はなかったといえるであろう．

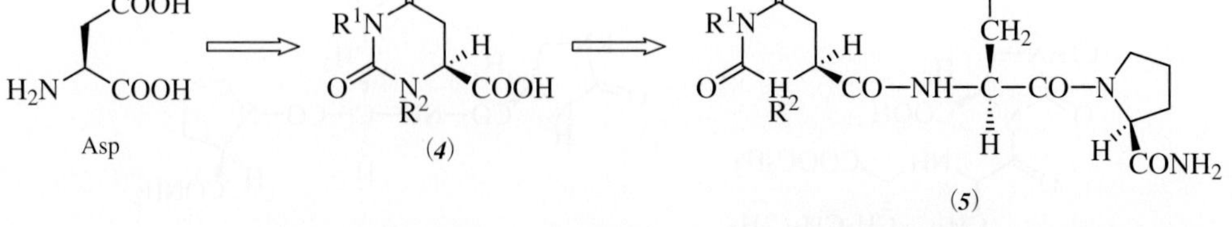

(**6**) タルチレリン水和物： $R^1 = CH_3$, $R^2 = H$
中枢選択性 1500〜4500

図 11・21 リード化合物からタルチレリン水和物への展開

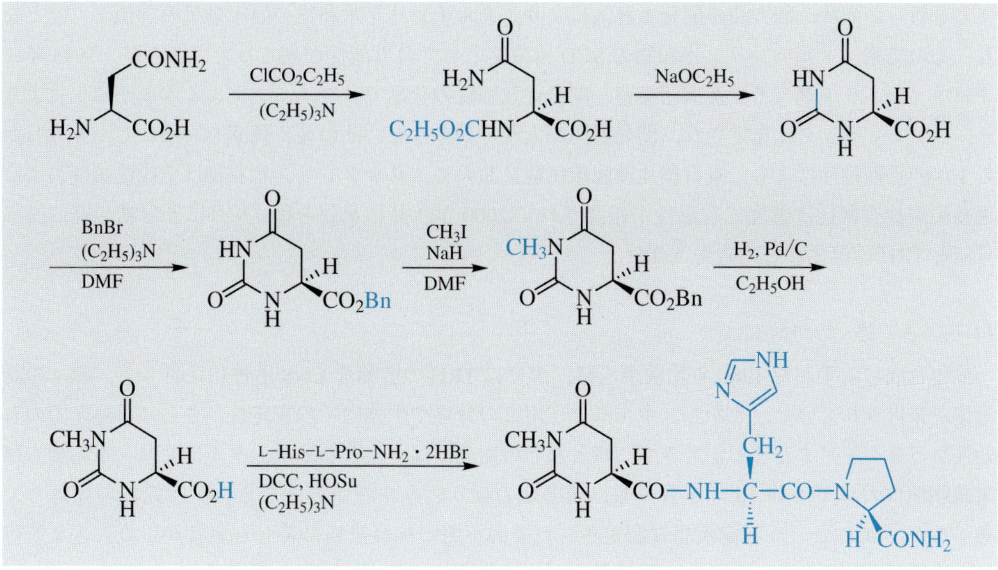

図 11・22　タルチレリン水和物の合成

11・5・3　タルチレリン水和物の薬理作用

　タルチレリン水和物は種々の動物を用いた経口投与による中枢活性試験において，TRH に比べて 100 倍以上の活性を示し，特に運動失調モデル動物試験であるローリングマウスナゴヤ（RMN）や 3-アセチルピリジン誘発運動失調ラットに対して，低用量（1～10 mg/kg/day）の反復経口投与で顕著な改善作用を示した．また，安定性試験では，^{14}C で標識したタルチレリン水和物を用いて，分解速度を調べた結果，ラットの血漿中ではほとんど分解を受けず，脳ホモジネートによる分解試験では TRH の約 8 倍安定であった．一方，ラット全脳を用いた TRH 受容体に対する親和性の検討では，TRH の約 1/12 であった．このことより，タルチレリン水和物は体内での高い安定性によって作用の持続性があり，また，TRH 受容体に対する低親和性のため，ホルモン作用の弱い TRH 誘導体であると考えられる．

　作用機序を調べるため，ラットの脳内神経伝達物質量を超微量物質分析法により測定したところ，アセチルコリン（海馬）やドパミン（側坐核，線条体）の分泌が用量依存的かつ持続的に促進された．この結果，脳内へタルチレリン水和物の移行量が増加し，中枢神経系に広く分布する TRH 受容体に結合して，神経伝達物質が分泌され，さらには神経突起伸展作用といった神経栄養因子様作用もあわせもつことにより，脳幹部，小脳，脊髄など運動機能を調節している神経細胞全体が活性化され，運動失調に対する改善や回復促進作用が認められたものと推察している．

11・5・4　タルチレリン水和物の臨床試験

　1988 年に第 I 相臨床試験が開始され，健常成人を対象とした薬物動態ならびに副作用である TSH 作用の影響による安全性が検討された．臨床初期において，TRH の神経伝達物質の分泌亢進に基づく幅広い CNS 活性に期待して，脳卒中，パーキンソン病，SCD，筋萎縮性側索硬化症などの神経疾患患者に対して有効性を評価した．そのなかで，SCD の患者が投与後につま先をかかとにつけて歩く継ぎ足歩行が可能になったというような劇的に改善した症例が報告され，タルチレリン水和物の投与を受けたいという強い要望が患者から寄せられた．一方，運動失調改善のスコア化

による新しい症状評価方法の開発と導入により，タルチレリン水和物の臨床効果の評価が可能となり，その結果，タルチレリン水和物のSCD治療薬としての可能性が高まった．さらに，1993年にオーファンドラッグ（希少疾病治療薬）開発促進制度の発足で，タイミングよく本剤が厚生省よりオーファンドラッグに指定され，開発展開が大きくひらけた．その後，偽薬を対照にした6カ月から1年の長期投与による二重盲検比較臨床試験において，タルチレリン水和物は全般改善度および運動失調検査概括改善度で有意性が確認されて2000年7月に承認を得，9月に世界初の経口投与可能なTRH誘導体として発売された．

11・5・5 終わりに

検体合成に着手した1980年代前半当時，すでにTRHの広範なCNS活性に注目して，種々の誘導体が報告されていた．しかし，ホルモン作用との分離や生体内での安定性，さらには臨床での有効性などをクリアすることができず，ほとんどの開発品は中止となった．タルチレリン水和物も臨床試験期間だけでも約10年を費やし，適応症の絞り込みや評価方法など，試行錯誤の繰返しであったが，SCDという特定疾患に認定された原因不明の神経難病に苦しむ患者からの大きな期待にも後押しされて発売へと至った．これまで注射剤投与のために頻繁な病院通いが余儀なくされていたが，本経口剤によって，患者の負担が軽減され，生活の質（quality of life: QOL）の向上に大きな役割を果たしたといえるだろう．タルチレリン水和物の開発でTRH誘導体の運動失調改善作用が確認され，作用機序から神経疾患のみならず，うつ病や痴呆に対しても効果が期待される．今後，ホルモン作用が完全に分離された化合物の創出や製剤化技術の進歩，さらには病態発現機序の解明や臨床評価法の進展などにより，有効なTRH誘導体が開発されて，多くの患者や家族のQOLの改善につながることを期待したい．

（鈴木　護）

11・6 高血圧症治療薬 カンデサルタンシレキセチル

血圧は心拍出量と血管抵抗で規定されるため，血液量の増加，心拍数の上昇，心臓収縮力の増強，また血管の狭窄などが持続することにより高血圧症がひき起こされる．高血圧症は糖尿病や高脂血症とともに三大生活習慣病の一つで，高血圧症が長く続くと脳卒中，心筋梗塞，心不全，腎不全などの重篤な臓器障害を発症する．したがって，高血圧症治療の目的は，これら合併症の発症予防と進展抑制にある．しかし，高血圧症患者のほとんどは原因がはっきりしない本態性高血圧症に分類されるため，個々の患者の病態にあわせて複数の薬剤が処方されている．高血圧症患者数は今後年1.1%の割合で増加し，2007年には日米欧あわせて約2億人に達すると予想されている．

11・6・1 開発の背景

レニン-アンギオテンシン系（RAS）は重要な血圧調節系であり，高血圧症をはじめ心不全や糖尿病性腎症などの病態に関与している．この系の活性因子アンギオテンシンⅡ（AⅡ）は，その受容体に結合して血管収縮などをひき起こして血圧上昇などさまざまな生理作用を発揮するため，AⅡの産生またはその作用を抑制する薬物の研究がなされてきた．その結果，AⅡの生合成を阻害するアンギオテンシン変換酵素（ACE）阻害薬が1980年代初頭に高血圧症治療薬として開発され有用な降圧薬として臨床使用されてきたが，ACE阻害薬には作用機序に基づく空咳などの副作用やACE以外の酵素系により生成するAⅡの作用を抑制できないなど解決すべき問題点も残されていた．また，レニン阻害薬は未だ臨床応用されているものはない．一方，AⅡ受容体拮抗薬（ARB）

は種々の生合成経路から生じるAIIと受容体レベルで拮抗するため，より選択的で有効性の高い降圧薬になると期待されていた．歴史的には，AII類縁体の合成研究が古くからなされ，サララシン（[Sar^1-Ala^8]AII）などの強力なペプチド型ARBが見いだされているが，これらは低い経口吸収性・短い生体内半減期に加えて部分アゴニスト活性を有するなどの問題点から医薬品としての価値はなかった．

11・6・2　カンデサルタンの研究開発

a.　リード化合物の発見

ペプチド型受容体拮抗薬の欠点を克服できると考えられる非ペプチド型受容体拮抗薬は，1970年代後半に武田薬品で見いだされたベンジルイミダゾール-5-酢酸誘導体が世界で最初の例である．2-アミノ-3,3-ジクロロアクリロニトリル（ADAN）を用いた新規ヘテロ環化合物の合成・薬理研究から，CV-2198に利尿作用およびAIIによる血管収縮反応と昇圧反応を特異的に抑制する作用を発見した．さらにCV-2198の化学修飾を行った結果，利尿作用とAII受容体拮抗作用が増強された2-フェニル誘導体（たとえばCV-2973）および強力なAII拮抗作用を有するが利尿作用のない2-アルキル誘導体（たとえばCV-2961）を見いだした[1]（図11・23）．それらのなかからCV-2973を選択して臨床開発を試みたが，ヒトでのAII拮抗作用が認められなかったことからその開発を断念した．

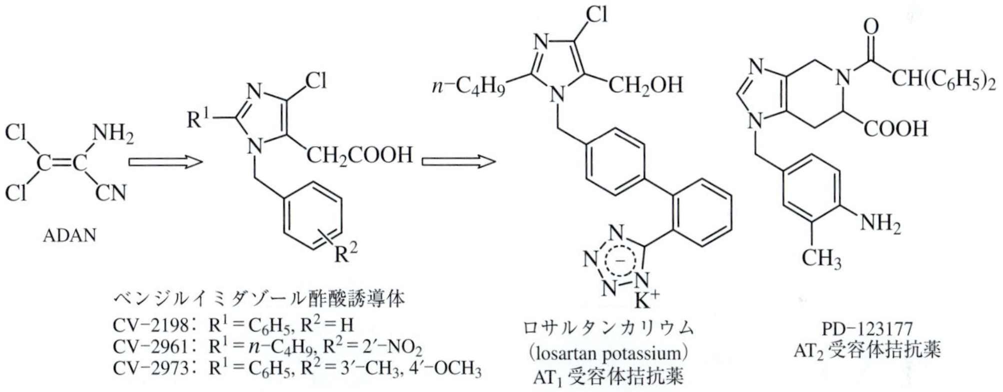

図11・23　非ペプチド型AII受容体拮抗薬の研究経緯

b.　ロサルタンの発見

1982年，武田薬品のベンジルイミダゾール酢酸誘導体の特許公開は，これまでペプチド型拮抗薬一辺倒の研究に一石を投じ，ARBの研究に新たな展開をもたらした．Parke-Davis社やDu Pont社の研究陣はこれらをリード化合物として新たにARBの研究に着手し，1987年には両社からそれ以後のARB研究に大きな影響をもたらした二つの特許が公開されてきた．Parke-Davis社はイミダゾピリジン誘導体（PD-123177）を，Du Pont社はビフェニルテトラゾール誘導体を見いだした（図11・23）．後に明らかになったように，前者はAII受容体のサブタイプAT_2受容体に特異的で降圧作用を示さなかったのに対して，後者はサブタイプAT_1受容体に特異的で，経口投与により降圧作用を示し，1995年世界で最初の実用化非ペプチド型ARB（ロサルタン）として発売された．

c.　カンデサルタンの発見

武田薬品では，Du Pont社が見いだしたテトラゾリルビフェニルメチル側鎖に着目するとともに，

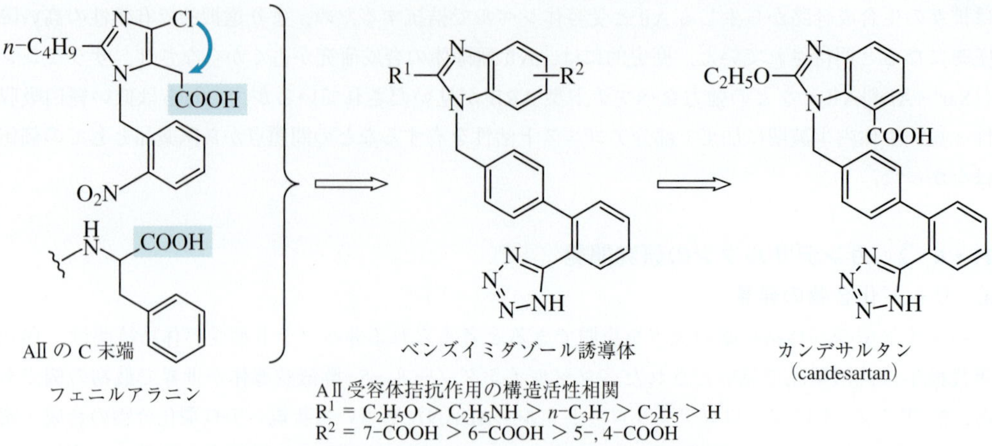

図 11・24 カンデサルタンへの設計と発見

AII受容体拮抗作用の構造活性相関
R^1 = C_2H_5O > C_2H_5NH > n-C_3H_7 > C_2H_5 > H
R^2 = 7-COOH > 6-COOH > 5-, 4-COOH

リード化合物のAII受容体拮抗作用発現において重要であった 1) イミダゾール-5-酢酸部位,および 2) 2位アルキル側鎖,またAIIの受容体結合に重要な 3) C末端フェニルアラニンのカルボキシ基を考慮して種々のヘテロ環化合物を設計,合成した(図 11・24).

これら合成化合物の多くにAII受容体拮抗作用が認められたが,これらのなかでベンズイミダゾール誘導体が最も優れたAII受容体拮抗作用を有し,その構造活性相関はきわめて特徴的であった.すなわち,1) 二つの酸性基(カルボキシ基とテトラゾール環),2) 適切な長さのアルキル側鎖(たとえばエトキシ基),および 3) テトラゾリルビフェニルメチル側鎖をもち,かつ 4) これらの三つの置換基が隣り合う構造をもつことが強力なAII受容体拮抗作用発現に必須であることが明らかになった[2].また,7-カルボン酸体(カンデサルタン)は他の 6-, 5-, 4-カルボン酸体に比べ,特に強力なAII受容体拮抗作用を示した[3](表 11・6).

表 11・6 ベンズイミダゾールカルボン酸誘導体のAII拮抗作用

カルボキシ基の置換位置	受容体結合阻害作用 ウサギ大動脈画分 K_i(nM)	血管収縮抑制作用 ウサギ大動脈切片 IC_{50}(nM)
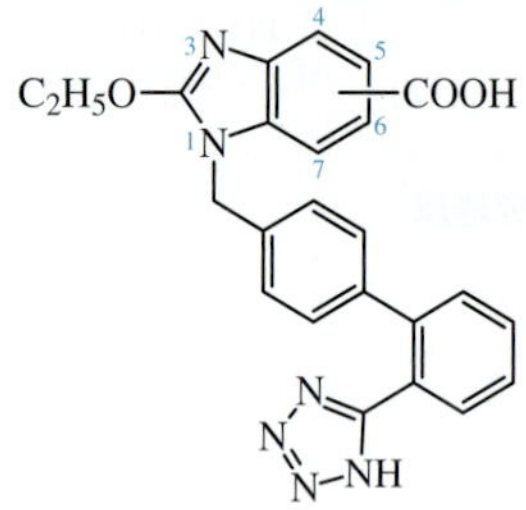 7-COOH(カンデサルタン)	0.64	0.2
6-COOH	67.7	1.9
5-COOH	1240	190
4-COOH	991	130

11・6・3 カンデサルタンの薬理作用

カンデサルタンは,ウサギ胸部大動脈膜画分を用いたAT_1受容体結合阻害実験で強力かつ競合的に阻害(K_i 0.64 nM)したが,ウシ小脳膜画分のAT_2受容体に親和性はなくAT_1選択的であった.また,ウサギ胸部大動脈標本のAIIによる収縮反応を濃度依存的に抑制したが,他の刺激剤(たとえば,カリウム,ノルエピネフリン,セロトニン,プロスタグランジン$F_{2\alpha}$,エンドセリン)による血管収縮には影響しなかった.これらのことから,カンデサルタンはAIIに特異的でAT_1受容体選択的な拮抗薬であることが示された[4].血管のAIIによる収縮抑制作用は,AIIによる収縮曲線の最大収縮を抑制する非競合的な拮抗抑制様式を示した(pD'_2 9.97,pD'_2は作動薬の最大反応を 50%

抑制する拮抗薬の濃度の負対数). 一方, ロサルタンは AⅡ の収縮曲線を右方へ平行移動させ最大収縮を抑制しない競合的な拮抗抑制様式を示した (pA$_2$ 8.25, pA$_2$ は作動薬の用量－反応曲線を 2 倍右方に移動させる拮抗薬の濃度の負対数). さらに, [^{3}H]カンデサルタンを用いた受容体との結合・解離速度の実験結果より, カンデサルタンは AⅡ に比べてゆっくり結合し (結合速度定数 k_1 = 0.0059 min^{-1} nM^{-1}), いったん結合すると解離しにくい (結合解離定数 k_{-1} = 0.0104 min^{-1} nM^{-1}) 特性を有することが明らかになった (図 11・25).

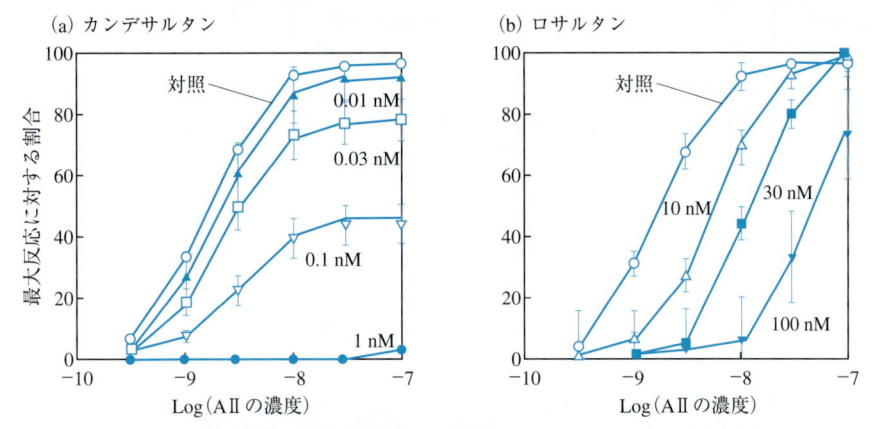

図 11・25 AⅡ によるウサギ摘出血管の収縮反応に対するカンデサルタン(a) およびロサルタン(b) の各濃度での抑制作用

11・6・4 カンデサルタンの化学構造と薬理学的特徴

カンデサルタンの化学構造上の特徴は二つの酸性基をもつことにあり, テトラゾリルビフェニルメチル側鎖と 2 位エトキシ基とが受容体との一次的結合に重要な役割 (アドレスドメイン) を果たし, 7 位カルボキシ基が AT$_1$ 受容体との結合をさらに強める二次的な役割 (アンカードメイン) をしていると考えられる (図 11・26). そして, このような化学構造に起因する相互作用により, カンデサルタンは AT$_1$ 受容体といったん結合すると離れにくい, すなわち薬理学的には非競合的な拮抗作用, 臨床的には強い活性と長い持続性という特徴が生み出されていると推察される.

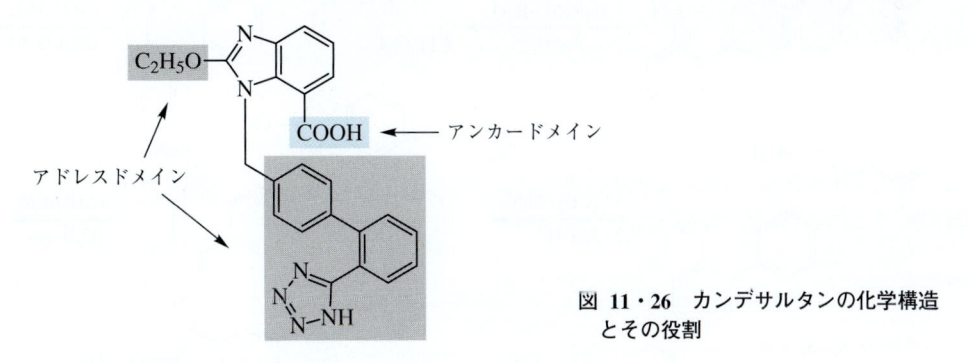

図 11・26 カンデサルタンの化学構造とその役割

11・6・5 カンデサルタンシレキセチルの合成と薬理作用

ラットにおける AⅡ による昇圧反応をカンデサルタンは経口投与で強力かつ持続的に抑制 (ID$_{50}$ 0.03 mg/kg) したが, 薬物動態試験の結果, 生物学的利用率 (BA) は 5% 程度と低いものであり, 経口剤として開発するには不十分であった. 分子内に二つの酸性基が存在することにその原因があると考えられたため, それらのプロドラッグ化による経口吸収性の改善を図った. 7 位カルボ

キシ基の低級アルキルエステル体は優れた経口吸収性を示したが，活性型へ変換されにくかったため，酵素的に加水分解されやすく，β-ラクタム系抗生物質の領域で広く用いられているダブルエステルプロドラッグ体を合成し，その BA を調べた．その結果，ベンズイミダゾール環7位のカルボキシ基をプロドラッグ化したシクロヘキシルオキシカルボニルオキシエチルエステル体（カンデサルタンシレキセチル）に BA の改善(33%)とそれに基づく持続的かつ強力な昇圧反応抑制作用を

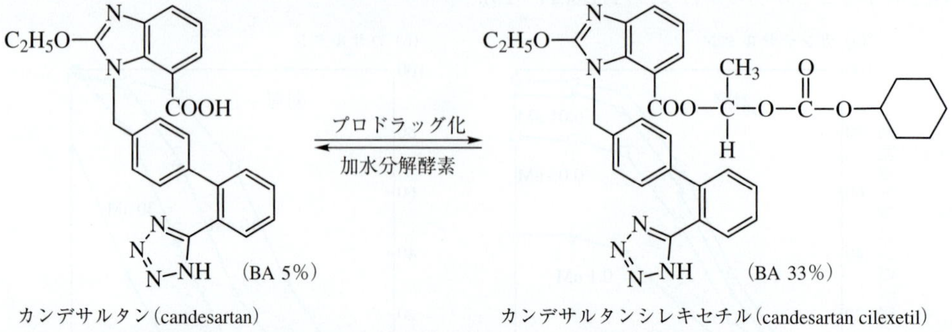

図 11・27　カンデサルタンのプロドラッグ化

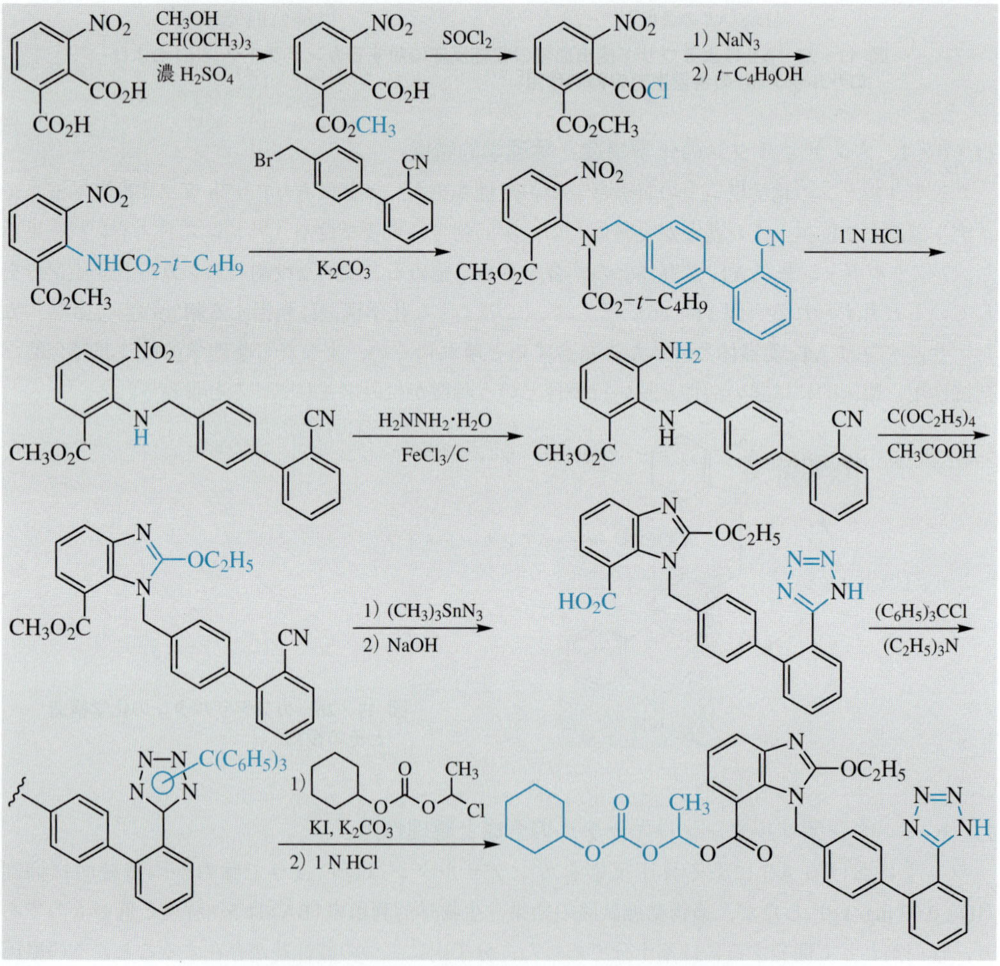

図 11・28　カンデサルタンシレキセチルの合成

認めた[5] (図 11・27). カンデサルタンシレキセチルの合成法については図 11・28 に示す.

高血圧症自然発症ラット (SHR) においてカンデサルタンシレキセチル (0.1, 1, 10 mg/kg, 経口投与) の連続投与により用量依存的で 24 時間以上持続する降圧作用が認められ, その ED_{25} 値は 0.68 mg/kg であった. また, その間心拍数にはほとんど影響なく, 休薬後血圧はゆっくりともとに戻りリバウンド現象は認められなかった. さらに, 実験的高血圧動物モデル (二腎性高血圧ラットおよびイヌ, 一腎性高血圧ラット) においても, カンデサルタンシレキセチルは低用量から持続的な降圧作用を示した.

11・6・6 臨床試験と申請, 承認, 発売

本態性高血圧症患者を対象にしたカンデサルタンシレキセチル (4～12 mg/日) と ACE 阻害薬エナラプリル (5～20 mg/日) の 12 週間単独投与の臨床試験を実施し, それらの降圧作用および安全性を二重盲検群間比較法で検討した. その結果, カンデサルタンシレキセチルおよびエナラプリルの有効率はそれぞれ 74% および 66% で, 両群間は同等であった. また, 安全面では概括安全度判定および副作用に関してカンデサルタンシレキセチルの安全性が有意に高かった. 特に咳の発現は, 当初の予想どおりカンデサルタンシレキセチルの 1.5% に対しエナラプリルでは 15% と ACE 阻害薬での発現率が有意に高かった. 上記の試験成績をもとに日本において 1996 年 8 月に製造申請し, 1999 年 2 月製造承認, 同年 6 月より発売 (商品名 ブロプレス) された.

一方, 海外での臨床試験は国内とほぼ同時期に欧米諸国で開始され, 1997 年 4 月英国での承認後, EU での相互承認を得て, 1997 年 10 月にスウェーデンを皮切りにヨーロッパ各国で, また米国では 1998 年 10 月に上市された. カンデサルタンシレキセチルは 2003 年 1 月現在 66 カ国で発売されている.

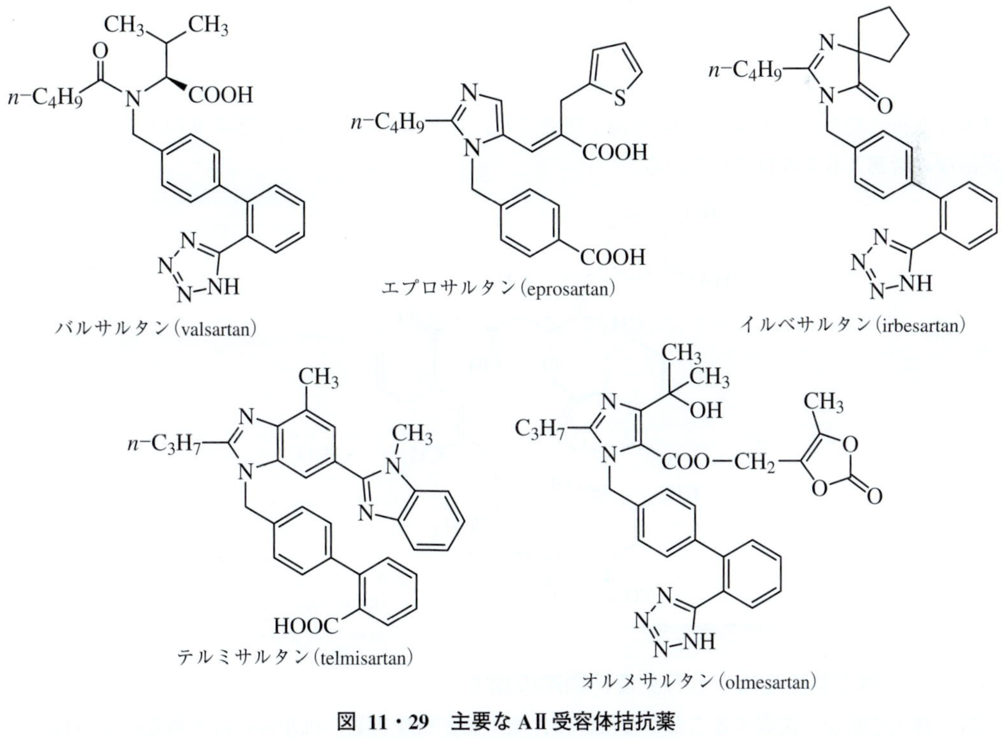

図 11・29 主要な AII 受容体拮抗薬

11・6・7 今後の展望

1970年代半ばに始まった非ペプチド型 ARB の研究開発は，武田薬品のリード化合物発見からロサルタンを経て，1989年～1995年の間には実に60社から600件以上の特許出願がなされ熾烈な研究開発競争が戦われた．そのなかから2003年にはロサルタン，カンデサルタンシレキセチル，バルサルタン，エプロサルタン，イルベサルタン，テルミサルタンおよびオルメサルタンの七つのARB が上市されている（図 11・29）．ARB は，1999年の WHO/ISH 高血圧症治療ガイドラインにおいて降圧薬の第一選択薬として位置付けられ，21世紀には ACE に代わる最も重要な降圧薬となるだろう．また，ARB の創製が RAS の生理的な役割の解明や，AⅡ受容体とそのサブタイプの発見とその役割解明に多大な貢献があったことも忘れてはならない．

（仲　建彦・久保惠司）

11・7　免疫抑制剤 タクロリムス（FK506）

近年，心，肺，肝，腎，膵など重要臓器の慢性疾患による機能不全が増加傾向を示し，欧米諸国ではその有力な治療法の一つとして臓器移植が認知されている．日本では平成9年臓器移植法が成立し，脳死患者から治療法がない重症患者に臓器が提供され，疾病の治療の一つとして臓器移植が注目されるようになってきた．その臓器移植を成功させるには拒絶反応すなわち患者自身の免疫反応によって移植臓器が異物として認識され，排除されてしまうことを克服しなければならない．この拒絶反応を抑えるのが免疫抑制剤であり，効力は強く副作用は弱いことが要求される．1980年代に登場したシクロスポリン（CyA）は移植成績を飛躍的に向上させたが，CyA も腎毒性をはじめとする重篤な副作用が報告されている．このような状況下藤沢薬品(株)探索研究所では1982年より副作用の少ない有効な免疫抑制剤の探索を目指して研究が始められ，タクロリムスは1984年に発見され，1993年日本で，翌年米国で承認された免疫抑制剤である（商品名 プログラフ）．現在，世界65カ国で販売され，肝移植，腎移植，心移植などの移植治療に大きく貢献している．また，タクロリムスはアトピー性皮膚炎の治療薬として商品名プロトピック軟膏が開発され，1999年に日本で上市，現在，欧米はじめ16カ国で発売され，ステロイド剤以来40年ぶりのアトピー性皮膚炎治療の新薬として注目されている．

タクロリムス（**1**）
(tacrolimus)

11・7・1　微生物生産物からの免疫抑制剤の探索

微生物生産物から探索することとしたのは，微生物が抗生物質，抗がん性抗生物質はじめ種々の

生理活性物質を生産し，未知の構造を有する生理活性物質の宝庫であると考えたからである．天然物から新規医薬品を探索するとき最も重要なポイントは疾患の発症機序を理解し，的確なスクリーニング系を構築することである．

11・7・2　スクリーニング法の構築

　臓器移植での拒絶反応の主要な発症機序はT細胞がかかわりをもついわゆる細胞性免疫である．すなわち抗原刺激を受けた感作T細胞が，T細胞の活性化あるいは細胞性免疫反応の重要なファクターであるインターロイキン2（IL-2）を産生し，IL-2によって細胞傷害性T細胞（キラーT細胞）が分化・増殖し，移植された臓器を攻撃するものと考えられている．in vitro の移植免疫モデルとしては，混合リンパ球反応（MLR）がある．これは異なる主要組織適合抗原をもつリンパ球を試験管の中で一緒に培養すると，互いに刺激を受けて分化・増殖する反応で，このTリンパ球の増殖を[^{3}H]チミジンの取込み量により測定する方法である．このMLRはIL-2が介在し，移植免疫反応を直接反映しているものである．生理活性物質を発見するためのスクリーニングは，数多くのサンプルを迅速にしかも安価で検索する必要がある．そこで，このMLRを改良し，96ウェルマイクロプレートを用い，[^{3}H]チミジンの取込み試験の代わりに顕微鏡でTリンパ球の分化・増殖を観察する方法をスクリーニング法として採用した．

11・7・3　新規免疫抑制剤の探索およびタクロリムスの単離精製

　上述のスクリーニング法を用いてカビ約8000株，放線菌約12,000株の培養沪液をスクリーニングした結果，MLRを10^{-10}Mオーダー（IC$_{50}$）で阻害する物質を生産している菌株を発見した．この菌株は放線菌で茨城県筑波山近郊の土壌から分離され *Streptomyces tsukubaensis* No. 9993 と命名された．このタクロリムス生産菌を可溶性デンプン，コーンスティープリカー，乾燥酵母などからなる組成の培地（pH 6.8）を用いて培養し，培養液の菌体アセトン抽出液と沪液を混和後，非イオン性吸着樹脂，酸性シリカゲルを用いたカラムクロマトグラフィーで精製した結果，白色粉末の活性物質を得た．この粉末を結晶化後，エタノールより再結晶し，タクロリムスを無色プリズム状結晶として単離した．

11・7・4　タクロリムスの構造決定

　タクロリムスは分子式 $C_{44}H_{69}NO_{12}\cdot H_2O$，分子量 821，mp 127～9 ℃ で，赤外線吸収スペクトルよりエステル，アミドおよびヒドロキシ基の存在が推定された．^{1}H NMR は複雑でメトキシ基およびビニル基の存在を示唆するにすぎない．^{13}C NMR においておのおののシグナルは約 2：1 の比のペアで観測された．それから由来する異性体は各種クロマトグラフィー，HPLC で単離精製することはできず，何が原因か不明であった．しかしタクロリムスの固体 ^{13}C NMR を測定したところ，おのおののシグナルは単一に観察された．この事実はタクロリムスが溶液中では2種の分離不可能な異性体の混合物として存在し，結晶中では単一の化合物として存在することを示唆している．

　DEPT 法，C-H 相関 NMR スペクトルなどを検討したが，スペクトルデータからは化学構造を推定できなかったので，各種分解反応によりタクロリムスの構造を推定することにした．まず，タクロリムス（*1*）を 6 N 塩酸で加水分解したところ（*S*）-ピペコリン酸（*2*）が生成した．タクロリムスに含まれる窒素原子およびカルボニル基の一つはピペコリン酸由来のものであることが確認された．（*1*）をオゾン分解したところアルデヒド（*3*）が得られたが，（*3*）以外は単離精製できない複雑な混合物が得られるのみであった．そこで混合物を NaOH 水溶液で処理したところ，中性画分から

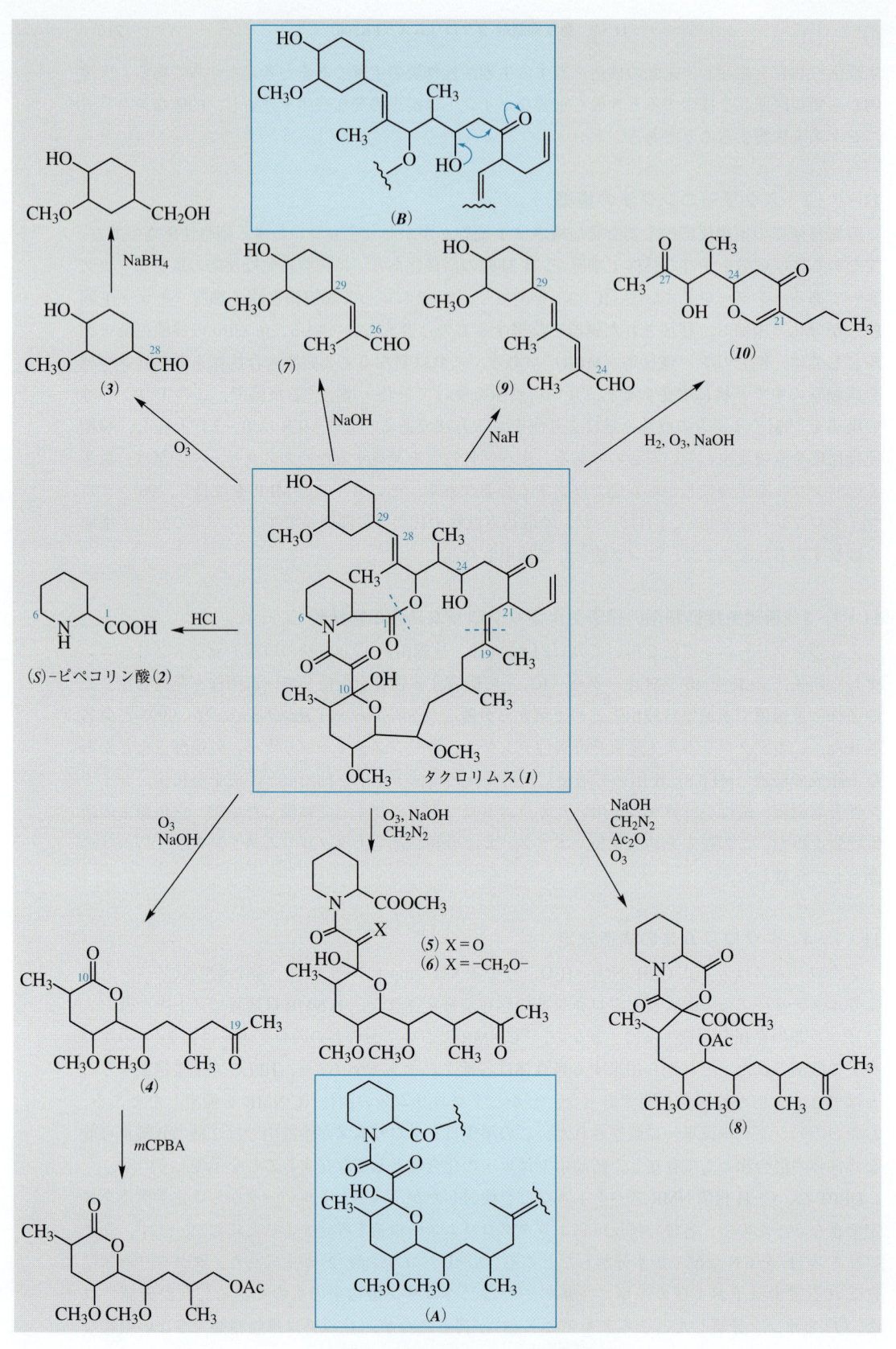

図 11・30 タクロリムスの構造決定

ラクトン (**4**) が，さらに酸性画分をジアゾメタンで処理したところエステル (**5**) が得られた．なお長時間のジアゾメタン処理はエポキシド (**6**) を与えた．(**5**) および (**6**) は溶液中では 2 種の混合物として存在している．以上の分解反応生成物 (**2**),(**4**),(**5**) からタクロリムスの部分構造として (**A**) が推定される．

タクロリムスを NaOH 水溶液で加水分解すると中性画分から α,β-不飽和アルデヒド (**7**) が得られた．酸性画分をジアゾメタン処理し，アセチル化後，オゾン分解を行うとエステル (**8**) が生成した．(**8**) は加水分解中にベンジル酸転位により生じたものと考えられる．一方，NaOH 水溶液の代わりに THF 中水素化ナトリウム NaH で (**1**) を処理するとジエナール (**9**) が生じた．(**7**) は 2 回の，(**9**) は 1 回のレトロアルドール反応でそれぞれ生成したものと思われる．さて，タクロリムスには ^{1}H および ^{13}C NMR からビニル基の存在が示唆されていた．その位置はビニル基を選択的に水素化し，オゾン分解を行い，その分解物の構造から決定できると考え，反応を行ったところ，ジヒドロピラン (**10**) が得られた．(**10**) には n-プロピル基が存在していたのでタクロリムスのビニル基はもともとプロペニル基として存在し，その位置はケトンの α 位にあることが明らかになった．したがって，分解生成物 (**3**),(**7**),(**9**),(**10**) から部分構造 (**B**) が推定される．

部分構造 (**A**) と (**B**) をエステルおよび二重結合でつなぐことによりタクロリムスの平面構造は (**1**) と推定できる．なお，二重結合の立体はその ^{13}C NMR の化学シフトから E と推定した．最後に，タクロリムスが溶液中で 2 種の混合物として存在するのはその構造中のピペコリン酸に結合しているアミドカルボニル基がシス，トランスの二つの立体構造，ロータマーとして存在していることに由来するものと推定した．これはタクロリムスの ^{13}C NMR においてピペコリン酸の α および ε 位，カルボニル基のペアのシグナルがそれぞれ大きな化学シフトの差で観測されている事実で確認される．天然物を医薬品として創製する際には絶対構造をも含めて立体構造が判明していることが必須であり，X 線結晶解析を行った．タクロリムスの構造はタクロリムスが (S)-ピペコリン酸を含むことから絶対配置も含めて (**1**) と決定した．

11・7・5　タクロリムスの生物活性

[in vitro および in vivo における免疫抑制作用]　タクロリムスの免疫系に及ぼす作用を現在臨床で使用されているステロイド剤のプレドニゾロン (PRD)，および CyA を対照薬として，ヒトおよびマウス細胞で検討した (表 11・7)．

表 11・7　in vitro 免疫抑制作用の比較

評価系	種	IC$_{50}$ (nM)		
		タクロリムス	CyA[†]	PRD[†]
混合リンパ球反応	ヒト	0.22	14	
	マウス	0.32	27	17
細胞傷害性 T リンパ球誘導	マウス	0.20	24	
インターロイキン 2 産生	ヒト	0.10	10	
インターロイキン 2 mRNA 発現	ヒト	0.06	5	
インターロイキン 2 受容体発現	ヒト	0.10	10	
骨髄細胞増殖	マウス	1400.00	800	140

[†] CyA: シクロスポリン，PRD: プレドニゾロン．

細胞性および体液性免疫応答をそれぞれマウス遅延型過敏反応，マウス抗体産生で，さらに in vivo の移植モデルの一つである移植片対宿主反応を用いて検討した結果，タクロリムスはそのいず

れをも抑制し，しかもその作用は CyA よりも強かった（表 11・8）．

表 11・8　in vivo 免疫抑制作用

評価系		ED$_{50}$(mg/kg)	
		タクロリムス	CyA
プラーク形成細胞反応(PFC)	マウス（経口投与）	4.4	39
遅延型過敏反応(DTH)	マウス（経口投与）	14.0	40
移植片対宿主反応(GvH)	マウス（経口投与）	32.0	100

　臓器移植に用いる免疫抑制剤としては関与する細胞群のみを特異的に不活化し，それ以外の細胞群には作用しないことが望ましい．タクロリムス，CyA は作用に選択性がみられ，免疫抑制剤として優れている．一方，ステロイド剤 PRD は免疫抑制作用も強いが副作用も強いことを示している．

[動物移植モデルでの免疫抑制作用]　動物モデルでの免疫抑制作用の検討はラット皮膚移植，ひき続きラット心移植モデル，イヌ腎移植モデルなど各種動物移植モデルで行うのが一般的である．実験結果（表 11・9）に示すように，タクロリムスを移植直後から毎日筋肉内投与すると，0.32 mg/kg では 14 日間生着した．3.2 mg/kg 投与では 14 日で投与を中止しても移植片は平均 43 日間生着していた．なお，CyA では 40 日間の生着を得るには 100 mg/kg の大量投与を要し，タクロリムスは非常に少量で有効なことがわかる．種々の動物移植モデルでの実験結果を表 11・10 に示す．すべてのモデルにおいてタクロリムスの免疫抑制作用が確認され，また作用強度は CyA をはるかに上回るものであった．

表 11・9　ラット皮膚移植に対するタクロリムスの効果（筋肉内投与）

薬剤	投与量(mg/kg)	例数	移植生着日数(日)†	平均(日)
対照		8	6, 6, 6, 6, 6, 7, 7, 7	6.0
タクロリムス	0.10	8	7, 7, 7, 8, 8, 10, 10, 10	8.0
タクロリムス	0.32	8	10, 12, 12, 12, 13, 15, 18, 20	14.0
タクロリムス	1.00	8	26, 26, 27, 27, 27, 31, 32, 33	27.0
タクロリムス	3.20	8	39, 40, 40, 42, 44, 45, 46, 47	43.0
タクロリムス	10.00	8	(14, 15, 19), 68, 70, 70, 77, 96	70.0

†　(　)内の数字は生着死亡例．

表 11・10　動物移植モデルによる免疫抑制作用

移植モデル	動物種	投与経路	ED$_{50}$(mg/kg)	
			タクロリムス	CyA
皮膚移植モデル	ラット	筋肉内注射	0.32	32
心臓移植モデル	ラット	経口投与	1.00	10
腎臓移植モデル	イヌ	経口投与	1.00	
肝臓移植モデル	ラット	筋肉内注射	0.10	20
	イヌ	筋肉内注射	1.00	20
	ヒヒ	経口投与	10.00	
肺移植モデル	イヌ	筋肉内注射	0.10	
小腸移植モデル	ラット	筋肉内注射	0.32	30

11・7・6 タクロリムスの開発

最初の治験は移植医療が定着した米国,特にそのなかでも中心的存在であるピッツバーグ大学のT. Starzl らにより,1989 年 3 月より肝移植後 CyA で拒絶反応抑制が困難な患者,あるいは副作用のため CyA の継続投与が困難な患者を対象とする rescue 治療で初期臨床試験が開始された.その好成績を受け,ひき続き CyA を対照とする比較臨床試験が実施され,その試験においてタクロリムス投与群は生着率や拒絶反応の発現頻度において CyA 投与群に比べ,有意に優れた成績が得られた.また安全性においても,血圧上昇の発現頻度が低いなどの特徴がみられ,タクロリムスは臨床的に CyA と同等あるいはそれ以上の高い有用性を有することが確認された.日本,米国,欧州各国における臨床試験を経て,1993 年 4 月に世界に先駆けて日本で"肝移植における拒絶反応の抑制"を効能,効果とする承認を受けた.

11・7・7 タクロリムスの合成研究およびその作用機序の解明

タクロリムスの免疫抑制作用発現の作用機序解明および全合成は Merck グループ,ハーバード大学の S. L. Schreiber のグループにより精力的に行われた.細胞内にタクロリムス結合タンパク質 FKBP(FK506 binding protein)が存在することを発見し,特に Schreiber らは全合成研究のなかでタクロリムスの免疫抑制作用発現の機序に関する基礎研究を行った.タクロリムスの全合成の過程で C8, C9 位に ^{13}C で標識したタクロリムス誘導体を合成し,その ^{13}C リッチな化合物を用いた FKBP との結合実験の ^{13}C NMR の解析(シス,トランス体それぞれの C8, C9 の結合定数の値)から,タクロリムスのトランスのロータマーが FKBP に結合することを明らかにした.また,タクロリムスと FKBP の複合体(FK506/FKBP 複合体)の結合は共有結合でないことも示した.さらに,Schreiber らはタクロリムスが FKBP と相互作用する α-ケトアミドを含んだ構造を有する化合物 506BD を合成し,FKBP との結合実験から 506BD は FKBP の高親和性のリガンドで,FKBP のロータマーゼ活性を抑制することを証明したが,506BD は免疫抑制作用を発現しないことを示した.この事実から FKBP が免疫抑制作用発現や T 細胞のシグナル伝達の主役でなく,タクロリムスと FKBP の複合体(FK506/FKBP 複合体)が生体内の別の酵素あるいは受容体と相互作用することにより作用発現していると推定した.一連の研究の結果この複合体のターゲットはセリン-トレオニンプロテインホスファターゼのカルシニューリンであることを明らかにし,タクロリムスの免疫抑制作用発現の作用機序のひとつとして,T 細胞が活性化されたとき FK506/FKBP 複合体がカルシニューリンと結合し,それ以降の細胞内伝達系を阻害することであると解明した.

11・7・8 終わりに

以上述べてきたように有機化学は天然物からの医薬品創製の過程に必須の単離精製,構造決定だけでなく,さらにはタクロリムスの免疫抑制作用発現,T 細胞のシグナル伝達の作用機序解明に大きく貢献しているのである.

〔田中洋和〕

11・8 胃炎・胃潰瘍治療薬 レバミピド

11・8・1 開発の背景

胃炎とは胃の粘膜の炎症の総称で急性と慢性がある.胃潰瘍は胃の粘膜にできる潰瘍で,進行すると粘膜下の筋層まで達して穿孔を起こし,吐血や下血をするようになる.

消化性潰瘍は攻撃因子と防御因子のバランスが崩れることによって発生するという天秤学説にお

ける攻撃因子である胃酸の分泌を抑制するヒスタミン H_2 受容体拮抗薬やプロトンポンプ阻害薬が誕生して治療は飛躍的に向上したが，H_2 受容体拮抗薬の投与中止による再発は短期間で高率である．一方，胃粘膜防御因子としては粘液，粘膜血流，プロスタグランジンなどがあり，プロスタグランジンが攻撃因子に対して粘膜の恒常性を保つのに重要な役割を果たしていると考えられていた（§3・2参照）．また，フリーラジカルがストレスなどに基づく胃の微小循環障害による虚血性障害のみならず，非ステロイド性抗炎症剤による胃粘膜傷害にも関与していることが示されるようになった．こうした消化性潰瘍の成因が究明されていくなかで，われわれは新規化合物を合成するにあたり，従来の天秤学説にとらわれることなく，全く新しいタイプの消化性潰瘍治療薬の創製を目指した．

11・8・2 レバミピドの開発

[リード化合物] 抗血小板薬として合成され，薬理作用は特異的で優れていたが，毒性面から開発が断念されたシロスタミドはきわめて強い血小板凝集抑制作用以外に胃酸分泌抑制作用を有し，急性胃潰瘍モデルに対して高い治療効果を示した．しかも，ラットに経口投与すると胃壁に多く分布することが明らかにされていた．この副効果および体内分布の特徴に注目してシロスタミドをリード化合物とすることにした．

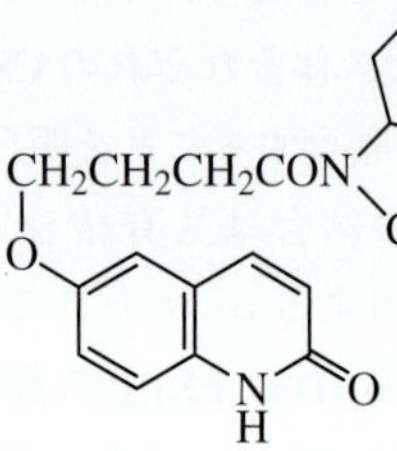

シロスタミド（cilostamide）

[レバミピドへの展開] まず，側鎖の N-シクロヘキシル-N-メチルアミド基を主体に考え，2(1H)-キノリノン部分を変換した化合物の合成から始めた．研究の方向は防御因子増強作用を主作用機序とすることにした．

そのために，ヒトの慢性胃潰瘍に一番近いモデルといわれていたラット酢酸潰瘍モデルで一次スクリーニングを行うことにした．手間のかかる，しかも効果の出にくいスクリーニング系であったが，あえて一次スクリーニングとしたことがよい結果をもたらしたのであった．

抗生物質，消炎薬，抗アレルギー薬などにおいて，カルボキシ基の生物学的等価体として用いられているテトラゾール環に以前から興味をもっていたので，テトラゾール環を骨格とみなしてアミド誘導体(**1**),(**2**)，チオエーテル誘導体(**3**)，ケトン誘導体(**4**)など非常に多くの化合物を合成した（図 11・31）．

一次スクリーニングで高い治療効力をもつ化合物がいくつも得られた．なかでも，OPC-12182

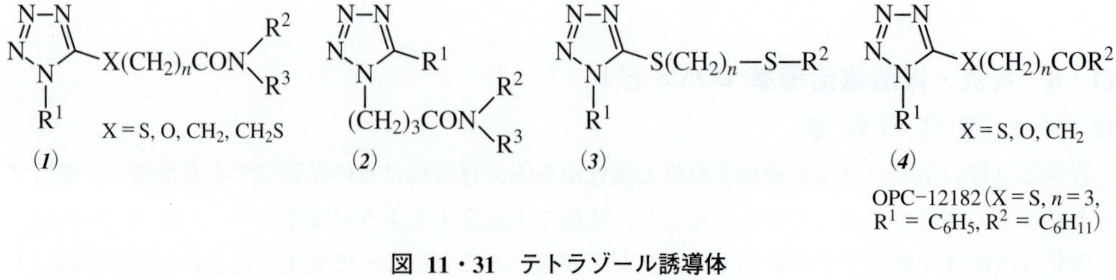

(**1**) X = S, O, CH_2, CH_2S

(**2**)

(**3**)

(**4**) X = S, O, CH_2

OPC-12182 (X = S, n = 3, R^1 = C_6H_5, R^2 = C_6H_{11})

図 11・31 テトラゾール誘導体

11・8 胃炎・胃潰瘍治療薬 レバミピド

(**4**, $X = S$, $n = 3$, $R^1 = C_6H_5$, $R^2 = C_6H_{11}$) が最も高い治療効果を示した.

OPC-12182 はシロスタミドとは全く異なった化学構造となったばかりでなく，作用機序も異なってきて胃酸分泌抑制作用はなくなった．目的としている薬理作用へと変わったことを示唆した．しかし，作用機序の解明は後でと考え，さらにより優れた化合物を目指して合成を続けた．結局，最後まで作用機序の解明は行われなかったのだが，あるいは次の胃潰瘍治療薬の手掛かりを失ったのではないかとの思いが後々まで残った．テトラゾール環以外のヘテロ環誘導体も種々合成したが，テトラゾール誘導体に勝る化合物は得られなかった．次に，2(1H)-キノリノンを骨格として側鎖にアミノ酸残基をもつ化合物の合成を思いがけないきっかけから行うことにした．ベンゾトリプトに，抗ガストリン作用に基づく抗胃潰瘍作用のあることが報告されている[1]ので，毒性を減じるためにインドール核に換えて 2(1H)-キノリノン核にしてみてはどうだろうかとの話が，雑談のなかに出てきた．

ベンゾトリプト (benztript)　　　プログルミド (proglumide)

抗ガストリン作用には全く関心がもてなかったが，ベンゾトリプトの構造を分解するとインドール核にアラニン残基がつき，そのアミノ基がカルボニル基で抑えられた形になっていることに興味を覚えた．L-グルタミン，L-メチオニンやプログルミドなどのアミノ酸，アミノ酸誘導体には防御因子を増強させて胃潰瘍を治癒させる作用のあることが知られていたので，2(1H)-キノリノンにアミノ酸残基をつけることによって何か予測できない薬理作用が期待できるのではないかと考え誘導体を合成することにした．

というのも，先に 5-ヒドロキシ-3,4-ジヒドロ-2(1H)-キノリノンの素晴らしい合成方法が見いだされた[2]のを利用して，医薬品の合成研究に全くといえるほど検討されていなかった 3,4-ジヒドロ-2(1H)-キノリノンをインドール核に置き換えて骨格とすることによって，新規 β 遮断薬の創製に成功していたし，さらに 2(1H)-キノリノンを骨格とするユニークな構造のきわめて活性の高い抗喘息薬の開発へとつながっていたので，この場合もあるいはとの思いがあった．

ただし，抗ガストリン作用以外の作用機序に期待していたので，一次スクリーニングはあくまでもラット酢酸潰瘍モデルに対する治癒効果とした．もし，抗ガストリン作用から出発し，常法どおり一次スクリーニングは胃酸分泌抑制作用とし，活性があれば急性胃潰瘍モデル，そして酢酸潰瘍モデルに対する治癒効力を調べるとしていれば，レバミピドは生まれていなかった．

ベンゾトリプトの骨格を 2(1H)-キノリノンに換えた 2(1H)-キノリノンアラニン誘導体 (**5**) につ

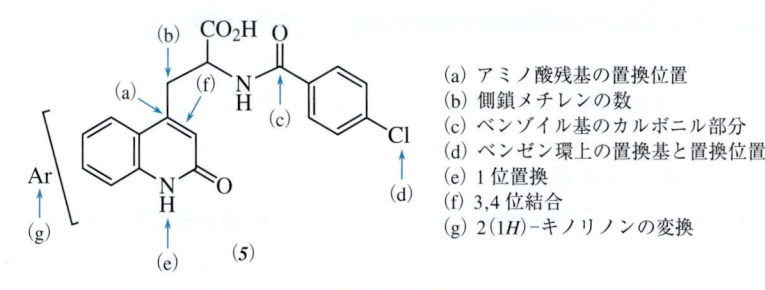

(a) アミノ酸残基の置換位置
(b) 側鎖メチレンの数
(c) ベンゾイル基のカルボニル部分
(d) ベンゼン環上の置換基と置換位置
(e) 1 位置換
(f) 3,4 位結合
(g) 2(1H)-キノリノンの変換

図 11・32　2(1H)-キノリノンアラニン誘導体の変換

いて矢印で示した変換可能な部位を順次変換していった（図11・32）．合成した多くの化合物のなかで，とりあえず合成した化合物であったレバミピドが高い治癒効果を示し，最も好ましいという結果になった．

この段階で本格的に医薬品として開発を進める化合物を決めることになり，OPC-12182とレバミピドが候補化合物としてあがった．効力の面では，より幅広い胃潰瘍モデル動物に対して高い治癒効果を示したOPC-12182がやや優れていたが，胃潰瘍治療薬であることを考慮して，スクリーニング毒性試験で全く毒性が認められなかったレバミピドを最終的に選び，開発を進めることにした．

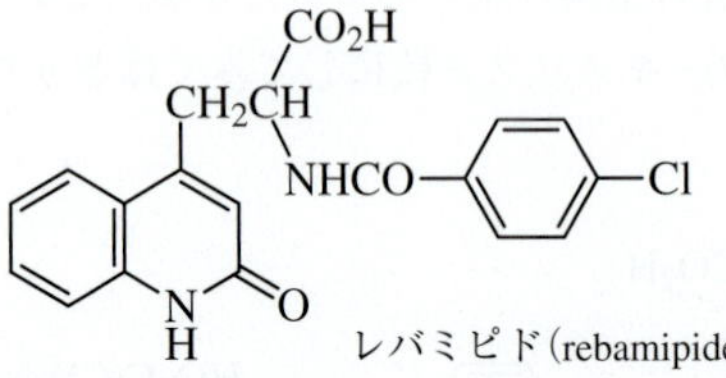

レバミピド (rebamipide)

なお，レバミピドはラセミ体であるのでそれぞれの光学活性体を合成し，治癒効力を調べたところ，(R)-(+) 体と (S)-(−) 体の間に実験モデルによっては多少の差はあったが，両光学異性体ともに効力があったのでラセミ体で開発することにした．

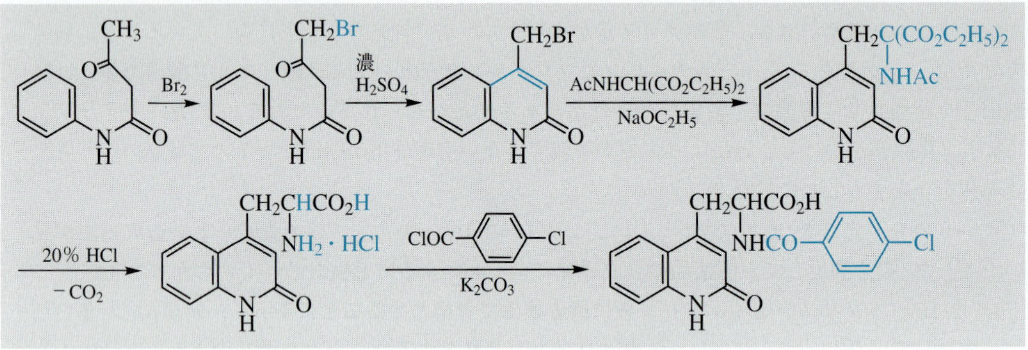

図 11・33　レバミピドの合成

11・8・3　レバミピドの薬理作用

レバミピドはラットにおいて水浸拘束ストレス潰瘍，薬物（アスピリン，インドメタシン，ヒスタミン，セロトニン）潰瘍および幽門結さつ潰瘍を抑制する．活性酸素が関与していると考えられる虚血性障害，血小板活性因子，ジエチルチオカルバマート，エタノール，強酸などによる胃粘膜傷害を抑制する．また，ラット酢酸潰瘍の治癒を促進し，潰瘍作製後 120～140 日目にみられる再発・再燃を抑制する．

さらに，タウロコール酸で誘発したラットの胃炎の発生を抑制するとともに治癒を促進する．

11・8・4　レバミピドの作用機序

レバミピドはラットにおいて胃粘膜内プロスタグランジン E_2 含量を，また胃液中のプロスタグランジン E_2, I_2 を増加させるとともにプロスタグランジン E_2 の代謝産物である 15-ケト-13,14-ジヒドロプロスタグランジン E_2 も増加させる．ラットにおいて粘膜高分子糖タンパク質の生合成酵

素活性を高め胃粘膜被覆液量および可溶性粘液量を増加させ，さらには胃粘膜血流量を増加させる．ヒドロキシラジカルの消去作用を有し，多形核白血球のスーパーオキシド産生およびヘリコバクター・ピロリ菌による好中球のスーパーオキシド産生を抑制する．ラットの胃粘液中の過酸化脂質含量を低下させる．なお，胃酸分泌抑制作用はない．

11・8・5　レバミピドの臨床試験

レバミピドは 1984 年に臨床第Ⅰ相試験が開始され，1987 年に第Ⅲ相試験へと進み胃潰瘍治療薬としての有用性が確認された．さらに，治癒した症例のなかからかなりの症例について投与終了後 6 カ月間追跡調査した結果，再発が認められたのはわずかであったことから 1990 年 9 月にまず胃潰瘍治療薬として厚生省より承認された（商品名 ムコスタ）．

ひき続き急性・慢性胃炎患者を対象に二重盲検比較試験を実施し，有用性が確認されたので 1994 年 6 月急性胃炎・慢性胃炎の急性憎悪期への適応が追加承認された．

11・8・6　他の薬の開発状況と今後の展開

1980 年代半ばからグラム陰性のらせん状桿菌であるヘリコバクター・ピロリ菌が胃内に生息し，胃炎，十二指腸潰瘍そして胃潰瘍に関与していることが次つぎと明らかにされてきた．特に再発の主たる原因であることが判明してから除菌療法が注目を集めるようになった．そして，プロトンポンプ阻害薬（PPI）であるオメプラゾールが海外で，ランソプラゾール，またはラベプラゾールが日本で相ついで抗生物質であるアモキシシリンおよびクラリスロマイシンとの 3 剤併用で除菌療法として承認された．より強力な抗菌活性をもつ化合物の開発が待たれるところであるが，未だ臨床試験に進んでいるものはない．しかし，欧米ではワクチンの開発が活発に行われている．

新規治療薬の開発は PPI が中心である．オメプラゾールの光学活性体〔(S)-(−) 体〕であるイソ

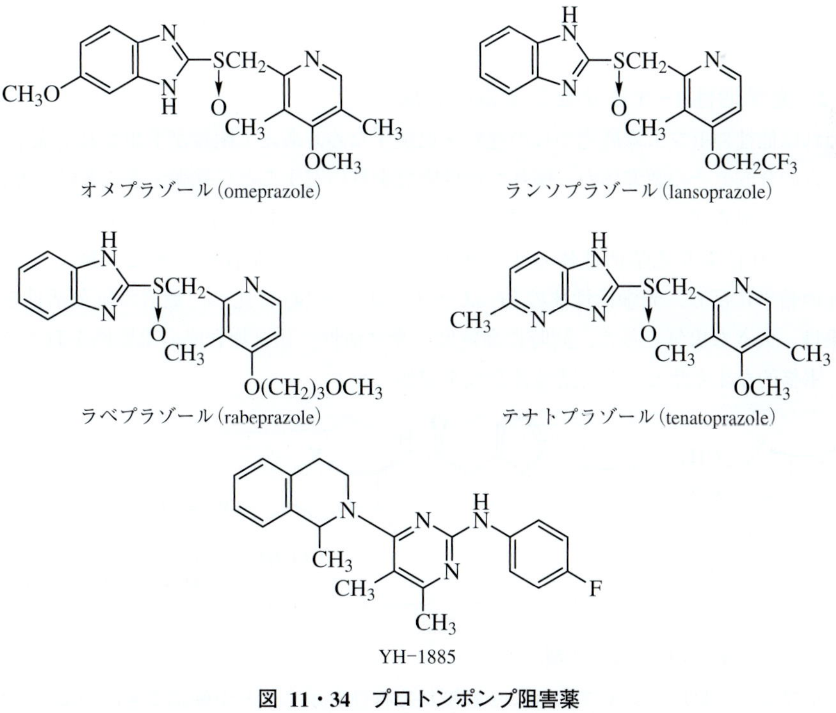

図 11・34　プロトンポンプ阻害薬

メプラゾールが欧米で上市され，長時間作動型としてテナトプラゾールが日本で申請中である．さらに，可逆的な PPI として YH-1885 が開発中である（図 11・34）．

(中 川 量 之)

11・9　オキサセフェム系抗菌薬 ラタモキセフとフロモキセフ

11・9・1　オキサセフェム系抗菌薬開発の背景

　β-ラクタム系抗菌薬（9 章参照）は，ペニシリン（1929 年）とセファロスポリン（1945 年）の発見以来，それぞれの側鎖部分（ペニシリンの 6 位，セファロスポリンの 3 位と 7 位）の化学修飾による誘導体合成が活発に行われ，多くの優れた薬剤が開発されてきた．

　われわれが本研究をスタートした 1975 年ごろは，すでに国内ではペニシリン系抗菌薬の時代が終わりを告げようとし，代わってセフェム系抗菌薬の開発が全盛期に入ろうとしていた．一方，β-ラクタム薬の作用機序の解明と構造活性相関研究の深まりにより，合成化学者の新規な β-ラクタム薬の創製意欲は，単に側鎖部の化学修飾に止まらず，骨格自体の修飾への気運をも高めていた．

　1974 年，Merck 社の研究グループは全合成によりラセミ型オキサセファロチン (**3**) の合成に成功し，セファロチン (**4**) の約 1/2 の活性を示すことを報告した[1]．これはセフェムの 1 位の硫黄原子は活性発現に必須でないことを初めて実証した点で意義があるが，彼らの合成法は決して満足できるものでなく本格的な誘導体合成はほとんど不可能で，オキサセフェム (**1**) の特性を見いだすには至らなかった．

セフェム　　　　　オキサセフェム (**1**)

11・9・2　光学活性 1-オキサセフェムの合成

　われわれは他社のセフェム研究からの遅れを取戻すため，あえて困難が予想される光学活性オキサセフェムの合成とその誘導体から優れた活性物質を見いだすことに挑戦することにした．

　光学活性で安価なアミノペニシラン酸 (**2**) をオキサセフェム骨格 (**1**) へ変換する合成経路の確立に成功し，それにより光学活性体のオキサセファロチン (**3**) を合成できた．驚くべきことに，Merck 社の結果に反し，光学活性体の (**3**) はセファロチン (**4**) に比べ，数倍の抗菌活性を示した．この結果は，大きな勇気を与え，同時に高純度（光学活性）化合物合成の重要性を教えてくれた．そして，本格的なオキサセフェム誘導体合成を開始した．

6-アミノペニシラン酸 (**2**)　　(**3**) X = O　オキサセファロチン
　　　　　　　　　　　　　　(**4**) X = S　セファロチン

11・9・3　ラタモキセフの創製

　オキサセフェムが対応するセフェムよりも優れた特性を示すことが確認できたので，次に 3 位と

7位側鎖の化学修飾による誘導体合成を行った．これについては先行するセフェムの構造活性相関データを最大限に利用し，きわめて短期間でラタモキセフ(**7**, 商品名 シオマリン)の創製に至った．

すなわち，3位側鎖としては，当時最も注目されていた N-メチルテトラゾイルチオメチル基を中心に検討し，7位側鎖には電子求引基を導入したものに抗菌活性の向上がみられたことから，結果的にアリールマロニル基を導入した誘導体(**5**)を選出した．(**5**)は対応するセフェム体に比べ，グラム陽性菌には約5倍の，グラム陰性菌には18倍もの活性上昇を示し，抗菌活性的には十分満足できるものであった．ただ一つの問題は β-ラクタマーゼ (β-ラクタム環を分解する酵素) に不安定なことであり，そのため β-ラクタマーゼを産生する耐性菌に対する活性は弱かった．

この問題は，天然から見いだされたセファマイシン C (**8**) が弱いながら β-ラクタマーゼ産生菌にも活性を示すことをヒントにし，7位にメトキシ基を導入した(**6**)を合成することにより完全に解決した．(**6**)について残された問題点は静脈内投与したときに，血中濃度が低く半減期が短いことであった．この問題はベンゼン環上にヒドロキシ基を導入することにより解決され，ラタモキセフ (**7**) の創製に至った[2]．

(**5**) X = H, Y = H ── β-ラクタマーゼ安定化
(**6**) X = H, Y = OCH₃ ── 体内動態の改善
(**7**) X = OH, Y = OCH₃
ラタモキセフ

11・9・4 ラタモキセフの生物学的特性

臨床分離株を含む多数の菌種について抗菌活性を調べたが，ラタモキセフは開発当時に大きな問題になっていた β-ラクタマーゼ産生の耐性株を含むグラム陰性菌に特に強い活性を示し，また，高い血中濃度と長い半減期が特徴で，優れた治療効果を発揮することが確認された．図 11・35 にはラタモキセフが優れた生物学的特性を発現するために各官能基が果たす役割をまとめた．

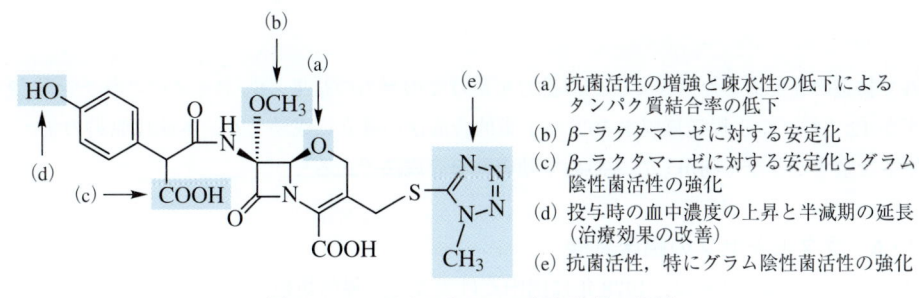

(a) 抗菌活性の増強と疎水性の低下によるタンパク質結合率の低下
(b) β-ラクタマーゼに対する安定化
(c) β-ラクタマーゼに対する安定化とグラム陰性菌活性の強化
(d) 投与時の血中濃度の上昇と半減期の延長 (治療効果の改善)
(e) 抗菌活性，特にグラム陰性菌活性の強化

図 11・35 ラタモキセフの各官能基の役割

11・9・5 ラタモキセフの工業的生産

ラタモキセフの開発における最大の問題点はオキサセフェム骨格の工業的生産法の確立であり，

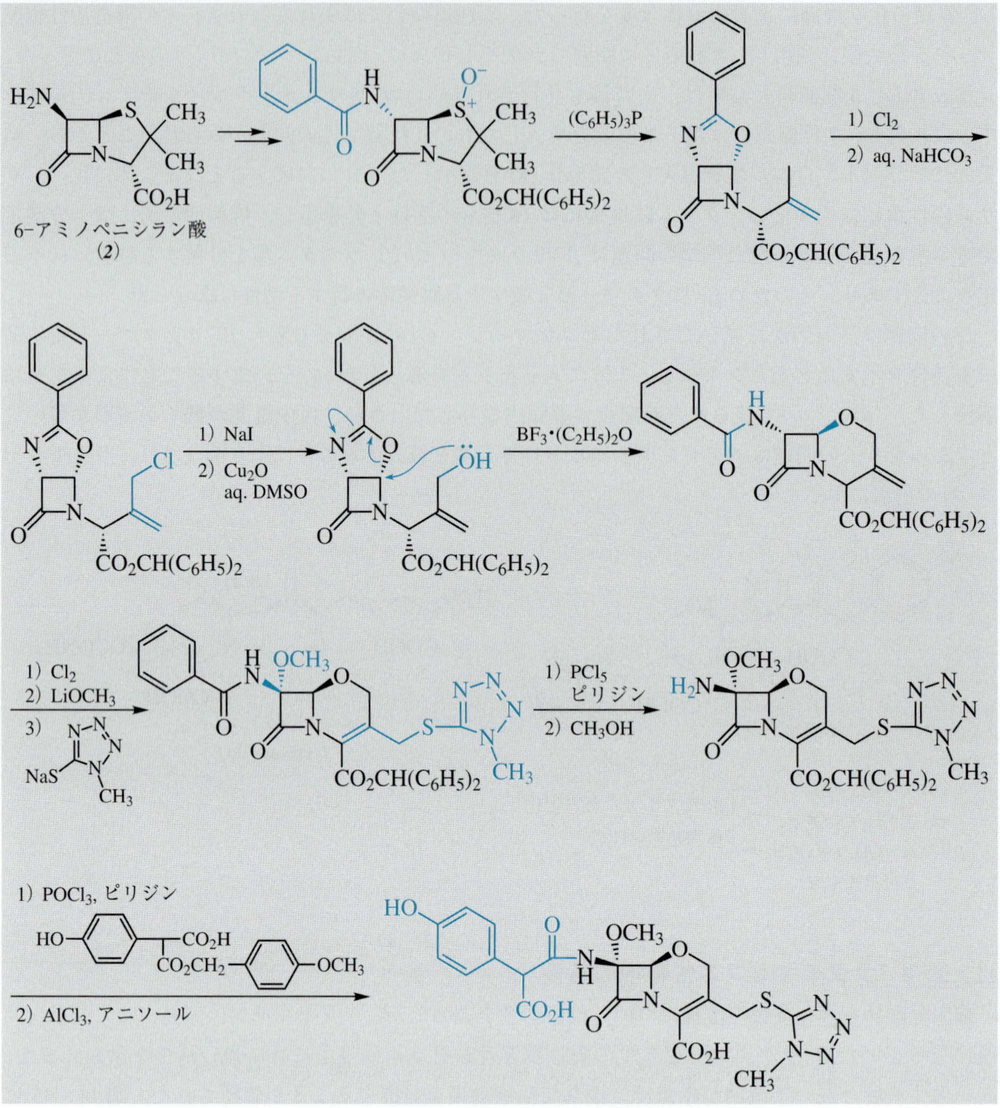

図 11・36 ラタモキセフの工業的合成

社内外で物議の種であった．グループの総力をあげての努力の結果，6-アミノペニシラン酸(**2**)からわずか 12 工程，全工程通算収率 30％の工業的合成法の確立に成功した．本法は原料のすべての炭素原子を余すことなく利用したきわめて効率的な合成法である[3]．

11・9・6 ラタモキセフの臨床試験

ラタモキセフの臨床試験は，1978 年に国内だけでなく世界的規模で開始された．その間，1980 年 3 月に当時ユーゴスラビアのチトー大統領が重態になったとき米国 FDA の特別許可で製造認可前のラタモキセフが空輸され，そのことが日本の各紙に報道されるなど，注目度の高い薬として臨床開発は順調に進み，1982 年に上市の運びとなった．研究開始から，工業的生産法の確立も含めわずか 7 年足らずのきわめて短い期間で完成にこぎつけた．

11・9・7 フロモキセフ

ラタモキセフの開発後，医療現場からのグラム陽性菌活性をも強化した薬剤の要望に応え，さらなる修飾により第二のオキサセフェムであるフロモキセフ(**9**, 商品名 フルマリン)の開発 (1988年)にも成功した[4]．フロモキセフはグラム陽性菌とグラム陰性菌にバランスのとれた優れた抗菌活性を示す薬剤として発売後15年近く経った今も国内における最も使用量の多い注射用抗菌薬としての地位を保っている．

フロモキセフ (**9**)

11・9・8 終 わ り に

ラタモキセフが開発され，すでに20年が経過した．今となっては随分古い話ではあるが，ラタモキセフは世界初の非天然型 β-ラクタム薬として抗菌薬の新しい分野を切り開いた．また，6-アミノペニシラン酸を出発原料とするオキサセフェム骨格の洗練された工業的合成法の確立は，これまでに開発された多くの医薬品のなかでも，合成化学者の力を最も印象づけた画期的な成果として特記されるべきものである．

(西 谷 康 宏)

11・10 エイズ治療薬 メシル酸ネルフィナビル

エイズ (acquired immune deficiency syndrome: AIDS) とは，ヒト免疫不全ウイルス (human immuno-deficiency virus: HIV) に感染することにより免疫機能が著しく低下する疾病である．HIVは人体の免疫機能を司るT細胞 (CD4陽性T細胞，宿主細胞) に主として感染し，この細胞中で宿主の力を借りて次つぎと複製されると同時に，新たなT細胞に感染する．やがて，T細胞は細胞死に導かれ，その結果T細胞が著しく減少して人体は免疫不全状態に陥るのである．

11・10・1 開発の背景

HIVがエイズの原因であることが判明して以来，HIV感染機序が徐々に解明されてきた．1987

HIV プロテアーゼ

HIVはレトロウイルス*の一種で，HIVが宿主細胞に侵入すると，その中でHIVのRNAの遺伝情報は宿主細胞のDNAに書込まれる．HIVの遺伝情報が書込まれた宿主細胞のDNAから新しいHIVのRNAが複製され，HIVの増殖に必要なタンパク質が次つぎに合成される．しかし，このタンパク質は合成された段階では巨大分子であり，これ自身は十分な機能をもたない．HIVプロテアーゼによって適切な部位で複数のタンパク質に切断 (加水分解) されて初めて，HIV増殖に必要とされるさまざまな機能を発揮する．したがって，このHIVプロテアーゼを阻害する化合物はエイズ治療薬となるはずである．

* 遺伝子情報をRNA上に記憶するウイルス．ウイルス中に存在する逆転写酵素により遺伝子RNAからDNAに変換される．

年に最初の抗 HIV 薬として世に出たジドブジンは，HIV に必須の酵素である逆転写酵素を標的（攻め口）としたものであった．しかし，この薬剤単独では十分な治療効果が得られなかったため，次に新たな標的として HIV プロテアーゼが注目されるようになり，世界中でその阻害薬の開発が競われた．メシル酸ネルフィナビル（**1**，商品名 ビラセプト）はこのような背景のもとに見いだされた HIV プロテアーゼ阻害薬である．現在では，複数の抗エイズ薬を組合わせた多剤併用療法（HAART）が HIV 感染症の標準治療法となっており，エイズ患者の死亡率は減少している．人類は HIV に対抗する術を得つつある．

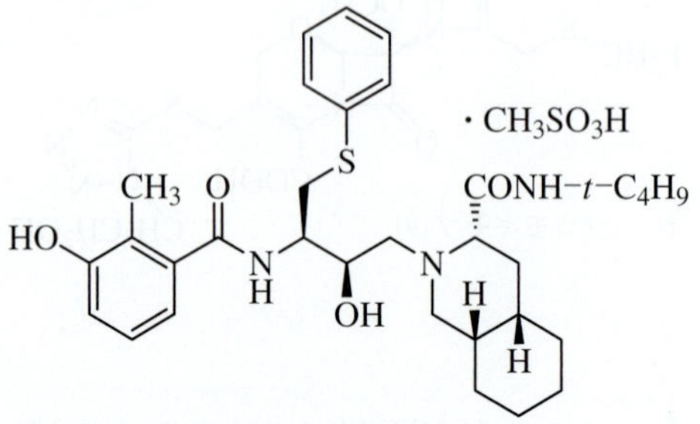

メシル酸ネルフィナビル（**1**）
(nelfinavir mesylate)

11・10・2　ネルフィナビルの創製

酵素阻害薬開発の手法の一つに，基質の構造の一部を化学的に修飾する方法がある．基質がペプチドである場合，開発初期段階で得られる化合物は，構造的にも物性的にも高いペプチド性を有するのは当然であり，経口吸収性や代謝安定性に問題がある．ネルフィナビルのリード化合物となった化合物もペプチド性を多く残す化合物（**2**）であり，良好な活性を示すものの上記の問題を有していた．本薬開発では，このリード化合物から活性を維持しつつ，ペプチド性を軽減して経口吸収性を向上させることが命題となった．従来の試行錯誤的合成展開に加え，タンパク質の結晶構造解析あるいはタンパク質と阻害薬との共結晶構造解析を頻繁に行い，あたかも三次元のパズルを解くがごとき手法がとられたことが本薬開発の特徴である[1]．

図 11・37 は HIV プロテアーゼが基質を切断しようとしている遷移状態を示している．この酵素

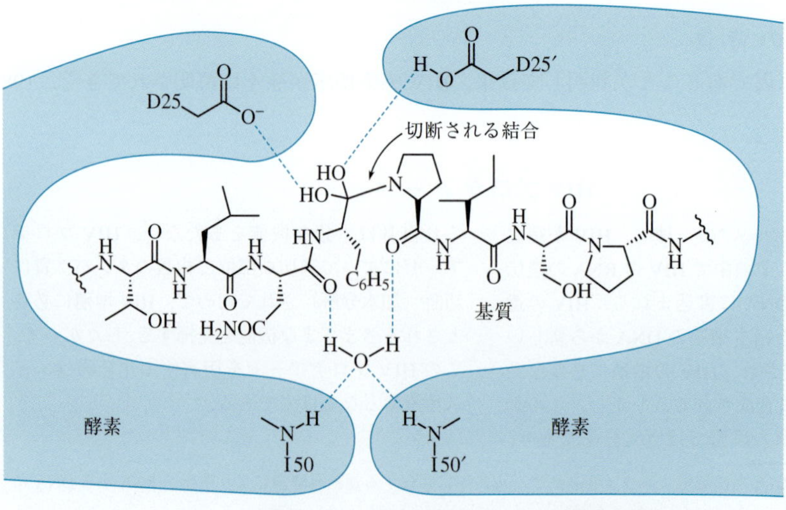

水分子はアミドカルボニル基を攻撃し，カルボニル基が水和された構造となっている．また，酵素は実際には同一構造の 2 分子から構成され（ホモダイマー），D25 と I50，D25′ と I50′ がそれぞれ同一分子内に存在する

図 11・37　HIV プロテアーゼの遷移状態モデル

はアスパラギン酸プロテアーゼに分類され，酵素中の二つのアスパラギン酸（D25 と D25′）が水分子を活性化し，X1−X2−F−P−X3−X4 のアミノ酸配列を有する基質を好んで加水分解する．ここで，X は任意のアミノ酸，F はフェニルアラニン，P はプロリンであり，F−P 間がこの酵素により切断される．リード化合物 (***2***) はこの遷移状態アナログであり，(***2***) のヒドロキシ基部分は基質のアミドカルボニル基に水分子が攻撃して水和された基質のヒドロキシ基に，(***2***) の分子中央部分のベンジル基は P1 の F に相当する．また，同様に基質 P2 のアスパラギンはそのまま (***2***) の分子中に反映されている（図 11・38）．

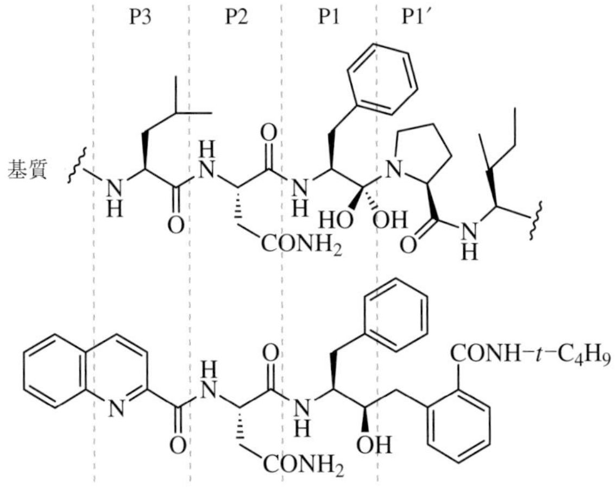

(***2***) K_i 16 nM, EC_{50} 20 nM

一般に切断される結合から N 末側に P1, P2, P3 とよび，C 末側を P1′, P2′, P3′とよぶ．この場合 P1, P1′ はそれぞれ F と P である

図 11・38 基質とリード化合物

［ネルフィナビルへの展開］（***2***, K_i 16 nM）の分子中でペプチド性が最も高い P2−P3 部分を短縮しテトラヒドロキノリンで置換された化合物 (***3***, K_i 24 nM）が合成された．この変換により，酵素により認識されるアミド結合が二つ失われたが，P1 のフェニル基に代わり導入されたナフチルチオ基は活性の低減を最小限に抑えた．このことは (***3***) のナフチルチオ基がフェニル基より良好に酵素と相互作用していることを示している．ナフチルチオ基が S1*のみならず，S3 の一部をも埋めることにより得られた相互作用の獲得である．また，(***3***) のテトラヒドロキノリンの環状構造は必須ではなく，開環体 (***4***, K_i 45 nM）も同様な活性を示した．化合物 (***4***) と酵素との共結晶構造は，(***4***) のアニリン性 NH_2 基が酵素のアスパラギン酸 (D30) と水素結合を形成しており，(***4***) と酵素の相互作用の強化に重要な役割を果たしていることを示した．この結晶構造から，(***4***) のアミノ基を同様に水素結合が期待されるヒドロキシ基に置換した化合物 (***5***) においても良好な活性が得られることが予想され，実際に (***5***) は K_i 2.7 nM を示した（図 11・39）．また，(***4***) と (***5***) の *o*−メチル基はそれ自体が酵素と疎水性相互作用をするだけでなく，ベンズアミド部分に立体配座の変化を与え，この部分が酵素イソロイシン（I50 と I50′）により固定されている水分子と良好な水素結合を形成するのに重要な役割を果たしている（図 11・37 参照）．

(***5***) は (***2***) に比べペプチド性が低減していることは，その分子構造から明らかである．しかも，その酵素阻害活性は (***2***) よりも強い．しかし，HIV に感染した細胞を用いた評価系では (***5***) の EC_{50} は 970 nM であり，(***2***) にはるかに及ばなかった．これは (***5***) が水溶性に乏しいためと考えられた．

＊ S1…S3 とは，基質 P1…P3 のアミノ酸側鎖を認識する酵素側のポケット．

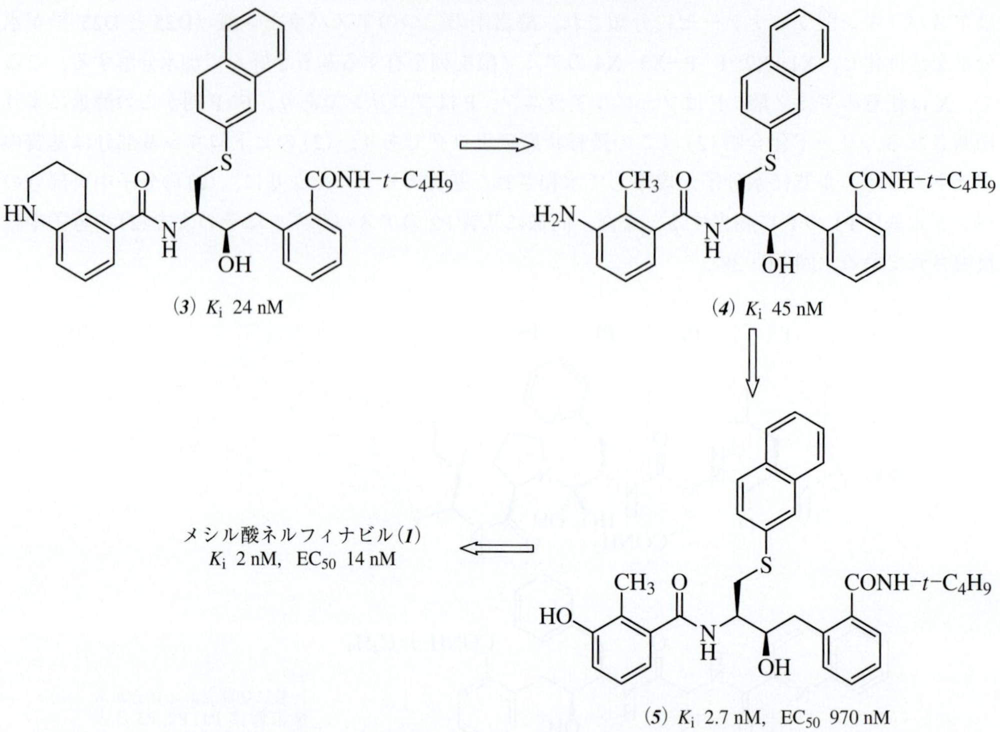

(3) K_i 24 nM

(4) K_i 45 nM

メシル酸ネルフィナビル (1)
K_i 2 nM, EC_{50} 14 nM

(5) K_i 2.7 nM, EC_{50} 970 nM

図 11・39 リード化合物からメシル酸ネルフィナビルへの変遷

　一般に適度な水溶性は良好な細胞膜透過や経口吸収に必須である．そこで，化合物の極性を向上すべく，(5) の分子右側部分 (P1′-P2′) を塩基性窒素原子を含むデカヒドロイソキノリン誘導体で置換し，さらにナフチルチオ基をフェニルチオ基で置換した化合物 (1) が合成された．(1) は強力な酵素阻害活性 (K_i 2 nM) と細胞での感染阻害活性 (EC_{50} 14 nM) を示し，後に抗エイズ治療薬・メシル酸ネルフィナビルとして開発されることとなった．口絵 2 にネルフィナビルと HIV プロテアーゼとの共結晶 X 線解析図を示す[1a]．

　冒頭でも述べたように，本研究の命題は非ペプチド化による良好な経口吸収性を有する HIV プロテアーゼ阻害薬を得ることにあった．さまざまな動物試験は臨床でのメシル酸ネルフィナビルの良好な経口吸収性を予想させ，実際にヒトに対しても本剤は良好な吸収性を示した．メシル酸ネルフィナビルは商品名ビラセプトとして 1997 年に FDA (米国食品医薬品局) に，1998 年には厚生省 (現 厚生労働省) の認可を受け，多くの患者に朗報をもたらしている．

11・10・3 合成法の開発

　"薬"は企業および社会的ニーズの両面から可能な限り安価に供給しなければならない．ところが，ネルフィナビルは五つの不斉炭素を有し，"薬"としては少し複雑な構造である．これをいかに安価に大量合成するかは，有機合成化学者の力の見せどころでもある．以下に，その経緯と実際の合成法を紹介する．

　[新規光学活性アミノアルコール (10) の合成]　ネルフィナビルに含まれる五つの不斉中心のうち，新合成法の構築が求められた部分は分子中央の光学活性アミノアルコール部分 (C4 単位) であった (分子右側デカヒドロイソキノリン部は L-フェニルアラニンから簡便に合成可能[2])．この部分

はL-セリンを原料とすれば合成できることが容易に想像できるが，ラセミ化を制御した増炭反応や立体選択的なヒドロキシ基の導入が必要であり，これらを工業的に実施することは困難と考えられた．そこで，cis-2-ブテン-1,4-ジオール (**6**) をC4単位の原料として選択することとした．その理由は，1) (**6**) が非常に安価で大量入手可能であること，2) (**6**) はすでに4個の官能基化可能な炭素原子を有しておりC-C結合反応の必要がないこと，3) (**6**) から2段階で良好な収率で得られるメソエポキシド (**7**) をアミンによる S_N2 反応で開環すれば相対立体化学的に純粋なアミノアルコール (**10**) が得られること，4) さらに (**7**) の開環を不斉触媒存在下，エナンチオ選択的に行えれば相対配置のみならず，絶対配置をも一挙に制御できると期待したためであった．

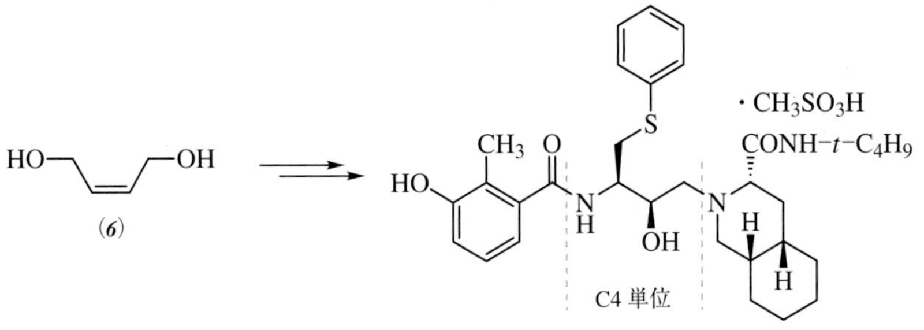

メシル酸ネルフィナビル (**1**)

まず，(**6**) から高収率で得られた (**7**) を光学活性なアミン (**8a**) で開環したところ，残念ながら不斉誘起は全く観測されず，1対1のジアステレオ混合物〔(R,S,R)-(**9a**) と (R,R,S)-(**9a**)〕が生じた．幸いなことに，(R,S,R)-(**9a**) のみが良好な結晶であり，このものを1回の再結晶で39％の収率でかつ >99% ee の光学純度で単離することができた．(R,S,R)-(**9a**) は接触還元により良好な収率で光学的に純粋な (**10**) に導くことができた[3] (図 11・40)．〔(**10**) からネルフィナビルへの合成経路確

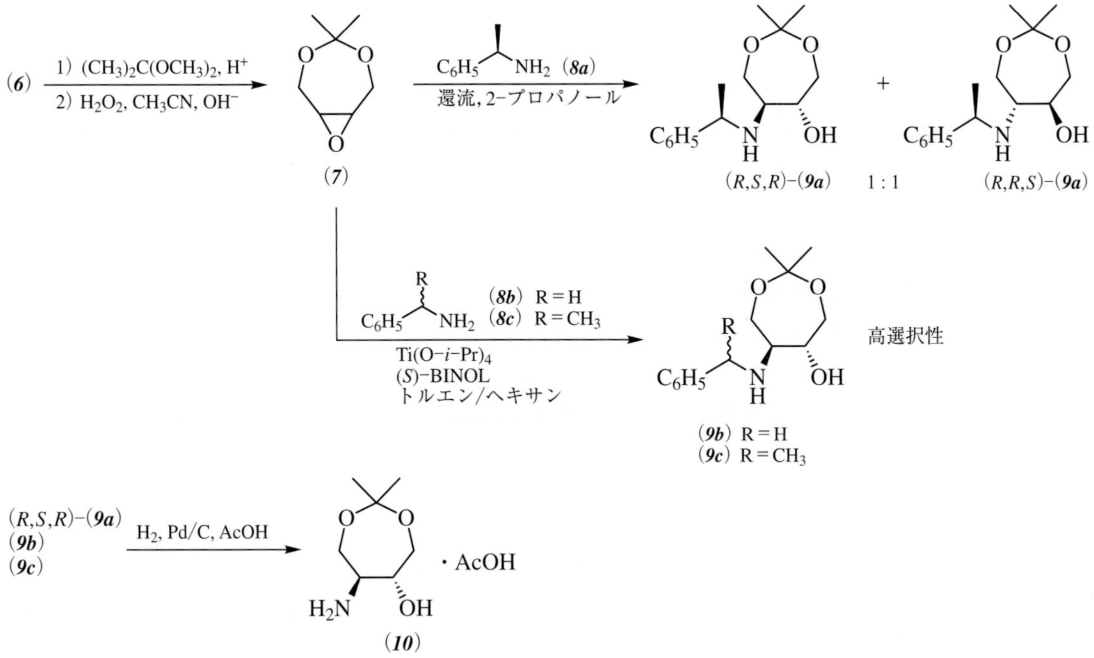

図 11・40 光学活性アミノアルコール合成

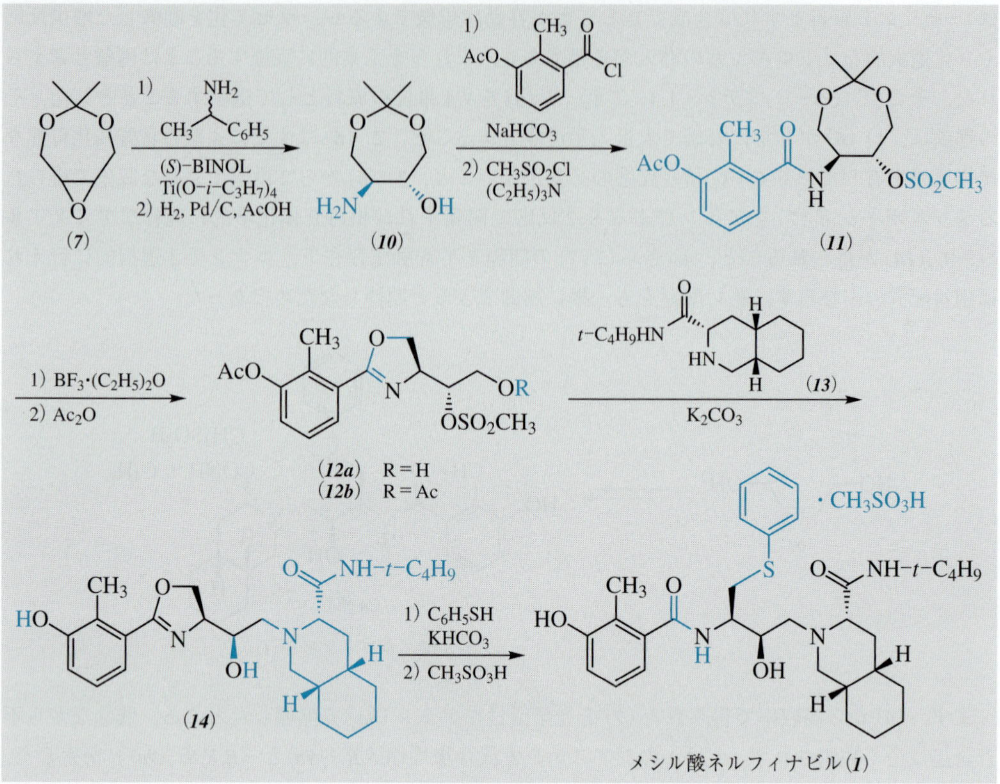

図 11・41 メシル酸ネルフィナビルの合成

立は後述する.〕しかし，この手法はいわゆる"自殺的不斉誘導"といわれるもので，不斉源である (**8a**) は回収できず，副生する (*R,R,S*)−(**9a**) は廃棄せざるをえないため，非効率的である．そこで，不斉触媒による (**7**) の開環反応の検討に着手した．

一般的にエポキシドの開環にはLewis酸が触媒として有効である．(**7**) のエナンチオ選択的アミノリシスに用いる触媒としてもキラルなLewis酸を用いることを計画した．しかしこの場合，Lewis酸触媒は求核剤として用いるアミン (**8**) や生成物 (**9**) により不活性化されてしまい，エポキシドを活性化することは困難であることが予測された．ところが予想に反し，ベンジルアミン (**8b**) による開環反応を 1 mol%の Ti(O−*i*−Pr)$_4$ と (*S*)−BINOL〔(*S*)−1,1′−ビ−2−ナフトール〕の存在下で行ったところ，円滑な開環反応が進行し，さらに驚くべきことに (**9b**) が 93% ee で得られたのである．やはり実験化学は試してみなければわからない．後にわかったことだが，この反応は非常に (**7**) に特異的であり，一般的なエポキシドでは全く反応が進行しない．力場計算から，(**7**) は Ti に配位するのに好都合の立体配座を有していることが推測された．すなわち，(**7**) のエポキシド酸素原子とアセタール部分の一つの酸素原子が効率よく Ti に配位できるのである[4]．

次に，ラセミ体のα−フェネチルアミン (**8c**) を求核剤として用いたところ，0.5 mol%の Ti(O−*i*−Pr)$_4$ と (*S*)−BINOL によって (**9c**) が 95%の収率で得られ，(**9c**) は接触還元によりほぼ定量的に光学的に純粋な (**10**) に導くことができた．つまり，唯一の不斉源として 0.5 mol%の (*S*)−BINOL を用いることにより，光学的に純粋な (**10**) が (**9c**) を経由して (**6**) から約 70%の収率で製造可能となったのである．(**9**) と (**10**) は新規な光学活性 C4 単位であり，ネルフィナビルに限らず多くの光学活性化合物の合成単位としての活用が期待される[5]．

[(**10**) からネルフィナビルへの誘導] 一般に工程数の削減は合成コストの軽減に有効である．そこで，(**10**) のアミノ基は保護工程を経ることなく標的分子骨格となる酸塩化物 ArCOCl と直接カップリングし，反転の必要な第二級ヒドロキシ基をメシル化してアミド (**11**) に導いた．次に，(**11**) を $BF_3 \cdot (C_2H_5)_2O$ で処理すると，アセトニドで保護されたエーテル酸素の活性化が起こり，アミド酸素原子が求核攻撃し，脱保護（脱アセトン）を伴ったオキサゾリン形成反応が容易に進行した．結果として，この反応によって (**11**) のアセトニドで保護された二つの第一級ヒドロキシ基を区別してオキサゾリンアルコール (**12a**) が得られたことになる．このものは安定性に問題があったため，反応系中で無水酢酸によりヒドロキシ基を保護して (**12b**) として取出した．

ひき続くデカヒドロイソキノリン (**13**) の導入にはエポキシド形成および開環反応が必要である．実際には (**12b**) をメタノール中で (**13**) 存在下に炭酸カリウムで処理するだけでこれらの反応と脱アセチル化が進行して第三級アミン (**14**) が結晶として析出し，これを濾取するだけで (**14**) を (**10**) から 60〜65％の収率で得ることができた．最後に，炭酸水素カリウム存在下に (**14**) をチオフェノールで処理することによりネルフィナビルを (**14**) から約 85％の収率で得ることができた．興味あることに，この場面ではオキサゾリンのイミデート構造が，不安定なエノール形から安定なケト形への変換機能を示し，チオフェノールのオキサゾリン環の第二級炭素への求核攻撃を容易にさせた．

この (**14**) をメシル酸塩としてメシル酸ネルフィナビルの合成が完成した．出発原料である cis-2-ブテン-1,4-ジオール (**6**) から，わずか 10 工程，全収率 35％以上でメシル酸ネルフィナビル (**1**) の不斉合成を達成することができた[3]．

11・10・4 終わりに

逆転写酵素阻害薬とメシル酸ネルフィナビルを含むプロテアーゼ阻害薬の登場によって，われわれは HIV と戦う術を得た．これらの薬剤の開発には化学が重要な役割を演じた．しかし，依然として HIV は人類の脅威であり，さらに新しいメカニズムの薬剤の開発が待たれているのが現実である．現在，インテグラーゼや CCR5 などが新しい標的として盛んに研究が進められており，HIV が恐れるに足らない疾病と認識される日も近いのではないか，と思うのは筆者だけではあるまい．きっとその場面でも化学は主役の 1 人として重要な役割を演じることであろう．

〔春田純一，稲葉隆之〕

11・11 キノロン系抗菌薬 スパルフロキサシン

感染症を起こす微生物としては，細菌，ウイルス，真菌，マイコプラズマ，クラミジア，原虫などがある．細菌による感染症は多種類あるが，赤痢，コレラ，結核，食中毒などの伝染性感染症（いわゆる伝染病）と，膀胱炎，肺炎，化膿性髄膜炎，中耳炎，気管支炎などの非伝染性感染症がある．感染症の原因となる細菌は，グラム染色法により大きくグラム陽性菌とグラム陰性菌に分けられる．グラム陽性菌はブドウ球菌，MRSA（メチシリン耐性黄色ブドウ球菌），肺炎球菌，連鎖球菌などであり，グラム陰性菌は大腸菌，赤痢菌，インフルエンザ菌，緑膿菌などである．細菌感染症は，放置すると敗血症などに進行して死に至る病気であり，抗生物質や合成抗菌薬が治療に用いられる．

11・11・1 開発の背景

キノロン系抗菌薬は，1960 年代に実用化された合成抗菌薬であり，その名称は化学構造（4-オキソキノリン骨格）に由来する．1980 年代になってニューキノロンとよばれる一連の薬剤が登場

した（図 9・31 参照）．ニューキノロンは，フッ素原子を母核にもち抗菌活性が強くなると同時に，抗菌作用を示す菌種（抗菌スペクトルとよばれる）が広がったため，医療現場で広く使われるようになった．しかし，その抗菌活性は必ずしも十分ではなく，特に黄色ブドウ球菌や肺炎球菌などのグラム陽性菌に対して活性がやや弱く，また初めは効果があっても使い続けるうちに効かなくなる菌（いわゆる耐性菌）が多くみられるようになっていた．このため医療現場では，これら耐性菌を含むグラム陽性菌に，より強い活性を示す薬剤が要望されていた．

11・11・2　スパルフロキサシンの開発

　ニューキノロンには，ナフチリジン型化合物と，キノリン型化合物とがあり（§9・4 参照），4 位オキソ基と 3 位カルボキシ基が抗菌活性に必須の官能基である．また，1 位アルキル置換基と 7 位アミンの組合わせが，抗菌スペクトルに大きな影響を与えることがわかっており，6 位フッ素は細菌内部への薬剤移行に有利に働いて抗菌活性を強めると考えられていた（図 9・32 参照）．

　ニューキノロンに続く次世代のキノロン系抗菌薬を探索するなかで，8 位が炭素であるキノリン骨格では 8 位置換基も抗菌活性の増強に役立つことが知られるようになってきており，特に 8-ハロゲン置換キノリンが有望とみられていた．一方，活性発現に必須である 4 位カルボニル基に隣接する 5 位への置換基導入は，活性に大きな影響を及ぼすと予想された．しかし，ナフチリジンあるいはキノリン骨格の 5 位置換基に関しては，ほとんど研究されていなかった．そこでなかには活性を強める方向に働く置換基があるものと考え，種々の 5 位置換基について検討することにした．幸いにもそのころ，出発原料として用いるペンタフルオロ安息香酸 (**1**) が入手できるようになり，5 位置換キノロンの研究を始めることができた．

[リード化合物の発見]　基本骨格として 1-シクロプロピル-6,8-ジフルオロキノロン-3-カルボン酸を選択した．(**1**) から出発して得られる 7 位に N-メチルピペラジンを置換した (**3**) を用いて，5 位フッ素原子を置換することにより多種類の 5 位置換化合物 (**4**) を合成した．そのなかで，5 位ハロゲン〔(**4**), X = Cl, Br〕，5 位ヒドロキシ基〔(**4**), X = OH〕は着目した細菌に対して 5 位無置換体〔(**4**), X = H〕と同等の抗菌活性にとどまった．ところが 5 位アミノ基〔(**4**), X = NH$_2$〕は，期待どおりに 5 位無置換体よりも強い活性を示した．この活性の強さは動物実験においても確認され，有望なリード化合物となった[1]（図 11・42）．

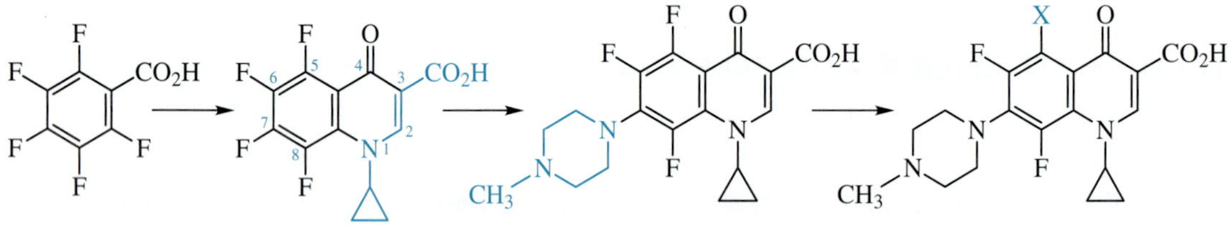

図 11・42　リード化合物の創製

[スパルフロキサシンへの展開]　5-アミノ-6,8-ジフルオロキノロンが期待どおりの活性をもつ可能性が確認されたことから，今度は 7 位置換基の最適化を目指した．そこでまず，5 位にアミノ基を導入し，ついで 7 位に各種アミンを置換させようとした．ところが 5,6,7,8-テトラフルオロキノロン-3-カルボン酸 (**2**) と第一級アミンとの反応は，従来の反応条件（アセトニトリルまたはエタノール溶媒）では 7 位置換体 (**5**) が主生成物であり，目的とした 5 位置換体 (**6**) は少量しか得られ

なかった．一方，反応溶媒としてトルエンを用いたところ，驚くことに生成物の比率が逆転し5位置換体 (**6**) が主生成物となった（図 11・43）．

溶　媒		
アセトニトリル またはエタノール	主生成物	副生成物
トルエン	副生成物	主生成物

図 11・43　置換反応の選択性

この置換反応をエステル体 (**7**) を用いて行うとさらに選択性が上がり，好収率で5位置換体 (**8**) を得ることができた[2]．(**8**) の脱保護により得られた 5-アミノ-6,7,8-トリフルオロキノロン-3-カルボン酸 (**9**) を用いて，種々のピペラジン誘導体，ピロリジン誘導体を7位に導入した結果，目標とする抗菌活性をもつ数個の化合物が得られた．そのなかで 3,5-ジメチルピペラジンを有するスパルフロキサシン（AT-4140）がグラム陽性菌に強い抗菌活性を示し，各種感染症モデルにおいても良好な成績であった[1]．さらにそれまでのニューキノロンでみられた薬物相互作用の可能性も低いとみられたことから，この化合物が開発化合物として選択された（図 11・44）．

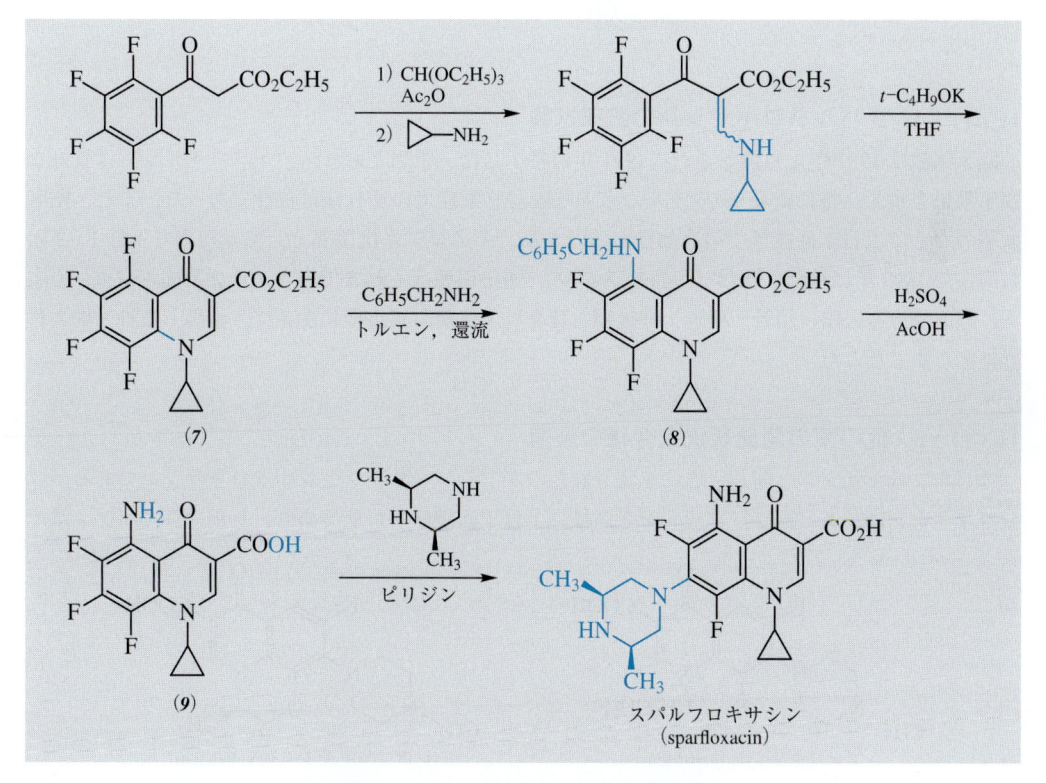

図 11・44　スパルフロキサシンの合成

なお，スパルフロキサシンの 7 位置換基である 3,5-ジメチルピペラジンはシス形であり，トランス形が置換した化合物よりもやや活性が強く，また安全性面でも優れていた．しかもシス形は光学的に不活性なメソ化合物であるため，製造面や開発に必要な試験などにおいてトランス形よりも明らかに有利であった

11・11・3　スパルフロキサシンの抗菌作用

　スパルフロキサシンは，肺炎球菌・ブドウ球菌を含むグラム陽性菌に対しそれまでのニューキノロンよりも強い抗菌活性を示し，グラム陰性菌に対しては同等の活性であった．また，細菌のみならず，マイコプラズマやクラミジアという肺炎の原因となる微生物にも強い活性をもっていた．これらの抗菌作用は動物実験においても確認され，組織移行性と体内持続性が良好なことから，1 日 1 回投与で有効と考えられた．これらの特長は，5 位アミノ基（グラム陽性菌に対する抗菌活性の増強）と 7 位 cis-3,5-ジメチルピペラジニル基（体内動態の改善）をキノロン骨格に導入した効果と考えられた．キノリン環上の置換基の効果を下図にまとめた．

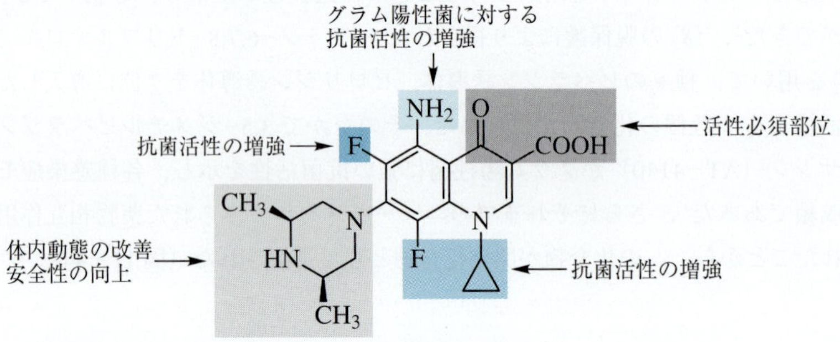

11・11・4　スパルフロキサシンの臨床試験

　臨床試験は 1987 年から開始され，1991 年に終了した．予想どおりスパルフロキサシンは良好な臨床効果を示し，特に肺炎・気管支炎などの呼吸器感染症での切れ味は抜群であった．また，臨床試験のなかで 1 日 1 回投与での有効性が確認され，キノロン系抗菌薬としては初めて 1 日 1～2 回用法で 1993 年に承認された（商品名 スパラ）．適応菌種はそれまでのキノロン系抗菌薬よりも広く，適応疾患も尿路・腸管・胆道・呼吸器・耳鼻科・皮膚科感染症に加えて，歯科・眼科・婦人科感染症にまで及んだ．

11・11・5　他の薬の開発状況と今後の展開

　スパルフロキサシンと同じころに承認されたのがフレロキサシンとレボフロキサシンである．フレロキサシンは，スパルフロキサシンと同様に 1 日 1 回投与が可能であり，レボフロキサシンはオ

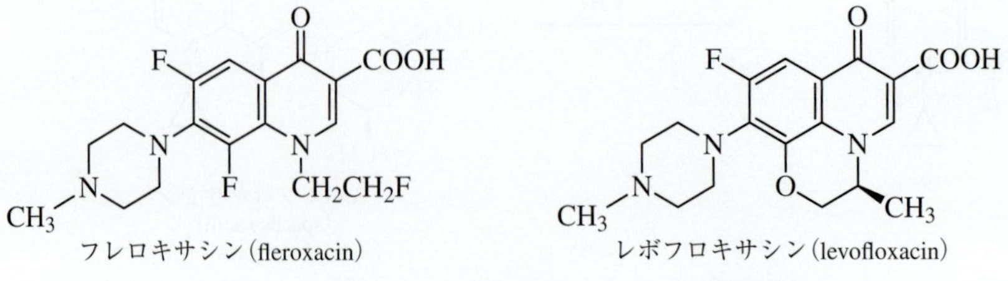

図 11・45　同じころに承認されたキノロン系抗菌薬

フロキサシンの光学活性体である（図 11・45, 153 ページ囲みも参照）．

その後，長い間キノロン系抗菌薬の新薬はなかったが，2002 年になりガチフロキサシン，プルリフロキサシン，パズフロキサシンが相ついで承認された．ガチフロキサシンはグラム陽性菌に対する抗菌活性が優れており，安全性が高い．プルリフロキサシンは体内に吸収されてから活性型となるプロドラッグであり，パズフロキサシンは注射剤である（図 11・46）．

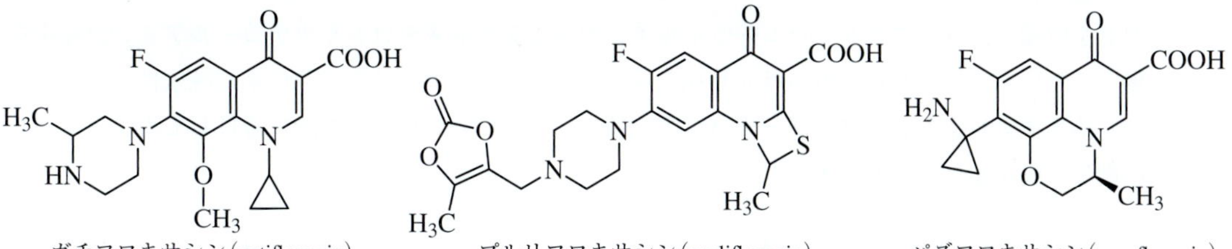

ガチフロキサシン（gatifloxacin）　　プルリフロキサシン（prulifloxacin）　　パズフロキサシン（pazufloxacin）

図 11・46　2002 年に承認されたキノロン系抗菌薬

細菌感染症の治療で問題となるのが耐性菌の増加である．キノロン系抗菌薬も例外ではない．キノロン系抗菌薬は広い抗菌スペクトルと強い抗菌活性により広く使われたため，耐性菌も増加してきた．このため現在開発中の薬剤は，これらの耐性菌を含む細菌への抗菌活性が一段と強くなっている．さらには安全性の面でもより改善された薬剤が要望されている．現在開発中の薬剤を図 11・47 にまとめたが，これらのなかにはニューキノロン登場以来象徴的な存在であった，6 位フッ素を欠く化合物もみられる．さまざまな工夫により，耐性菌との戦いはさらに続くであろう．

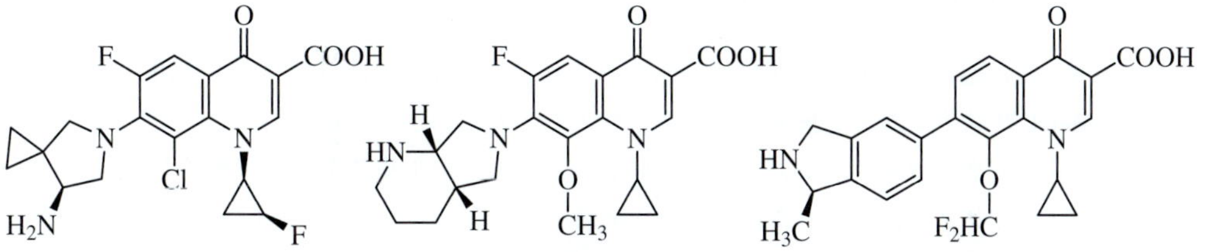

シタフロキサシン　　モキシフロキサシン　　T-3811
（sitafloxacin）　　（moxifloxacin）

図 11・47　開発中の化合物

（千 葉 勝 巳）

11・12　高血圧症治療薬 テモカプリル

6 章で述べたように高血圧症には腎疾患やホルモン異常などの原因が明らかな二次性高血圧症と種々の要因が重なって起こる原因が特定できない本態性高血圧症があり，後者が 90% を占めている．高血圧症はサイレントキラーといわれ，それ自体では患者にたいした自覚症状がないが，放置すると動脈硬化症を経て脳，心臓，腎臓などに重篤な疾患をひき起こす．

11・12・1　開発の背景

高血圧症治療薬としてすでに 1950 年代から交感神経抑制薬，血管拡張薬，利尿薬，β 受容体遮断薬，カルシウム拮抗薬，α 受容体遮断薬など多彩な種類の薬が開発されてきた．これらは血圧を下げることには成功したが，患者への満足度，副作用および長期にわたる治療効果では十分なもの

とはいえなかった．

このような背景のなかで，1960年代後半，Squibb社（現Bristol-Myers Squibb社）のM. OndettiとO. Cushmanはヘビ毒ペプチドがアンギオテンシン変換酵素（ACE）を阻害して血圧を下げることに興味をもった[1]．ACEは亜鉛メタロプロテアーゼの一種であり，血圧の恒常性に深くかかわっているレニン-アンギオテンシン系のアンギオテンシンI（AI）のC末端His-Leuを切出し，強い血管収縮作用をもつアンギオテンシンII（AII）を産生する．AIIはAII受容体に結合して強く血管を収縮し，さらにナトリウム貯留ホルモンであるアルドステロンやカテコールアミンの産生を促して血圧を上昇させる．彼らは同じ亜鉛メタロプロテアーゼの仲間で，C末端疎水性アミノ酸を切り落とすカルボキシペプチダーゼAの阻害剤(R)-2-ベンジルコハク酸に着目してカプトプリルの創生に成功した（図11・48）．

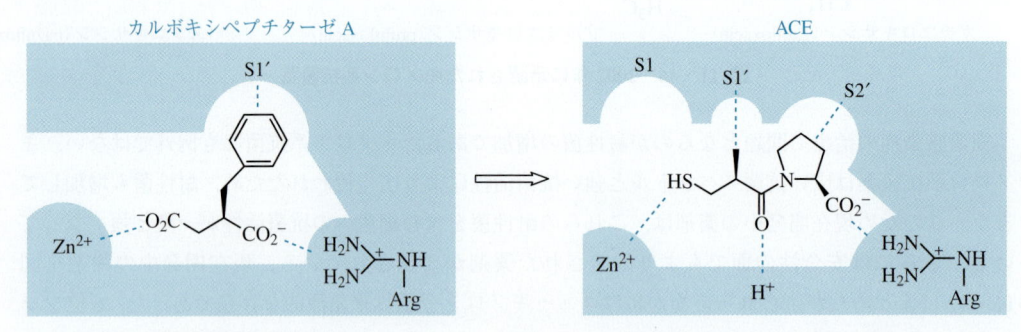

図 11・48 カルボキシペプチダーゼA阻害薬〔(R)-2-カルボキシコハク酸〕からACE阻害薬（カプトプリル）へ

カプトプリルは臨床で優れた降圧作用を示し，それまでの降圧剤にみられた副作用もなかった．その後，Merck社はメルカプト基を含まないエナラプリラトの開発に成功した．エナラプリラトは亜鉛への配位能が弱いカルボキシ基を有しているが，フェネチル基によるサブサイトS1との強い疎水結合およびアミノ基による水素結合がこれを補っている．エナラプリラトは経口吸収性に乏しいので，プロドラッグ化したモノエチルエステルがエナラプリルとして商品化されている[2]．

カプトプリル
（captopril）

エナラプリル
（enalapril）

エナラプリラト
（enalaprilat）

11・12・2 テモカプリルの開発[3]

三共ではSquibb社からカプトプリルを導入し1983年2月に販売を開始した．われわれはポストカプトプリルとしてエナラプリルより強力で持続性のある阻害薬を目指して1983年10月に研究を開始した．この目的を達成するためにはACEに強く結合して一度結合したら解離しにくい化合物を設計する必要がある．

われわれはカプトプリルおよびエナラプリルに共通するプロピル-L-プロリン（1）に着目した．（1）はACEに結合する際にはアミド基がE形，二つのねじれ角ψとϕはそれぞれ$150\pm20°$，$-45\pm45°$であると考えられており，酵素との結合を強めるために図11・49に示すような構造の環状

化と疎水性基 X の導入を考えた．環状化合物 (***2***) の立体構造が ACE の活性中心によく適合すれば それだけ作用の増強と持続性が期待できる．さらに ACE にはかなり大きな疎水性サブサイト S2′ の存在が示唆されていたので，疎水性基 X が酵素の疎水性サブサイト S2′ に相当する位置にくるような化合物 (***3***) はいっそう強い阻害作用が期待された（図 11・49）.

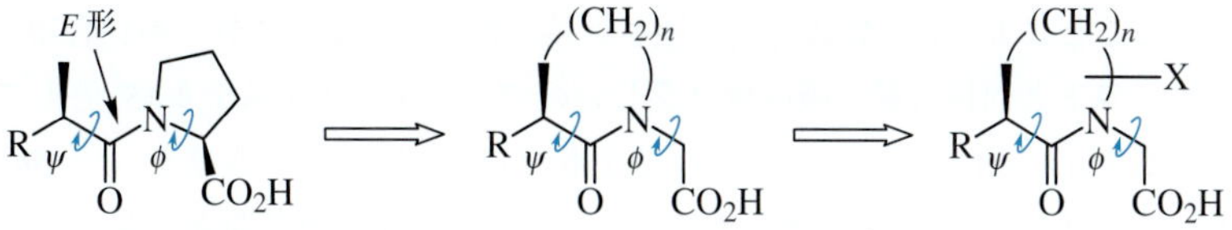

(***1***) $\psi = 150 \pm 20°$
$\phi = -45 \pm 45°$
(***2***)
(***3***)

図 11・49 プロピル-L-プロリンの変換

［化合物のデザイン］ 環状化合物 (***2***) において $\psi = 150 \pm 20°$ を満足するのは 7～9 員環化合物である．合成の容易さから硫黄を含む 7 員環化合物ペルヒドロチアゼピンを環状化合物として選択し，2 または 3 位に疎水性基としてフェニル基およびチエニル基を導入することにした（図 11・50）.

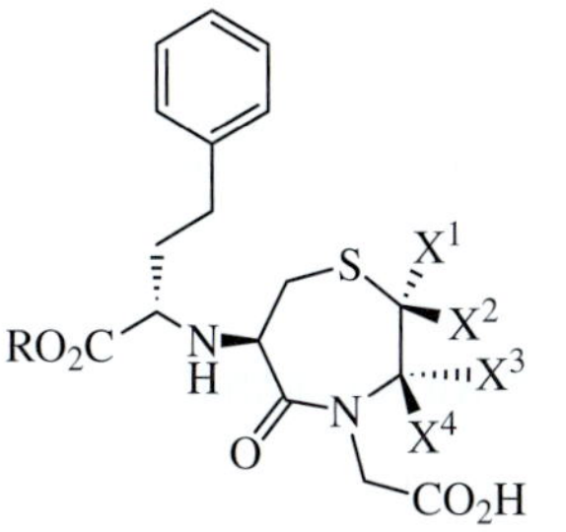

X_1～X_4 = H, フェニル, 2-チエニル
(***4***) R = H　(***5***) R = C_2H_5

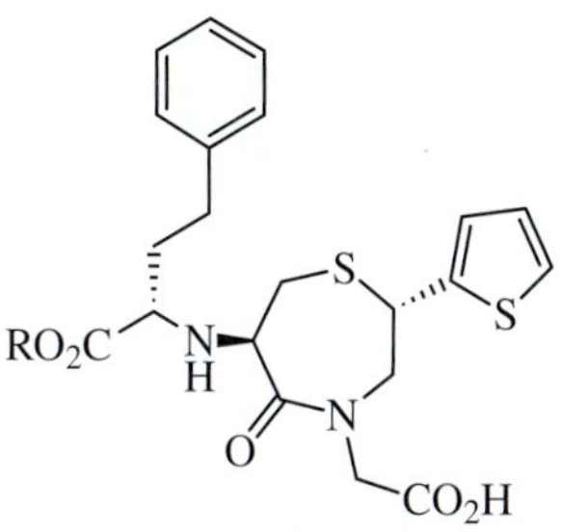

(***4b***) テモカプリラト (temocaprilat) R = H
(***5b***) テモカプリル (temocapril) R = C_2H_5

図 11・50 デザイン化合物およびテモカプリル

表 11・11 化合物 (*4*) の ACE 阻害剤

	X^1	X^2	X^3	X^4	IC_{50} (nM)
(***4a***)	フェニル	H	H	H	3.7
(***4b***†)	2-チエニル	H	H	H	3.6
(***4c***)	H	フェニル	H	H	35.5
(***4d***)	H	2-チエニル	H	H	64.7
(***4e***)	H	H	フェニル	H	78.2
(***4f***)	H	H	H	フェニル	3.4
(***4g***)	H	H	H	2-チエニル	2.8
(***4h***)	H	H	H	H	7.2
エナラプリラト					5.7

† テモカプリラト.

11・12・3 テモカプリルの薬理作用

合成した化合物 (***4***) の ACE 阻害作用を表 11・11 に示す.

ペルヒドロチアゼピン環の 2 および 3 位に置換基がない (***4h***) はエナラプリラトより若干阻害作

用が弱かったが，2α 位（X^1）および 3β 位（X^4）に疎水性置換基フェニル基または 2-チエニル基を有する化合物（**4a**），（**4b**）および（**4f**），（**4g**）は強い阻害作用を示した．これは X^1 および X^4 と ACE との疎水結合が阻害作用に大きく貢献していることを示している．

これらの化合物のなかから臨床試験に供する化合物を選択するために動物試験を実施した．ラットに AI を静脈注射すると一過性に血圧が上昇する．被験化合物を経口投与したのち経時的にこの昇圧作用を調べることにより化合物の作用の強さと持続性がわかる．これらの化合物（ジカルボン酸）はエナラプリラトと同様に経口吸収性に乏しいのでモノエチルエステル（**5**）として動物に投与した．その結果を図 11・51 に示す．フェニル基をもつ（**5a**），2-チエニル基をもつ（**5b**）はフェニル基をもつ（**5f**），2-チエニル基をもつ（**5g**）より強くて持続性のある昇圧抑制効果を示した．そのなかで最も強力な（**5b**）を開発候補品として選択した．

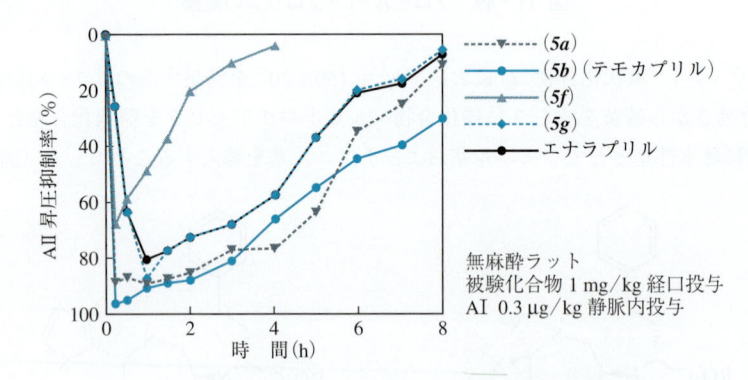

図 11・51　ペルヒドロチアゼピン（**5**）の AII 昇圧抑制作用

［（**4**）と ACE の結合様式］　疎水性置換基の位置が阻害作用に大きく影響することに興味をもち，構造解析を行った．計算を容易にするため簡略化した化合物（**6**）の立体安定配座を計算し ACE と結合していると考えられるカプトプリルの立体構造と比較した．その結果を図 11・52 に示す．

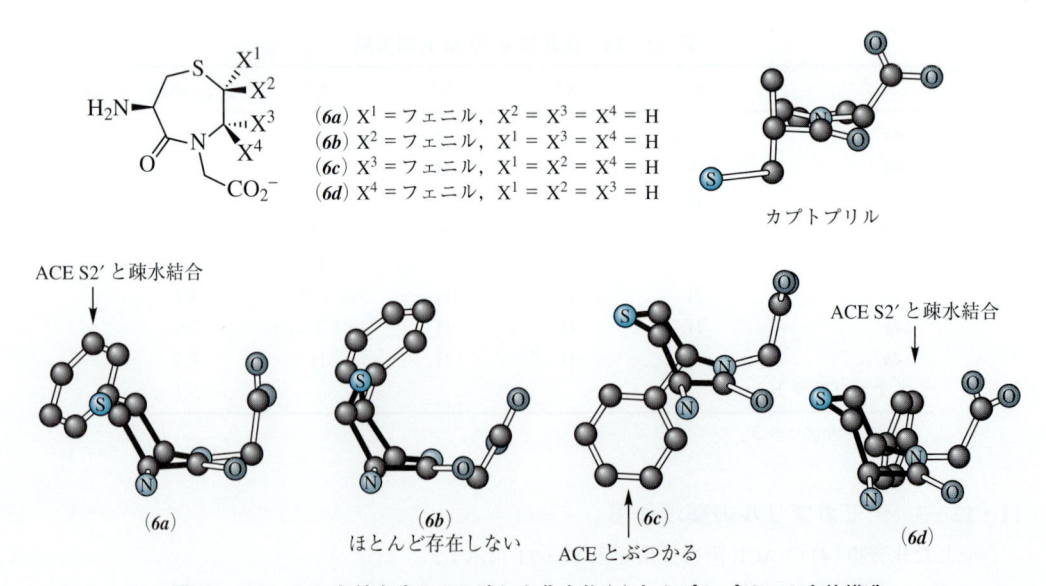

(**6a**) X^1 = フェニル，$X^2 = X^3 = X^4$ = H
(**6b**) X^2 = フェニル，$X^1 = X^3 = X^4$ = H
(**6c**) X^3 = フェニル，$X^1 = X^2 = X^4$ = H
(**6d**) X^4 = フェニル，$X^1 = X^2 = X^3$ = H

図 11・52　ACE と結合するのに適した化合物（**6**）とカプトプリルの立体構造

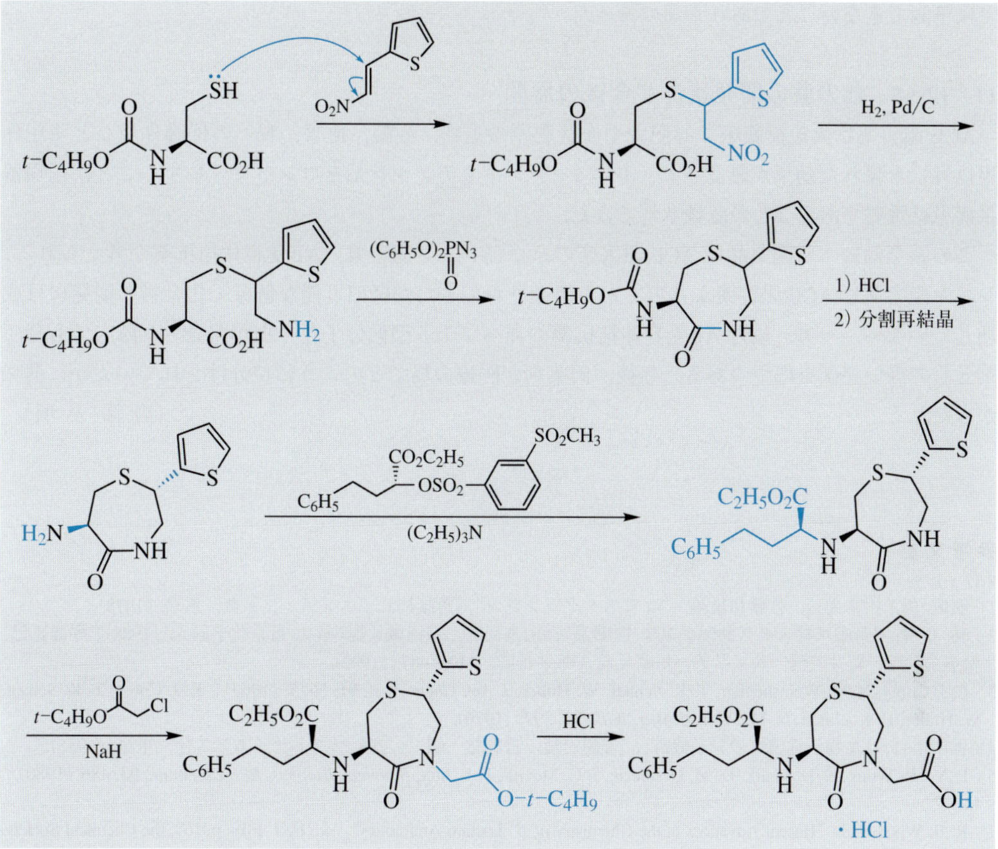

図 11・53 テモカプリルの合成

阻害作用の強い(**4a**),(**4f**)に対応する(**6a**)および(**6d**)は存在確率がそれぞれ 79%,97%で最安定構造である.一方,阻害作用が弱い(**4c**)に対応する(**6b**)は不安定な立体配座でほとんど存在しない配座であり,構造解析から阻害作用をよく説明できる.しかし阻害作用の弱い(**4e**)に相当する(**6c**)の存在確率は 38%あり,配座解析では説明できない.これは,おそらくフェニル基の位置が ACE とぶつかり,結合を妨げることによると考えられる.このように 2 位,3 位の置換基は ACE の疎水性サブサイト S2′ と疎水結合することにより阻害作用を強めたり,ACE と立体的に干渉して結合を妨げ阻害作用を減弱している.

テモカプリルの合成法については図 11・53 に示す.

11・12・4 テモカプリルの臨床試験

テモカプリル(商品名 エースコール)は 1987 年 5 月に臨床第 I 相試験が開始され,1994 年 4 月に承認を得て 6 月から販売を始めた.臨床試験では既存の ACE 阻害薬と比べ,経口吸収性に優れ活性体への変換も速やかであることが確認できた.特筆すべきことは既存の ACE 阻害薬が腎排泄型であるのと異なり,テモカプリルは有機アニオン能動輸送系によって胆管にも排泄される腎,胆両排泄型の阻害薬であることが明らかになったことである[4].この特徴は本剤が高齢者や高血圧症患者に多い腎障害のある患者にも安心して使用できることを示唆している.これは分子設計の段階

では予測できないことであり幸運であった．

11・12・5　他の薬の開発状況と今後の展開

ACE 阻害薬は大規模臨床で心肥大や血管肥厚の退縮，心臓，血管，腎への保護作用など降圧作用以外にも優れた効果が確認され，レニン-アンギオテンシン系をコントロールすることが循環器系疾患に重要であることが認識されてきた．

この系を制御する医薬品は ACE 阻害薬のほかにレニン阻害薬，AⅡ受容体拮抗薬が考えられる．レニン阻害薬は ACE 阻害薬より古くから研究されてきたが経口可能な低分子化合物の開発には成功していない．一方，最近 AⅡ受容体拮抗薬の非ペプチド型低分子化合物が開発され臨床でも降圧剤として高い評価を得つつある．今後，両薬剤が医療の場でどのように使分けされていくかに興味がもたれる．

〈柳澤宏明〉

参考文献

§11・1
1) 鹿取 信，山本尚三，佐藤和雄編，"プロスタグランジン"，講談社サイエンティフィク，東京（1978）．
2) 林 正樹，"講座プロスタグランジン 7 医薬品"，山本尚三，室田誠逸編，p.1, 東京化学同人（1988）；坪島正巳，松本公一郎，新井義信，若塚弘久，川崎晃義，薬学雑誌，**112**, 447 (1992).
3) E. J. Corey, N. M. Weinshenker, T. K. Schaaf, W. Huber, *J. Am. Chem. Soc.*, **91**, 5675 (1969); E. J. Corey, T. K. Schaaf, W. Huber, U. Koelliker, N. M. Weinshenker, *ibid.*, **92**, 397 (1970).
4) 浜中信行，"生物活性物質の分子設計"，吉岡宏輔，首藤紘一編，p. 298, ソフトサイエンス社，東京（1985）．
5) P. Y. -K. Wong, K. U. Malik, D. M. Desiderio, J. C. McGiff, F. F. Sun, *Biochem. Biophys. Res. Commun.*, **93**, 486 (1980).

§11・2
1) R. B. Woodward, "Recent Advances in the Chemistry of β-Lactam Antibiotics", ed. by J. Elks, p. 167, the Chemical Society, London (1977).
2) M. Ishiguro, H. Iwata, T. Nakatsuka, R. Tanaka, Y. Maeda, T. Nishihara, T. Noguchi, T. Nishino, *J. Antibiot.*, **41**, 1685 (1988).
3) T. Nakatsuka, H. Iwata, R. Tanaka, S. Imajo, M. Ishiguro, *J.Chem. Soc., Chem. Comun.*, **1991**, 662.
4) T. Nishino, Y. Maeda, E. Ohtsu, S Koizuka, T. Nishihara, H. Adachi, K. Okamoto, M. Ishiguro, *J. Antibiot.*, **42**, 977 (1989).

§11・3
1) A. S. F. Ash, H. O. Schild, *Br. J. Pharmacol.*, **27**, 427 (1966).
2) G. J. Durant, J. C. Emmett, C. R. Ganellin, P. D. Miles, M. E. Parsons, H. D. Prain, G. R. White, *J. Med. Chem.*, **20**, 901 (1977).
3) R. Barzen, W. Shunack, *Arch. Pharm. (Weinheim)*, **314**, 617 (1981).
4) I. Yanagisawa, Y. Hirata, Y. Ishii, *J. Med. Chem.*, **27**, 849 (1984).
5) I. Yanagisawa, Y. Hirata, Y. Ishii, *J. Med. Chem.*, **30**, 1787 (1987).

§11・4
1) H. Sugimoto, Y. Iimura, Y. Yamanishi, K.Yamatsu, *J. Med. Chem.*, **38**, 4821 (1995).
2) H. Sugimoto, Y. Yamanishi, Y. Iimura, Y. Kawakami, *Current Medicinal Chemistry*, **7**, 303 (2000).
3) H. Sugimoto, *The Chemical Record*, **1**, 63 (2000).
4) 黒田洋一郎，"アルツハイマー病"，岩波書店（1998）．
5) 杉本八郎，'アルツハイマー病治療薬ドネペジルの研究開発'，現代化学，No.337（4月号）p. 32 (1999).
6) 宮田親平，"ハゲ，インポテンス，アルツハイマーの薬"，文芸春秋（1999）．
7) 梅田悦生，"奇跡の新薬開発プロジェクト"，講談社 α 新書（2002）．

§11・5
1) M. Suzuki, H. Sugano, K. Matsumoto, M. Yamamura, R. Ishida, *J. Med. Chem.*, **33**, 2130 (1990).

§11・6
1) Y. Furukawa, T. Naka, S. Kishimoto, M. Tomimoto, Y. Matsushita, A. Miyake, K. Itoh, K. Nishikawa, *J. Takeda Res. Lab.*, **50**, 56 (1991).
2) K. Kubo, Y. Inada, Y. Sugiura, M. Ojima, Y. Furukawa, K. Nishikawa, T. Naka, *J. Med. Chem.*, **36**, 1772 (1993).
3) K. Kubo, Y. Kohara, E. Imamiya, Y. Sugiura, Y. Inada, Y. Furukawa, K. Nishikawa, T. Naka, *J. Med. Chem.*, **36**, 2182 (1993).

4) Y. Shibouta, Y. Inada, M. Ojima, T. Wada, M. Noda, M. Sanada, K.Kubo, K. Kohara, T. Naka, K. Nishikawa, *J. Pharmacol. Exp. Ther.,* **266**, 114 (1993).
5) K. Kubo, Y. Kohara, Y. Yoshimura, Y. Inada, Y. Shibouta, Y. Furukawa, T. Kato, K. Nishikawa, T. Naka, *J. Med. Chem.,* **36**, 2343 (1993).

§ 11・7
1) T. Kino, et al., *J. Antibiot.*, **40**, 1249 (1987).
2) H. Tanaka, et al., *J. Am. Chem. Soc.*, **109**, 5031 (1987).
3) 田中洋和ほか，薬学雑誌，**117**(8), 542 (1997).

§ 11・8
1) W. F. Halne, R. T. Jensen, G. F. Lemp, J. D. Gardner, *Proc. Nat'l, Acad. Sci. U.S.A.*, **78**, 6304 (1981).
2) 尾崎和成，田村恭光，特許公報，昭 46-38789.

§ 11・9
1) L. D. Cama, B. G. Christensen, *J. Am. Chem. Soc.*, **96**, 7582 (1974).
2) M. Narisada, T. Yoshida, H. Onoue, M. Ohtani, T. Okada, T. Tsuji, I. Kikkawa, N. Haga, H. Satoh, H. Itani, W. Nagata, *J. Med. Chem.*, **22**, 757 (1979).
3) M. Yoshioka, T. Tsuji, S. Uyeo, S. Yamamoto, T. Aoki, Y. Nishitani, S. Mori, H. Satoh, Y. Yamada, H. Ishitobi, W. Nagata, *Tetrahedron Lett.*, **21**, 351 (1980).
4) T. Tsuji, H. Satoh, M. Narisada, Y. Hamashima, T. Yoshida, *J. Antibiot.*, **38**, 466 (1985).

§ 11・10
1) a) S. W. Kaldor, V. J. Kalish, J. F. Davies, II, B. V. Shetty, J. E. Fritz, K. Appelt, J. A. Burgess, K. M. Campanale, N. Y. Chirgadze, D. K. Clawson, B. A. Dressman, S. D. Hatch, D. A. Khalil, M. B. Kosa, P. P. Lubbehusen, M. A. Muesing, A. K. Patick, S. H. Reich, K. S. Su, J. H. Tatlock, *J. Med. Chem.*, **40**, 3979 (1993); b) S. H. Reich, *Infectious Disease and Therapy*, **25**, 85 (2002).
2) I. N. Houpis, A. Molina, R. A. Reamer, J. E. Lynch, R. P. Volante, P. J. Reider, *Tetrahedron Lett.*, **34**, 2593(1993); W. Göhring, S. Gokhale, H. Hilpert, F. Roessler, M. Schlageter, P. Vogt, *Chimia*, **50**, 532 (1996).
3) T. Inaba, A. G. Birchler, Y. Yamada, S. Sagawa, K. Yokota, K. Ando, I. Uchida, *J. Org. Chem.*, **63**, 7582 (1998).
4) S. Sagawa, H. Abe, Y. Hase, T. Inaba, *J. Org. Chem.*, **64**, 4962 (1999).
5) T. Inaba, Y. Yamada, H. Abe, S. Sagawa, H. Cho, *J. Org. Chem.*, **65**, 1623 (2000).

§ 11・11
1) T. Miyamoto, J. Matsumoto, K. Chiba, H. Egawa, K. Shibamori, A. Minamida, Y. Nishimura, H. Okada, M. Kataoka, M. Fujita, T. Hirose, J. Nakano, *J. Med. Chem.*, **33**, 1645 (1990).
2) K. Shibamori, H. Egawa, T. Miyamoto, Y. Nishimura, A. Itokawa, J. Nakano, J. Matsumoto, *Chem. Pharm. Bull.*, **38**, 2390 (1990).

§ 11・12
1) D. W. Cushman, M. A. Ondetti, *Hypertension*, **17**, 589 (1991).
2) (a) E. W. Petrillo, Jr., M. A. Ondetti, *Med. Res. Rev.*, **2**, 1 (1982).
   (b) M. J. Wyvratt, A. A. Patchett, *Med. Res. Rev.*, **5**, 483 (1985).
3) H. Yanagisawa, S. Ishihara, A. Ando, T. Kanazaki, S. Miyamoto, H. Koike, Y. Iijima, K. Oizumi, Y. Matsushita, T. Hata, *J. Med. Chem.*, **30**, 1984 (1987).
4) H. Ishizuka, K. Konno, H. Nagayama, K. Sasahara, Y. Kawahara, K. Niinuma, H. Suzuki, Y. Sugiyama, *J. Pharmacol. Exp. Ther.* **280**, 1304 (1997).

12

最近の市販医薬の合成法100選

　本章では，1991年以降の合成化学的に興味深く，売上げも比較的高いと思われる薬を編者らの独断で100種選出し，その合成法を記述する．しかし，医薬品の合成は最初に報告された合成経路が開発段階でプロセス改良されることが常で，その方法は公表されていないことが多い．したがって，実際の製造プロセスを正確に示すことはきわめて困難である．そこで，主として，合成医薬品を専門的に取扱っている *Drugs of the Future* 誌およびシーマサイエンスジャーナル "New Current" を参考にしてまとめた結果，必ずしも実際の医薬品の製造法と一致したものでないことをお断りしておきたい．記述はわが国での承認年順に行い，一覧表（アルファベット順）は後に付記した．
　医薬品ごとに下記のようにまとめてある．

	日本承認年・月
医薬品一般名	薬効分類・薬理効能
会社名	備　考
合成経路図	
	参考文献

12. 最近の市販医薬の合成法100選

1991.3

1. ペミロラストカリウム
(pemirolast potassium)

ブリストル製薬，三菱ウェルファーマ(BMS・アメリカ)

抗アレルギー剤
化学伝達物質遊離抑制剤
化学伝達物質遊離抑制作用を有する抗アレルギー剤

J. R. Prous, ed., *Drugs Fut.*, **15**, 1184 (1990).

1991.5

2. ネモナプリド
(nemonapride)

山之内製薬

抗不安剤　ドパミン D_2 受容体遮断性抗不安剤
ベンズアミド系薬物の構造活性相関のなかから見いだされた抗精神剤

J. R. Prous, ed., *Drugs Fut.*, **7**, 47 (1982).

1991.5

3. 塩酸ピルジカイニド
(pilsicainide hydrochloride)

第一サントリーファーマ-第一製薬

抗不整脈薬　Ic群抗不整脈剤
植物アルカロイドのピロリチジンとキシリジンの誘導体を結合させた構造で，サントリー第一号医薬品．1993.1 頻脈性不整脈の適応追加，2000.4 静注剤追加

J. R. Prous, ed., *Drugs Fut.*, **10**, 433 (1985).

4. 塩酸モサプラミン
（mosapramine hydrochloride）

三菱ウェルファーマ

統合失調症治療剤　　$D_2/5-HT_2$ 受容体遮断薬

ドーパミン D_2 受容体遮断作用に加え、セロトニン 2 受容体遮断作用を有する

1991.5

J. R. Prous, ed., *Drugs Fut.*, **12**, 364 (1987).

5. ベラプロストナトリウム
（beraprost sodium）

東レ-山之内製薬，科研製薬

動脈閉塞治療剤　　慢性動脈閉塞症用剤

原発性肺高血圧症への適用拡大（1999.9 承認），経口 PGI_2 同族体で経口投与可能は世界初

1992.4

J. R. Prous, ed., *Drugs Fut.*, **11**, 956 (1986).

6. エパルレスタット
(epalrestat)

小野薬品

アルドース還元酵素阻害剤
ARI 性糖尿病末梢神経障害治療剤

1980 年初頭に約 300 種の化合物からスクリーニングしたアルドース還元酵素阻害作用を有する糖尿病性末梢神経障害治療剤

J. R. Prous, ed., *Drugs Fut.*, **12**, 336 (1987).

7. 塩酸グラニセトロン
(granisetron hydrochloride)

グラクソ・スミスクライン-中外製薬(グラクソ・スミスクライン・イギリス)

制吐剤　5-HT$_3$ 拮抗性制吐剤

点滴静注液として発売したが，1995.8 経口用の細粒として発売し，1998.6 剤型追加し，2000.9 に小児用・放射線療法適応追加

J. R. Prous, ed., *Drugs Fut.*, **14**, 875 (1989).

8. ジダノシン
(didanosine)

ブリストル製薬, 味の素(BMS・アメリカ)

抗エイズ薬　核酸系逆転写酵素阻害剤

米 NCI で合成され，ATZ より毒性が少なく ATZ 無効・不耐容例に使用

J. R. Prous, ed., *Drugs Fut.*, **15**, 569 (1990).

9. シタラビンオクホスファート
（cytarabine ocfosfate）

ヤマサ醤油, 日本化薬

抗がん剤（代謝拮抗剤）　白血病治療剤
ara-C と同様に腫瘍細胞内で ara-CTP となり DNA を阻害して, 抗腫瘍効果を示す

J. R. Prous, ed., *Drugs Fut.*, **14**, 1056 (1989).

10. ランソプラゾール
（lansoprazole）

武田薬品

抗潰瘍剤
プロトンポンプ（PP）阻害性抗潰瘍剤
フッ素原子を導入したベンズイミダゾール誘導体. 2000.9 ヘリコバクター・ピロリ菌除菌への適用拡大し, 2000.12 カプセルを発売, 2002.7 パック製剤の追加承認

J. R. Prous, ed., *Drugs Fut.*, **14**, 625 (1989).

1993.8

11. フマル酸エメダスチン
(emedastine difumarate)

日本オルガノン-興和

ヒスタミン系抗アレルギー剤
H_1 拮抗性抗アレルギー剤

抗ヒスタミン作用と化学伝達遊離作用をあわせもつアレルギー性鼻炎剤．皮膚科領域への適応拡大（1996.9 発売）

a) [反応スキーム: 2-クロロベンゾイミダゾール + Cl-CH₂CH₂-OEt, NaOH, DMF → N-アルキル化体 + HN(N-Me)ホモピペラジン, 120 °C → エメダスチン遊離体]

b) [反応スキーム: 2-クロロニトロベンゼン 1) H₂N-CH₂CH₂-OEt 2) Zn, NaOH → ジアミン体 + H₂N-CO-NH₂ アミルアルコール → ベンゾイミダゾロン体 → POCl₃ 還流 → 2-クロロ体]

[2-クロロベンゾイミダゾール誘導体 1) HN(N-Me)ホモピペラジン 2) フマル酸 → エメダスチンフマル酸塩 ·2 フマル酸]

J. R. Prous, ed., *Drugs Fut.*, **10**, 397 (1985); **14**, 471 (1989).

1993.9

12. ナジフロキサシン
(nadifloxacin)

大塚製薬

ざ瘡治療剤　　尋常性ざ瘡治療剤

ニューキノロン系外用尋常性ざ瘡（ニキビ）治療剤，三環性のベンゾキノリジン骨格を有する．1999.6 ローションの追加発売

[反応スキーム: 6-フルオロ-2-メチルキノリン + Br₂, Ag₂SO₄, H₂SO₄ または Br₂, AlCl₃ → 5-ブロモ体 + H₂, PtO₂ → テトラヒドロキノリン体 + EtOCH=C(CO₂Et)₂ → マロン酸エステル付加体, ポリリン酸 150 °C → 三環性ケト酸 + 4-ヒドロキシピペリジン, 160 °C → ナジフロキサシン]

J. R. Prous, ed., *Drugs Fut.*, **15**, 685 (1990).

1993.9

13. 塩酸テルビナフィン
（terbinafine hydrochloride）

ノバルティスファーマ（ノバルティスファーマ・スイス）

外用抗真菌剤　アリルアミン系外用抗真菌剤

1997.7 クリーム剤への外用液追加発売し，白癬のほか爪白癬，全身性白癬菌にも適応追加

J. R. Prous, ed., *Drugs Fut.*, **9**, 425 (1984).

1993.10

14. 塩酸サルポグレラート
（sarpogrelate hydrochloride）

三菱ウェルファーマ

動脈閉塞治療剤　慢性動脈閉塞症用剤

5-HT$_2$受容体拮抗作用を有する．脳梗塞再発防止や慢性疼痛への適応拡大を計っている

J. R. Prous, ed., *Drugs Fut.*, **17**, 1093 (1992).

1993.12

15. エカベトナトリウム
（ecabet sodium）

田辺製薬-日本ベーリンガーインゲルハイム

防御因子増強剤　防御型抗潰瘍剤

生薬成分・松香から誘導したテルペン系抗潰瘍剤，ヘリコバクター・ピロリ菌除菌効果有．胃炎への適応拡大（1995.12 承認）

アビエチン酸

J. R. Prous, ed., *Drugs Fut.*, **13**, 966 (1988).

1993.12

16. 塩酸イミダプリル
(imidapril hydrochloride)

田辺製薬, 日本シェーリング

降圧剤　　ACE 阻害高血圧・腎実質性高血圧剤

プロドラッグ型の SH 基を有さない ACE 阻害剤. 2000.12 オーファンドラッグ指定, 2002.1 インスリン依存性糖尿病性腎症の進展防止への適応拡大

J. R. Prous, ed., *Drugs Fut.*, **17**, 551 (1992).

1993.12

17. レボフロキサシン
(levofloxacin)

第一製薬

ニューキノロン系合成抗菌剤　　ニューキノロン系抗菌剤

オフロキサシン(ラセミ体)の光学活性体. 2000.4 眼科用抗感染剤として発売, 2000.8 腸チフス・パラチフス, 2002.3 炭疽菌感染症適応追加

J. R. Prous, ed., *Drugs Fut.*, **17**, 559 (1992); **19**, 693 (1994).

18. パニペネム/ベタミプロン
(panipenem/betamipron)

三共

抗生物質（カルバペネム系）
注用カルバペネム系抗生物質

パニペネムに安定性を高めるためにベタミプロンを1：1で配合．黄色ブドウ球菌から緑膿菌にまで幅広くバランスのとれた抗菌力

J. R. Prous, ed., *Drugs Fut.*, **10**, 989 (1985); **11**, 45 (1986); **18**, 92 (1993).

19. タカルシトール
(tacalcitol)

帝 人

乾癬治療剤　　外用乾癬治療剤

活性型ビタミン D_3 の外用乾癬治療剤．1997.8 クリームの追加，2000.1 ローション剤の追加，2002.10 軟膏の追加の発売

J. R. Prous, ed., *Drugs Fut.*, **13**, 133 (1988); **17**, 169 (1992).

1994.1

20. アンピロキシカム
(ampiroxicam)

ファイザー製薬, 富山化学(ファイザー・アメリカ)

抗炎症剤(非ステロイド)　消炎鎮痛剤

オキシカム系ピロキシカムのプロドラッグで胃腸障害の少ない鎮痛抗炎症剤

ピロキシカム

J. R. Prous, ed., *Drugs Fut.*, **17**, 451 (1992).

1994.4

21. 塩酸アザセトロン
(azasetron hydrochloride)

三菱ウェルファーマ, 日本たばこ産業

制吐剤　5-HT$_3$ 拮抗性制吐剤

従来の注射剤へ錠剤を追加した(1999.10). アザビシクロ環を導入し, 活性が高まり抗ドパミン作用を弱くした

J. R. Prous, ed., *Drugs Fut.*, **18**, 206 (1993).

1994.4

22. 塩酸イリノテカン
(irinotecan hydrochloride)

ヤクルト本社-第一製薬

抗がん剤(トポイソメラーゼ阻害剤)　トポⅠ阻害性抗がん剤
中国原産の喜樹から抽出したカンプトテシン(CPT)を母核に半合成したトポイソメラーゼⅠ阻害剤

J. R. Prous, ed., *Drugs Fut.*, **12**, 207 (1987); **17**, 232 (1992).

1994.6

23. 塩酸エピナスチン
(epinastine hydrochloride)

日本ベーリンガーインゲルハイム-三共(ベーリンガーインゲルハイム・ドイツ)

ヒスタミン系抗アレルギー剤
H₁拮抗性抗アレルギー剤
選択的 H_1 受容体拮抗作用を有する．2002.10 内服液の追加，2002.3 に森下仁丹のシームレスカプセル化技術を用いた微粒状軟カプセル剤として承認

J. R. Prous, ed., *Drugs Fut.*, **12**, 1106 (1987); **15**, 1215 (1990).

1994.9

24. ボグリボース (voglibose)

武田薬品

糖尿病用剤　α-グルコシダーゼ阻害剤
小腸で二糖体(ショ糖，麦芽糖)から単糖(ブドウ糖，果糖)への分解を担う α-グルコシダーゼの阻害剤

J. R. Prous, ed., *Drugs Fut.*, **11**, 729 (1986); **12**, 900 (1987); **15**, 937 (1990); **16**, 829 (1991); **17**, 833 (1992); **18**, 879 (1993).

1994.10

25. ウノプロストンイソプロピル
（unoprostone isopropyl）

上野製薬，アールテック・ウェノー，藤沢薬品

緑内障治療剤
緑内障・高眼圧症用剤
代謝型プロスタグランジン系緑内障・高眼圧症治療剤

Honor-Emmons 反応

J. R. Prous, ed., *Drugs Fut.*, **17**, 193 (1992).

1995.4

26. トシル酸スプラタスト
（suplatast tosylate）

大鵬薬品

抗アレルギー剤　Th2 阻害性抗アレルギー剤
一連のジメチルスルホニウム誘導体のなかから見いだした IgE 産生抑制剤，C 型肝炎・非 B 非 C 型肝炎ウイルスによる肝機能異常改善への適応拡大，2001.9 ドライシロップの追加

J. R. Prous, ed., *Drugs Fut.*, **13**, 952 (1988).

27. プランルカスト水和物
(planlukast hydrate)

小野薬品

気管支喘息剤　ロイコトリエン拮抗性抗喘息剤
LTC₄, LTD₄, LTE₄の受容体に結合し，作用に拮抗．
2000.1 小児喘息用ドライシロップの追加発売，2000.1
アレルギー性鼻炎適応追加

J. R. Prous, ed., *Drugs Fut.*, **13**, 317 (1988).

28. ネダプラチン
(nedaplatin)

塩野義製薬

抗がん剤　白金錯体系抗がん剤
白金製剤シスプラチン誘導体．悪心・嘔吐，腎毒性を軽減した化合物で，シスプラチンより約10倍水溶性が高い

J. R. Prous, ed., *Drugs Fut.*, **12**, 1029 (1987).

29. セラトロダスト
(seratrodast)

武田薬品

抗アレルギー薬　気管支喘息薬
トロンボキサンA₂受容体拮抗薬であり，即時型および遅発型喘息反応ならびに気道過敏性の亢進を抑制

J. R. Prous, ed., *Drugs Fut.*, **15**, 783 (1990).

30. メロペネム三水和物
(meropenem trihydrate)

住友製薬

抗生物質（カルバペネム系）
カルバペネム骨格の1β位へメチル基を導入して，DHP-Ⅰに安定とし，2位にジメチルカルバモイルピロリジニルチオ基を導入し腎毒性と中枢毒性を低減化した．DHP-Ⅰ阻害剤の配合を必要としない世界初の単剤

1995.9

J. P. Prous, ed., *Drugs Fut.*, **10**, 989 (1985); **13**, 534 (1988).

1996.1

31. 塩酸オルプリノン
（olprinone hydrochloride）

エーザイ

強心薬
cAMPに特異的なホスホジエステラーゼⅢを選択的に阻害し，強心作用と血管拡張作用を同時に発現する注射用急性心不全治療薬

J. R. Prous, ed., *Drugs Fut.*, **17**, 513 (1992); **20**, 627 (1995).

1996.4

32. ザルシタビン
（zalcitabine）

中外製薬（ロシュ・スイス）

抗エイズ薬　核酸系逆転写酵素阻害剤
核酸系逆転写酵素阻害剤で1993.11 オーファンドラッグ指定

J. P. Horwitg, et al., *J. Org. Chem.*, **32**, 817 (1967); T.-S. Lin, et al., *J. Med. Chem.*, **30**, 440 (1987).

33. トランドラプリル (trandolapril)

アベンティスファーマ-日本新薬-中外製薬

降圧剤　ACE 阻害性高血圧症治療剤
体内でトランドラプリラートに変換されるプロドラッグ

J. R. Prous, ed., *Drugs Fut.*, **14**, 718 (1989); **18**, 780 (1993).

34. リスペリドン (risperidone)

ヤンセンファーマ(ヤンセン・ベルギー)

抗統合失調症薬　SDA 系抗精神病薬
セロトニン-2とドパミン拮抗作用(SDA)を有する抗精神病剤

J. R. Prous, ed., *Drugs Fut.*, **13**, 1052 (1988).

35. 塩酸ラモセトロン
(ramosetron hydrochloride)

山之内製薬

制吐剤
5-HT_3拮抗性制吐剤

1996.9

M. Ohta, et al., *Drugs Fut.*, **17**, 28 (1992); **20**, 117 (1995).

---

36. クエン酸タンドスピロン
(tandospirone citrate)

住友製薬

抗不安剤
非ベンゾジアゼピン系の5-HT_{1A}受容体アゴニスト，薬物依存性副作用(眠気，ふらつき)が認められていない

1996.12

J. R. Prous, ed., *Drugs Fut.*, **11**, 949 (1986); **17**, 1063 (1992).

37. ラミブジン
(lamivudine)

グラクソ・スミスクライン-住友製薬(グラクソ・スミスクライン・イギリス)

抗エイズ薬　核酸系逆転写酵素阻害剤

無症候性エイズウイルス感染症，1996.4 オーファンドラッグ指定．2000.11 B型肝炎ウイルス(HBV)治療への適用追加．2001.7 細粒剤の追加承認

1997.2

J. M. Cameron, et al., *Drugs Fut.*, **18**, 319 (1993); **19**, 405 (1994).

38. 硫酸インジナビル
(indinavir sulfate)

万有製薬(メルク・アメリカ)

抗エイズ薬　HIV プロテアーゼ阻害剤

細胞に潜り込んだ HIV が自身の RNA からウイルスタンパク質をつくる際に不可欠な酵素プロテアーゼの働きを阻害することで増殖を抑制．1996.4 オーファンドラッグ指定

1997.4

J. R. Prous, ed., *Drugs Fut.*, **21**, 600 (1996).

1997.7

39. アレンドロン酸ナトリウム三水和物
（alendronate sodium trihydrate）

帝人，万有製薬（ジェンティリ・イタリア，メルク・アメリカ）

骨疾患治療剤　　高カルシウム血症治療剤

ビスホスホネート系高カルシウム血症治療剤．米国では1995.10閉経後の女性用治療薬で承認

M. I. Kabachnik, et al., *Bull. Acad. Sci. USSR.*, **27**, 374 (1978).

1997.7

40. サニルブジン
（sanilvudine）

ブリストル製薬（BMS・アメリカ）

抗エイズ薬　　核酸系逆転写酵素阻害剤

抗HIV活性が確認された核酸系逆転写酵素阻害剤．1995.3 オーファンドラッグ指定

J. R. Prous, ed., *Drugs Fut.*, **19**, 925 (1994); **21**, 1084 (1996).

41. メシル酸サキナビル
(saquinavir mesylate)

中外製薬（ロシュ・スイス）

抗エイズ薬　HIV プロテアーゼ阻害剤
ウイルス粒子形成に必要な HIV プロテアーゼを特異的に阻害

1997.9

J. R. Prous, ed., *Drugs Fut.*, **16**, 210 (1991); **20**, 321 (1995).

42. パクリタキセル
(paclitaxel)

ブリストル製薬（BMS・アメリカ）

抗がん剤（微小管タンパク質作用剤）
タキサン系抗がん剤

イチイの針葉や小枝から抽出した 10-デアセチルバッカチンⅢを原料に合成した抗腫瘍植物成分製剤．1999.2 乳がん・非小細胞肺がんへの追加承認，2001.5 胃がんへの適用追加

(−)-10-デアセチルバッカチンⅢ

J. R. Prous, ed., *Drugs Fut.*, **11**, 45 (1986)； **18**, 92 (1993).

43. リトナビル (ritonavir)

アボットジャパン-大日本製薬(アボット・アメリカ)

抗エイズ薬　HIV プロテアーゼ阻害剤

1996.4 オーファンドラッグ指定，1997.12 軟カプセル発売，1999.9 ソフトカプセル発売

1997.12

J. R. Prous, ed., *Drugs Fut.*, **21**, 700 (1996).

44. ラベプラゾールナトリウム (rabeprazole sodium)

エーザイ

抗潰瘍剤　プロトンポンプ阻害性抗潰瘍剤

プロトンポンプ阻害作用を有する胃酸分泌抑制剤. ヘリコバクター・ピロリ菌除菌適用追加準備

1997.12

J. R. Prous, ed., *Drugs Fut.*, **16**, 19 (1991); **19**, 70 (1994).

45. トロピセトロン (tropisetron)

ノバルティスファーマ(ノバルティスファーマ・スイス)

制吐剤
5-HT$_3$拮抗性制吐剤
インドール誘導体の 5-HT$_3$ 拮抗剤

1998.2

J. R. Prous, ed., *Drugs Fut.*, **11**, 106 (1986).

46. ロサルタンカリウム (losartan potassium)

万有製薬(デュポンメルク・アメリカ)

降圧剤(AII拮抗剤)　AII拮抗性高血圧症治療剤

初の非ペプチド型AII受容体拮抗剤．心不全への適応拡大(錠剤)を計っている

1998.8

J. V. Dunica, et al., *Drugs Fut.*, **16**, 305 (1991); **19**, 407 (1994).

47. ネビラピン (nevirapine)

日本ベーリンガーインゲルハイム（ベーリンガーインゲルハイム・ドイツ）

抗エイズ薬　非核酸系逆転写酵素阻害剤
ジピリジアゼピノン誘導体の非ヌクレオチド系逆転写酵素阻害剤．非ヌクレオシド系では世界初，1996.12 オーファンドラッグ指定

1998.12

S. E. Hattox, et al., *Drugs Fut.*, **17**, 887 (1992).

48. ナフトピジル (naftopidil)

日本オルガノン，旭化成（ロシュ・スイス）

前立腺肥大症剤　排尿障害治療剤
α_1 遮断作用を有する前立腺肥大症に伴う排尿障害改善剤

1999.2

J. R. Prous, ed., *Drugs Fut.*, **12**, 31 (1987).

49. クエン酸シルデナフィル
(sildenafil citrate)

ファイザー製薬(ファイザー・アメリカ)

性機能改善剤　　PDE 阻害性性機能改善剤

選択的ホスホジエステラーゼ(PDE)阻害剤．一般にバイアグラとして知られる男性機能不全改善剤

1999.3

J. R. Prous, ed., *Drugs Fut.*, **22**, 138 (1997).

50. ビカルタミド
(bicalutamide)

アストラゼネカ(アストラゼネカ・イギリス)

抗がん剤(抗ホルモン系)　　前立腺がん治療剤

標的臓器でアンドロゲンの受容体結合を競合的に阻害することで抗アンドロゲン作用を示す

1999.5

J. R. Prous, ed., *Drugs Fut.*, **15**, 255 (1990).

1999.5

51. 塩酸ドルゾラミド
（dorzolamide hydrochloride）

万有製薬（メルク・アメリカ）

緑内障治療剤　　点眼用炭酸脱水素阻害剤

初の点眼剤，角膜透過性，眼内移行性を改善し点眼可能とした

試薬：
1) Ac₂O, H₂SO₄, CH₂Cl₂
2) PCl₅, CH₂Cl₂
3) aq. NH₃

NaBH₄

硫酸チオピラン
オキソン

MeCN/H₂SO₄

1) BH₃, Me₂S
2) トランス体 (silica)
3) 光学分割 (di-p-toluoyl-L-酒石酸)
4) HCl

J. R. Prous, ed., *Drugs Fut.*, **15**, 350 (1990); **19**, 393 (1994).

1999.5

52. ラタノプロスト
（latanoprost）

ファルマシア（ファルマシア・アメリカ）

緑内障治療剤　　緑内障・高眼圧症用剤

PGF$_{2\alpha}$ 誘導体で，房水の流出を促進することで眼圧を下げるメカニズム．長期にわたる点眼でも効果が減弱せず，良好な眼圧を維持，呼吸器や心臓などへの副作用も少ない

試薬：
- DCC, DMSO, H₃PO₄, MeOCH₂CH₂OMe
- (RO)₂PCH₂C(CH₂)₂Ph — Honor-Emmons 反応
- 1) NaBH₄, CeCl₃·H₂O 2) クロマトグラフィー
- 1) K₂CO₃, MeOH 2) i-Bu₂AlH
- Ph₃P=CH(CH₂)₃CO₂H, KO-t-Bu
- i-PrI, DBU, アセトン

(Z)-(1R,2R,3R,5S)-2-(3R)-(+)-エピマー

J. Stjenschantz, et al., *Drugs Fut.*, **17**, 691 (1992).

53. 塩酸ロメリジン
(lomerizine hydrochloride)

日本オルガノン-ファルマシア

片頭痛治療剤
Ca 拮抗性片頭痛治療剤
鐘紡が開発した Ca 拮抗作用を有する片頭痛治療剤

1999.7

J. R. Prous, ed., *Drugs Fut.*, **13**, 312 (1988); **18**, 376 (1993).

54. 塩酸ゲムシタビン
(gemcitabine hydrochloride)

日本イーライリリー(イーライリリー・アメリカ)

抗がん剤(代謝拮抗剤)
2 個のフッ素を含む Ara-C 誘導体で, 2001.4 には膵がんへの適応拡大(点滴静注). オーファンドラッグ指定

1999.8

J. R. Prous, ed., *Drugs Fut.*, **15**, 794 (1990).

1999.8

55. ナテグリニド
（nateglinide）

味の素-三共，山之内製薬

糖尿病用剤　速効性インスリン分泌促進剤

速効性の著しい血糖降下作用を有するアミノ酸化合物，速効短時間の血糖降下作用を有し，遅延性の低血糖をひき起こさない

J. R. Prous, ed., *Drugs Fut.*, **18**, 503 (1993); **23**, 656 (1998).

1999.9

56. 硫酸アバカビル
（abacavir sulfate）

グラクソ・スミスクライン（グラクソ・スミスクライン・イギリス）

抗エイズ薬
核酸系逆転写酵素阻害剤
1999.8 オーファンドラッグ指定

A. Graul, et al., *Drugs Fut.*, **23**, 1155 (1993); **24**, 1250 (1999).

57. エファビレンツ (efavirenz)
万有製薬(メルク・アメリカ)

抗エイズ薬　非核酸系逆転写酵素阻害剤
非ヌクレオシド系の逆転写酵素阻害剤で，1999.8 にオーファンドラッグ指定

1999.9

J. R. Prous, ed., *Drugs Fut.*, **23**, 133 (1998).

58. 塩酸ニフェカラント (nifekalant hydrochloride)
日本シェーリング-三井化学

抗不整脈剤　Ⅲ群抗不整脈剤
日本初の純粋な第Ⅲ群抗不整脈剤で，新規構造(ピリミジンジオン)を有する

1999.9

J. R. Prous, ed., *Drugs Fut.*, **22**, 312 (1997).

59. アンプレナビル (amprenavir)

キッセイ薬品(バーテックス・アメリカ)

抗エイズ薬
HIV プロテアーゼ阻害剤
経口投与が可能なプロテアーゼ阻害剤

1999.10

G. R. Painter, et al., *Drugs Fut.*, **21**, 347 (1996); **23**, 438 (1998).

60. 塩酸レボカバスチン (levocabastine hydrochloride)

ヤンセンファーマ-日本新薬(ヤンセン・ベルギー)

鼻アレルギー剤　抗アレルギー点鼻剤
ヒスタミン H_1 受容体に対し, 強力かつ競合的拮抗作用を示し, 持続的な抗ヒスタミン作用を発揮する第二世代の抗ヒスタミン剤. 2001.1 点眼剤として発売

1999.11

副生成物

J. R. Prous, ed., *Drugs Fut.*, **11**, 841 (1986).

61. ミコフェノール酸モフェチル
（mycophenolate mofetil）

日本ロシュ（ロシュ・スイス）

免疫抑制剤　　臓器移植時拒絶反応抑制剤
ステロイドやほかの免疫抑制剤が無効な腎移植後の急性拒絶反応を抑制する免疫抑制剤

1999.11

J. R. Prous, ed., *Drugs Fut.*, **20**, 356 (1995).

62. 塩酸ピオグリタゾン
（pioglitazone hydrochloride）

武田薬品

糖尿病用剤　　インスリン抵抗性改善剤
チアゾリジン系インスリン抵抗性改善剤〔PPARγ（peroxisome proliferator activated receptor γ）調節剤〕。2002.6 α-グルコシダーゼ阻害剤併用への適応拡大

1999.12

J. R. Prous, ed., *Drugs Fut.*, **15**, 1080 (1990).

63. リン酸フルダラビン
（fludarabine phosphate）

日本シェーリング（シェーリング AG・ドイツ）

抗がん剤（代謝拮抗剤）　慢性白血病治療剤
プリン環にフッ素を導入し脱アミノ化による不活性化に抵抗性をもたせた Ara-A 誘導体のフッ化ヌクレオチド系化合物

J. R. Prous, ed., *Drugs Fut.*, **10**, 20 (1985).

64. グリメピリド
（glimepiride）

アベンティスファーマ（アベンティスファーマ・ドイツ）

糖尿病用剤　SU（スルホニルウレア）系経口血糖降
血漿中インスリン濃度を上げずに同等の血糖コントロールを示し，低血糖の危険性が少ない

J. R. Prous, ed., *Drugs Fut.*, **17**, 774 (1992).

65. コハク酸スマトリプタン
(sumatriptan succinate)

グラクソ・スミスクライン(グラクソ・スミスクライン・イギリス)

片頭痛治療剤　トリプタン系片頭痛治療剤
選択的 5-HT$_{1D}$ 作動性のトリプタン系片頭痛・群発頭痛予防・治療剤

a), b) 合成経路

J. R. Prous, ed., *Drugs Fut.*, **14**, 35 (1989).

66. メシル酸デラビルジン
(delavirdine mesylate)

ファイザー製薬-三共(ファイザー・アメリカ)

抗エイズ薬
非核酸系逆転写酵素阻害剤
1999.12 オーファンドラッグ指定

D. L. Romero, et al., *Drugs Fut.*, **19**, 238 (1994).

67. アトルバスタチンカルシウム
(atorvastatin calcium)

ファイザー製薬，山之内製薬（ファイザー・アメリカ）

スタチン系高脂血症剤
HMG-CoA 還元酵素阻害剤
高血圧患者の大規模臨床試験（ASCOT）で有益であることが示された

(3R,5R)-エナンチオマー

J. R. Prous, ed., *Drugs Fut.*, **22**, 956 (1997).

68. カルシポトリオール
(calcipotriol)

帝国製薬-藤沢薬品（レオ・デンマーク）

乾癬治療剤　尋常性乾燥治療剤

表皮細胞の活性型ビタミン D_3 の受容体と結合し，細胞増殖抑制作用，分化促進作用を現す

J. R. Prous, ed., *Drugs Fut.*, **15**, 15 (1990).

2000.7

69. タルチレリン水和物
（taltirelin hydrate）

田辺製薬

脊髄小脳変性症治療薬
甲状腺刺激ホルモン放出ホルモン（TRH）誘導体．TRH受容体に結合後神経系を活性化し運動失調の改善や回復を促進

J. R. Prous, ed., *Drugs Fut.*, **16**, 127 (1991); **22**, 207 (1997).

2000.8

70. リラナフタート
（liranaftate）

全薬工業-鳥居薬品

外用抗真菌剤　チオカルバミン酸系抗真菌剤
白癬治療に広い抗菌スペクトルを有し，皮膚真菌症に有効

J. R. Prous, ed., *Drugs Fut.*, **16**, 811 (1991).

71. ベシル酸ベポタスチン
(bepotastine besilate)

宇部興産，田辺製薬

ヒスタミン系抗アレルギー剤　H₁拮抗性抗アレルギー剤

アレルギー性鼻炎適応から，皮膚アレルギーへの適応拡大（2002.1 承認），ヒスタミン H₁ 拮抗作用を中心に LTD₄ 拮抗作用，抗 PAF 作用などを有する

J. R. Prous, ed., *Drugs Fut.*, **23**, 256 (1998); **24**, 324 (1999).

72. 塩酸ミルナシプラン
(milnacipran hydrochloride)

旭化成-ヤンセンファーマ(ピエール・ファブレ・フランス)

抗うつ剤

選択的セロトニン・ノルアドレナリン再取込み阻害剤(SNRI)とよばれるうつ病・うつ状態治療剤

M. Briley, et al., *Drugs Fut.*, **11**, 21 (1986); **13**, 1105 (1988).

73. 塩酸バラシクロビル (valacyclovir hydrochloride)

グラクソ・スミスクライン(グラクソ・スミスクライン・イギリス)

抗ウイルス剤

アシクロビルのL-バリルエステル型のプロドラッグ，単純疱疹，帯状疱疹．2002.7 顆粒剤追加発売

アシクロビル + (NHCO₂Bn保護バリン)
1) DCC, DMAP, DMF
2) H₂, Pd/C, MeOH–THF

J. R. Prous, ed., *Drugs Fut.*, **18**, 619 (1993).

74. 塩酸フェキソフェナジン (fexofenadine hydrochloride)

アベンティスファーマ(アベンティスファーマ・ドイツ)

ヒスタミン系抗アレルギー剤
H₁拮抗性抗アレルギー剤

1993年に開発されたテルフェナジン(トリルダン)の活性代謝物．第二世代抗ヒスタミン薬で，2002.4 に皮膚疾患に伴うそう痒への適応拡大が承認

1) LiAlH₄, THF
2) Ac₂O, ピリジン

AlCl₃, CH₂Cl₂

KI, KHCO₃, トルエン–H₂O, 還流

NaOH, MeOH, 還流

1) (COCl)₂, DMSO, CH₂Cl₂
2) KMnO₄, アセトン

NaBH₄, H₂O

J. R. Prous, ed., *Drugs Fut.*, **21**, 1017 (1996).

75. 塩酸パロキセチン水和物
(paroxetine hydrochloride hydrate)

グラクソ・スミスクライン-吉富薬品(グラクソ・スミスクライン・イギリス)

抗うつ薬　SSRI系抗うつ薬

選択的で強力なセロトニン再取込み阻害作用(SSRI)を有する抗うつ治療剤．社会不安症障害治療(SAD)への適応拡大を計っている

J. R. Prous, ed., *Drugs Fut.*, **11**, 112 (1986); **19**, 196 (1994).

76. バルサルタン (valsartan)

ノバルティスファーマ(ノバルティスファーマ・スイス)

降圧剤　AII 拮抗性高血圧症治療剤
選択的 AT₁ 受容体拮抗作用を有する高血圧症治療剤．ロサルタン，カンデサルタンに続く

P. Buehlmayer, et al., *Bioorg. Med. Chem. Lett.*, **4**, 29 (1994).

77. ロピナビル (lopinavir)

アボットジャパン-大日本製薬(アボット・アメリカ)

抗エイズ薬　HIV プロテアーゼ阻害性抗エイズ薬
HIV プロテアーゼ阻害作用ロピナビルとリトナビルの合剤．リトナビルはロピナビルの代謝阻害効果を持続させるために配合

A. R. Haight, et al., *Org. Process Res. Dev.*, **3**, 94 (1999); E. J. Stoner, et al., **3**, 145 (1999); **4**, 264 (2000).

78. ザナミビル水和物
(zanamivir hydrate)

グラクソ・スミスクライン，三共（グラクソ・スミスクライン・イギリス）

抗ウイルス剤
インフルエンザウイルス用剤

インフルエンザ A・B 型治療用吸入剤，専用吸入器で吸入，ノイラミニダーゼの阻害剤

J. R. Prous, ed., *Drugs Fut.*, **21**, 375 (1996).

79. 酒石酸ゾルピデム
（zolpidem tartrate）

藤沢サノフィ・サンテラボ，藤沢薬品（サノフィ・サンテラボ・フランス）

睡眠障害治療剤
非ベンゾジアゼピン（BZ）系睡眠導入剤
速効性で起短時作用型の睡眠を惹起する

工業的スケールの合成

J. R. Prous, ed., *Drugs Fut.*, **12**, 778 (1987); **15**, 869 (1990); **16**, 787 (1991).

80. メロキシカム
（meloxicam）

日本ベーリンガーインゲルハイム-第一製薬（トーメ，ベーリンガーインゲルハイム・ドイツ）

抗炎症剤（非ステロイド系）　消炎鎮痛剤
オキシカム系 NSAID. COX-2 酵素を選択的に阻害するため消化管系副作用が少なく，血中半減期が長い

G. Trummlitz, et al., *Drugs Fut.*, **14**, 1047 (1989).

81. アナストロゾール (anastrozole)

アストラゼネカ (アストラゼネカ・イギリス)

抗がん剤 (抗ホルモン系)　　乳がん治療剤
非ステロイド系選択的第三世代アロマターゼ阻害の抗乳がん剤

2001.2

J. R. Prous, ed., *Drugs Fut.*, **20**, 30 (1995).

82. ロルノキシカム (lornoxicam)

大正製薬 (アマシャム・イギリス)

抗炎症剤 (非ステロイド系)　　消炎鎮痛剤
オキシカム系 NSAID で既存のオキシカム系より血中半減期が 1/20 程度に短縮

2001.2

J. R. Prous, ed., *Drugs Fut.*, **17**, 663 (1992).

83. リン酸オセルタミビル
（oseltamivir phosphate）

中外製薬−塩野義製薬（ロシュ・スイス）

抗ウイルス剤
ノイラミニダーゼ阻害抗インフルエンザ剤
プロドラッグタイプのノイラミニダーゼ阻害作用を有する抗インフルエンザウイルス経口剤

J. R. Prous, ed., *Drugs Fut.*, **24**, 1189 (1999).

84. フマル酸クエチアピン
(quetiapine fumarate)

アストラゼネカ-藤沢薬品(アストラゼネカ・イギリス)

統合失調症治療剤　　SDA系抗精神病薬

ジベンゾチアゼピン誘導体非定型抗精神病剤，5-HT$_2$・ドパミンD$_2$拮抗作用とともにα$_1$拮抗作用を有する

J. R. Prous, ed., *Drugs Fut.*, **21**, 483 (1995).

85. ザフィルルカスト
(zafirlukast)

アストラゼネカ(アストラゼネカ・イギリス)

気管支喘息剤　　LT拮抗性抗喘息剤

長期投与でも有効性が持続し，安定性が高いので長期管理薬として期待される

P. R. Bernstein, *Drugs Fut.*, **19**, 217 (1994); **20**, 292 (1995).

86. 塩酸オロパタジン
（olopatadine hydrochloride）

協和発酵

ヒスタミン系抗アレルギー剤
H_1 拮抗性抗アレルギー剤
持続性のⅠ型アレルギー剤

J. R. Prous, ed., *Drugs Fut.*, **18**, 794 (1993); **20**, 958 (1995).

87. リネゾリド
（linezolid）

ファルマシア（ファルマシア・アメリカ）

合成抗菌剤　グラム陽性菌感染症用合成抗菌剤
オキサゾリジン系合成抗菌剤で，バンコマイシン耐性腸球菌(VRE)につづき，メチシリン耐性黄色ブドウ球菌(MRSA)に適用を計っている

J. R. Prous, ed., *Drugs Fut.*, **21**, 1116 (1996).

88. エダラボン (edaravone)

三菱ウェルファーマ

脳血管障害治療剤　脳循環・脳代謝改善剤

有害なフリーラジカルを消去無害化することで，脳虚血後の神経細胞や血管内皮細胞の酸化傷害を防ぐ脳保護剤

J. R. Prous, ed., *Drugs Fut.*, **24**, 1135 (1999); **25**, 1089 (2000).

89. オランザピン (olanzapine)

日本イーライリリー(イーライリリー・アメリカ)

統合失調症治療剤　SDA 系抗精神薬

5-HT_2 受容体・ドパミン D_2 受容体拮抗(SDA)作用を有するが，複数の受容体に作用する初の多受容体作動剤(MARTA)

N. A. Moore, et al., *Drugs Fut.*, **19**, 114 (1994).

90. ファレカルシトリオール (falecalcitriol)

住友製薬-キッセイ薬品-大正製薬

活性型ビタミンD　二次性副甲状腺機能亢進治療剤

維持透析下の二次性副甲状腺機能亢進症治療剤，従来の活性型ビタミンD剤に比べ作用が強い

J. R. Prous, ed., *Drugs Fut.*, **25**, 517 (2000); **26**, 502 (2001).

91. モンテルカストナトリウム
（montelukast sodium）

万有製薬-杏林製薬（メルク・アメリカ）

気管支喘息剤
LT 拮抗性抗喘息剤
強力で持続的な経口 LTD₄ 受容体拮抗剤

J. R. Prous, ed., *Drugs Fut.*, **22**, 1103 (1997).

92. ゾルミトリプタン (zolmitriptan)

アストラゼネカ（グラクソ・スミスクライン・イギリス）

片頭痛治療剤　トリプタン系片頭痛治療剤

5-HT$_{1B/1D}$受容体アゴニストの第二世代の片頭痛治療剤，経口投与剤から 2002.6 口腔内速溶剤の追加，鼻腔スプレー製剤追加申請中

J. R. Prous, ed., *Drugs Fut.*, **22**, 260 (1997).

93. メシル酸イマチニブ (imatinib mesylate)

ノバルティスファーマ（ノバルティスファーマ・スイス）

分子標的がん治療剤
白血病治療剤

ABL チロシンキナーゼ活性阻害剤，2000.11 オーファンドラッグ指定

J. R. Prous, ed., *Drugs Fut.*, **26**, 545 (2001).

2002.8

94. ゲフィチニブ
(gefitinib)

アストラゼネカ(アストラゼネカ・イギリス)

分子標的がん治療剤　EGFR-TK阻害肺がん治療剤

ゲフィチニブ(商品名イレッサ)は膜に存在する上皮細胞増殖因子受容体(EGFR)チロシンキナーゼ(TK)阻害作用を有し，EGFRのもつがん細胞の増殖，浸潤，分化，転移にかかわる信号の伝達経路を遮断

J. R. Prous, ed., *Drugs Fut.*, **27**, 339 (2002).

2002.9

95. ロラタジン
(loratadine)

シェリング・ブラウ，塩野義製薬（シェリング・ブラウ・アメリカ）

ヒスタミン系抗アレルギー剤
H_1拮抗性抗アレルギー剤

三環系化合物として合成，速効果発現で眠気が少ない

J. R. Prous, ed., *Drugs Fut.*, **12**, 544 (1987); **25**, 640 (2000); **26**, 602 (2001).

96. メシル酸パズフロキサシン
（pazufloxacin mesylate）

富山化学，三菱ウェルファーマ

ニューキノロン系合成抗菌剤
注射用ニューキノロン剤
国内初の本格的な注射用ニューキノロン系合成抗菌剤

J. R. Prous, ed., *Drugs Fut.*, **20**, 849 (1995); **21**, 846 (1996); **25**, 873 (2000); **26**, 814 (2001).

97. 塩酸アムルビシン
（amrubicin hydrochloride）

住友製薬

抗がん剤
アントラサイクリン系抗がん剤
化学的に全合成し，心毒性はきわめて軽度

J. R. Prous, ed., *Drugs Fut.*, **13**, 962 (1988); **24**, 1256 (1999).

98. ブリンゾラミド
(brinzolamide)

日本アルコン(アルコン・アメリカ)

緑内障治療剤　炭酸脱水酵素阻害眼圧降下剤

チエノ-チアジン-6-スルホンアミド炭酸脱水酵素阻害剤で，眼圧のコントロール性が高い

J. R. Prous, ed., *Drugs Fut.*, **23**, 365 (1998).

99. プルリフロキサシン（prulifloxacin）

日本新薬，明治製菓，十全化学

ニューキノロン系合成抗菌剤
キノリン環骨格の1位と2位を架橋して4員環としたチアゼトキノリン骨格のニューキノリン系

J. R. Prous, ed., *Drugs Fut.*, **21**, 805 (1996).

100. テルミサルタン
(telmisartan)

日本ベーリンガーインゲルハイム-山之内製薬(ベーリンガーインゲルハイム・ドイツ)

降圧剤
AII拮抗性高血圧症治療剤
ATII受容体拮抗剤，AII誘発収縮に拮抗

J. R. Prous, ed., *Drugs Fut.*, **22**, 1112 (1997).

12. 最近の市販医薬の合成法100選

12章収載医薬品アルファベット順と承認年月順の対応表

医薬品名	承認年月順	医薬品名	承認年月順
abacavir sulfate 硫酸アバカビル	56	mosapramine hydrochloride 塩酸モサプラミン	4
alendronate sodium trihydrate アレンドロン酸ナトリウム三水和物	39	mycophenolate mofetil ミコフェノール酸モフェチル	61
ampiroxicam アンピロキシカム	20	nadifloxacin ナジフロキサシン	12
amprenavir アンプレナビル	59	naftopidil ナフトピジル	48
amrubicin hydrochloride 塩酸アムルビシン	97	nateglinide ナテグリニド	55
anastrozole アナストロゾール	81	nedaplatin ネダプラチン	28
atorvastatin calcium アトルバスタチンカルシウム	67	nemonapride ネモナプリド	2
azasetron hydrochloride 塩酸アザセトロン	21	nevirapine ネビラピン	47
bepotastine besilate ベシル酸ベポタスチン	71	nifekalant hydrochloride 塩酸ニフェカラント	58
beraprost sodium ベラプロストナトリウム	5	olanzapine オランザピン	89
bicalutamide ビカルタミド	50	olopatadine hydrochloride 塩酸オロパタジン	86
brinzolamide ブリンゾラミド	98	olprinone hydrochloride 塩酸オルプリノン	31
calcipotriol カルシポトリオール	68	oseltamivir phosphate リン酸オセルタミビル	83
cytarabine ocfosfate シタラビンオクホスファート	9	paclitaxel パクリタキセル	42
delavirdine mesylate メシル酸デラビルジン	66	panipenem/betamipron パニペネム/ベタミプロン	18
didanosine ジダノシン	8	paroxetine hydrochloride hydrate 塩酸パロキセチン水和物	75
dorzolamide hydrochloride 塩酸ドルゾラミド	51	pazufloxacin mesylate メシル酸パズフロキサシン	96
ecabet sodium エカベトナトリウム	15	pemirolast potassium ペミロラストカリウム	1
edaravone エダラボン	88	pilsicainide hydrochloride 塩酸ピルジカイニド	3
efavirenz エファビレンツ	57	pioglitazone hydrochloride 塩酸ピオグリタゾン	62
emedastine difumarate フマル酸エメダスチン	11	planlukast hydrate プランルカスト水和物	27
epalrestat エパルレスタット	6	prulifloxacin プルリフロキサシン	99
epinastine hydrochloride 塩酸エピナスチン	23	quetiapine fumarate フマル酸クエチアピン	84
falecalcitriol ファレカルシトリオール	90	rabeprazole sodium ラベプラゾールナトリウム	44
fexofenadine hydrochloride 塩酸フェキソフェナジン	74	ramosetron hydrochloride 塩酸ラモセトロン	35
fludarabine phosphate リン酸フルダラビン	63	risperidone リスペリドン	34
gefitinib ゲフィチニブ	94	ritonavir リトナビル	43
gemcitabine hydrochloride 塩酸ゲムシタビン	54	sanilvudine サニルブジン	40
glimepiride グリメピリド	64	saquinavir mesylate メシル酸サキナビル	41
granisetron hydrochloride 塩酸グラニセトロン	7	sarpogrelate hydrochloride 塩酸サルポグレラート	14
imatinib mesylate メシル酸イマチニブ	93	seratrodast セラトロダスト	29
imidapril hydrochloride 塩酸イミダプリル	16	sildenafil citrate クエン酸シルデナフィル	49
indinavir sulfate 硫酸インジナビル	38	sumatriptan succinate コハク酸スマトリプタン	65
irinotecan hydrochloride 塩酸イリノテカン	22	suplatast tosylate トシル酸スプラタスト	26
lamivudine ラミブジン	37	tacalcitol タカルシトール	19
lansoprazole ランソプラゾール	10	taltirelin hydrate タルチレリン水和物	69
latanoprost ラタノプロスト	52	tandospirone citrate クエン酸タンドスピロン	36
levocabastine hydrochloride 塩酸レボカバスチン	60	telmisartan テルミサルタン	100
levofloxacin レボフロキサシン	17	terbinafine hydrochloride 塩酸テルビナフィン	13
linezolid リネゾリド	87	trandolapril トランドラプリル	33
liranaftate リラナフタート	70	tropisetron トロピセトロン	45
lomerizine hydrochloride 塩酸ロメリジン	53	unoprostone isopropyl ウノプロストンイソプロピル	25
lopinavir ロピナビル	77	valacyclovir hydrochloride 塩酸バラシクロビル	73
loratadine ロラタジン	95	valsartan バルサルタン	76
lornoxicam ロルノキシカム	82	voglibose ボグリボース	24
losartan potassium ロサルタンカリウム	46	zafirlukast ザフィルルカスト	85
meloxicam メロキシカム	80	zalcitabine ザルシタビン	32
meropenem trihydrate メロペネム三水和物	30	zanamivir hydrate ザナミビル水和物	78
milnacipran hydrochloride 塩酸ミルナシプラン	72	zolmitriptan ゾルミトリプタン	92
montelukast sodium モンテルカストナトリウム	91	zolpidem tartrate 酒石酸ゾルピデム	79

13 医薬品の特許と製造承認申請

13・1 はじめに

特許(特許権)は,発明(技術)を公開することの代償として,発明者に一定期間,独占的,排他的に実施する権利を付与するもので,長い時間と労力をかけて,時には,多くの資金を投入して完成した発明が,他者に模倣され無断で利用されることを防止するためにある.

特許を所有している者(特許権者)は,その発明を他者が無断で実施した場合,試験・研究のための実施である場合を除き,侵害製品の製造・販売・宣伝の差し止め,損害賠償金の支払い,および,不当利得の返還などの請求をすること(権利行使)ができる.特に医薬品の開発は,他の産業分野のものと比較しても多くの時間と費用がかかる事業であり,このようにして開発した医薬品に関して,他者が簡単に真似をして短時間にしかも少ない開発費で同じ医薬品や類似品を市場に参入させることが許されるのであれば,製薬企業はとても事業収益を確保することができず,医薬品の研究開発を行うことはできないのである.特許による独占的な実施の保証は,医薬品企業にとって,事業の成否がかかる生命線なのである.

13・2 特許の要件

特許法において"特許で保護される発明"は,どのように定義されているのであろうか.特許法第2条では,"「発明」とは,自然法則を利用した技術的思想の創作のうち高度のものをいう",と規定されている.

しかし,この規定は発明一般を概念的に定義しているにすぎず,日々新たに生み出される種々の発明に関して,"特許で保護される発明"に該当するかどうかを明確に判定しうる満足すべき定義とはいえない.ただ,サイエンスの進歩が急速で著しく,コンピュータープログラムやビジネスメソッド(モデル),あるいは,ゲノム解析やプロテオーム解析をはじめとするゲノム創薬にかかる生命情報科学関連発明のように,従来の発明の概念にはなじみにくいものが次つぎに生まれてくる現実を考えれば,むしろ,発明の定義を特許法で固定的に決めないほうが好ましいともいえる.

では,具体的に"特許で保護される発明"にはどのようなものがあるのだろうか.

特許法は発明について,特許性があるのかどうかを審査する発明の対象を明らかにするために三つの表現形式を設けている."物の発明","物を生産する方法の発明","方法の発明"である(特許法第2条3項).

"物の発明"は,産業上の有用性を有する"物"に関する発明である.その権利は,物の生産,使用,譲渡,貸渡し,輸入,譲渡もしくは貸渡しの申出(展示を含む)に及ぶ."物を生産する方法の発明"(製造方法)は,その方法の使用だけでなくその方法によって生産された物も含まれ,そ

の物がその方法によって生産される限り，"物の発明"と同じ範囲にまでその権利が及ぶ．一方，"方法の発明"に属する製造方法以外の方法（単純方法）の発明は，その方法を使用する行為にしか権利は及ばない．これを医薬品創製のなかでみてみると，"物"としては，医薬品の原薬となる化学物質，遺伝子，タンパク質，細胞，微生物，実験動物，原薬を含む組成物（製剤）などがあり，"方法"としては，スクリーニング法，評価法，精製法，遺伝子組換え法，培養法などがある．また，"物を生産する方法"としては，製造方法（一部の精製法，遺伝子組換え法，培養法などを含む）がある．医薬品の効能・効果および適応症は，用途発明（物の特定の性質・属性を見いだし，利用する発明）として"方法の発明"とも解される．

次に，特許として認められるにはどのような要件を満足しなければならないのであろうか．

特許法第29条1項によれば，まず，発明でなければならないことと，その発明が産業上利用することができることである．そして，その発明は，特許出願前に日本国内または外国において，公然知られた（公知）ものではなく（インターネット上の公表も公知），"新規性"を有することが必要である．さらに，その発明は特許出願前にその発明の属する技術分野における通常の知識を有する者（当業者）が公知技術に基づいて容易に発明をすることができないこと，すなわち，"進歩性"を有することが必要である（特許法第29条2項）．上記以外にも特許になるための要件は種々あるが，"産業上の利用可能性"，"新規性"，"進歩性"が三大要件である．

もう一つ重要な要件として，明細書の記載要件である"実施可能要件"がある．すなわち，特許法第36条4項には，"発明の詳細な説明は，通商産業省令で定めるところにより，その発明の属する技術分野における通常の知識を有するものがその実施をすることができる程度に明確かつ十分に，記載しなければならない"とされている．ところで，特許として特別な権利が許されるのは，特許法第1条に規定する"この法律は，発明の保護及び利用を図ることにより，発明を奨励し，もって産業の発達に寄与することを目的とする"の理念に基づくものであり，単に発明を保護するためだけのものではなく，発明を公開することにより第三者に発明を利用する機会を与え，両者の調和をとりつつ技術の進歩を図り，産業の発達を促すものである．したがって，単に特許として保有しているだけで活用せず他者の実施を妨害するのは好ましくないのであり，特許発明が適切に実施されることを促す規定（裁定実施権）が設けられていることを認識しておかねばならない．不実施の場合の通常実施権の設定の裁定について，特許法第83条に"特許発明の実施が継続して3年以上日本国内において適当にされていないときは，その特許発明の実施をしようとする者は，特許権者または専用実施権者に対し通常実施権の許諾について協議を求めることができる"と規定するのもそのためである．

13・3 特許権をとるための手続き

発明を特許として保護するためには，発明者もしくは発明者から権利を譲り受けた者（出願人になるための要件を満足する者）が所定の出願書類を特許庁に提出（出願）して出願審査を請求し，審査を受けなければならない．上記特許の要件を満足し拒絶の理由が見いだされない場合，特許査定となり，所定の登録料を支払うことにより，特許として認められる．

以下に，特許の出願から登録までが具体的にどのように進められるかを述べ，要約を図13・1に示した．

［出 願］　特許出願は，特許請求の範囲，発明に係る諸々の事項を記載した明細書に図面等を添付し，発明者および出願人等を記載した願書，発明の概要を簡潔にまとめた要約書を特許庁に提出し

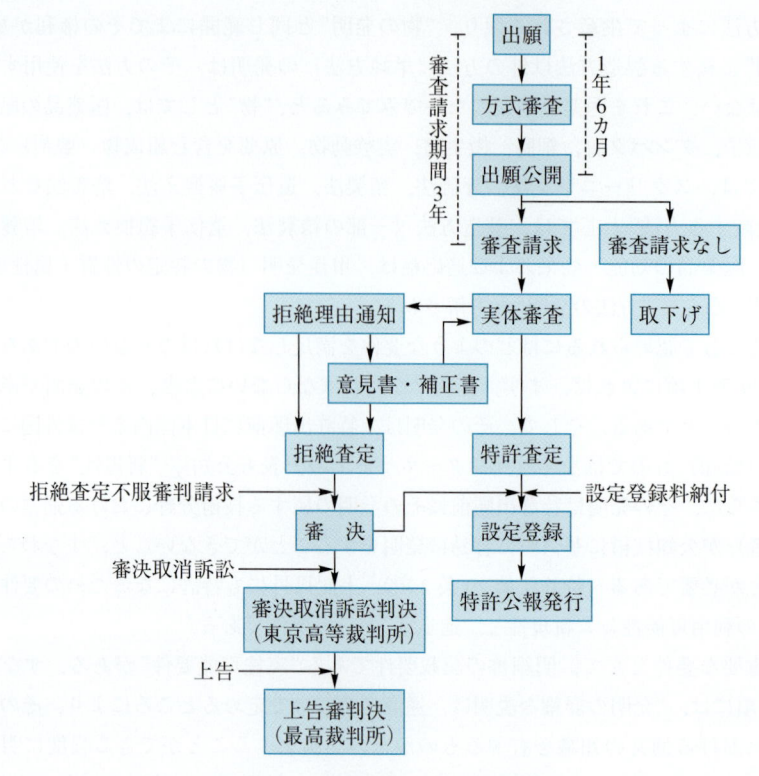

```
                      出願
                       ↓
審                   方式審査           1
査                     ↓               年
請                   出願公開           6
求                     ↓               カ
期         ┌─────────┤                 月
間         ↓         ↓
3        審査請求   審査請求なし
年         ↓         ↓
           ↓        取下げ
     拒絶理由通知 ← 実体審査
           ↓         ↑
       意見書・補正書
           ↓
         拒絶査定   特許査定
           ↓         ↓
拒絶査定不服審判請求→↓   ←設定登録料納付
         審  決   設定登録
           ↓         ↓
審決取消訴訟→        特許公報発行
           ↓
    審決取消訴訟判決
    （東京高等裁判所）
           ↓
   上告→
       上告審判決
      （最高裁判所）
```

図 13・1　特許権をとるための手続

なければならない（特許法第 36 条）．

　提出された出願書類は，所定の書式どおりかどうか審査（方式審査）され，不備のある場合は補正指令が下され，補正書を提出して不備を解消しなければならない．不備が解消した場合は，当初の出願日を以って出願が受理される．わが国を初め，米国を除く主要国では，同一の発明について二つ以上の出願がなされた場合，出願日が最も早い特許出願に特許を付与する"先願主義"が採用されている（特許法第 39 条）．この願書の提出については，直接持参して提出された日，あるいは，郵便局に差し出された日を到着時点とみなす"発信主義"を採用している．また，1990 年から開始された電子出願については，特許庁の受付ファイルへの記録が完了した時点を出願日としている．

　特許出願のなかで最も重要なのが特許請求の範囲と明細書である．特許請求の範囲にはその発明に基づく特許の権利範囲をどこまで請求するのか（請求項）を記載し，明細書には，発明の名称，図面の簡単な説明，発明の詳細な説明としての技術分野，背景，発明が解決しようとする課題，課題を解決するための手段，発明の実施の形態，実施例および発明の効果を記載する（特許法第 36 条 3 項）．

　すなわち，産業上求められている技術的課題が何であり（発明が解決しようとする課題），その課題を解決するための発明がどのようなものであり（課題を解決するための手段），どのようにしてその発明を実施するか（発明の実施の態様）および（実施例），どのような効果が得られるのか（発明の効果）を記載する（特許法第 36 条および第 70 条）．

　明細書の書き方により，発明が特許として認められるかどうか，また，特許権の及ぶ範囲がどこまでになるかが決まることになるため，細心の注意を払わなければならない．ここでふれておかな

ければならないことに優先権主張出願制度がある．この制度は，本来，工業所有権の国際的保護に関する一般条約（パリ条約）に基づくものであり，この条約加盟国間では，ある国に出願して1年以内に優先権主張をして別な国に同一発明を出願した場合，後の出願に係る新規性や進歩性の判断に関して後の出願時を基準とするのではなく，最初の出願を行った日（優先権主張日）を基準とするというものである．この外国における最初の出願と同様に，国内における出願についても最初の出願を基礎出願として優先権を認めるのが国内優先制度であり，1985年よりわが国にも導入されている．

この制度を活用することにより，最初の出願以降になされた実施例の追加等の発明の補強が可能になるとともに上位概念を形成することも可能であり，最初に出願した発明についての改良，変更，拡張を一つの出願に盛込むことができる．また，優先権主張出願が特許として成立した場合，その存続期間は優先出願を行った日から起算されるため，実質的に1年間延長されることになる．

[出願の公開]　特許庁に受理された出願は，発明分野により特許分類が付与され，出願された日から1年6カ月後に公開特許公報により公開される（特許法第64条）．

出願公開された発明は，当該発明を事業として実施した第三者に対して，出願の公開から特許が設定登録になるまでの期間，特許実施料に相当する額の補償金を請求することができる権利，いわゆる"補償金請求権"が発生する（特許法第65条）．この規定は，出願人の利益を守るためにあり，公開による出願人の不利益，すなわち，技術上の秘密を公にしたことにより第三者による模倣の恐れにさらされることに対する保護のためである．

[審査請求]　特許出願されたものは，すべてが審査されるわけではなく，出願人または第三者が"出願審査請求書"を提出し，出願審査の請求をした出願だけが審査される（特許法第48条の3）．

従来，審査請求が可能な期間は出願日から7年間であったが，1999年の特許法改正により，2001年10月1日以降になされた特許出願からは出願日から3年間に短縮された．この期間内に審査請求されないものは，出願取下げとみなされる．

[実体審査]　出願された発明を特許するべきか否か，すなわち，特許要件を満足しているかどうかを判断する実体審査は，提出された特許請求の範囲，明細書および図面に基づいて特許庁審査官により行われ，拒絶理由が存在するかどうかが調査検討される（特許法第49条）．

審査官が拒絶理由を発見した場合は，出願人に拒絶理由を通知し反論の機会が与えられる．出願人は，拒絶理由通知書により示された拒絶理由に対して反論するための意見書を提出する．またこのさい，意見書に合わせて特許請求の範囲を変更したりするための手続補正書を提出して，明細書，図面等の補正をすることができる（特許法第17条の2など）．ただし，明細書中に記載されていない限り，特許請求の範囲を拡大することはできないため，通常は拒絶理由に応じて減縮することが多い．この段階における審査官とのやりとりによって，特許権の及ぶ範囲が決まることになるので出願人（企業の場合は知的財産部門）の手腕の見せどころでもある．いずれにしてもいかに広い請求範囲を確保するかは明細書の書き方に大きく依存しており，正確できちんとした明細書を書くことが大変重要である．

[特許査定]　実体審査の結果，審査官が拒絶理由を見いだせなかった場合，または，意見書，手続補正書により拒絶理由が解消された場合は，特許査定がなされる（特許法第51条）．また，審査官が意見書または手続補正書によっても拒絶理由が解消されていないと判断したときは拒絶査定が下される（特許法第49条）．特許査定がなされた出願は，出願人が特許料を納付することにより設定登録され，特許権が発生する（特許法第107条）．

設定登録された特許権の存続期間は，特許の出願日から原則として20年で終了する（特許法第

67条).ただし,詳しくは後述するが,医薬品と農薬に限り,最大5年間の存続期間の延長が認められることがある.

[拒絶査定不服審判および審決取消訴訟] 審査官の下した拒絶査定に納得できない場合は,特許庁審判官による審理を受けるため,"拒絶査定不服審判"を請求することができる(特許法第121条).

審判の結論(審決)においても申し立てが認められない場合は,さらに,東京高等裁判所に審決の取消を請求する"審決取消訴訟"を提起することができる(特許法第178条).またさらに,東京高等裁判所においても申し立てが認められない場合は,最高裁判所に上告することも可能であるが,この訴訟においても申し立てが認められなければ拒絶が確定する.

13・4 研究・開発過程における特許出願

医薬品の研究・開発過程においては多くの発明がなされ,種々の特許によって医薬品の独占的な実施を保護している.以下,具体的にどのような特許出願がなされるかを研究・開発過程に沿って述べ,図13・2に要約を示す.

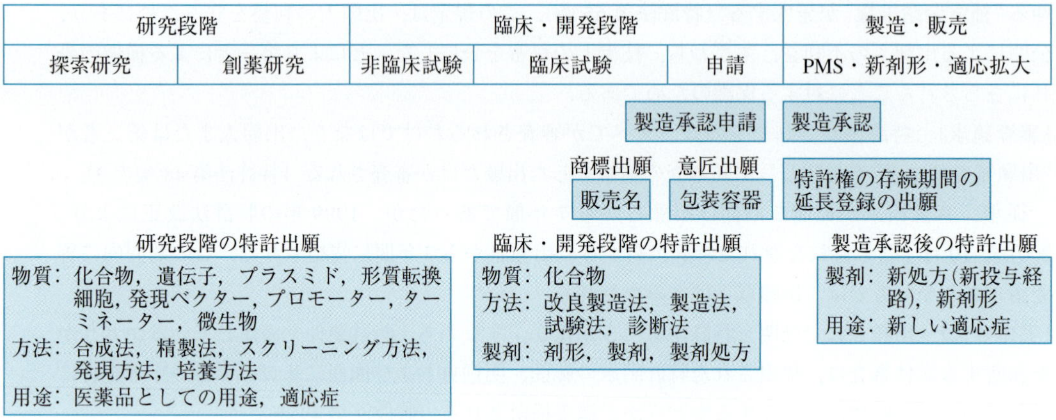

研究段階		臨床・開発段階			製造・販売
探索研究	創薬研究	非臨床試験	臨床試験	申請	PMS・新剤形・適応拡大

		製造承認申請	製造承認
	商標出願	意匠出願	特許権の存続期間の
	販売名	包装容器	延長登録の出願

研究段階の特許出願
- 物質: 化合物,遺伝子,プラスミド,形質転換細胞,発現ベクター,プロモーター,ターミネーター,微生物
- 方法: 合成法,精製法,スクリーニング方法,発現方法,培養方法
- 用途: 医薬品としての用途,適応症

臨床・開発段階の特許出願
- 物質: 化合物
- 方法: 改良製造法,製造法,試験法,診断法
- 製剤: 剤形,製剤,製剤処方

製造承認後の特許出願
- 製剤: 新処方(新投与経路),新剤形
- 用途: 新しい適応症

図 13・2 医薬品創製過程と特許出願

[開発目標の設定(標的分子)] 創薬のスタートは対象疾患および適応症の選択である.どんな病気の治療でどのような症状を改善するための薬をつくるのかをまず決めなければならない.この段階で発明が生まれることは通常はない.特許が創薬とかかわりをもつのはこれ以降のことである.

対象疾患が決まれば,その疾患がどんな病態を示しており,どのような病因が考えられるのか,何をどのようにコントロールすれば病状が改善し,疾患が治癒するのか,治療効果を得るための薬物の作用点,すなわち,薬物の標的分子(受容体タンパク質,酵素など)を設定することになる.この段階から発明(特許)の可能性が生まれてくる.

病態の解明からその病態に特異的な因子が見いだされ,その病因に係る標的分子の機能をコントロールするもの,あるいは,特定の方法により病状の改善を図ることができることを明らかにすれば,これはもう立派な発明であり特許の対象となる.また,これらの標的分子の活性化,あるいは,抑制が疾患の診断指標となることもあり,診断方法としての特許の対象であることも忘れてはならない.

標的分子を含めた作用機序に係る特許として言及しなければならないものに,治療方法がある.

治療方法は，現行の国内特許法においては産業上利用できないものとして，特許の対象とはならない．しかし，治療方法を実施するのは医師であり，治療行為は医師の専権であるため，その発明の保護のあり方は慎重に検討する必要はあるものの，新たな作用機序に基づく治療方法の開発は明らかに発明であり，特許の対象とされてもよいように思われる．

ちなみに，米国においては，特定の作用機序を介して治療効果をもたらす薬物を見いだした場合，その治療方法は特許の対象として認められている．

今後も病態に係る遺伝子，タンパク質などの標的分子の特許出願がなされていくことはまちがいない．ゲノム情報に基づくタンパク質の機能解析は急速に進みつつあり，次つぎに標的分子に係る特許出願がなされているようである．ヒトの遺伝子に対して特許を付与するかどうかについては，倫理的観点の議論が残っており，未だ完全に決着したわけではない．しかし，もう一つの問題，すなわち，もともと自然界（生体内）に存在する遺伝子の塩基配列解析は"発見"であり"発明"ではないとして特許法の保護対象にはあたらないとする保護対象の不適格性の議論については，日米欧三極特許庁の比較研究において，"精製された遺伝子（天然物）は，人の介在により自然状態から分離もしくは抽出されたものであり，もともと精製された状態では自然界に存在しないため単なる天然物の発見とはみなしておらず，生物学的な活性物質または化学物質として特許の対象とみなされる"と結論づけており，特許法上の問題はない．いずれにしても，ゲノム情報に基づくタンパク質の機能解析は多くの発明を生み出す宝庫なのである．

[評価法の設定（スクリーニング）] 標的分子が決まれば，その標的分子に作用する物質を見いだすためのスクリーニング法（アッセイ法）を設定することになるが，そのさい，新たな有用性のあるスクリーニング法を見いだすことができれば特許の対象となる．

スクリーニング法の特許は，単に自らの開発化合物の選び出しに利用できるだけでなく，第三者も利用できるので大変有用な技術となりえて重要である．ただ，発明の保護の観点からは特許の効力は限定されている．すなわち，スクリーニング法は単純方法であり，スクリーニング法に係る特許の権利行使は，スクリーニング法の実施行為のみに限られ，そのスクリーニング法を用いて得られたものまでにはその権利は及ばないと考えられている．そして，そのスクリーニング法の実施は通常企業のなかで行われるため，実施行為の発見がむずかしく権利行使には困難性がある弱点を有する．

[薬物の分子設計（ドラッグデザイン）] 標的分子とスクリーニング法が決まれば，次に標的分子に作用する薬物の分子設計を行うことになるが，この分子設計の方法が特許の対象となる．

薬物分子設計に用いる標的タンパク質の立体構造を表す三次元構造座標は，たとえ，新規なタンパク質のものであっても，単なる座標データ（情報）であり特許の対象とはならないと考えられている．

一方，三次元構造座標を用いたドラッグデザイン手法（コンピュータープログラムおよびプログラムを組合わせたアルゴリズム）は，特許の対象である．ただし，上記のスクリーニング法と同様に，このドラッグデザイン手法によりデザインした化合物までにはその権利は及ばないと考えられている．

現在，in silicoのドラッグデザインに関しては，デザイン手法のアルゴリズムが新規であり，デザインされた化合物が実際にin vitroアッセイで有効性を示せば"方法の特許"として認める方向で検討されており，標的分子の構造解析が進むに伴い特許出願が増えていくものと思われる．

[リード化合物創製，リード化合物最適化] 一次スクリーニングだけでなく，高次評価系での検討も含めた合成展開と薬効評価の繰返しによるリード化合物の創製（リードジェネレーション）と

リード化合物の最適化（リードオプティマイゼーション）のスクリーニング系，および，高次評価系において有効性を示した新規な化合物は，すべて特許の対象（物質特許）である．合成品に限らず天然物もスクリーニングのなかから新規な化合物を見いだすことができれば，これも特許の対象である．これらのスクリーニングにより有用性が見いだされた化合物は，物質特許としてだけでなく，当該化合物を有効成分とする特定の疾患に対する治療剤，すなわち，特定の性質を専ら利用する発明（用途発明）として特許の対象（用途特許）である．またもし，合成化合物や天然物が既知物質であっても，これまでに知られていない薬理活性が見いだせれば，同様に用途特許の対象である．

この物質特許および用途特許，とりわけ物質特許は，医薬品開発において最も重要な特許であり，開発品に係る他者からの参入を防ぎ，自社開発品の独占性を確保するものとしてなくてはならぬものである．これら化合物の合成法ならびに精製法も特許の対象であり，その合成中間体も製法特許を補強する物質特許として特許の対象である．

また，光学異性体が存在する化合物の場合，各異性体が固有の薬理活性，生体利用率，持続性などが異なることが往々にしてあり，ラセミ体と比べて特段の優れた性質を有しているか，または，ラセミ体にはない有用性（用途）を有していれば特許性（新規性・進歩性）がある．また，化合物が酸あるいは塩基により塩を形成する場合は，化合物そのもの（フリー体）だけでなく各種の塩も別個の物質として特許の対象である．それは造塩されたものはおのおの物性が異なり，製剤の安定性や生体利用率が異なり別個の物質として認識されるからである．また，それゆえに，どのような物性を有する塩を開発化合物とするかは医薬品の開発において大変重要な問題であり，種々の試みがなされる．

一方，バイオ医薬品に関しては，合成医薬品とは異なり上述した病態解析の過程において開発候補物質となるタンパク質，ポリペプチドなどが直接見いだされることが多く，その物質およびその製造方法がすべて特許の対象である．

具体的には，当該タンパク質およびポリペプチド，それらをコードする遺伝子，当該遺伝子を含んだプラスミドおよび形質転換細胞，融合細胞，発現ベクター，組換えベクター，プロモーター，ターミネーター，形質転換技術により得られたタンパク質，モノクローナル抗体などが物質特許として，また，それらを用いての製造方法が"物を生産する方法"として特許の対象である．さらに，これらの形質転換細胞の効率的培養法も特許の対象である．さらに，この段階で用いる一次および二次評価系，すなわち，種々の病態モデルも重要な特許の対象であり，ノックアウトマウスも含めたトランスジェニック動物およびそれを用いた評価法もおのおの"物の発明"および"方法の発明"として特許の対象である．

［開発候補化合物］　上記のプロセスを経て選び出された開発候補化合物も，これまで評価を進めてきた化合物の形がそのまま開発品となるとは限らない．まず，開発候補化合物そのものの安定性は，医薬品の製造原体（バルク）を安定的に供給する上において重要であり，先に述べた造塩による変換とともに結晶水の有無や水和物，さらには溶媒和物も含めた結晶形の変換を行うことがあり，特許の対象となる．また，薬物の安全性，生体利用率の増大，作用の持続性，あるいは，臓器移行性の向上を目的にプロドラッグに変換することがあるが，これも特許の対象である．

一方，代謝物の検討から生体内での活性本体と考えられる活性代謝物が同定されることがあり，このものも特許の対象となる．さらに，開発候補化合物が決まれば，安全性試験，臨床試験に供すべき数百グラムあるいは数キログラムの試料を用意しなければならないが，それは実験室レベルでの合成法では間に合わないことが多く，別途に工業的なスケールで生産できる安価で効率的な大量

合成法を開発しなければならない．その製造方法が特許の対象となる．

　この開発候補化合物（医薬品の製造原体）の合成法においては，医薬品の製造承認申請資料に記載する製造法を確立するまで，そのプロセス研究が続けられ，最適化が行われる．この試みのなかでなされたそれぞれの改良合成法がすべて特許の対象である．

　一方，製剤に関する特許出願も重要である．医薬品はその投与方法によりすべて剤形が異なり，薬剤安定性や生体利用率を満足すべきものを提供すべく多くの試みがなされる．粒子，錠剤の大きさや形状なども含めた薬剤の形態，有効成分の安定性や吸収性を改善するために加える配合剤，混合物，組成物の特定による製剤そのもの，および，その製剤手法などが特許の対象である．また，臨床試験を進める際に必要となる薬物および代謝物の血中濃度を測定する試験方法や分析法，薬効および安全性の試験方法も特許の対象である．この段階における特許出願は，原薬の特許の有効期間は終了しても，その後の製剤等の特許により医薬品を保護できる点で，実質的な特許権の存続期間の延長を確保することにつながり重要である．また，特許権以外に知的財産権による保護として，製剤容器，包装容器，包装形態は意匠権により，医薬品の販売名は商標権による保護の対象となることを付記する．

　以上，創薬の研究・開発過程における特許について述べてきたが，次に医薬品の製造承認取得後の特許のかかわりについてふれることにする．

[特許権存続期間の延長制度]　特許権の存続期間は特許出願の日より原則として20年で終了することはすでに述べたが，医薬品の場合は研究開発期間が長く，またさらに医薬品として販売するためには薬事法などの法規制に基づく製造承認を得るための有効性と安全性の確認などに相当長期間を要し，実際に承認が得られたときには特許権の存続期間がわずかしか残らないことが往々にして起こる．すなわち，特許権が存在していても特許発明を実施することができない期間が長く，その期間分だけ特許権の存続期間が浸食されているともいえる問題が生じるのである．この問題の救済措置として特許権の存続期間の延長制度が設けられ1988年より実施されている．

　特許法第67条2項には，"特許権の存続期間は，その特許発明の実施について安全性の確保等を目的とする法律の規定による許可その他の処分であって当該処分の目的，手続等からみて当該処分を的確に行うには相当の期間を要するものとして政令で定めるものを受けることが必要であるために，その特許発明の実施をすることができない期間があったときは，5年を限度として，延長登録の出願により延長することができる"と規定されており，医薬品の製造承認を受けた日から3カ月以内に延長登録の出願をしなければならない．

　延長される期間は最長5年であり，特許の設定登録日または臨床試験開始日のいずれか遅いほうの翌日から製造承認を了知した日の前日までの期間が対象である．

[適応症拡大に係る特許出願]　製造承認されるのは特定薬剤の特定された適応症に対してだけであるが，臨床開発過程において，あるいは，医薬品として上市された後に承認された適応症とは異なる疾患や病状の改善効果，すなわち，新たな有用性が見いだされる場合がある．多大の労力をかけて開発した製品の市場拡大や市場での優位性を確保するために各製薬企業は積極的に適応症の拡大を模索する．このようにして見いだされた新たな適応症も用途特許として特許の対象である．また，適応症拡大に関して新しい製剤が検討されることも多く，新規剤形に関する発明として剤形処方のみならず，その製剤化方法を含め特許出願の対象である．

　以上述べたように，一つの医薬品開発の過程において，探索研究から非臨床試験・臨床試験，さらには，医薬品の製造承認取得後まで，非常に多くの発明がなされ，種々の特許によって医薬品の独占的実施が守られていることがわかる．

13・5　非臨床試験および臨床試験について

　医薬品の製造承認申請との関連において認識しておかねばならない非臨床試験および臨床試験の実施基準の概要について言及する．

　医薬品の安全性に関しては，1983 年から非臨床試験の実施の基準（GLP）が実施され，その後査察対象試験施設の GLP チェックリストが設定され，1994 年から GLP の適合性調査が実施されている．また，臨床試験の実施に関しても，医薬品の臨床試験の実施基準（GCP）が 1988 年から実施されている．その後，1996 年に薬事法が改正され，翌年より GCP の遵守が法制化された（§1・2 参照）．

　そのなかでは，医薬品の製造承認申請の際に提出すべき資料のうち，臨床試験の試験成績に関する資料の収集を目的とする試験の実施に関する遵守事項が定められている．さらに，医薬品の製造承認申請に際して添付する資料の作成に当たっての方法論を明らかにする観点から，非臨床試験および臨床試験についてのガイドラインが整備されている．

13・6　新医薬品の製造承認申請

　臨床試験により安全性と有効性が確認できた医薬品の製造（輸入）を行うためには，"その製造（輸入）しようとするものが医薬品として適当である旨の厚生労働大臣の承認を品目ごとに得なければならない"（薬事法第 14 条）．

　医薬品の承認審査は，厚生労働省医薬食品局審査管理課（審査管理課），国立医薬品食品衛生研究所医薬品医療機器審査センター（審査センター）および医薬品副作用被害救済・研究調査機構（医薬品機構）で分離運営されている．審査管理課は承認審査の最終判断を含め審査全般を管理し，審査センターは審査チームでの審査を担当し，医薬品機構は承認審査のための適合性調査（GLP 基準，GCP 基準および信頼性基準への適合性調査），および，同一性調査（新投与経路，新効能，新剤形医薬品と既承認医薬品等との有効成分，分量，用法，用量，効能，効果等に関する同一性を有するかどうかの調査）を委託されている．

　当該医薬品の主たる製造所を管轄する保健所に提出された申請書は，都道府県庁を経由して審査センターで受付けられ，医薬品機構における信頼性確認に係る調査と確認結果の報告を踏まえ，審査センターにおける審査チームによる審査が行われ，審査報告書が作成される．その報告書をもとに薬事食品衛生審議会へ諮問される．

　薬事食品衛生審議会は，薬事分科会の下に医薬品部会が設置されており実務的な活動を行っている．申請品目の種類に応じて医薬品部会で審議された後，薬事分科会において審議が行われ，審議結果が答申される．この答申に基づき，審査管理課において最終的な判断が行われ，厚生労働大臣が医薬品の承認を決定する．

　以下に，新薬の製造承認申請の具体的手続きならびに審査過程について述べ，要約を図 13・3 に示す＊．

［製造承認の申請資料］　製造承認を申請するには，名称，成分および分量または本質，製造方法，用法および用量，効能または効果，貯蔵方法および有効期間，規格および試験方法，備考を記載した医薬品製造承認申請書，概要書（新医薬品に係る全試験成績を要約したもの）およびその根拠となる添付書類を提出しなければならない．

＊　2004 年 4 月 1 日付にて，審査センターと医薬品機構が統合され，独立行政法人医薬品医療機器総合機構としてこれらの業務を実施することとなった．

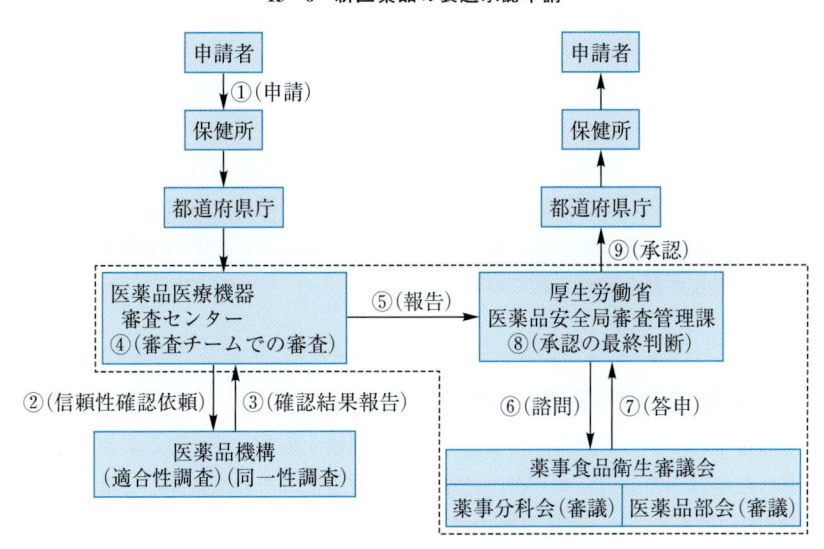

図 13・3 新医薬品の製造承認審査過程

　申請に必要な添付書類は，有効成分が新規なものであるか，既承認医薬品と同一であるかどうかなどによって分類がなされている．医療用医薬品については，申請内容区分（添付書類）により，新有効成分含有医薬品，新医療用配合剤，新投与経路医薬品，新効能医薬品，新剤形医薬品，新用量医薬品，剤形追加に係る医薬品，類似処方医療用配合剤およびその他の医薬品に分類されており，原則として以下のものが必要である．すなわち，イ．起源または発見の経緯および外国における使用状況等に関する資料，ロ．物理的化学的性質ならびに規格および試験方法等に関する資料，ハ．安定性に関する資料，ニ．急性毒性，亜急性毒性，慢性毒性，催奇形性その他の毒性に関する資料，ホ．薬理作用に関する資料，ヘ．吸収，分布，代謝，排泄に関する資料，ト．臨床試験の試験成績に関する資料等の7種類である．

[申請資料の提出]　製造承認申請書は，上記の必要な添付書類に加えて GLP および GCP 関連資料，毒劇薬物の指定審査資料，および医薬品機構が発行する GLP 適合確認書の写しを添えて提出し，保健所から都道府県庁を経て医薬品の承認審査を担当する審査センターで受付けられる．

[適合性書面調査および GCP 実地調査]　申請資料は，医薬品機構による適合性書面調査および GCP 実地調査を受け，薬事法に規定する GLP 基準，GCP 基準，信頼性基準をみたしている旨の確認をとらなければならない．一方，医薬品機構は調査結果を報告書にまとめ審査センターに報告する．

[面接審査と医薬品部会への登録]　上記適合性調査報告に基づき，審査センターにおいては審査チームによる添付書類内容に関する検討を行うとともに面接審査を行い，申請内容にかかわる問題点を論議する．解決されなかった問題点に対して申請者は回答書を提出し，再度面接審査を受け，回答書が了承されれば薬事食品衛生審議会の医薬品部会に登録される．一方，審査センターは審査報告書を作成し，医薬品部会に提出する．また，これと並行して，新医薬品については，国立医薬品食品衛生研究所，または国立感染症研究所に製品見本を提出し，規格試験法について特別審査を受ける．

[薬事食品衛生審議会審議]　薬事食品衛生審議会は，厚生労働大臣の諮問に基づき承認の可否を審議する．医薬品部会または薬事分科会は，申請者から提出された申請資料と審査センターが作成した審査報告書を審査し，その結果を厚生労働大臣に答申する．

[製造承認] 薬事食品衛生審議会の答申を踏まえ，厚生労働大臣により承認される．承認に伴い，毒劇薬等の指定が官報掲載されるとともに製造承認書が都道府県の保健所を経由して申請者に送達される．

また，承認審査の透明性，医薬品の適正使用を目的として，審査報告書，概要書，審査提出資料一覧等の文書が公開される．この申請の受理から承認までの期間は，申請者が指摘事項に回答するまでの期間や提出書類の不備の補正等に要する期間を除いて，その標準的事務処理期間が医療用医薬品については1年6カ月と定められている．

13・7　製造承認取得後の再審査と市販後調査

製造承認を取得すれば，その医薬品の製造・販売を開始することができるようになるが，臨床試験では限定された症例への適用であったのに対して，市販後はその医薬品が使用される機会が一気に，かつ，飛躍的に増えるため，臨床試験中には予測しえなかったさまざまな副作用が発現したり，期待される薬効があるかどうかが疑問視されたりする事例が発生する．

このような事態を背景として，新薬を市販する製薬企業は，市販直後からの一定期間，副作用などの安全性および効能・効果に係る有効性についての事例を収集し，その結果を厚生労働省に報告し，再審査を受けなければならないとされている．再審査までの期間は，通常，市販後6年間とされているが，オーファンドラッグ（希少疾病治療薬）のように症例数が集まりにくい医薬品などの場合には10年間と設定される場合もある．一方，この再審査の期間中に，別の製薬企業が同一の有効成分からなる医薬品について，製造承認を取得しようとする場合は，新薬としての申請資料をすべて独自に準備しなければならないことから，この再審査の期間中は，特許権がなくても別の製薬企業が新たに参入してくる可能性のない保護された期間でもあるのである．

13・8　品質の保証

製造承認を受けて市場に新薬の提供を開始した製薬企業は，一定の品質を保証しつつその医薬品を市場に提供し続けなければならない．このため，上記のように臨床試験中には予測できなかった重篤な副作用が頻発した場合，ドクターレター（副作用情報）などにより，全国の医師，薬剤師にその情報が伝わるようにして副作用被害の拡大を防止しなければならない．副作用被害が重篤で販売を継続した場合に甚大な被害が生じる恐れがある場合には，その医薬品の販売を中止し，市場から回収しなくてはならない事態が起こることもある．

また，こうした副作用に限らず，製造工程上のトラブルなどにより一定の品質を保証できず，何らかの健康被害の発生が危惧されるような場合には，一部の製造ロットのみを回収しなければならない場合も生じる．

以上述べたように，新しい医薬品の開発は，新薬の製造承認を申請し，それが取得できたことで終わりになるわけではなく，製造承認の取得後にこそ製薬企業としての責務が発生することを心すべきである．

13・9　終わりに

一つの新しい医薬品を仕上げる過程でいかに多くの発明がなされ，それらの発明に基づく特許出

願がなされて製品の権利を種々の面から保護しているかがおわかりいただけたと思う．標的分子の設定から，ドラッグデザイン，化合物合成，薬効評価を経て開発候補化合物が絞り込まれ，ADMET（吸収，分配，代謝，排泄，毒性）研究，製剤化研究，安全性評価，規格設定を経て，すべてのハードルをクリアしたものを臨床試験に供し，有効性と安全性を確認して医薬品としての製造承認を受ける．この一連の創薬のプロセスの間に出願される特許は多い場合は数十に上る．多くの人の労力と膨大な期間，莫大な費用をかけて行われる医薬品開発なればこそであるが，創薬化学の研究に従事するものにとっては，各自の研究領域のなかで，発明にチャレンジする壮大な舞台が用意されているともいえるのであり，最大限に活用すべきである．

一方，製品の独占的実施の面からは，これだけ多くの特許で保護を図ったとしても，なお十分とはいえない現実があり，特許出願に際しては，その内容，出願時期を十分にみきわめ，医薬品の開発プランに則した特許戦略に基づき，効率よく保護する権利形成が重要である．また，産業の発達の面からすれば，本来は基本的に共有されてもよい技術が，特許として保護されているために，他者が利用することができなかったり，発明の実施許諾を受けるための対価であるロイヤルティーが高いためにライセンスを受けることを差し控えざるを得なかったりして，かえって産業の発展を阻害することになりかねない場合もある．

特許法の基本理念に基づく，発明の保護と利用のバランスを適切に図ることにより，産業の発達に寄与することが大切である．

参 考 文 献

1) P. W. Grubb, "発明と特許戦略－化学と生物工学を中心に"，御船 昭，大屋憲一，小野恒一，田中郁三，中村 至，村山恭二訳，東京化学同人（1988）．
2) 竹田和彦，"特許がわかる 12 章"，第 5 版，ダイヤモンド社（2000）．
3) 室伏良信，"特許［化学］明細書の書き方"，第 5 版，法学書院（2003）．
4) 相田義明，平嶋竜太，隅蔵康一，"先端科学技術と知的財産権"，(社)発明協会（2001）．
5) 薬事法規研究会編，"やさしい薬事法"，第 4 版，じほう（2002）．
6) 岡部拓郎，知財管理，**52**，1455（2002）．
7) バイオテクノロジー委員会・第 1 小委員会，知財管理，**52**，1653（2002）．

Ⅳ
創薬研究最前線

VI

鱼药研究最前線

14

コンピューターによる
ドッキングスタディ

　創薬化学において有機化学が中心的な役割を果たすことはこれまで見てきたとおりであるが，実際の創薬の現場では関連する新しい技術も大いに活用されてきている．そのなかの一つがコンピューター支援による薬物解析と設計といった論理的・合理的アプローチである．本章では，その基礎となる手法を示すとともに，応用例としてのドッキングスタディを実例を交えながら紹介する．創薬化学の醍醐味の一つは独創性の高い薬物の設計と合成を効率的に行うことであり，薬物と生体の立体構造を考慮した分子レベルの相互作用に基づく薬物の合理的設計法は，そのための有効な手段と考えられる．

14・1　コンピューター支援による薬物解析と設計

　コンピューター支援による論理的アプローチとして最初に注目されたものは定量的構造活性相関（quantitative structure-activity relationship: QSAR）である．1960年代後半に，同じ母核を有する一連の薬物において，n-オクタノール/水の分配係数 P と生物活性との間に単純な相関関係が存在する場合があることが示された．すなわち，薬物の生物活性（比活性）C を，50％阻害濃度などの一定の生物反応をひき起こすのに必要な薬物のモル濃度で表すと，生物活性 C と分配係数 P との間に，以下のような単純な相関関係が得られる例が示された．

$$\log(1/C) = K_0 + K_1 \cdot \log P - K_2 \cdot (\log P)^2$$

　このように生物活性 $\log(1/C)$ と $\log P$ 値との間に二次の相関関係がある場合は，生物活性を最大とする分配係数（最適値）が存在し，薬物設計の指針となる．やがて，同じ母核の一連の誘導体について，化合物の生物活性はその物理化学的パラメーターの関数として表現できることが多いというように一般化され，定量的構造活性相関とよばれるようになった．

　1980年代ごろから，コンピューター支援による薬物解析と設計は，薬物ならびにその標的である生体高分子（受容体，酵素，核酸）の立体構造を考慮したものに中心が移ってきた．それというのも，薬物と標的生体高分子（広義の受容体）との結合は三次元空間で起こることから，両者が結合可能かどうかを考察する上で，それらの形状が重要であると考えられたためである．もう一つの要因としては，コンピューターのハードウェアとソフトウェアの進歩があげられる．すなわち，薬物とその標的分子とのドッキングスタディなどを高速かつ対話的に処理できるコンピューターグラフィックスが利用できるようになってきたためである．また最近では，定量的構造活性相関に三次元構造の要素を取入れた CoMFA 解析（comparative molecular field analysis）とよばれる手法も利用

318   14. コンピューターによるドッキングスタディ

されている.

　以前から薬の作用機序として，薬物を鍵とし，薬物受容体を鍵穴とする P. Ehrlich の提唱する鍵と鍵穴仮説が考えられてきたが，現在では薬物と生体高分子は鍵と鍵穴から連想されるものよりも柔軟であると考えられている．本章では，おもに薬物と生体高分子の立体構造を考慮した取組みについて取上げる．

14・1・1　立体配座解析

　解析の第一歩は，薬物自体の立体構造を知ることである．薬物の結晶中あるいは溶液中の構造（配座）は X 線結晶解析や NMR 解析などの実験的な手法によって決められることも多いが，それらが必ずしも受容体と結合する活性配座とは限らない．そこで，立体配座解析とよばれる論理的な計算により各種の安定配座を得ることも重要となってくる．立体配座解析では，分子の配座は構成原子の三次元座標あるいは内部座標（結合長，結合角，ねじれ角）で表現され，それに基づいて配座エネルギーが計算される．初期配座を発生させた後，エネルギー極小化（構造最適化）を行って安定配座を得るのがふつうであるが，初期配座が大きく異なるとエネルギー極小化で得られる安定配座も異なってくるため，最初に各種の初期配座を考慮（探索）することが必要となる．そのような配座探索には，分子のねじれ角を系統的に変化させる方法や，後述の高温での分子動力学による方法などがある．配座エネルギー計算はおもに 2 種類の理論に基づいて計算される．一つは量子力学で，もう一つは分子力学[1]であり，それらの手法に基づく計算プログラムが多数知られている．

　量子力学計算では，分子の配座エネルギー（生成熱）や電子的性質を求めることができる．純粋な量子力学の理論だけに基づく高精度の ab initio 法から，経験的なパラメーターを取込んだ簡便な手法までいくつかの段階がある．高精度の計算にはかなりの時間がかかり，特に構造最適化を含む ab initio 法計算は比較的小さな分子にしか適用できない．したがって，次に述べる分子力学計算では求められない反応性や電子密度分布を計算するために用いられることも多い．

　分子力学計算は電子を明示的に計算には含めない，いわば古典力学モデルに基づく計算である．分子の配座エネルギーあるいは分子の集合体である系のポテンシャルエネルギー E_{pot} は，一般に結合性エネルギーと非結合性エネルギーの和として次のように表される．

$$E_{pot} = E_{bond} + E_{angle} + E_{torsion} + E_{elec} + E_{vdw} + E_{HB}$$

ここで，E_{bond} は結合の伸縮エネルギー項，E_{angle} は結合角の変角エネルギー項，$E_{torsion}$ はねじれ角エネルギー項，E_{elec} は静電エネルギー項，E_{vdw} は van der Waals エネルギー項，E_{HB} は水素結合エネルギー項である．その具体的な表現形式の例を図 14・1 に示した．図に示されている結合伸縮エネ

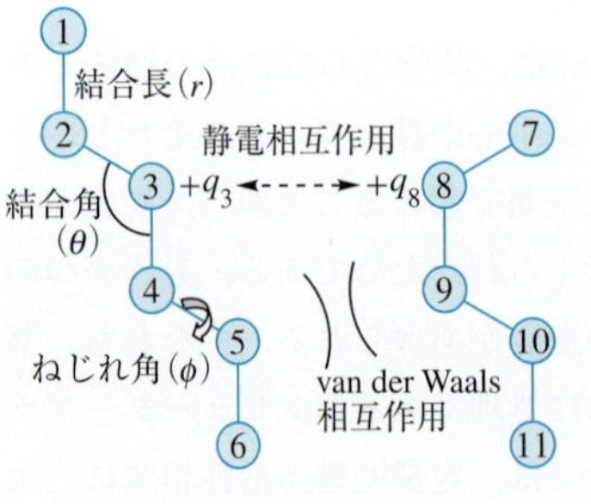

$$E_{合計} = \overbrace{\sum K_r(r-r_{eq})^2}^{結合長} + \overbrace{\sum K_\theta(\theta-\theta_{eq})^2}^{結合角} + \overbrace{\sum_\eta \sum \frac{V_\eta}{2}[1+\cos(\eta\phi-\gamma)]}^{ねじれ角}$$
$$+ \overbrace{\sum\sum \varepsilon_{ij}\left[\left(\frac{R^*_{ij}}{r_{ij}}\right)^{12} - \left(\frac{R^*_{ij}}{r_{ij}}\right)^6\right]}^{原子} + \overbrace{\sum\sum \frac{q_i q_j}{\varepsilon r_{ij}}}^{原子}$$
$$+ \overbrace{\sum\sum \left(\frac{C_{ij}}{r_{ij}^{12}} - \frac{D_{ij}}{r_{ij}^{10}}\right)}^{水素結合}$$

r_{eq} と θ_{eq} は結合長と結合角の平衡値，V_η と η と γ はねじれ角ポテンシャルエネルギーと周期と初期位相，ε_{ij} と R^*_{ij} は van der Waals エネルギーと半径，r_{ij} は非共有結合原子間距離，ε は誘電率，C_{ij} と D_{ij} は水素結合エネルギーパラメーター

図 14・1　分子力学の概念図

ルギー定数 K_r や van der Waals 半径 R_{ij} などは力場パラメーターとよばれ，あらかじめ設定しておく必要がある．それらは一般に X 線結晶構造あるいは高精度の量子力学計算によって求められた構造を再現するように決められ，プログラムに組込まれている．E_{elec} の計算に用いられる原子の部分電荷は，アミノ酸や核酸についてはあらかじめプログラムに用意されているが，各種の分子構造を有する薬物分子については，そのつど決めることが多い．

　分子力学計算は量子力学計算に比べ計算時間は格段に短いが，HOMO などの電子的性質はわからない．分子力学計算自体には温度の概念はないが，分子中の原子の動きを古典力学に従って記述することにより，特定温度における分子の動きをシミュレーションするようにしたものが分子動力学計算とよばれる．分子動力学計算はかなりの計算時間を要するが，分子の動的性質や統計力学的性質を求めることができる．また，分子動力学計算を数千度の高温で実施すると多種類の配座を発生させることができるので，いくつかの環構造を有し系統的配座探索が困難な分子の配座探索に利用される場合がある．

14・1・2 形 状 解 析

　分子力学計算を用いれば，短時間に多数の配座を調べることができ，量子力学計算を用いれば，HOMO・LUMO や分子表面の静電ポテンシャル（＋電荷を帯びているか －電荷を帯びているかということとその強さ）などの電子的性質も知ることができる．配座解析で得られた安定配座をもとに，分子の形状を比較・解析することを形状解析とよぶ．多くの場合，比較は立体構造の重ね合わせによりなされる．形状に加えて電子的性質や薬理作用団（後述）の比較や活性配座の推定などを行うことも重要であり，それらを含めて形状解析あるいは配座解析とよぶこともある．

　そのような例としてセロトニン受容体サブタイプ（5-HT$_2$）結合能を有するミアンセリンとフェノキシアルキルアミンとの重ね合わせと静電ポテンシャル比較を口絵 3 に示した[2]．フレキシブルなフェノキシアルキルアミンの代表的な 2 種類の安定配座のうち，一方（α）の配座が全体の形も静電ポテンシャルの対応もリジッドなミアンセリンに合致していることがわかる．換言すれば，第三級アミンと 2 個のベンゼン環がよく対応していることがわかる．このことから，フェノキシアルキルアミンの α 配座が受容体と結合する活性配座ではないかと推定される．

　薬物とその標的である生体高分子の結合は，両者それぞれがもつ官能基間の相互作用の集合として成しとげられる．したがって，強固な結合を達成するためには，良好な相互作用をする官能基が存在することとその空間的配置が相補的なことが重要である．この相互作用に直接関与する複数の官能基の集団を薬理作用団（ファーマコフォア）とよぶ．それは上記の 5-HT$_2$ 受容体リガンドの

表 14・1　薬理作用団と生体高分子との相互作用例

薬物の官能基	生体高分子の官能基	相互作用の種類
アミノ基	Asp や Glu のカルボキシ基	イオン結合
イミダゾール基やカルボキシ基	Arg のグアニジウム基や Lys のアミノ基	イオン結合
正の静電ポテンシャル	負の静電ポテンシャル	静電相互作用
ヒドロキシ基やアミドの NH 基	ペプチドのカルボニル基および Ser や Tyr のヒドロキシ基	水素結合
カルボニル基やヒドロキシ基	ペプチドの NH 基および Ser や Thr のヒドロキシ基	水素結合
フェニル基やアルキル基	Phe や Trp の芳香環および Leu や Val のアルキル基	疎水性相互作用

場合であれば，アミンと2個のベンゼン環である．薬物の薬理作用団の各官能基は標的生体高分子と表14・1に例示したような特徴的な相互作用を有すると考えられる．実際の医薬品の開発研究において，薬理作用団を特定することは大変重要であり，創薬化学においては常に薬理作用団を念頭に置いた研究がなされるといっても過言ではない．

14・1・3 相互作用解析

薬物の立体構造が立体配座解析でかなり正確に求められるのに対し，その標的である生体高分子の立体構造を論理的計算のみで明らかにすることは現在の技術では困難であり，X線結晶解析やNMR解析によって決定されている．それら実験的手法によって求められた構造をもとに，薬物分子との相互作用を分子力学計算などにより，定性的ならびに定量的に解析することを相互作用解析とよぶ．

相互作用解析の基本となるものがドッキングスタディで，受容体や酵素などの薬物標的生体高分子のリガンド結合部位に薬物分子をドッキングさせ，相互作用を視覚的に精査・確認したり，エネルギー計算で定量的に評価したりする．このようにコンピューターグラフィックスを用いて研究者が対話的にドッキングを行う手法に対して，非対話型で自動網羅的にドッキングを行う手法もある．ここで注意しておかなければならないことは，計算される相互作用エネルギーは薬物と生体高分子との結合自由エネルギーではないということである．すなわち，一般に分子力学計算ではエントロピーと溶媒和の寄与が考慮されていない．それに対して統計力学の手法により，薬物間の結合自由エネルギーの相違を見積もる手法もある．分子動力学/自由エネルギー摂動法計算とよばれるもので，明示的に多数の溶媒分子を系に含めた分子動力学計算を実施することにより，エントロピーと溶媒和の寄与（相違）が求められるが，かなり多くの計算時間を必要とする．

受容体あるいは酵素の立体構造が判明している場合は，それらの構造から薬理作用団を考察することが可能である．それら生体高分子の構造がわからない場合は，薬物の構造活性相関研究（官能基の有無と活性の強弱の関係）や形状解析から薬理作用団を推定することが多い．

14・1・4 薬物設計

コンピューター利用による薬物設計にはいくつかの手法がある．一つは対話的ドッキングスタディにより薬物の構造修飾・設計を行うものである．これは研究者がコンピューターグラフィックスを用いて相互作用を視覚的に検討したり，エネルギー計算により定量的に評価したりしながら，より優れた薬物を考案してゆくものである．

もう一つの手法に三次元データベース検索がある．それは，薬物標的分子のリガンド結合部位に相補的にあてはまる構造を，既存化合物の三次元構造データベースから検索するものである．非対話型で自動網羅的に行うドッキングスタディといえる．三次元構造データベースとしては，試薬あるいは自社化合物の二次元構造データベースを，市販のプログラムで三次元化したものを用いるのが一般的である．検索のヒット化合物は新規化合物ではないが，今まで知られていなかった薬効が発見されることが考えられる．その意味で，本手法は薬物設計（drug design）というよりも薬物発見（drug discovery）とよばれることも多い．ヒット化合物が新規化合物でない反面，入手が容易であるという利点がある．また，薬物標的分子の立体構造が不明の場合は，リガンド結合部位の代わりに立体配座解析などで推定した薬理作用団モデルを利用した検索がなされることもある．

三次元データベース検索用のいくつかのプログラムが知られているが，その代表ともいえるDOCKプログラムを用いた三次元データベース検索の成功例をまとめたものが開発者のI. D. Kuntz

によって報告されている[3]．それによると，検索ヒット化合物（スコアのよかったもの）100〜200個についてコンピューターグラフィックスを用いて精査し，そのなかの10〜50個を選択して活性を評価した結果，その2〜20%の化合物に5〜900 μMの阻害活性が認められたということである．

薬物設計の段階を，リード化合物創製とリード化合物最適化に分類することも多い．リード化合物創製とは，膨大な数の化学構造のなかから，目的とする生物活性を備え新薬開発のもととなる物質（リード化合物）あるいはその手掛かりとなる物質（リード候補化合物）を探索創製する過程であり，リード化合物最適化とは，リード化合物の構造変換により効力や毒性などの面から最適の構造を備えた化合物に導く過程である．前記の対話的相互作用解析に基づく設計はリード化合物最適化の手法であり，三次元データベース検索はリード化合物創製の手法である．

リード化合物創製のもう一つの方法に，標的構造あるいは薬理作用団モデルに合致する構造を，コンピューターが自動構築するde novo設計がある．それは，原子あるいは部分構造単位で構造を付加してゆき，リガンド結合部位に合致すると考えられる化学構造を構築するものである．de novo設計の方法論（プログラム）はいくつも報告されているが，de novo設計された化合物が実際に合成されてめざした活性が確認された例はほとんど報告されていない．その理由の一つとして，de novo設計された化合物はユニークである反面その合成が簡単ではない場合が多いということがあげられる．

三次元データベース検索とde novo設計においては，リガンドの相補性の程度を高速に評価する必要がある．そのため，対象となるリガンド結合部位に一定間隔で格子点をとり，あらかじめvan der Waals相互作用エネルギーや静電相互作用エネルギーなどを評価しておき（格子点データ），データベース検索時にそれら格子点データを用いて構造が高速に評価できるようにするなどの工夫がなされている（図14・2）．

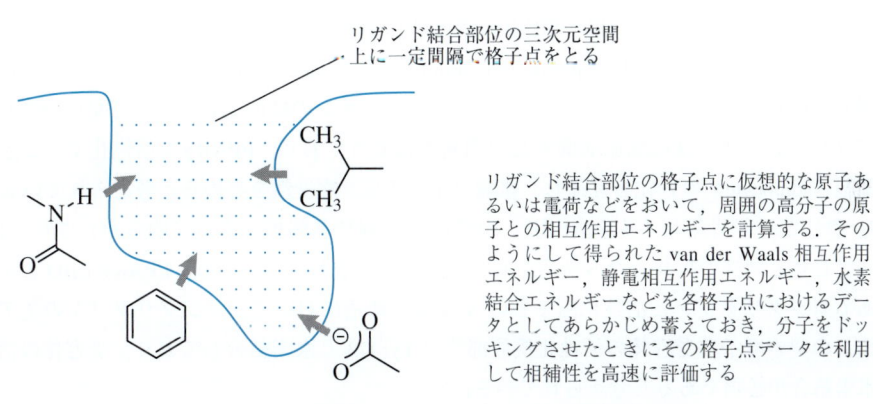

図 14・2　格子点データ用エネルギー計算の概念図

以上のような標的生体高分子の構造をもとにした薬物設計はstructure-based drug discoveryともよばれている．その典型的な流れをまとめたものが図14・3である．

14・2　コンピューターによるドッキングスタディ

ここでは薬物の標的生体高分子の立体構造が判明している場合のドッキングスタディの例を紹介する．一つは，核内受容体とそのリガンドの相互作用解析であり，もう一つは酵素阻害剤の三次元

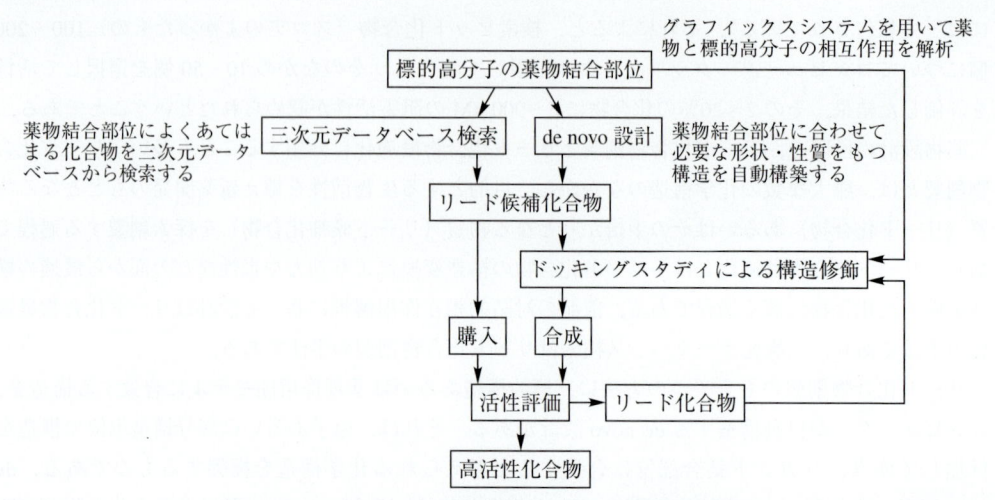

図 14・3 structure-based drug discovery の典型的な流れ

データベース検索と de novo 設計である．それらの例により，コンピューターによるドッキングスタディがどのように利用されるのか理解することができよう．

14・2・1 核内受容体とリガンドの相互作用解析

核内受容体は胚形成や成人の生理現象の制御において大切な役割を果たしており，創薬研究の重要な標的である．ステロイドホルモンを含む核内受容体のリガンドは細胞間のシグナルを受容体に伝える．核内受容体は核内転写因子であり，その活性化は受容体の二量体化や活性化因子の結合などと関連しており，分子間相互作用と細胞内シグナル伝達の複雑なネットワークを形成している．

核内受容体の一つである PPARγ（peroxisome proliferator-activated receptor γ）は食物脂肪の貯蔵や分解の調節に重要な役割を果たしており，チアゾリジンジオンの標的受容体として見いだされてきた．チアゾリジンジオンは抗糖尿病薬として開発されてきており，PPARγを活性化することにより脂肪細胞（adipocyte）の分化を促進し，組織のインスリン感受性を高めると考えられている．

PPARγのリガンド結合ドメイン（LBD）の構造は X 線結晶解析によって明らかにされており，他の核内受容体と同様の折りたたみ構造を有していることがわかっている．PPARγ LBD とアゴニストであるロジグリタゾンと活性化因子との X 線結晶構造において，ロジグリタゾンのチアゾリジンジオンの窒素原子は受容体の活性化機能部位の Tyr473 と水素結合しており，受容体の活性化にこの水素結合が必須であると考えられている．

最近，表 14・2 に示したオキシム構造を有したチアゾリジンジオン（**1**）〜（**5**）に PPARγに対する強いアゴニスト活性があることが見いだされ，それら化合物と PPARγ LBD とのドッキングスタディが報告されている[4]．その分子力学計算に基づくドッキングスタディでは，リガンドのチアゾリジンジオン部分をアンカーとして系統的な配座探索を実施している．そこで得られた安定構造について，リガンドから 8 Å 以内の LBD の側鎖も含めたエネルギー極小化による構造最適化を行い，安定複合体モデルを得ている．

高活性の（**1**）と（**2**）の複合体モデルでは，ビフェニル部分が疎水性ポケットに位置している．オキシム基に隣接するベンゼン環はロジグリタゾンの複合体結晶構造中のピリジン環とほぼ同様の場所にあり，Ile341 と Ile281 と相互作用している．末端のフェニル基はさらに Met348 と Leu255 と疎

表 14・2 PPARγ リガンドの構造と活性[†]

(1)〜(5)

ロジグリタゾン

リガンド	R¹	R²	EC$_{50}$(μM)	リガンド	R¹	R²	EC$_{50}$(μM)
(1)	4-C$_6$H$_5$-C$_6$H$_5$	CH$_3$	0.40	(4)	4-C$_6$H$_5$-C$_6$H$_5$	H	>100
(2)	3-C$_6$H$_5$-C$_6$H$_5$	CH$_3$	0.33	(5)	4-C$_6$H$_5$-C$_6$H$_5$	C$_3$H$_7$	>100
(3)	2-C$_6$H$_5$-C$_6$H$_5$	CH$_3$	>100	ロジグリタゾン			0.73

[†] H. Yanagisawa, et al., *Bioorg. Med. Chem. Lett.*, **10**, 373 (2000) を改変.

水性相互作用をしている. 口絵4に(**1**)と(**2**)の複合体モデルを結晶構造に基づいたロジグリタゾンの構造とともに示してあるので参照されたい. 図14・4には, (**1**)とPPARγ LBDとの相互作用を模式的に示してある.

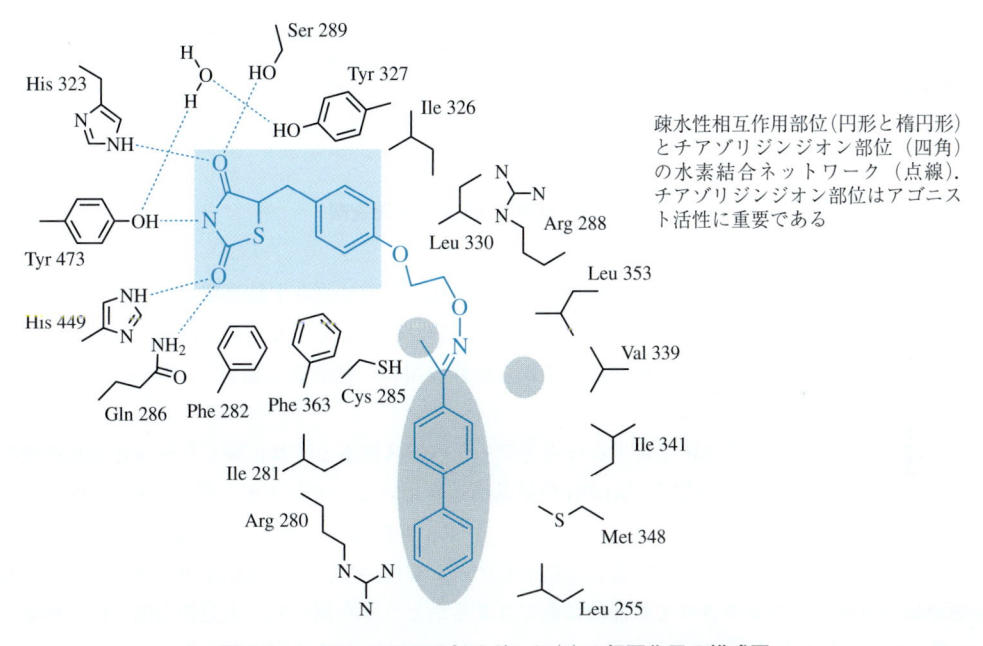

図 14・4 PPARγ LBD とリガンド(**1**)の相互作用の模式図

疎水性相互作用部位(円形と楕円形)とチアゾリジンジオン部位(四角)の水素結合ネットワーク(点線). チアゾリジンジオン部位はアゴニスト活性に重要である

それとは対照的に, 不活性の(**3**)のビフェニル部分は(**1**)や(**2**)と同様のところにくることができず, 受容体から突き出すような形となっており, Arg288の側鎖とSer342の主鎖と近接している. また, 不活性の(**4**)と(**5**)ではR²基の受容体との相互作用が活性化合物に比べて不利である. このように, ドッキングスタディによる相互作用解析から化合物の構造と活性の関係が合理的に理解される.

14・2・2 酵素阻害剤の三次元データベース検索

三次元データベース検索の例としてアルドース還元酵素 (AR) への適用を紹介する. ARは

NADPHを補酵素として多種の化合物のカルボニル基をアルコールに還元する酵素である．グルコースをソルビトールに変換する本酵素は，ソルビトールをフルクトースに変換するソルビトール脱水素酵素とともにグルコース代謝の副経路であるポリオール経路を形成している．糖尿病状態における過剰のグルコースは細胞質中のARによりソルビトールに変換される．ソルビトールは，細胞内に蓄積され細胞障害を誘起し，糖尿病合併症を発症させると考えられている．このような機構に基づき，AR阻害剤が糖尿病合併症治療薬として開発されてきている．図14・5に既存の代表的AR阻害剤を例示した．

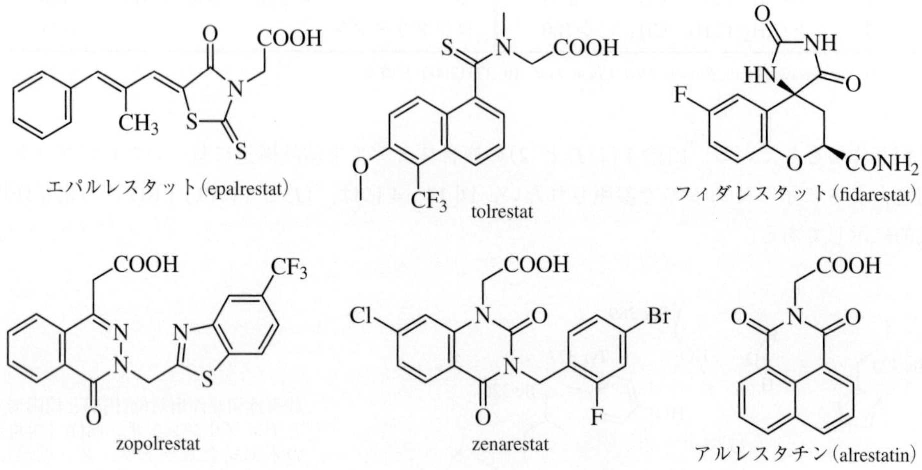

図14・5 既存の代表的AR阻害剤

315残基からなるARはX線結晶解析がなされており，そのリガンド結合部位は細長く底のところに触媒反応に関与するNADPHのニコチンアミド部分が位置している．反応機構の詳細についてはまだ確定はされていないが，X線結晶構造から触媒作用には補酵素に加えて，Tyr48とLys77が関与していると考えられている．

以下に，最近報告されたARに対する三次元データベース検索とそれに続くリード化合物最適化を紹介する[5]．まず，ARと補酵素NADPHの結晶構造を用いてリガンド結合部位に0.4Å間隔で格子点をとり，van der Waals相互作用エネルギー，静電相互作用エネルギーなどを計算する．次に，そのようにしてあらかじめ計算しておいた格子点データを用いて，三次元試薬データベース中の化合物を順次自動ドッキングさせて相補的にあてはまるかどうかを調べる．上記報告例では，検索で718個のヒット化合物を得ている．コンピューターグラフィックスを用いた精査により化合物をさらに絞り込んだ後に，36化合物を入手してAR阻害活性を測定したところ，10化合物に活性が認められている．そのなかでも阻害活性の強かった3化合物(**6**)～(**8**)の構造式を図14・6に示す．また複合体モデルを口絵5に示す．阻害活性の最も強かった化合物(**8**)の複合体モデルでは，酵素のリガンド結合ポケットの底に位置するTyr48, His110, Trp111の側鎖と(**8**)との間に水素結合が形成されている．

さらに，次の段階であるリード化合物最適化として，対話的ドッキングスタディによる化合物(**8**)の構造修飾・設計を実施している．口絵5に示した結合様式から，細長いリガンド結合ポケットとの立体的な相補性は必ずしも十分でなく，ポケットの入り口付近の水素結合がないことがわかる．そこで，Trp20の側鎖やTyr48, Leu300の主鎖などとの水素結合と，Lys21, Pro24, Trp219

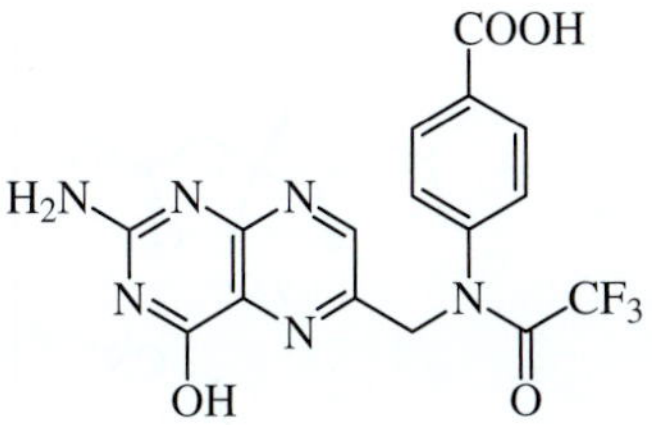

(*6*) IC_{50} 9.8 μM

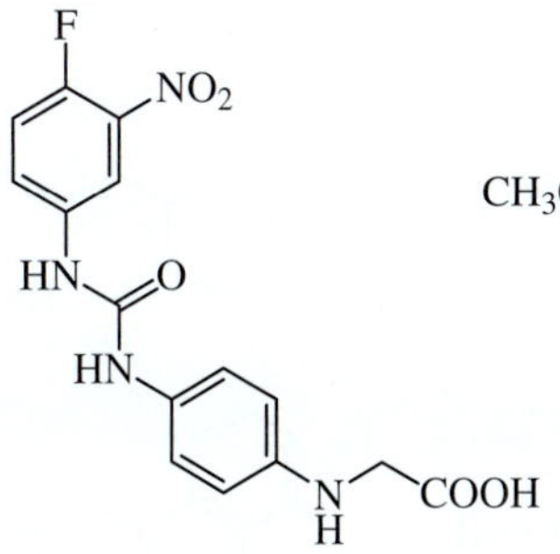

(*7*) IC_{50} 5.3 μM

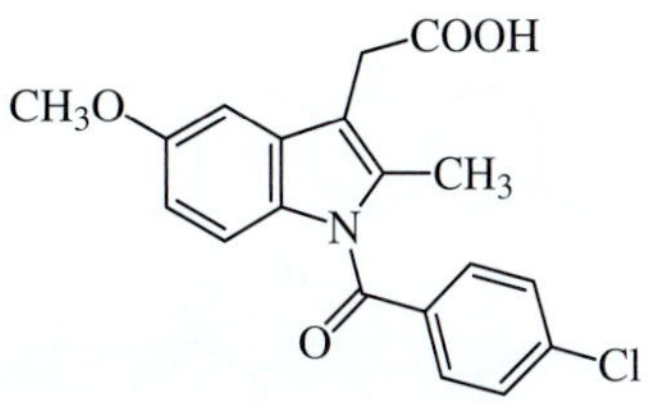

(*8*) IC_{50} 4.3 μM

図 14・6 三次元データベース検索で見いだされた AR 阻害剤

などの側鎖との疎水性相互作用などを考慮して，化合物を設計し合成がなされている．その結果，親化合物 (*8*) と同等以上の活性を有する化合物がいくつか見いだされている．特に，化合物 (*9*) の阻害活性（IC_{50}）は親化合物 (*8*) と比較して 20 倍になるという良好なものである．口絵 6 に化合物 (*9*) と酵素の複合体モデルを示す．モデルでは側鎖の根元のエステルのカルボニル酸素と Trp20 の側鎖との間に水素結合が形成されている．側鎖末端のフェニル基は Pro24 の側鎖と Gln49, Asn50 の側鎖の疎水性部分から構成される疎水性ポケットに合致している．インドール部分は Trp20, Val47, Phe122 の側鎖にはさまれており Trp79, Trp219 の側鎖とも近接している．

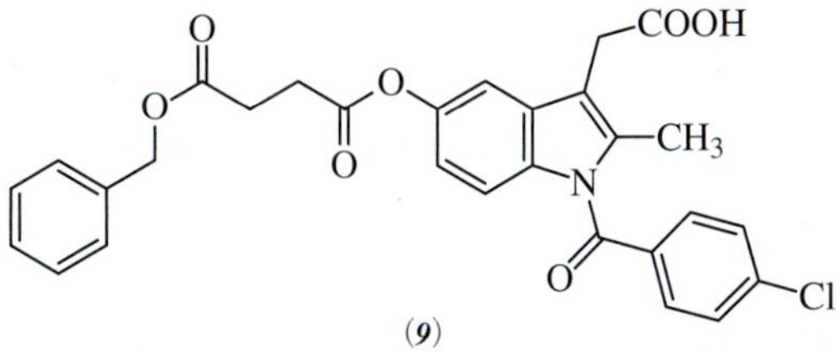

(*9*)
IC_{50} 0.21 μM

このように，三次元データベース検索により μM オーダーの阻害活性を有する化合物を見いだし，さらにそのなかから選ばれたリード化合物をもとにした薬物設計と合成によって，より強力な阻害剤が得られたことはドッキングスタディの有用性を端的に示しているといえよう．

14・2・3 酵素阻害剤の de novo 設計

最近報告された AR に対する de novo 設計の適用例を紹介する[6]．その例では，三次元検索の場合と同じ格子点データを用いてリガンド結合部位に合致すると考えられる化学構造を設計している．そこでは乱数と力場を用いて 1 原子ずつ原子を付加して化学構造を自動構築している．これにより，多様な分子骨格をもちつつ分子内エネルギーや分子間相互作用の点でも安定な分子構造が得られる．

上記の例では 200 個の構造の構築を行った後に，それらを類似構造に分類し，さらに，コンピューターグラフィックスを用いた精査により約 25 の代表化合物を選択している．そのなかの一部を図 14・7 に示したが，多様な分子骨格をもつ構造が設計されていることがわかる．次の段階として，設計化合物の有効性を確認するためにいくつかの化合物を合成している．すなわち，図 14・7 の構造のなかから合成の容易さを考慮して化合物 (*16*) と (*17*) が選択され，さらに結合様式の検討から (*18*) の誘導体である (*19*) と (*20*) も選択され，それら 4 化合物が合成されている．

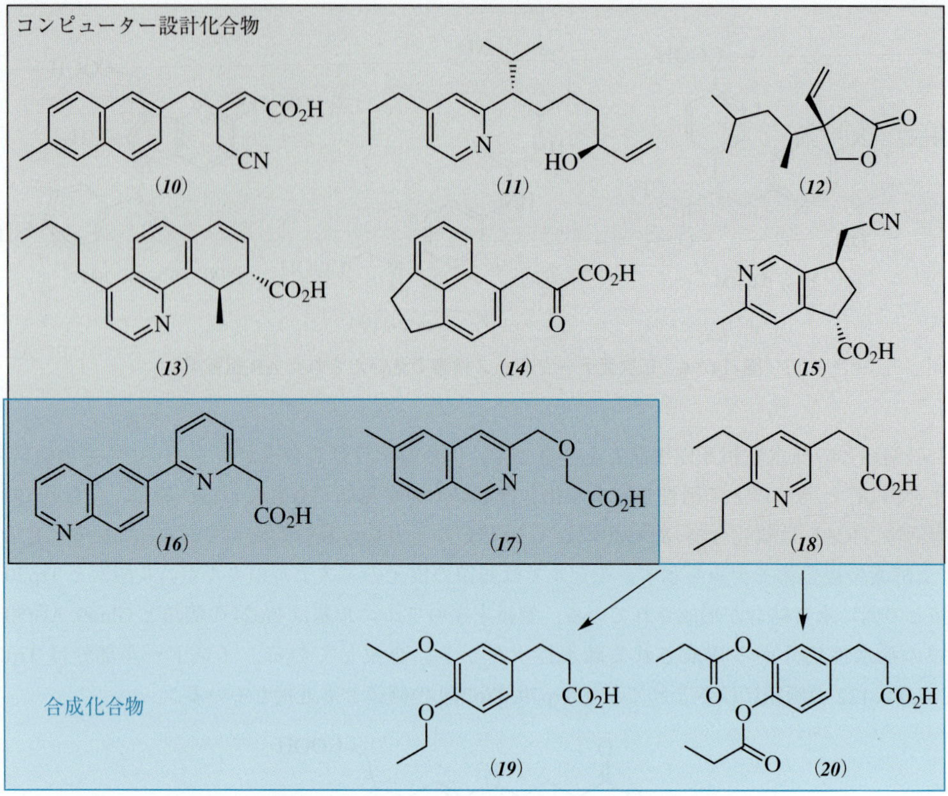

図 14・7　de novo 設計による化合物の例

　それら化合物（**16**, **17**, **19** と **20**）の生物活性を測定した結果，すべてに AR 阻害活性が確認されている（IC_{50} = 17～91 μM）．これら化合物の複合体モデルにおいてカルボキシ基はリガンド結合ポケットの底に位置している．化合物（**16**）については良好な van der Waals 相互作用がそのピリジン環やキノリン環と酵素の疎水性側鎖の間にみられる．この de novo 設計で得られた化合物は従来の AR 阻害剤と異なった骨格を有するものであり，阻害活性はそれほど強くないものの，新規リード化合物となりうるものといえよう．

参 考 文 献

1) U. Burkert, N. L. Allinger, "Molecular Mechanics", ACS, Washington D. C. (1982).
2) A. Kasuya, Y. Iwata, N. Tanaka, T. Ogawa, S. Miyamoto, *Drug Des. Discovery*, **17**, 119 (2000).
3) I. D. Kuntz, *Science*, **257**, 1078 (1992).
4) Y. Iwata, S. Miyamoto, M. Takamura, H. Yanagisawa, A. Kasuya, *J. Mol. Graphics Modell.*, **19**, 536 (2001).
5) Y. Iwata, M. Arisawa, R. Hamada, Y. Kita, M. Y. Mizutani, N. Tomioka, A. Itai, S. Miyamoto, *J. Med. Chem.*, **44**, 1718 (2001).
6) Y. Iwata, S. Naito, A. Itai, S. Miyamoto, *Drug Des. Discovery*, **17**, 349 (2001).

15

コンビナトリアルケミストリー

15・1　はじめに

　従来医薬品のほとんどは天然由来物あるいは合成化合物から見いだされた化合物を基本にして目的とする化合物の物性や活性を予測しながら合成されてきた．しかし個々の化合物の合成は手作業で行うために非常に骨の折れる作業であり，また活性化合物を見いだせる確率が低いというのがこの分野に携わる研究者にとって共通の悩みでもあった．

　コンビナトリアルケミストリー（combinatorial chemistry，コンビケムと略す）は"反応の組合わせを利用して多種・多様な何万何十万という化合物を短期間で合成することにより目的とする機能をもつ化合物をすばやく見いだす，あるいは化合物のもつ機能を効率よく最適化する"方法として1990年代に登場した最新の技術である．現在創薬研究分野において必須技術とみなされるようになっているが，機能性有機材料あるいは触媒などの無機材料開発などさまざまな方面で利用されている．

15・2　創薬研究とコンビナトリアルケミストリー

　創薬を例にとってコンビケムとは何か，どのような利用がされるかについて説明する．創薬研究の一般的な流れは図15・1に示したように，まず弱くてもよいから取っ掛かりとなるべき化合物を見つけることから始まる．この化合物はリード化合物とよばれるが，活性化合物を見いだせる確率を高めるためには当然もととなる化合物集団が豊富であることが望ましい〔この段階をリード（化合物）創製とよぶ〕．次の段階はリード化合物のもつ生物活性を高め，あるいは毒性を減じるための構造最適化を行うが，この段階をリード（化合物）最適化とよぶ．コンビケム技術はこの二つの段階でおのおの適用する．

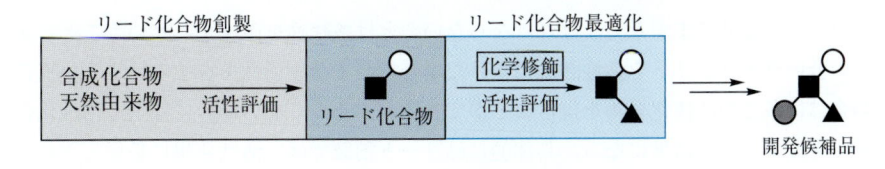

図 15・1　創薬研究の流れ

　図15・2に従来の探索とコンビケム技術による探索の違いを模式的に示す．
　化合物探索では通常，化合物を合成し，活性評価後，その結果をみてまた合成するという作業を何百回も繰返すため非常に長い期間を要することになるが，コンビケムはあらかじめ何千，何万と

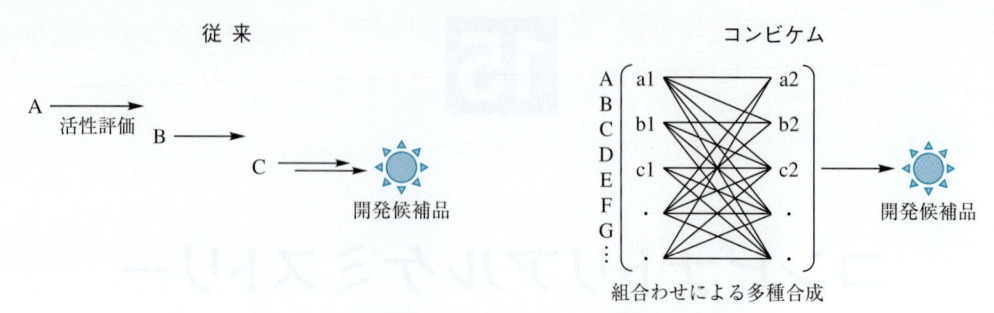

図 15・2 従来法とコンビケム法による探索法の相違

いう化合物（ライブラリー）をつくってしまい，活性評価をする，というように多くても数段階で終了し，このため探索する時間が短縮される．もちろんライブラリーの作製に従来と同じ時間がかかったり，活性を発現する可能性が低ければこの方法は意味をもたない．すなわち活性化合物を見いだせる可能性の高いライブラリーの設計技術，迅速かつコストパフォーマンスに優れた合成技術（コンビケム合成），スプリット法，パラレル法などの機能的な構築技術などを駆使してライブラリーの作製を進めなければならない．このようにして作製したライブラリーはハイスループットスクリーニング（high throughput screening: HTS）による迅速な活性評価を行うことが一般的である．この一連の手順はコンビケムサイクル（および HTS サイクル）とよばれているが，上記にあげた個々の技術を具体的に説明をしていきながら，化合物探索のスピードアップをどのようにして行うのか考えていくことにする．

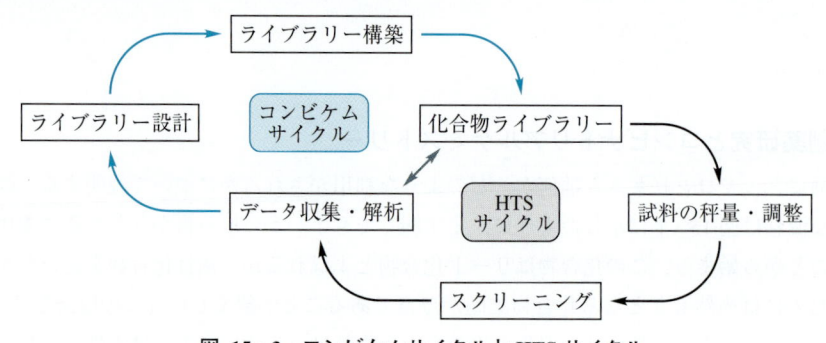

図 15・3 コンビケムサイクルと HTS サイクル

15・3 ライブラリー設計技術

ライブラリーの設計でまず考えなければならないことは多様性を確保するということである．もし多様性の低いライブラリーを活性評価にかけた場合，たまたま活性を有する好ましい構造を含んでいた場合には多くの活性化合物を得ることができるが，そうでない場合には全く活性化合物を得ることができないという結果になる．具体的にはリード創製では，活性発現に必要とされる構造的情報が少ない場合が多く，そのため多種多様の構造をもった化合物を準備すること，またリード最適化ではすでに与えられている初期構造（リード化合物）から考えられる化学構造をすべて準備すればよい．このために現在知られている化学構造を網羅した巨大なデータベースやあるいはある構造から出発して指定した構造を自動的に発生する構造ソフトが入手可能である．しかしこのままだと膨大な数の化合物を合成しなければならず，実際のところ不可能であり，化合物をできるだけ絞る必

要がある．この化合物選抜の作業はこれまで研究者の経験によるしかなかったが，近年コンピューターを使った多様性解析が可能となり，これを利用した化合物選抜を行うことができるようになってきた．いくつかの方法が知られているが，重要なポイントであるので少し詳しく紹介する．一例として化合物構造（類似性）をベースとしたクラスター解析による化合物選抜についてあげる．

| 全化合物空間を模式的に表示．・は化合物を示す | →クラスター化→ | 多様性解析の実施：相似化合物をひとくくりとする（クラスター化） | →選抜→ | 各クラスターの中から代表を選び活性測定 | →活性評価→ | 活性化合物による活性クラスターの決定 | →最適化→ | 活性クラスター内の他の化合物の再測定 |

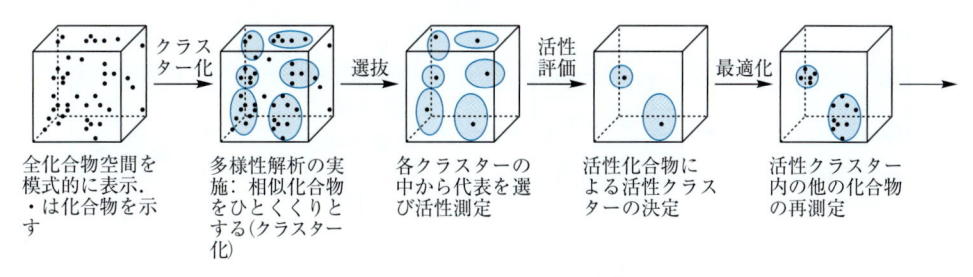

図 15・4　化合物選抜方法（多様性解析）

まず対象とする全化合物の物理化学的性質や生物学的性質を数値化し，それをもとにすべての化合物の組合わせについて類似性の程度を計算する．すなわち構造の相似している化合物どうしを順次ひとくくりにしていき（クラスター化という），適当なクラスター数になるまでこの作業を続けていく．この結果類似した性質をもつ化合物は同一クラスターに収まることになり，対象とした全化合物はできたクラスターの数に分類されることになる．そこで各クラスターから代表化合物を選抜すると，クラスターの数を評価するだけで全化合物実施したのと同等の価値をもつことになるという考え方である．実際には他の解析方法も併用しながら，さらに各研究者の経験を加味してライブラリーの設計をするということになるが，次節で紹介する合成の容易さなど，ライブラリー構築が可能かどうかも考えなければならない．

15・4　コンビケム合成技術

次に設計したライブラリー化合物の合成であるが，コンビケムでは迅速化を図るということから，特に固相合成を採用することが多い．通常の合成法（液相合成）ではたとえば100個の反応を行うためには100個のフラスコを並べて反応，そして反応液の抽出・濃縮操作も同時に行わなければならないが，煩雑な操作をまちがいなく実行することは容易でない．それに対して固相合成は液相合成で必要な分液，反応液濃縮などの操作が不要であるため，操作が非常に簡略化されている（図15・5）．そのため自動化が検討され，現在さまざまな自動合成装置が開発されている．固相合成は当初ペプチド・核酸の合成手段としてしか認識されておらず適用できる反応も限られていたが，コンビケムの発展と相まって大きな進展を遂げることになり，新しい合成化学分野を形成しつつある．固相合成には図15・5に示したような固相合成と固相に担持した試薬を用いた液相合成

多様性（diversity）

合成する化合物群（ライブラリー）が物理化学的性質あるいは生物学的性質のばらつきをもっているとき，多様性があるという．たとえばある部位の置換基（メチル基とすると）を変化させるとき，エチル基，プロピル基などではなくフェニル基，カルボキシ基，アミノ基など構造・性質の異なった置換基を検討すべきである．いくら多くの化合物を合成しても多様性がなければただの"数のゲーム"（合成したものは多いが活性のあるものがない）で終わってしまう．

(polymer-assisted solution-phase synthesis, 図15・9参照) の二つの方法がある．このようにコンビケムとともに育ってきた迅速合成法は特にコンビケム合成とよばれている．

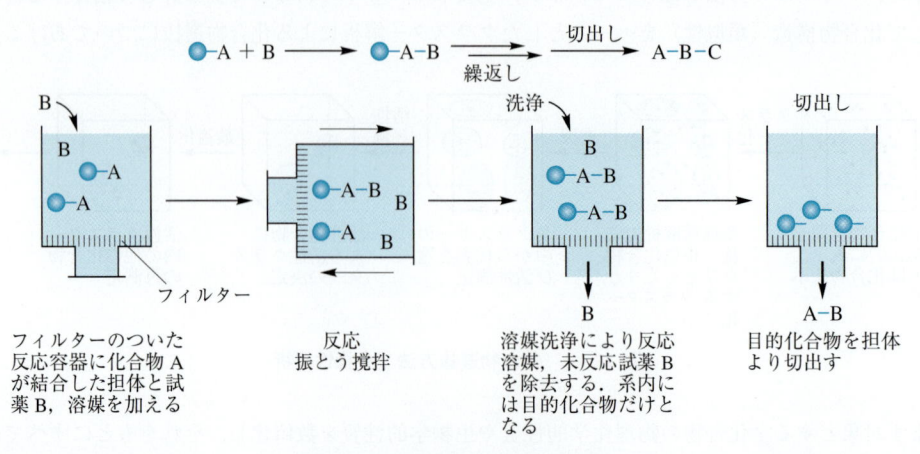

図 15・5　固相合成とその操作

ただ最近の機器の進歩によって複雑な段階を踏む液相合成の自動化も進められるようになっており，固相，液相の区別をする考え方は少なくなってきている．

15・5　ライブラリーの構築

ライブラリーを構築する方法としてはパラレル法（parallel method）とスプリット法（split method）の2種類がある．

15・5・1　パラレル法

一つ一つの試料を合成する方法であり，従来の合成方法と大きく違ったものでない．それぞれ化合物ごとに合成することになるが，一度に多数の反応処理を行うため，すべての操作を効率よく行えるように合成計画の立案が必要となる．同時に多数の化合物の迅速処理が必要とされることから，手動ではとても対応できず，合成のみならずそれに続く精製などの操作も自動化が必要である．近年人手をかけることなく24時間稼働し，多種類化合物の合成が可能な自動合成機が登場している．パラレル法の実用的な化合物合成数は1000くらいであり，リード最適化に適した方法である．

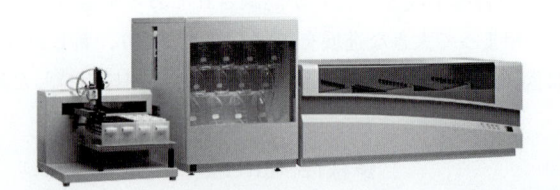

図 15・6　自動合成機（Nautilus 2400: Argonaut 社）

15・5・2　スプリット法

パラレル法より多くの化合物を供給するために用いられるが，歴史的にみるとコンビケムはスプ

リット法の開発が出発点になる．この方法は多数の化合物をすばやく，そしてもれなく合成できるという優れた方法であり，固相合成が必須となる．

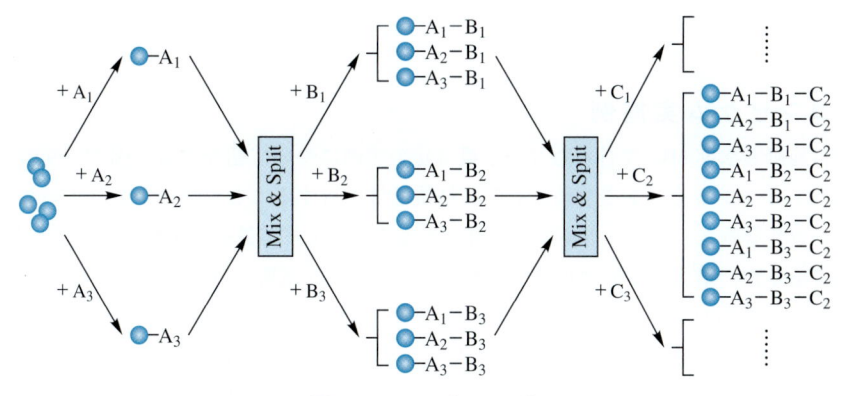

図 15・7　スプリット法

たとえば三つのビルディングブロックからなっている $A_nB_mC_x$（$n = 1〜3$, $m = 1〜3$, $x = 1〜3$）を想定すると，この 27 化合物（3×3×3 ＝ 27）を合成するには通常 36 回反応をしなければならない．スプリット法は図 15・7 に示したようにまず固相担体（レジン）を 3 等分した容器をつくり，試薬 A_1, A_2, A_3 それぞれ固相反応させる．この A_n が結合した固相担体をいったん均一に混合し再度容器に 3 等分し，それぞれ B_1, B_2, B_3 の試薬と反応させる．同じ操作を C_1, C_2, C_3 でも行うと，9 回の反応回数だけで 27 化合物の合成ができることになる．この方法によって数十万，数百万化合物の合成例も報告されているが，試料が混合物になるなどいくつかの制限もある．最近これらを改良した方法（マルチピン法，RF タグ法）が報告されている．

ここまでをまとめると，まずリード創製あるいは最適化などその目的にかなった多様性をもち，かつ最小限の化合物数に絞ったライブラリーをつくる，設計することから始める．次にその化合物数によって構築法（パラレルあるいはスプリット）の最適な選択を行い，固相（あるいは液相）合成ロボットを使って超効率的な合成を行う．これが化合物供給のスピードアップを図るコンビケムサイクルとよばれているものである．合成した化合物は次のハイスループットスクリーニングに供与される．

15・6　ハイスループットスクリーニング

膨大な数の化合物のスクリーニングを迅速に処理するためにハイスループットスクリーニングという技術が開発された．図 15・3 中に HTS サイクルで示したように，インプット（化合物の秤

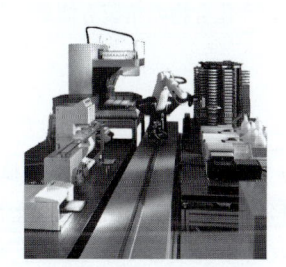

図 15・8　HTS 用自動ロボット（Trac: Tecan 社）

量・溶解）からアウトプット（データ解析）まで幅広い要素が含まれている．すべての工程はコンピューター制御による自動化されたロボットで行うが，1日当たり数万化合物以上のスクリーニングをこなすことができる．

15・7　コンビケム実施例

本節では塩野義製薬（株）で行ったリード最適化の実例について紹介する．図15・9のピリミジン誘導体（**1**）がエンドセリン受容体に対して拮抗活性を有することが見いだされていた．そこでこれをリード化合物とし，アミド誘導体を合成することによって最適化を行うことにした．まず，その手順であるが，購入あるいは自社で保有しているアミン試薬をリストアップし（約5万），仮想的にアミド化合物をコンピューター上で発生させ，§15・3で述べたように化合物選抜を行う．今回約500化合物（クラスター）を選択したが，ライブラリーの構築法はパラレル法を用い，反応はカルボジイミド（EDC）型縮合剤を固相担持した液相合成で行った（図15・9）．またイソシアン酸エステルあるいはアンモニウム塩を担持した固相担体を反応液に加えることによって，未反応のアミノ試薬，原料カルボン酸（**1**）を除去し，生成物の純度を上げることも可能である．固相担体を取除いた沪過液から，得られるアミド化合物（**2**）を活性評価する．

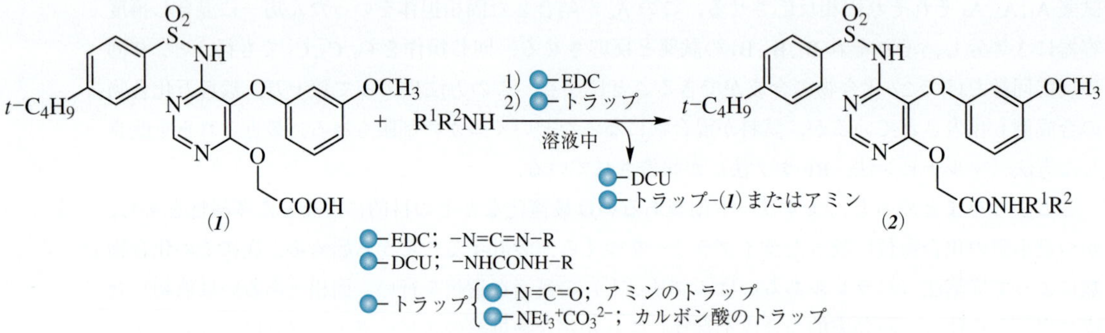

図 15・9　固相担持試薬を用いた液相合成とリード最適化

この結果高活性化合物が見いだされたが，さらなる最適化を行うためこの高活性化合物と同じクラスターの中から次の合成する化合物を選ぶ（図15・4参照）．この段階はフォーカスライブラリーともよばれるが，最終的に非常に強い活性をもつ化合物に到達することができた（リード化合物，IC_{50} 300 nM→1回目；5 nM→2回目；0.9 nM）．なお本例では化合物の精製は行っていないが，最近検出器をUVの代わりにマススペクトルを使った分子量トリガー装置付き液体クロマトグラフィーなどが開発され，何千検体という化合物の精製も簡単に行われるようになってきている．

15・8　終わりに

創薬研究を例としてコンビナトリアルケミストリー技術の概説を行ってみた．21世紀を目前にして登場した本技術はこれまでの開発手法に大きな衝撃を与えた新しい世代の技術である．多岐にわたる異分野の技術を貪欲に取込みながら発展してきており，特に機能性分子の開発にはなくてはならない技術の一つとして確固たる地位を築き上げたといえる．そして今なお進化し続けているこ

の技術の将来は，このレースに参加してくる若い研究者たちの新しい発想と実行力にかかっているといっても過言ではないであろう．

参 考 文 献
1) G. Jung, "Combinatorial Chemistry：Synthesis, Analysis, Screening", Wiley-VCH, Weinheim (1999).
2) コンビナトリアルケミストリー研究会編，"コンビナトリアルケミストリー 入門から応用まで"，化学同人 (1997).
3) 高橋孝志，鯉沼秀臣，植田充美，"コンビナトリアルサイエンスの新展開"，シーエムシー出版 (2002).

16

プロセス研究

　各種スクリーニングによって好ましいプロフィールをもった標的化合物（原薬，原体，原末ともいう）が見つかると，いよいよ本格的な開発が始まることになる．各種法規やガイドラインに従って，以後の毒性試験や臨床試験を進めるためには，通常，数十キロから数百キロもの原薬が必要となるが，とても実験室スケールの合成で賄いきれる量ではないので，化学プラントを使って製造しなければならない．ところが，それまでの探索研究では候補化合物をできるだけ速やかに合成することに集中してきており，大量製造には適さない反応や処理法が使われていることが多い．そこで，スケールアップを進める前にそれらの問題を解決したり，危険性を回避したりするために合成法を見直す必要が出てくる．

16・1　大量製造における問題

　一般に，製薬会社の生産規模は化学会社に比べると小さく，保有する設備は製造品目の切替えが容易な多目的プラントであることが多い．そのため，プロセス研究の第一歩はこのような汎用設備で製造できるように合成法を改良するところから始まる．

　大量製造における問題のほとんどは技術的な側面から派生する．たとえば，カラムクロマトグラフィーによる精製は手軽さもあって実験室では汎用されるが，大量製造時には，大問題となる．昔筆者の勤務する工場には直径 20 cm，長さ 2 m 級の高圧カラムクロマトグラフィーの装置があったが，2 kg 弱の混合物を分離するのに 25 kg ものシリカゲルを用い，展開にはドラム缶 2〜3 本分の溶媒を要した．しかも 2〜3 日の作業で得られる生成物はわずか 500 g 程度にすぎなかった．このように生産性の低いカラムクロマトグラフィーの使用を避けるには，抽出法（酸や塩基による）や活性炭処理，再結晶などをうまく組合わせて代用するしかない．しかし，もし必要量が少なくてすむのであれば，最近分取用液体クロマトグラフィー（光学分割を含む）を使った工業生産が発展してきているので，これを利用できるかもしれない．

　蒸留も実験室的には便利な精製法であるが，結晶性化合物を扱うことの多い製薬企業では蒸留設備はそれほど一般的ではなく，どちらかといえば敬遠され気味である．また，沪過操作は大量製造でしばしば問題となる．実験室の吸引漏斗を使った沪過で目詰まりが認められるようなら，遠心分離機を使った大量スケール時の沪過はかなり深刻な事態となるだろう．沪過時間を短縮するためには，結晶化溶媒を変更したり，結晶粒子をより大きく成長させたりすることで解決を図らなければならない．そのほかにも，ガラス製の分液漏斗では，抽出操作中に多少の乳濁化が起こっても，中身がよく見えるのでさほど支障はないが，タンクの場合は構造的に一部分しか見えないので界面の識別が困難となってしまうことがある．

プラントでは，しばしば予期せぬことが起こるが，次にその例を一つあげる．通常，カルボン酸と塩化チオニルは適当な溶媒中，混合加温するだけで，ただちに反応が始まり酸塩化物が収率よく得られる．ところが，この簡単な反応をタンクで行ったときに，ほとんど反応しない場合があった．不思議に思って反応液の一部をビーカーに取出すと反応が進み始めた．

この奇妙な現象はタンクの形状が言わば壺状になっているために，充満した亜硫酸ガスや塩酸ガスが系外に抜け切らず，反応が平衡状態になってしまったために起こったと考えられる．結局，反応液に窒素ガスを吹込み，酸性ガスを追い出すことによって，反応を終結させることができた．

このようにタンクスケールで起こったトラブルの原因はわかってみると，実験室段階では見過ごしがちな些細なことに起因している場合が多い．

16・2 安全衛生上の対策

スケールアップを行う際に，まず考えておかなければならないのは危険性の回避である．たとえ，数百回に一度でもプラント事故は大事につながるので，慎重を期さなければならない．ジエチルエーテルや二硫化炭素などの特殊引火物は，特別な設備や取扱い技術のない限り溶媒として採用できないし，ヘキサンや石油エーテル類のように静電気を帯びやすい溶媒の使用もできるだけ避けたい．また，水によって発火する性質のあるアルキルリチウムや Grignard 反応剤，アルキルアルミニウム化合物などの有機金属反応剤を取扱ったり，極低温で反応を行ったりする場合には特殊な技術や装置が必要となる．最近のユニークな反応の多くで，これらの反応剤や反応条件が使われているが，他によい合成手段がないなどのメリットが見いだせない限り，なかなか手が出せないのは残念なことである．

爆発性の化合物を扱う場合は最も神経質にならざるをえない．多くの医薬品が窒素を含んでいることから想像されるように，ニトロ化合物を前駆体として取扱う機会は多い．これらはしばしば構造から予見できないような危険性を示すことがあるので十分な注意が必要である．

次に (*1*) を合成する際に，発火性の水素化アルミニウムリチウム $LiAlH_4$ の使用を避けるために，以前筆者らが経験した事例を紹介する．

ケイ皮アルコール (*1*) は，ケイ皮エステルを $LiAlH_4$ で還元することにより 96% の収率で得られる．$LiAlH_4$ の代わりに，扱いやすい水素化ホウ素ナトリウム $NaBH_4$ でこの反応を行うと二重結合も一部還元され，分離の困難な 3-アリールプロパノールが数% 副生してくる．そこで，図 16・1 に示したように p-ヒドロキシベンズアルデヒドから 4 工程を要してケイ皮アルデヒドを合成し，

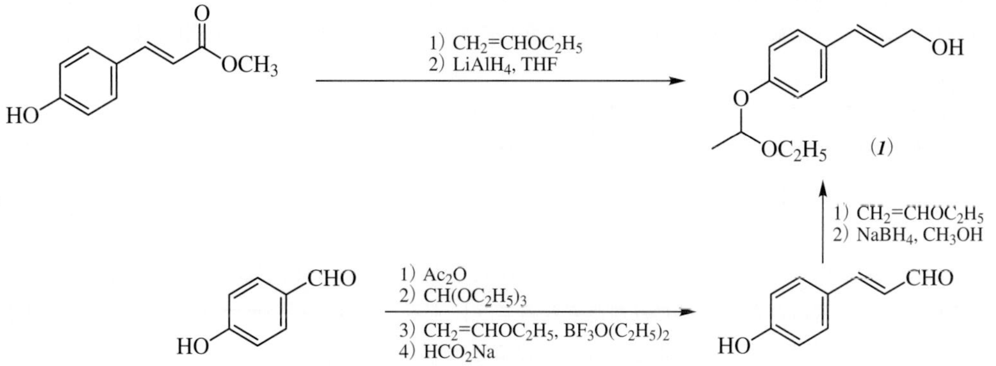

図 16・1 ケイ皮アルコールの合成

これを水素化ホウ素ナトリウムで還元することにした．この方法により 3-アリールプロパノールをほとんど含まない (**1**) が総収率88％で得られた．かなり回りくどい方法だが，当時はこれがベストであった．

次に，作業者に対する健康障害防止の観点から，使用を避けたい一連の化合物がある．少量ではそれほど神経質になる必要はないが，大量に扱う場合は無視できなくなる化合物である．われわれは発がん性の恐れがあるベンゼンや四塩化炭素，クロロホルム，ジオキサン，HMPAなどの溶媒はかなり以前から使用していない．最近はジクロロメタンやジクロロエタンを始めとする塩素系溶媒も，ほぼ代替溶媒に変更し，どうしても変更できない場合でも使用量を減らす改善を行っている．しかし，このような塩素系溶媒の使用制限は，Friedel–Crafts反応や臭素化（ハロゲン化）など強酸性条件に耐える適当な代替溶媒がないという問題を招いている．

発がん性が疑われる化合物（発がん性は証明されていないが，Ames試験や染色体異常試験などで陽性を示す化合物）は意外と多く，すべての使用を回避することは事実上，不可能に近い．このような化合物から作業者を守るためには，防具だけに頼るのではなく，一連の作業が閉鎖系環境で行えるように根本的に設備や操作法を工夫し，問題となる化合物を直接取扱わないようにすることが望ましい．

臭気の強いピリジンや硫黄系化合物，亜リン酸エステル類などを大量に使用することは作業者にとって大きな苦痛となる．ドラフトを使っても作業場からこれらの臭気を完全に遮断することはなかなか容易ではないので，可能な限り代替品を探すことになる．

16・3　品質の確保

医薬品が常に高品質でなければならないのは当然である．一定の規格（安全性と効力が証明された）に適合するものがコンスタントに製造できて初めて高品質が確保できたといえる．学生実習で先生のマニュアルに従って実験していたにもかかわらず，各班で得られた結晶の色や形，融点，収率などが微妙に違っていたような経験をしたことはないだろうか．この原因は何に起因するのであろうか．おそらく，各人の操作法のわずかな違いが影響したのであろう．

医薬品を製造する場合には，このような差異の原因はきちっと究明されていなければならない．実験の腕が良いとか悪いとかですますわけにはいかない．臨床に使用される原薬の場合には，GMP（製造と品質に関する基準）が適用されるのでなおさらだ．GMPでは，得られた原薬が最終規格にパスしただけでは不十分で，各工程の操作法を詳細に定めたマニュアル（作業標準書，SOP）に従って行われたことも確認されなければならない．逆にいえば，このマニュアルからの逸脱が発見されれば，たとえ最終規格にパスする原薬が得られても，そのままでは臨床用には使えないのである．

実際のところ，プロセス研究の大部分は品質との戦いであるといっても過言ではない．不用意に反応条件や後処理法を変更すれば，不純物の挙動に影響することが多々あるので，常に最終原薬の品質を意識しながら検討しなければならない．医薬品ではロット間の不純物プロフィールの同等性も求められるのである．

結晶多形も面倒な問題の一つである．結晶形が異なると，薬物の体内吸収に影響を及ぼすことがあるので，常に選ばれた結晶形だけが得られるようにすることは非常に重要である．結晶形は再結晶溶媒の違いだけでなく，析出温度や冷却速度などわずかな変化にも影響されることがあるので，これらの条件の設定には特に注意を要する．

16・4 環境への配慮

化学工業は常にこの問題における悪役であり，過去に悲惨な事件を起こした経緯もある．化学物質を扱う点において，医薬品産業も立場は全く同じである．

過去の反省を踏まえ，河川や海洋，大気中への化学物質の排出は種々の法律によって，現在厳しく規制されているが，なお，不十分であるとして，わが国では平成13年度よりいわゆるPRTR法（Pollutant Release and Transfer Register，化学物質管理促進法）が施行された．この法律で指定された有害化学物質は使用そのものが制限されるわけではないが，年間1トン以上の移動と排出に関しては報告義務が課せられ，その結果は企業名とともに一般公表されることになっている．

この法律で指定された354物質には，従来から問題視されていた四塩化炭素，ベンゼン，クロロホルム，ジクロロメタン，ジクロロエタン，ジオキサンはもちろん，DMFやトルエン，アセトニトリル，エチレングリコールなどの汎用溶媒やアニリン，ニトロベンゼン，ベンズアルデヒドなどの汎用試薬も含まれている．

環境保護の問題に関してさらに考え方を進めたのが，最近よく耳にするグリーンケミストリーである．P. T. Anastasが提唱した12箇条[1]はただちにすべてを満足させることはとてもできないが，これからの化学工業が取組むべき問題の方向性を示したといえるだろう．すでに米国では，環境に対する影響の軽減のために，1) 代替合成経路の開発，2) 代替反応条件の開発，3) より低毒性，またはより危険性の少ない代替試薬の開発を奨励しており，優れた技術開発に対しては大統領表彰を行っている．

グリーンケミストリーを指向した具体的な研究としては，有機溶媒を使わない超臨界水や超臨界二酸化炭素中での反応，イオン性溶媒中での反応，触媒反応の開発，膜を使う反応やマイクロリアクターなどが活発に行われているので，その動向には常に注意を払う必要がある．

環境の問題に関連して，最近われわれが行った研究を一つ紹介しておく．血小板凝集抑制剤シロスタゾールは，従来クロロブチルテトラゾール誘導体とキノロン誘導体を有機溶媒中反応させることによって80%前後の収率で製造されていた．しかし，最近第四級アンモニウム塩を触媒に使えば，水溶媒中でも反応が進み，90%以上の高収率で純度のよいシロスタゾールが得られることがわかった．

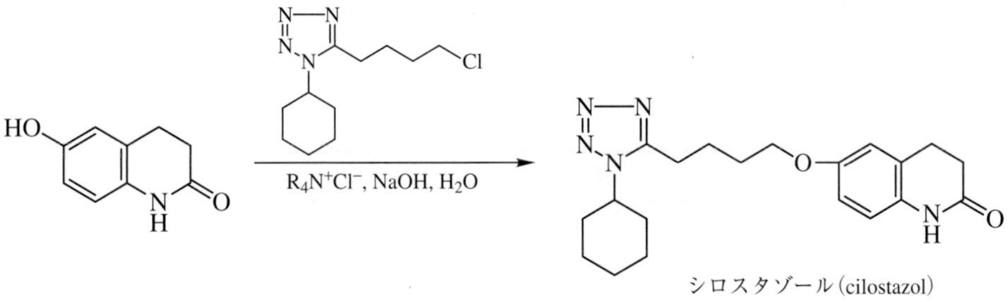

図 16・2 シロスタゾールの改良合成法

上述12箇条には及ばないが，この改善（有機溶媒を使わない）は環境負荷の低減と収率アップによるコストダウンが両立した好例であると考えている．

医薬品産業は人の健康の一翼を担う立場にあるので，環境保全の問題に対しても率先して取組んでいかなければならない．

16・5 合成経路の選択

探索研究の段階から最適な合成経路が選択されていることはまれなので，これまで説明してきた大量製造における各種の制約を踏まえながら，より効率的な合成法を探していかねばならない．プロセス研究者が常に製造コストの低減を要求されるのは宿命といえるが，より簡便な合成経路の可能性についていろいろ考えることはプロセス研究における本質であり，醍醐味でもある．自分が見つけた反応によって，数トンもの医薬品が製造されることは，プロセス研究者にとって大きな喜びとなる．

合成経路を選ぶ際の一般的な注意としては，以下の点をあげることができる．まず出発原料として何が使えるかを知ることである．いくらよい合成法を思いついても，出発原料があまりにも高価であれば，実用化には大きな障害となる．出発原料はすでに大量生産されている構造類似の化成品から選ぶことが多い．かなり大まかだが，市販品として 25 g 以上の単位で取引されている薬品なら，世界のどこかで大量に製造されていると考えてもよいだろう．

合成経路は短いにこしたことはないが，後処理の煩雑さまで含めて考慮すると，迂回するほうがかえって効率的なこともある．また，よくいわれるように工程数がそれほど違わなければ，直線状（linear）の合成経路より，枝分かれした（convergent）経路を選ぶほうが有利である．反応剤や溶媒の無駄を少なくしたいなら，収率の悪い反応をなるべく前のほうの工程にもってくるほうが得策である．

医薬品の開発では，いったん合成経路を決めてしまうと，以後よほどのメリットがない限り変更しにくくなるので，合成経路の検討はある程度早期に集中して行うほうがよい．次にいくつか例を示す．

化合物（**2**）は抗菌薬の鍵中間体であり，次式に示すように合成される．問題となったのは，Balz–Schiemann 反応によるフッ素導入反応で，通常のジアゾニウム塩の熱分解法では収率が低く 25〜30％程度にすぎなかった．その後，北海道大学の米田徳彦らの光 Schiemann 反応を適用すると，90％以上の収率で（**2**）が得られることが見いだされた[2]．装置上の制約から光反応を大量生産に用いた例は非常に少ないが，この場合はトン単位で製造された．

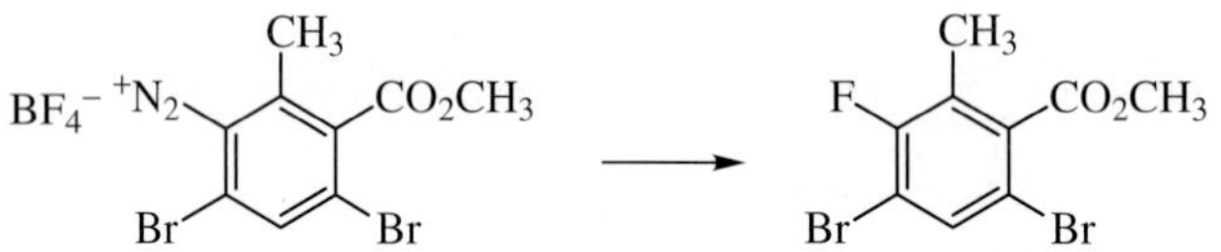

反応条件	収率
結晶熱分解	25〜35％
ピリジン・HF 中ジアゾ化後，光照射	>90％（アニリンから）
$BF_3 \cdot (C_2H_5)_2O$ 中，熱分解	約 90％

図 16・3 Balz–Schiemann 反応によるフッ素の導入

その後，$BF_3 \cdot Et_2O$ を溶媒とするジアゾニウム塩の熱分解法が見つかった．収率的には光分解法に劣るが，さらに大量（数十トン）の（**2**）を調達する場合には有効な手段となった．この反応はわずかながら HF ガスが発生するので，ハステロイ（耐食合金）製の特殊な反応釜を用いることが望ましい．

さらに数年後，今度はトリフルオロ安息香酸誘導体（**3**, **2** と同じ反応性をもつ）を簡便に合成す

る方法が見つかった．原料のテトラフルオロ安息香酸は容易に合成可能で，この方法により，大幅なコスト削減が可能となった．

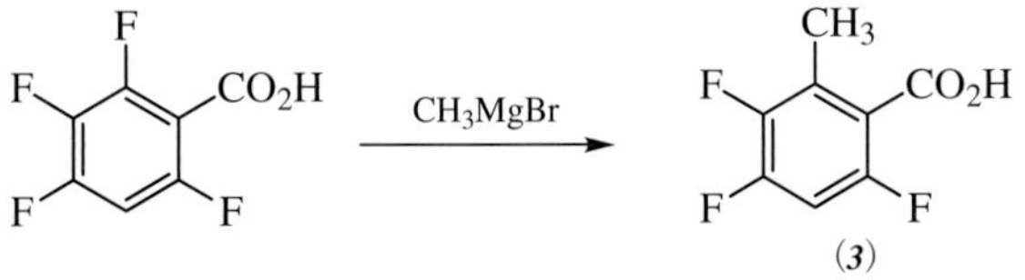

$$\text{テトラフルオロ安息香酸} \xrightarrow{\text{CH}_3\text{MgBr}} (3)$$

　合成経路は，ある時期には最善と思っていても，後年になって見落とした反応に気づくこともあるし，また時代とともに進歩する技術や新反応によってより簡略な方法が可能となる場合もある．したがって，常に改善意欲をもち続ける姿勢が重要であり，アイデアが閃いたときにはすぐにでも試してみることが肝要である．上記トリフルオロ安息香酸の例も 1970 年代にロシアで報告されていた類似の反応に，後年気がついて検討した結果である．

　チオアミド (**4**) は，従来 3 工程を要して合成されていたが，ロダンカリと 1,2-ジエトキシベンゼンをメタンスルホン酸中で反応させると，1 段階で収率よく (**4**) が得られることがわかった．

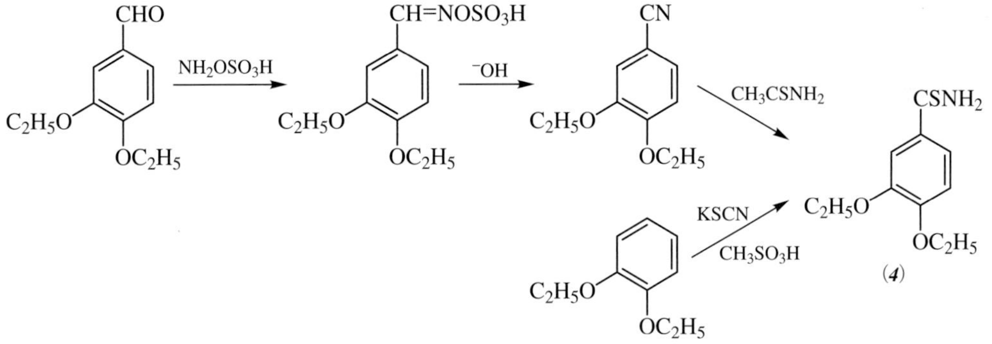

図 16・4　チオアミド合成法

　最適な合成経路を選ぶためには多くの反応に通じていなければならない．毎月，学術雑誌に報告される膨大な量の反応に対して，プロセス化学者の立場で評価する目を養うことが必要となる．1) 使える反応，2) 使いたくない反応，3) 使えない反応を，実験項まで読んで見きわめる．ただ収率がよいというだけでは反応を評価できない．

　反応はメカニズムまでよく理解しておきたい．表面的にすませていては，応用がきかない．また，研究者の心情として，ともすれば最新の反応を使いたくなるが，それがベストの結果に結びつくとは限らないことを理解する必要がある．

16・6　反応条件の最適化

　初期の実験で 50% 程度の収率しかなくても，反応条件（溶媒，温度，時間，反応剤モル比など）を最適化すると，80～90% にまで上昇したような例はよくあるので，合成経路の変更に時間を割くより，一つの工程に執着して条件の最適化を検討するほうが，むしろよい結果が得られることがある．

　最適化のための実験は往々にして退屈であり，研究員の苦痛の種であったが，最近は市販の自動

反応装置を使うことで正確なデータ取りができるようになってきた．

最適化検討の仕上げとして，二つ以上の反応を連続的に行う，いわゆるワンポット反応が検討されることがある．これは省力メリットが大きい反面，十分検討せずに行うと大きな失敗につながるので注意が必要である．以下にわれわれの苦い経験を示しておこう．

抗精神病薬候補化合物（**5**）は図 16・5 のようにカルボスチリル誘導体から 2 工程で合成される．少量検討の結果，この二つの反応がワンポットで行えることがわかった．そこで，50 L にスケールアップして反応を行ったところ，意外にも（　）内に示したような二量体生成物を主成分とする

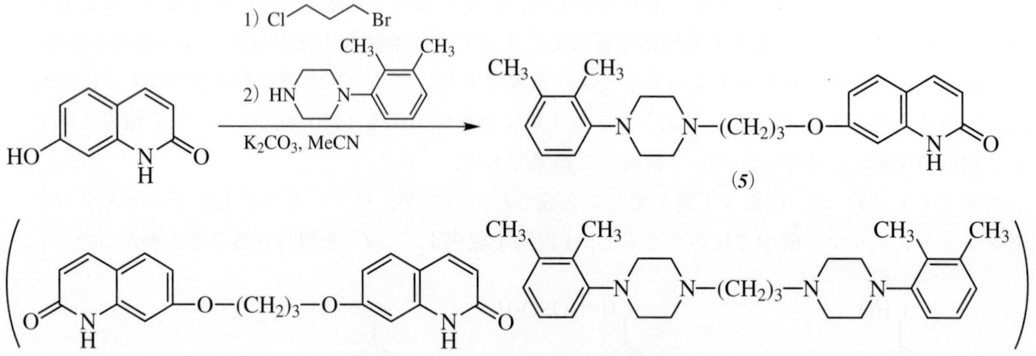

図 16・5 ワンポット反応の失敗例

複雑な混合物が得られた．この混合物から目的物（**5**）を分離回収することはかなり困難だったので，全量廃棄処分する羽目になってしまった．この失敗の原因は不均一系で行われる最初の反応の終点を見誤り，次反応のピペラジンを加えるタイミングを誤ったためであった．

16・7 ま と め

プロセス研究を一概に説明することは非常にむずかしい．保有する設備や技術，考え方によって問題の捉え方が異なるので，一般的な問題として論じにくい一面があるからだ．実際には設備を充実させるだけで解決できる場合も多い．たとえば，n-C_4H_9Li や DIBAL のような危険な薬品でも大量に扱っているところはいくらでもあるし，-70°C の極低温反応もその気になれば十分可能だ．ジアゾメタンでさえ工業的に使用しているところがあると聞く．

しかし，一ついえることは，彼らは目的物を得るためには，そのような特殊な条件を使う方法でも，それがベストであると結論し，その結果として特別な設備を導入して行っているのだ．このような判断を下すのもプロセス研究の重要な使命である．

製薬企業におけるプロセス研究の最終目的は，"高品質"な原末を，"安全"かつ"安価"に製造する方法を確立することで，近年はこれらに加えて"環境への配慮"が強く求められるようになった．

参 考 文 献
1) P. T. Anastas, M. M. Kirchhoff, *Acc. Chem. Res.*, **35**, 686 (2002).
2) 西山竜夫, 本田常俊, ファインケミカル, **27** (16), 5 (1998).

17 ドラッグデリバリーシステム

17・1　ドラッグデリバリーシステムの概念

　種々の経路から投与された医薬品は吸収された後，血流中に入って各臓器に分布し，代謝や尿中排泄によって体内から消失する．薬効は作用部位に到達した薬物分子によって発現されるが，他の部位に移行した薬物はしばしば副作用の原因となる．したがって，薬物をできるだけ選択的に，また望ましい濃度-時間パターンをもとに作用発現部位に送り込まなければならない．このためには投与部位から作用発現部位に至るまでの体内における薬物の動きを全体的なシステムと考える必要がある．このような考えのもとに薬物の投与形態を工夫し，体内での薬物動態を製剤技術を利用して精密に制御することによって副作用を軽減したり，薬物を標的部位に選択的に送り込むことによって最適な治療効果を発揮させることを目的とした投与形態が最近，積極的に開発されつつある．これをドラッグデリバリーシステム（drug delivery system: DDS）といい，日本語では"薬物送達システム"とよばれている．したがって，DDS の基本概念は，"必要な量の薬物を必要なときに，必要な組織や細胞に送達する"ことである．

17・2　DDS の目的と種類

　現在，DDS 開発において種々の体内動態プロセスが取上げられているが，代表的なものとして，1) 製剤からの薬物放出の制御，2) 体内での薬物吸収の制御，3) 標的器官や組織間指向の制御などのアプローチがある．

17・2・1　薬物放出の制御

　図 17・1 のように薬物血中濃度は最低薬効発現濃度と最低毒性発現濃度の間に維持されることが望ましいが，静脈内投与や通常の経口投与製剤を用いた場合には，治療域内に血中濃度が保持される時間が限定されるため，必要な薬理効果が得られなかったり，逆に副作用が発現したりする場合が多い．このような投与形態を改善し，薬物を体内に適当な速度で供給することにより，作用部位での血中濃度を最適なパターンに制御する方法が開発されている．すなわち，消化管内または組織内に薬物を徐々に放出させることにより持続的な吸収を図り，その結果，薬効の持続と投与回数の減少を期待することができる．放出制御の様式としては，1) 放出速度の制御，2) 放出開始時間の制御，3) 放出部位の制御がある．また適用方法により，体内に注入されるものと体表面に適用するものに分けられ，さらに，作用発現の様式によって，全身作用を目的としたものと局所作用を目的としたものに分類される．

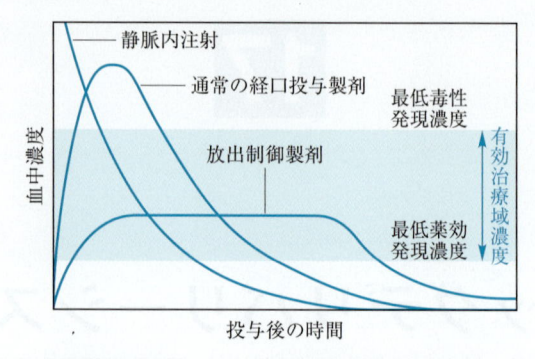

図 17・1 各種製剤を投与した後の薬物血中濃度の時間転移〔橋田 充編，"改訂 図解夢の薬剤 DDS"，p.8，薬業時報社（1991）を改変．〕

a. 経口投与型放出制御製剤

表 17・1 に示すような各種の錠剤型製剤が開発されている．

[膜透過型製剤] 錠剤や顆粒剤を対象として，薬物を高分子などの膜で包み，膜の構造や厚さ，成分により膜中での薬物透過特性を変化させ，内封された薬物の放出を制御するものである（表17・1 左段参照）．

[マトリックス型製剤] 表 17・1 中のワックスマトリックス型やレジネート型のように，合成高分

表 17・1 実用化されている錠剤型徐放性製剤[†]

名 称	形 態	名 称	形 態
レペタブ型	糖衣／フィルムコーティング	ワックスマトリックス型	マトリックス
スパスタブ型	速放出性顆粒／徐放性顆粒 1／徐放性顆粒 2／徐放性顆粒 3	レジネート型	イオン交換樹脂
スパンタブ型	速放出／徐放出	浸透ポンプ型（OROS®）	放出孔／薬物／柔軟性仕切／塩／半透膜／水の侵入／薬物の放出
ロンタブ型	速放出／徐放出		
エクステンタブ型	速効成分を含む剤皮／徐放性顆粒	イオン交換型	薬物-イオン交換樹脂／樹脂-SO_3^- 薬物$^+$／樹脂-SO_3^- H^+／H^+／薬物$^+$
グラデュメット型	不溶性錠剤中核		

[†] 橋田 充編，"改訂 図解夢の薬剤 DDS"，p.14，薬業時報社（1991）を改変．

子やワックスなどの三次元網状構造（マトリックス）中に薬物を分散させ，マトリックス構造の変化（溶解，膨潤，崩壊）やマトリックス内での薬物の拡散速度を制御することにより薬物放出を制御するものである．
［浸透ポンプ型製剤］　半透膜で薬物と浸透剤を包み込んだ製剤である．半透膜を通して浸入する消化管中の水分によって浸透圧を高め，放出口より薬物を長時間にわたって一定速度で放出するものである．
［イオン交換型製剤］　カチオン性やアニオン性の薬物をイオン交換樹脂に結合させ，消化管内のカリウム，ナトリウム，水素，塩素イオンなどと樹脂に結合した薬物との交換反応で薬物を放出するものである．

b. 経皮吸収型放出制御製剤

全身作用を目的として皮膚を投与部位とした各種の経皮治療システム（transdermal therapeutic system: TTS）が開発されており，ニトログリセリン（狭心症発作予防），スコポラミン（乗物酔い予防），エストラジオール（更年期障害，骨粗鬆症治療薬），塩酸ツロブテロール（気管支拡張薬）などに適用されている．この種の製剤の利点としては，1）製剤中からの薬物放出速度が一定となるように設計されており，かつ長時間にわたって連続的に薬物を放出できる，2）肝初回通過効果を回避できるため，バイオアベイラビリティーの改善が期待できる，3）投与部位が体外であるため，副作用などが発生した場合には必要に応じて投与を中断することができる，4）小児や高齢者などの嚥下困難な患者への適用が可能であること，などである．

c. 経粘膜投与型放出制御製剤

眼，鼻腔，口腔，膣，直腸などの粘膜組織は毛細血管が発達しているため，局所作用だけでなく，全身作用を目的とした投与部位として有用で，投与部位に応じて各種の製剤が開発されている（表17・2）．

d. 注射・注入型放出制御製剤

注射剤は一般に迅速な作用発現を期待する製剤であるが，皮下または筋肉内への投与製剤において1～2カ月間の長期徐放化特性を有するDDS製剤が開発されている（表17・2）．

17・2・2　薬物吸収の制御と改善

薬物の吸収部位の選択は，効果発現を支配する最も重要な要因の一つである．DDS開発の立場からは，1）新しい投与経路の開発，2）吸収促進剤やタンパク質分解酵素阻害剤の利用，3）薬物の分子構造の修飾，4）剤形修飾，などの手法を用いて薬物を対象部位から効率よく吸収させる試みが活発に進められている．

a. 新規投与経路の開発

インスリンのように経口投与ではバイオアベイラビリティーが全く期待できない薬物は，これまで注射以外に投与方法はなかったが，最近ではこれに代わる投与経路として鼻，口腔，肺，膣，直腸などの粘膜を通して体内へ吸収させる研究が行われている．このような吸収部位に共通している点は末梢血管が発達していることである．また，消化酵素が存在しないので吸収に対する障壁が少なく，薬物は比較的容易に吸収される可能性がある．これらに加えて，吸収された薬物は肝臓を経ないで

表 17・2　経粘膜投与型および注射・注入型放出制御製剤の例

経粘膜投与型放出制御製剤

オキュサート®　エチレン-酢酸ビニル共重合体の放出制御膜を通してピロカルピン（緑内障治療薬）を眼粘膜上で4～7日間にわたって一定速度で放出するコンタクトレンズ様形態をもつ眼粘膜適用製剤

リノコート®　プロピオン酸ベクロメタゾン（アレルギー性鼻炎治療薬）とヒドロキシプロピルセルロース（粘膜付着性高分子）の混合粉末がゼラチンカプセル内に充てんされており，専用の小型噴霧器により鼻腔内に噴霧吸入する．鼻腔内に分布・付着した後，約6時間まで薬物が滞留し，徐放化効果を発揮する

アフタッチ®　トリアムシノロンアセトニド（アフタ性口内炎治療薬）と粘膜付着性高分子基剤からなる2層錠で，炎症部位粘膜に付着させることにより，直接に薬物を持続放出させる

プロゲスタサート®　エチレン-酢酸ビニル共重合体の放出制御膜を通してプロゲステロン（避妊薬）を子宮内で1年以上にわたって一定速度で放出する製剤

注射・注入型放出型制御製剤

リュープリン®　LH-RH（黄体形成ホルモン放出ホルモン）の誘導体である酢酸リュープロレリン（前立腺がん，子宮内膜症治療薬）を含有する平均粒子径20 μmの球形マイクロカプセル化注射剤で，生体内分解性をもつポリ乳酸・グリコール酸（PLGA）が放出制御膜基剤として利用されている．薬物を基剤中に分散させて得られた多相エマルション中から徐々に放出させる皮下投与用デポ製剤とすることにより，基剤も薬物の放出とともに投与部位から消失するので，患者にとって好都合である．また，製剤中からの薬物放出は一定速度で1カ月以上に及ぶので，患者は従来の頻回投与から開放されるため，QOLの改善にも貢献している

全身血流中へ運ばれるので，肝初回通過効果を受けないという利点も有している．これらの投与経路のなかでも，経肺投与は今後種々の薬物の重要な投与方法としてますます注目されるであろう．

b. 吸収促進剤

消化管粘膜に作用し，その構造や性質に変化を与えることによって，薬物の粘膜透過性を一過性に上昇させ，吸収を改善する添加剤を吸収促進剤といい，表17・3に示すような各種の添加剤が検討されている．吸収促進の機構としては，EDTAの場合のように細胞間の接合部位に作用して細胞間隙を広げ薬物の透過を促進する機構と，ある種の不飽和脂肪酸の場合のように脂質二重膜に作用してその流動性を高め，拡散による薬物の透過性を高める機構とが考えられている．実用例としてはアンピシリンおよびセフチゾキシムの小児用坐剤に添加されたカプリン酸ナトリウムがある．

c. タンパク質分解酵素阻害剤

インスリン，エンケファリンなどの生理活性ペプチドや肝臓で代謝を受けやすい薬物は，小腸粘膜や肝臓において各種消化酵素やタンパク質分解酵素により代謝を受け，分解される．そこでこのようなタンパク質分解酵素の活性を抑制する各種のタンパク質分解酵素阻害剤を併用することにより，このような分解を防止する試みが行われている（表17・4）．このようなタンパク質分解酵素阻害剤の効果は，当然，対象薬物の種類，阻害剤の濃度，薬物と阻害剤の組合わせ，阻害剤の適用部位などにより影響される．

d. 薬物の分子構造の修飾

薬物自体の化学構造を一部修飾することによって吸収を改善する試みも活発に行われている．これらの方法のなかで吸収改善を目的としたプロドラッグ化修飾は実用化例も少なくなく，今後の

表 17・3 薬物の吸収改善を目的とした吸収促進剤の利用例[†]

投与経路	薬物	吸収促進剤	投与経路	薬物	吸収促進剤
鼻	インスリン	界面活性剤, 胆汁酸塩	大腸	インターフェロン	脂肪酸胆汁酸混合ミセル
	フェノールレッド	胆汁酸塩		インスリン	エナミン誘導体 5-メトキシサリチル酸
口腔	サリチル酸	界面活性剤, 1-ドデシルアザシクロペンタン-2-オン		ウナギカルシトニン	サリチル酸ナトリウム, EDTAナトリウム
	ヒトカルシトニン	界面活性剤, 胆汁酸塩		アンピシリン	中鎖脂肪酸
眼	インスリン	胆汁酸塩, 界面活性剤	膣	酢酸リュープロレリン	有機酸
肺	インスリン	胆汁酸塩, 界面活性剤	皮膚	フルオロウラシル	1-ドデシルアザシクロペンタン-2-オン
	カルシトニン				
小腸	インスリン	5-メトキシサリチル酸			
	セフメタゾールセフォキシチン	5-メトキシサリチル酸			
	ストレプトマイシンゲンタマイシン	脂肪酸胆汁酸混合ミセル			
	フェノールレッド	中鎖グリセリド			

[†] 大塚昭信, 池田 憲, 村西昌三編, "製剤学", 第3版, p.308, 南江堂(1997)を改変.

表 17・4 ペプチド性薬物の吸収改善を目的としたタンパク質分解酵素阻害剤の利用例[†1]

投与経路	薬物	タンパク質分解酵素阻害剤
鼻	インスリン	グリコール酸ナトリウム
鼻	ゴナドレリン, LH-RH[†2], 酢酸ブセレリン	バシトラシン
鼻	ロイシン-エンケファリン	α-アミノボロン酸誘導体, ピューロマイシン, ウベニメクス
肺	インスリン, カルシトニン	バシトラシン, アプロチニン, 大豆トリプシンインヒビター
経口	バソプレシン	アプロチニン
直腸	DDAVP[†3]	5-メトキシサリチル酸
空腸	インスリン	FK-448
回腸	インスリン, 膵臓リボヌクレアーゼ	コール酸ナトリウム, アプロチニン
回腸, 結腸	インスリン	大豆トリプシンインヒビター
直腸	インスリン	アプロチニン
鼻, 口腔, 直腸	インスリン	アプロチニン

[†1] 山本 昌, クリニカルファーマシー, **6**, 36(1990)を改変.
[†2] 黄体形成ホルモン放出ホルモン.
[†3] 1-デアミノ-8-D-アルギニンバソプレシン.

いっそうの発展に期待するところが大きい.

e. 剤形修飾

消化管やその他の粘膜吸収部位において分解されやすい薬物は, これらの部位に存在する分解酵素との接触を防止するために, 剤形修飾が行われることがある. 通常は, 薬物を脂質分散系であるリポソームやエマルション中に包含させることによって経口投与した場合の薬物の消化管内での安定性が確保され, 吸収が改善される. インスリンを大腸から吸収させる試みにおいては, 大腸に存在する腸内細菌の酵素によって分解するアゾポリマーでコーティングされたペレットを用いて, 大腸への特異的送達が試みられている.

17・2・3 標的器官および組織指向性の制御

薬物分子を修飾したりキャリヤー(担体)などを利用することによって,薬物を特定の標的臓器や病巣部にのみ限定・集中させ,副作用を発現することなく少量の投与量で効率的に薬理効果を発揮させることを標的指向化(ターゲティング;targeting)という.未だ十分な実用化段階にあるとは言いがたいが,がん治療において試みられている"ミサイル療法"はまさにターゲティング概念をよく言い表しているといえよう.標的指向化の目的として表17・5の項目があげられているが,その制御方法には,大別すると,化学修飾による標的指向化〔例:プロドラッグ(高分子ドラッグ),抗体結合体など〕と剤形修飾による標的指向化(例:エマルション,リポソーム,リピッドマイクロスフェア,マイクロカプセルなど)がある.

表 17・5 標的指向化の目的[†]

1) 病巣あるいは体内の特定部位への薬物の選択的送達
2) 副作用発現や薬物分解の原因となる体内部位への送達,蓄積の防止
3) 従来の方法では送達不可能であった部位への薬物送達(例:細胞内感染に対する薬物送達)
4) 計画された濃度-時間パターンに基づく薬理効果発現部位(受容体など)への薬物送達
5) 作用部位への信頼性の高い(再現性のよい)薬物送達
6) 総到達効率の改善(活性薬物の投与総量の低減)

[†] 橋田 充,"医薬品の開発",第13巻,p.217,廣川書店(1989)による.

プロドラッグ

薬物の分子構造を修飾することによって,体内に投与された後,酵素的・非酵素的に修飾の目的を達し,速やかに生物活性を示すもとの薬物分子(親化合物)に復元するものをプロドラッグ(prodrug)という.この場合,化学修飾を加えた化合物自体は誘導体のままでは生物活性を示さないことが必要である.図Aは生体膜透過性がきわめて悪い親化合物をプロドラッグ化することによって透過特性が改善され,薬効発現が効果的に行われることを示した模式図である.プロドラッグ化の目的は多数あげられるが,バイオアベイラビリティーに関するものとしては,吸収性の改善,投与部位での安定性の改善,吸収の持続化,作用部位への選択的移行性の増強,生体内滞留性の増大などがある.経口投与における吸収改善と作用部位への選択的移行性の増強を目的としたプロドラッグ化の例を図Bに示す.

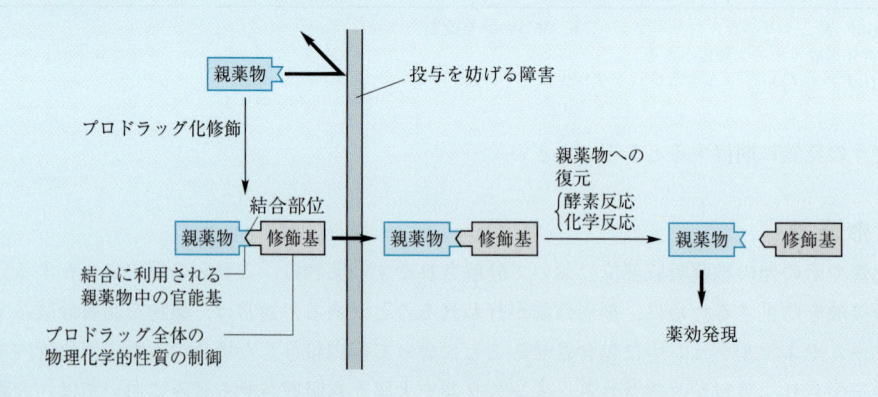

図 A プロドラッグの基本構造と効果発現機構
〔瀬崎 仁,木村聰城郎,橋田 充編,"薬剤学Ⅰ",第3版,p.224,廣川書店(1996)を改変.〕

a. ターゲティングの方法

ターゲティングの方法としては，分子修飾などにより薬物自体の物理化学的性質を変えることによる方法とキャリヤーを利用する方法に分けられる．囲みの中の図に示したドキシフルリジンは前者の方法に含められる．

b. キャリヤーを利用したターゲティング

キャリヤーには，種々の低分子，高分子微粒子のほか，抗体や赤血球などがある．この場合，用いるキャリヤー自体の物理化学的または生物学的特性により体内挙動が異なるため，これらの特性を十分に見きわめたうえで目的に応じたキャリヤーを選択することが重要である．次に例を示す．

高分子キャリヤー	ポリエチレングリコール（PEG），ポリビニルピロリドン（PVP），デキストランなど．いずれも物理化学的特性により体内で特異的な挙動を示す．タンパク質性抗がん抗生物質のネオカルチノスタチン（NCS）をスチレン-マレイン酸共重合体（SMA）に結合させた SMANCS は，油性造影剤であるリピオドールに懸濁して肝臓に動脈内注射するターゲティング製剤であり，顕著な抗腫瘍効果が認められている
微粒子キャリヤー	高分子マトリックス，リポソーム，エマルションなど．リピッドマイクロスフェアは，大豆油をレシチンで乳化させた o/w 型エマルションであり，平均粒子径が 0.2 μm ときわめて小さいため，安全性の高いキャリヤーとして好適である．静脈内投与すると，これらは炎症部周辺に集積するマクロファージによって貪食されやすいので，抗炎症薬パルミチン酸デキサメタゾンやプロスタグランジン E_1 を封入した"リポ化製剤"が製品化されている

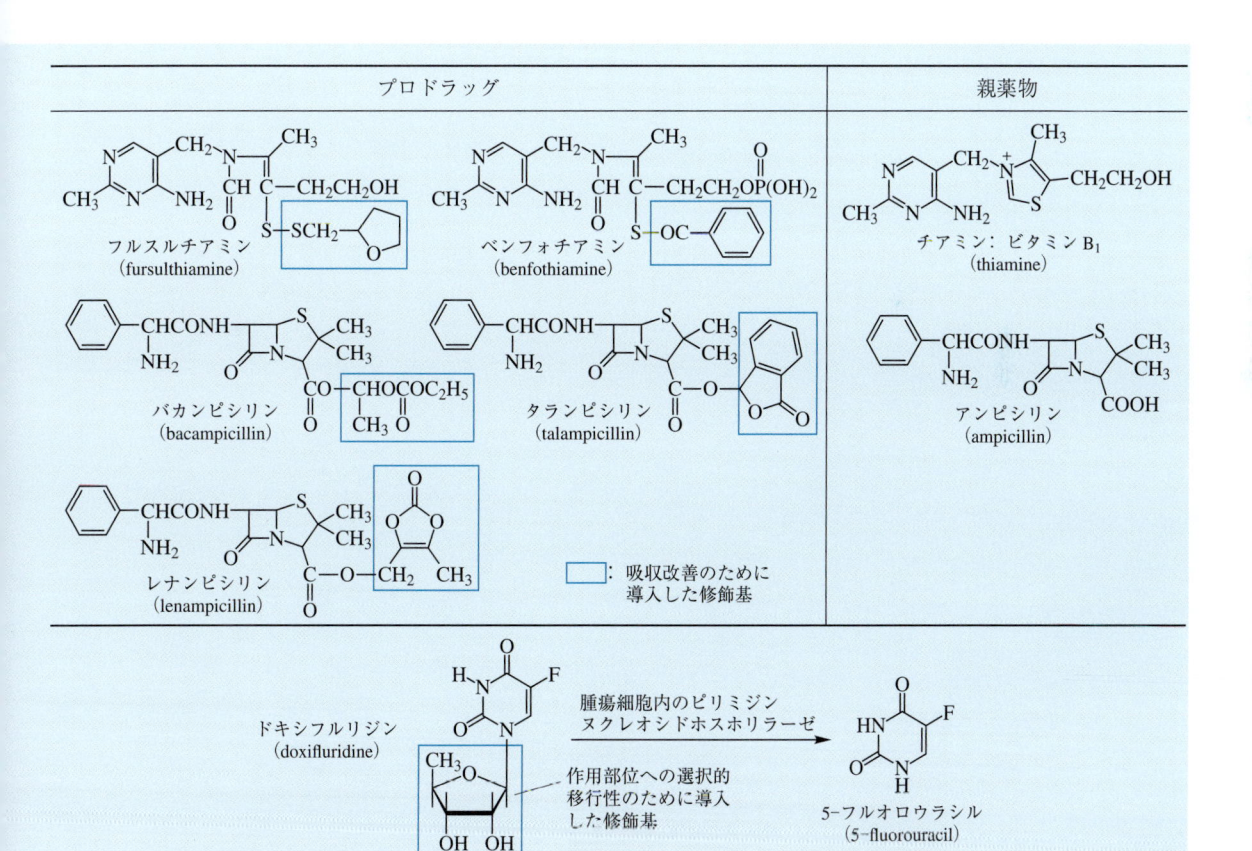

図 B　吸収改善と作用部位への選択的移行性の改善を目的としたプロドラッグ（左）と親薬物（右）の例

また，種々の合成高分子（ポリ乳酸，エチルセルロースなど）や天然高分子（アルブミン，ゼラチンなど）を用いて調製した，高分子マトリックスであるマイクロカプセルやマイクロスフェアは粒子径が数 μm 程度の球形粒子であるが，このなかに薬物を含有させることによって，局所での薬物の持続放出や，標的部位またはその近傍への薬物の標的指向化のために利用されている．

一方，脂質二重膜からなる閉鎖型の小胞体（リポソーム）は，生体成分であるリン脂質から構成されているため，生体適合性がよく，さらにリン脂質は親水性基と疎水性基を有しているため，水溶性薬物，脂溶性薬物のいずれも保持することができる．また，静脈内に投与すると特異的な挙動を示すが，リポソームの電荷，粒子径，脂質成分などを変えることにより，体内動態特性を変化させることができる．したがって，リポソームの表面に分子・構造修飾を施すことにより，特定の臓器や組織への薬物の標的指向性を高めることが期待できる．

参考文献

1) 四ツ柳智久，壇上和美，山本 昌編，"製剤学"，改訂 第4版，南江堂 (2002).
2) 上釜兼人，川島嘉明，松田芳久編，"最新製剤学"，廣川書店 (2003).
3) 橋田 充編，"改訂 図解 夢の薬剤 DDS"，薬業時報社 (1991).
4) 金尾義治，"進歩する薬物療法 DDS 最前線"，廣川書店 (2002).

18

ゲノム創薬の展望

18・1 はじめに

　ゲノム (genome) とは"一つの生物がもつすべての遺伝情報"を意味する．そのゲノム情報をもとにして薬をつくり出すことを，いつのころかゲノム創薬 (genome-based drug design) とよぶようになった[1,2]．2003年の春にはDNA二重らせんモデルの提出50周年を祝って米国で祝賀会が開かれ，その時の目玉イベントとしてヒトゲノム全塩基配列決定の公表が行われた．いよいよ製薬の世界もポストゲノム時代にふさわしい本格的なゲノム創薬の時代を迎えることになる．ゲノム創薬やゲノム医療へ向けての技術基盤を提供する研究分野はトランスレーショナルリサーチ (translational research) と総称される．特に医療分野への応用を強調する場合にはトランスレーショナル医療 (translational medicine) とよばれ，"ベンチからベッドサイドへ"という合言葉をもって研究上の発見を速やかに医薬品開発へ展開させる試みが大学などのアカデミックな研究の場でも盛んに推奨されるようになってきた．実際，薬の開発研究にゲノム研究の成果を利用することは不可欠な時代になっており，研究開発の効率化と迅速化には目を見張るものがある．本稿では目覚ましく進展しつつあるゲノム創薬の展望をしてみたい．

18・2 ゲノム創薬の基盤となる薬理ゲノミクス

　全塩基配列が決定されたいくつかの生物のゲノム情報をもとにして，全遺伝子の発現動態や機能などを網羅的・系統的に解析することをゲノミクス (genomics) とよぶ．実際には，この作業は一言で片づけては申し訳ないほど多大な労力を要する．まず，膨大なゲノム情報を効率よく整理し，誰でもがアクセスして自在に使えるようにしなければ宝の持ち腐れになってしまう．そこで，ゲノム情報科学 (genome informatics) とよばれる研究分野が新たに生まれた．生命科学 (bioscience) と情報科学 (informatics) の融合領域であることを強調して生命情報科学 (bioinformatics) とよばれることもある．すべての同定された遺伝子に系統的なコード番号あるいは名称を与えるアノテーション (annotation) とよばれる作業によって複雑なゲノム情報がずいぶんと扱いやすくなった．これらの発展の影には情報解析技術の総称であるアイティー (information technology: IT) の発達が大きく貢献してきたことを忘れてはなるまい．

　ゲノミクスも細かくみればさまざまに分類できる．構造ゲノミクス (structural genomics) はゲノム中にコードされるすべてのタンパク質の三次元立体構造をX線結晶構造解析，核磁気共鳴 (nuclear magnetic resonance: NMR)，コンピューターを用いたシミュレーションなどによって決定し，タンパク質構造を総体的に解析する．機能ゲノミクス (functional genomics) はゲノム情報をもとにして各遺伝子産物の機能や生理的役割を包括的・系統的に研究する．比較ゲノミクス (comparative genomics）では全塩基配列が決定された他の生物のゲノム情報と比較研究する．薬理ゲノミクス（pharmacogenomics）はゲノム情報を基盤とした分子薬理学的研究を総体的に表現した用語である．毒物ゲノミクス（toxicogenomics）ではゲノム情報を基盤として薬の副作用などの毒性をゲノムレベルで解析する．実際，薬の原材料となる化合物がどの遺伝子に作用して副作用を起こすかをゲノムレベルで解析し，化合物と遺伝子の副作用データベースをつくる試みがすでに始まっている．これらの情報はゲノム創薬の基盤となると期待される．

18・3　トランスクリプトームから得られるゲノム創薬情報

ゲノム創薬のヒントとなる有用な情報源の一つにトランスクリプトーム（transcriptome）がある．これは転写産物（transcript）とゲノム（genome）を融合した用語で，一つの生物において転写されているすべての転写産物を意味する．このトランスクリプトームの情報を基盤として，一つの生物や細胞に含まれるすべての転写産物について網羅的・系統的に発現動態などを解析することをトランスクリプトミクス（transcriptomics）とよぶ．ここから得られる情報はゲノム創薬にとって宝庫である．ただし，あまりにも膨大な情報が得られるので，そこから有益な情報のみを抽出するには目的意識をはっきりもって望まなければならない．この点においては，やはり研究者の意識の高さがものをいう．

現在，行われているトランスクリプトミクスの大半はタンパク質の読み枠をもつ mRNA を解析対象にしている．たとえば 100 アミノ酸以上のタンパク質をコードしうる mRNA だけでもヒトゲノムのなかには数万種類ある．これを 50 アミノ酸以上に下げるともっと膨大な数となる．ところで，最近になって mRNA のなかに 20 アミノ酸以下のタンパク質しかコードしえない，言いかえればタンパク質をコードしないで RNA そのものが機能をもつ機能性 RNA がたくさん見つかってきた．特筆すべきは，これら mRNA はもちろんその定義からして 3′ 末端に 200 塩基配列程度のポリ A 尾部が付加されていることである．この点で，同じ機能性 RNA であってもポリ A 尾部をもたないリボソーム RNA や転移 RNA とは大きく異なる．

分裂酵母では meiRNA とよばれるポリ A 尾部をもつ機能性 RNA が減数分裂に必須の役割を果たすことが詳細に調べられてきた[3]．実際，筆者らは最近，分裂酵母の減数分裂には 100 種類近くのポリ A 尾部をもつ機能性 RNA が mRNA の形として発現されていることを発見し，meiRNA が決して特殊な mRNA 分子ではなくありふれたものであることを示した[4]．特に減数分裂の過程で多種類発現されていることは示唆に富む．減数分裂では体細胞では起こりにくい遺伝子組換えが恒常的に起こっていることから，この過程においてガイド RNA となっている可能性も示唆される．このような機能性 RNA はヒトなどの哺乳動物ゲノムにもたくさん存在することが示唆されている．実際，マウスでクローン化されてきた 6 万個以上の cDNA のうち，16,000 種類はタンパク質をコードしない機能性 RNA である可能性が高いという[5]．いずれにせよ，これら機能性 RNA のトランスクリプトミクスも本気で取組むべき重要な問題であると思われる．この RNA のトランスクリプトームをアールエノーム（RNome）とよぶ．その解析がヒトで進んでくれば機能性 RNA を対象としたゲノム創薬が視野に入ってくるであろう．

18・4　DNA マイクロアレイ

トランスクリプトーム解析において威力を発揮する技術は DNA マイクロアレイ（DNA microarray）

で，大きく2種類に分類できる．一つは米国スタンフォード大学のP. Brownらが開発したスタンフォード型で，顕微鏡用スライドガラスの上にDNAあるいはオリゴヌクレオチド（約60塩基）溶液をスポットする（図18・1）．1 cm四方の面積に数千種類ものオリゴヌクレオチドを極微量ずつスポットして円形に規則正しく並べて貼付けるには特殊な機器（スポッター）が必要となる．もう一つはAffymetrics社型で，半導体作製で培った微細加工技術を用いてシリカ基盤上にオリゴヌクレオチドを直接化学合成してゆく．本来は後者のみを，最近では両者をまとめてDNAチップ（DNA chip）とよぶこともある．

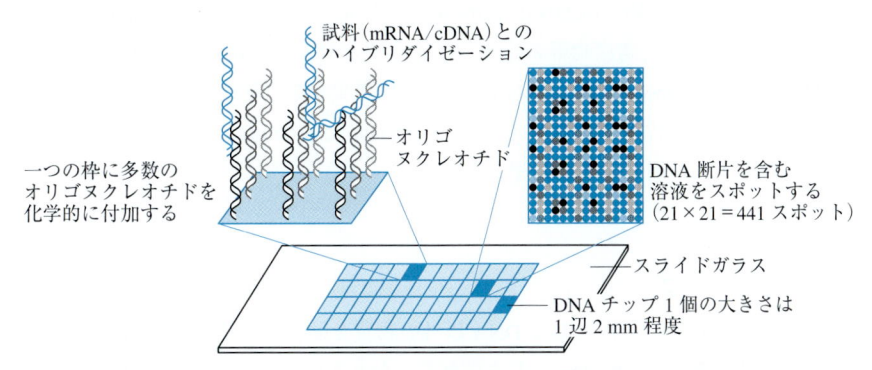

図18・1 スタンフォード型DNAチップ（cDNAマイクロアレイ）の構造

　スタンフォード型は高価なスポッターを購入すれば自作できるが，特殊なガラス板，多種類準備しなければならないオリゴヌクレオチド，実験結果を取込むスキャナー機器および解析ソフトウェアなども高価なので相当な初期投資が必要とされる．さらに，これらを使いこなすまでには相当の熟練が必要であるが，だからこそいったん設定すればそこから得られるトランスクリプトーム情報はゲノム創薬の標的探索に有用となる．

　現在，ヒトやマウスの数千種類の100アミノ酸以上からなるタンパク質をコードする遺伝子（cDNA）を1枚のDNAチップに貼付けたものが販売されている．これを用いるには以下のような実験を行う．まず調べたい細胞から調製したmRNA（あるいはcDNA）を蛍光色素（Cy3）で標識してプローブとし，DNAチップとハイブリダイズする．DNAチップを洗浄したのちに残るシグナルの強度を全スポットに対してレーザースキャン顕微鏡により定量的に測定し記録する．一方，対照とする細胞からも同様にしてmRNAを抽出し，蛍光色素（Cy5）で標識してプローブとし，DNAチップとハイブリダイズして洗浄後のシグナル強度を記録する．両者を比較することにより，二つの細胞間で転写誘導（あるいは抑制）されているmRNAが検索できる．

18・5 プロテオームとプロテオミクス

　プロテオームやプロテオミクスという言葉で表現されるタンパク質の総体的な情報は，トランスクリプトームと並んでゲノム創薬にとって重要な基盤情報となる．ここでプロテオーム（proteome）とは，タンパク質（protein）とゲノム（genome）を融合した用語で，一つの生物に発現しているすべてのタンパク質の総体を意味する．プロテオミクス（proteomics）とは，プロテオームを解析すること，すなわちゲノム情報を利用して，一つの生物や細胞に含まれるすべてのタンパク質について網羅的・系統的に性質を調べ，発現動態を解析することである．これらの実験より得られた膨大な情報を整理して系統的に記述することで，ある個体の全ゲノムにコードされる全タンパク質の発

現量，発現動態，物理化学的性質などを総合的に理解しようとする作業をプロテオームプロファイリング（proteome profiling）とよぶ．

プロテオームの一部を構成するものに，ペプチドーム（peptidome）がある．これは，一つの生物あるいは細胞に発現しているすべてのペプチドを総称したもので，これを包括的・網羅的にとらえて同定・解析し，データベース化することがペプチドミクス（peptidomics）のことである．一方，一つの生物あるいは細胞に発現しているすべての糖類の総称であるグライコーム（glycome）を総体的に解析することをグライコミクス（glycomics）とよぶ．さらに，一つの生物あるいは細胞に発現しているすべての代謝経路（metabolic pathway）や代謝ネットワーク（metabolic network）を構成するタンパク質群および代謝産物群の全セットをメタボローム（metabolome），その総体的な解析をメタボロミクス（metabolomics）とよぶ．実際，代謝現象を包括的・網羅的にとらえて全ゲノムレベルで同定・解析する代謝プロファイリング（metabolic profiling）が進められている．いうまでもなく，これらもゲノム創薬の基盤情報となる．

18・6 バイオチップ

ゲノム創薬のための研究ツールとしてDNA以外の物質を貼付けたチップが開発されてきた．これらは総合的にバイオチップ（biochip）とよばれる．たとえばプロテインチップ（protein chip）はタンパク質を高密度に貼付けたチップで，目的に合わせてさまざまな化学的性質を表面にもたせて実験し，読取り機器（チップリーダー）によってデータを解析できる．このほか，多種類の受容体を貼付けてリガンドなどを探索する受容体チップ，抗体などを貼付けて抗原と相互作用するタンパク質を包括的に解析できる抗体チップ，疎水性物質・イオン交換体・金属イオンなどを貼付けて血清・尿・培養液などのタンパク質発現解析に使われる化学チップ（chemical chip）もある．これらはゲノム創薬研究のうち，特にタンパク質の発現・相互作用・翻訳後修飾などの機能解析を包括的に行ったり，タンパク質精製のモニタリングやペプチドマッピングによる同定を効率的に行う目的に有用である．

さらに複雑なチップも考案されている．すなわち，これらの解析を小スペースで効率よく進めるために分析化学（生化学）の実験室で使用される類の機器のもつ機能を集約的に1枚の小さなチップ上に装備したチップがそれである．これらのチップ上では一連の分離・前処理・測定・解析を一挙に（自動的に）行うことができる．これにより，分析に要する試料の微量化・時間の短縮化・コストの低減化が可能になったという．電気泳動もチップ化されている．たとえばキャピラリーアレイ電気泳動チップ〔capillary array electrophoresis（CAE）chip〕は微小技術を用いて小さな基板上に試料の泳動・分岐・合流を可能とする溝（管）を高度に集積させて構成したチップで，たとえば96本の流路を円形基板上に放射状に配置し一挙に多数のサンプルを電気泳動して解析できる．

18・7 ゲノム創薬への戦略

以上に述べたようなポストゲノム時代にふさわしい状況のもとでゲノム創薬にはさまざまな戦略が現れてきた．一つ目は構造から標的を絞り込むというわかりやすい戦略で，たとえば細胞膜タンパク質である多彩な受容体やイオンチャネルがよい標的となる．たとえばGタンパク質を介する7回膜貫通型受容体の遺伝子を相同性検索によってゲノムデータベースから拾ってくると，ヒトゲノムのなかに多数見つかる．しかし，その機能がわかっているのはごく少数に限られており，多くは

受容体に結合して生理機能を発現するリガンドが不明な孤児受容体（orphan receptor）である.

これを網羅的・系統的に研究して創薬の標的にするのがゲノム創薬であるが，その方法論にもいくつかある．まず考えられるのはこれら受容体をすべてタンパク質として発現させたプロテインチップを作製し，そこにペプチドーム情報を利用したペプチドライブラリーを作用させてペプチド性のリガンドを探索するという方法である．他方，すでに知られているリガンド（ペプチド性に限らない）をこのプロテインチップに作用させてみて，既知の受容体以外にもサブタイプとしてこのリガンドに結合する受容体を探索することもできる．もちろん，ここにおいては投資する労力・資金は膨大になりがちなので投資効率を考えなくてはならない．このほかにもさまざまな使い方が考えられるこの手のプロテインチップは予想以上に重宝できる．

ついで考えられるのはこれら受容体遺伝子群（ヒトあるいはマウス）をDNAチップとして貼付けてトランスクリプトーム解析を行うやり方である．培養細胞やマウス個体，あるいはノックアウトマウスなどに適宜刺激を与えて遺伝子の発現動態を解析すれば生理機能に関するヒントが生まれるはずである．ゲノム創薬の有用な点は漏れなく解析できるという点にある．すべての関連受容体を解析しているという安心感は検索のための実験系の設定や実験中の解析系においても暗闇の荒海の中を進む（研究とは要するにそういうものであるのだが）頼りになる羅針盤となるからである．

二つ目は，構造に無関係に網羅的・系統的に研究する戦略である．この場合にはプロテインチップは投資効率が悪いので，まずはトランスクリプトーム解析に頼ることになろう．まずは，ヒトゲノムに発現されているであろう数万個のcDNA，あるいはマウスでクローン化されてきた6万個以上のcDNAを貼付けたcDNAマイクロアレイを使うことが考えられる．実験系を熟慮すれば，ここから得られる情報はゲノム創薬に有用となるはずである．しかし，実際にはこのようなcDNAマイクロアレイは高価だし，自作するにはもっと巨額なお金がかかる（6万種類のオリゴヌクレオチドの合成費用のみで3億円！）．

18・8　発現特化型cDNAマイクロアレイ

そこで，すべてのトランスクリプトームを解析するのではなく，ある特定の遺伝子に絞って解析する戦略が考えられてきた．しかし，ここで恣意的な遺伝子の選択をしてしまってはゲノム創薬の利点が薄れてしまう．そこで，筆者らは段階的サブトラクション法[6]という技術を開発してこの困難を克服してきた（図18・2）．

これは，AとBという2種類の細胞の間に差異的に存在する全mRNA分子種をクローン化でき

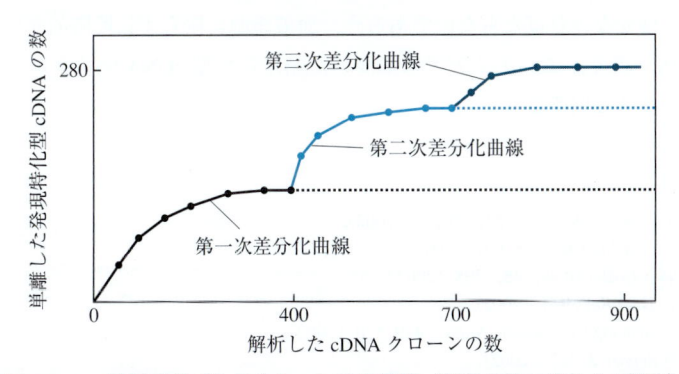

図 18・2　段階的サブトラクション法の原理（収穫曲線の描き方の概略）

る技術で，100倍程度の差異をもって転写誘導（あるいは抑制）されているcDNA群が短期間ですべて入手できる[7]．こうして単離してきたcDNAを貼付けたものを発現特化型cDNAマイクロアレイと称して実用化に向けた研究をしてきた．これは図18・3に示すように従来型のDNAチップに比べて測定および得られる結果の解析が簡便にできる．

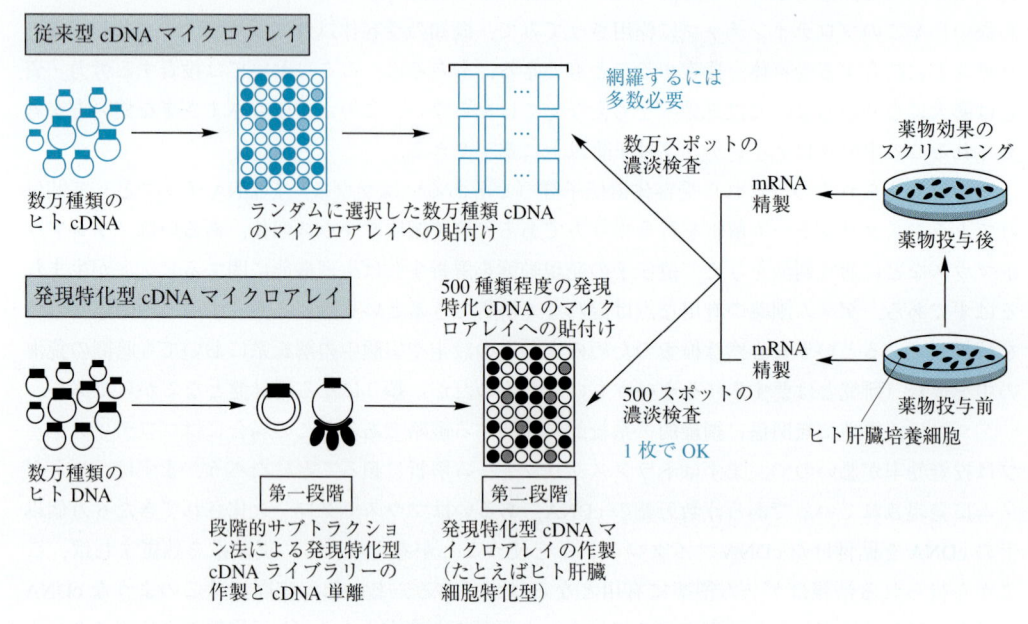

図 18・3　発現特化型 cDNA マイクロアレイの利点

現在筆者らが作製しているのは血液細胞発現特化型cDNAマイクロアレイで，複数の健常人の血液細胞（白血球，リンパ球など）cDNAライブラリーから繊維芽細胞mRNAを差し引いたもので，血液特異的に発現されている遺伝子が約320種類単離できた．そのうち半数は機能が未解析の遺伝子であるため，これを用いてトランスクリプトーム解析をすればゲノム創薬の標的探索のよい候補となろう．これ以外にも慢性リウマチ，膠原病（血管炎），重症アトピーなど血液細胞に異常がでやすい患者の血液細胞から健常人の血液細胞を差し引いた疾患血液細胞発現特化型cDNAマイクロアレイも作製し，この両者を用いた選択的トランスクリプトーム解析によって立体的な診断のできるRNA診断システムを構築すべく研究を進めている．これが一般に普及すれば新たな血液診断システムとして医療に革新をもたらすと期待できるが，そのためには膨大な診断データをこつこつと積み重ねてゆかなければならないであろう．血液細胞に限らずに段階的サブトラクション技術は応用範囲が広いので，よいアイデアに基づいた発現特化型cDNAマイクロアレイはゲノム創薬のよいツールになると期待される．

参考文献

1) 野島 博，"ゲノム工学の基礎"，東京化学同人（2002）．
2) 野島 博，"先端バイオ用語集"，羊土社（2002）．
3) 渡辺嘉典，蛋白質・核酸・酵素，**48**, 398（2003）．
4) T. Watanabe, et al., *DNA Res.*, **9**, 1（2002）．
5) Mouse Genome Sequencing Consortium, *Nature*, **420**, 520（2002）．
6) Fujii, et al., *EMBO Report*, **3**, 367（2002）．
7) 野島 博，実験医学，**20**, 1442（2002）．

19

21世紀の創薬研究
――その将来と問題点――

19・1　はじめに

　20世紀の創薬研究を振返ってみると，そこには輝かしい成功の物語と多くの屍に囲まれた失敗の歴史をみることができる．そのなかでもペニシリンの発見に端を発する数々の抗生物質の発見・開発の史実は感染症の克服というサクセスストーリーとして燦然と輝いている．一方では，サリドマイド，キノホルム問題など副作用発現による痛ましい事件も経験してきた．それでは21世紀の創薬研究のターゲットとしては何が残されているのであろうか．その対象病名を列挙すると，1) がん，2) アルツハイマー病（痴呆症），3) 自己免疫疾患，4) 一部のウイルス病，などとなる．これ以外にも特効薬がなく医師と患者から早期開発を要望されている薬もかなりあるが，患者人数から考えると上記4種に焦点が当てられることとなる．これらのなかで，特に抗がん剤はかなり以前より20世紀の終わりまでには特効薬が発見されるであろうと予測されていながら未だに完全には解決されずに残されているものである．がんは"重要な複数遺伝子の長年にわたる変異が蓄積し細胞の増殖や分化，死の正常なプログラムが変化するために生じる"という発生メカニズムはかなり判明した．しかしながら複数の遺伝子の変異ということで通常の1種類の薬ではなかなか根本的解決とはならないのが現状である．
　それでは今後の21世紀の創薬研究がどのように展開されてゆくのか，その将来を以下に展望してみる．

19・2　ゲノム創薬

　2001年2月15日号の *Nature* 誌と同じく2001年2月16日号の *Science* 誌に全ヒトゲノム30億塩基対の配列が発表された．そこでヒト遺伝子は3〜4万個と推定された．しかし，この研究にたずさわった J. C. Venter は"シークエンスを知ることはただの始まりにすぎない"と発言し，一方で *The Wall Street Journal* は，"ポストゲノム時代を迎え，医療とビジネスに大変革が訪れる"と記した．確かに遺伝子レベルの解析より創薬を出発させればロジカルアプローチ（logical approach）としての確実性と効率性は高くなるであろう．したがって薬をつくる種を探す段階から実用化（発売）までの期間は大幅に短縮されるとの意見もある．しかしながら筆者は，ものごとはそう簡単でないと考える．そこでもう少しゲノム創薬を具体的に考察してみよう．すなわち第一段階としてまず開発しようとする薬のターゲット（病気）を決め，その患者の血液または手術により摘出した臓器の小部分を使用して遺伝子解析より始めなければならない．それには，患者の同意（インフォームドコンセント）の取得，倫理に基づく管理，秘密保持，多数の検体の必要性など全部をまとめると，大

学病院ではともかく日本の製薬企業には大きなハードルがあり，なかなかものごとが進行しないのが現状である（なぜこれらが日本では困難であるかの理由は長くなり紙面の制約があるので省略する）．

次に行われるのが正常人と患者からとった遺伝子の比較である．すなわち differential display 法とか cDNA サブトラクション（cDNA-subtraction）法などで病因遺伝子をつきとめる．場合によってはヒト細胞に既知薬を作用させ遺伝子の発現量の変化をヒントに原因遺伝子の絞り込みを行う（遺伝子変動解析）．さらに健常人と患者の遺伝子中の SNP（single nucleotide polymorphism, 一塩基多型）解析の比較も行い病因を追求する．これらの実験のほかにバイオインフォマティクス（bioinformatics, 生命情報科学）としてコンピューターを使用し追求遺伝子の既知遺伝子との比較や新遺伝子の効率的予測を行う．この原因遺伝子の追求同定には少なくとも 2〜3 年の月日が必要である．ついでこれらの方法により決定された病因遺伝子の確認としてマウスを使用し，この遺伝子を欠損させたノックアウトマウスを作製し確認実験を行う．これにもやはり少なくとも 0.5〜1 年の時間が必要である．いずれにしてもこの原因遺伝子の同定より始まるゲノム創薬は時間がかかるが旧来の原因タンパク質の同定と比較するとはるかに合理的でありかつ効率的である．それゆえ，これからの 21 世紀の創薬研究においてこのゲノム創薬は遺伝子解析用のチップまたはマイクロアレイの進歩の助けを借りて病気の治療に多大の貢献をすることが予想される．

しかし，疾患関連遺伝子の同定においてわれわれが留意しなければならないのは一つの病気でも複数の遺伝子が通常関連していることである．たとえば II 型糖尿病では 10〜15 くらいの関連遺伝子があるといわれている．さらにがんにおいては，発がん遺伝子（*ras, erbB, myc* など）は 100 個以上発見されているし，がん抑制遺伝子（*p53, Rb, BRCA*-1 など）は数十個見つかっている．それゆえ新しい創薬を遂行している製薬企業にとり単なる新しい遺伝子の同定はそれほど意味をもたず数少ない重要遺伝子の発見・同定が 21 世紀には大切となる（新しい遺伝子の発見は基礎研究としてはもちろん非常に重要であるし，若い研究者に夢と研究へのインセンティブを与える面でも大きな意義がある）．さらに重要遺伝子しか薬の開発において意味をもたないことは，生物細胞は単一活性を阻害しても明瞭な応答がない場合も多いことから理解される．すなわち多くの代謝経路には機能的な重複があって少なくとも一部は補正されるからである．それゆえ，新薬の開発ではたとえば生体内反応において律速段階に関与している遺伝子とか細胞内の情報伝達経路，代謝に大きな影響を与える遺伝子の発見がこれからは重要となるのである．言いかえれば過疎地のバス路線ではなく，東海道線，中央線，東北線，常磐線などに相当する生化学における重要路線上の遺伝子でかつ阻害剤（または増強剤）に対して補償経路がなく敏感に応答するものを見つけなければならないのである．

ヒト遺伝子は 3〜4 万個ありメッセンジャー RNA を通してタンパク質をつくる場合にイントロンが抜け落ちる段階でスプライシングバリアント（splicing variant）を生じ，タンパク質としては 6〜7 万個の存在が予測されている．そのうち医療のターゲットになる遺伝子は約 4〜5 千個といわれている〔P. England, *Drug Discovery Today*, **6**, S1 (2001)〕．図 19・1 にそれをわかりやすく図示したが，筆者個人としてはこのうちほんとうに新医薬品のターゲットとなるものは 500 前後ではないかと考えている．いずれにしても今後のゲノム創薬は以下の技術・学問の発展とともに急速に発展すると考えられる．

すなわちそれは，1) バイオインフォマティクス（genomics, pharmacogenomics, pharmacogenetics, toxicogenomics を含む），2) ケモインフォマティクス（化学情報，chemometrics, chemogenomics を含む），3) プロテオミクス（プロテオーム解析の進歩，タンパク質マイクロアレイの進歩，抗体マイクロアレイの進歩などを含む），4) メタボロミクス（代謝系全体を包括的に解析），5) バーチャル

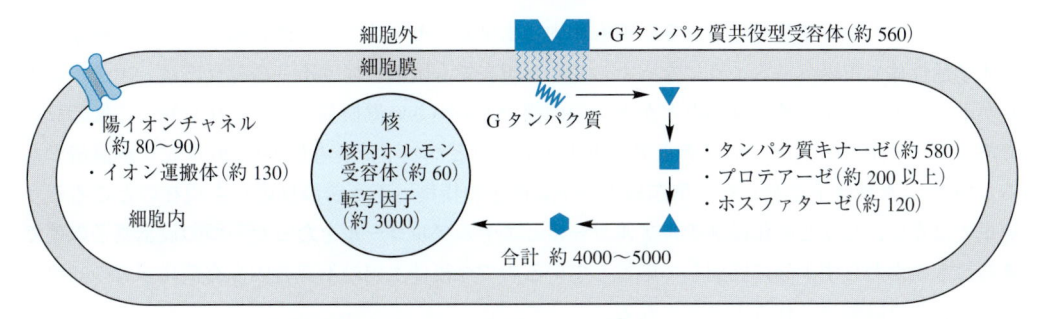

図 19・1　医薬創生の種となりえるヒト遺伝子の推定値〔数については P. England, *Drug Discovery Today*, **6**, S1 (2001) 参照.〕

細胞計画, イン・シリコ細胞, 6) 微小分析法, 微小研究手段〔DNA アレイ (チップ), マイクロチップ化学, ナノ化学チップ, ナノ微粒子などを含む〕などである.

なお, 末尾につけ加えておきたいのは, 今後はゲノム創農薬のほうがその性格上ゲノム創 (医) 薬と比較して成功例の数が早く増加してゆく可能性があることである.

19・3　有機合成低分子化合物の将来

表題の化合物は古くはアスピリン, サルファ剤など, 病気の治療において多大の貢献をしてきた. 同じく 20 世紀の後半には抗生物質, 血圧降下薬, 抗潰瘍薬などにおいて画期的新薬を世に送り出し人類の福祉と寿命の延長に大きな役割を果たしてきた. 21 世紀に入ってもこの方向性はそれほど変化はせず有機合成低分子化合物は新薬の主流を占めてゆくと考えられるが留意しなければならない点を列挙すると以下のようになる.

19・3・1　化合物ライブラリーの質的向上

前節で述べたゲノム創薬において生物系研究者が発見・同定した目標タンパク質に対するハイスループットスクリーニング (HTS) 方法を構築後にメディシナルケミスト (medicinal chemist) は化合物ライブラリーを使用して共同でリード化合物発見に向けて努力を始めることとなる. この場合の化合物ライブラリーにおいてはいかに幅広くあらゆる分野の変化に富んだ化合物が揃っているかが勝敗を分ける. 20 世紀の化合物ライブラリーでは製薬企業は何十万化合物, 会社によっては 3 桁の百万を超える化合物数を誇ってきたが 21 世紀ではその数ではなく質が重要となる. なぜならば, 20 世紀の合成低分子化合物の創薬はアンタゴニスト (拮抗薬), またはインヒビター (阻害剤) が主流であったがこれからはアゴニスト (作動薬), パーシャルアゴニストもさらに必要となるし重要となる. それにはある部分に偏ったまたは重複の多い化合物ライブラリーではなかなか目的のリード化合物が見つからないことが多い. これからはデンドリマー, 大環状化合物, スペーサーを介して二つのファンクショナルグループを有する化合物など無限に近い種類の化合物をライブラリーに集積してゆく必要がある. さらに今までは分子量が 1000 以下の化合物ライブラリーが多かったが, これからはそれが 1000〜1500 の化合物も含まれることが要望される. ただし, 経口で使用される薬を開発する場合は分子量が 550 以下が望ましい.

19・3・2　光学活性化合物の合成

20 世紀後半における新不斉合成法の発表およびラセミ体の光学分割法の進歩はめざましいもの

があった．したがって新発売される新薬も体内で素早くラセミ体へと平衡移動する化合物を除いては光学活性体で市場へ出るようになった．しかし現在でも困難が伴う不斉誘導反応は，エチルメチルケトンへのアニオノイド反応などケトンの両側で差の小さい置換基を有する化合物への反応などである（アセトフェノン，ナフチルアルキルケトンなどへの不斉誘導反応は20世紀に解決済である）．また，水素原子を有しない第四級不斉炭素原子の構築（不斉誘導反応）も現在のところそう簡単ではない．しかし生体はメチルアルコールとエチルアルコールをたった一つの炭素原子の差であるにもかかわらず十分に区別して応答しているので今後は上記の不斉合成も有機化学者の知恵と熱意により早晩解決されると考えられる．

19・3・3 タンパク質−タンパク質相互作用の阻害剤

20世紀においては細胞膜上に存在する受容体（レセプター）にある物質が結合するのを防いで薬効を発現する有機合成低分子化合物の発展はめざましいものがあった．すなわちタンパク質−タンパク質相互作用がある狭い領域でなされるかまたはタンパク質−低分子化合物の相互作用が関係する生体内反応を低分子化合物で阻害することはかなり可能となった．しかしながらタンパク質がホモダイマー，ホモテトラマー，ヘテロダイマーなどの相互作用を行っている生化学反応を阻害することにより薬効を発現する低分子化合物薬はまだ存在しない．これは今後徐々に解決されてゆくであろうが，これにはCADD（コンピューター支援医薬品設計）の貢献も相当に期待される．

いずれにしても有機合成低分子化合物は今後も，種類の豊富さ，質的な高度化などにおいてますます発展し，学問・技術の進展と合わせてバラ色の将来性を享受してゆくことと考えられる．

19・4 ドラッグデリバリーシステム

ドラッグデリバリーシステム（薬物送達システム，DDS）は今までにも，腸溶性製剤（enteric coating），徐放性製剤，口腔速溶錠，貼付剤（いわゆるはり薬）などかなり進歩をとげてきた．しかし人類の薬に対する要求はますます増大し，DDSへの要求も絶え間なく続き，21世紀での解決をせまっているのが現状である．そのなかでの最大の要求はペプチドおよびタンパク質の経口剤化である．これらは消化管内からの吸収が困難であるため注射によらなくてはならない．たとえばⅠ型糖尿病にはインスリン投与が不可欠であるが50年以上にわたる研究にもかかわらず未だに飲み薬は達成されず患者自身による注射に頼っている．これもようやく高度に工夫された超微細粉末による吸入剤（肺より吸収される）Exubera®が近く発売されるとのことで解決に近づいている．いずれにしてもこのDDSは現在も世界中で活発に研究がなされており今後も着々と成果が出ることが期待されている．具体的には皮膚からの強制吸収（たとえばイオントフォレシス法など），経鼻，経肺，口腔粘膜吸収剤などがある．また，薬を界面活性剤に包み込んだいわゆるリポソーム製剤は年々進歩しており薬剤を目的の臓器に送り込むためと，また効果を持続させる手段として年々改良進歩がとげられている．さらに薬剤の生体内への運搬手段として合成高分子も種々工夫がこらされ，温度差により薬剤が放出されるもの，血管とリンパ管の透過性に差があるものなど主として抗がん剤を目的として開発が進んでいる．また遺伝子治療に使われる遺伝子（DNA）の運び屋のベクターもDDSの分類に入り今後のさらなる改良と新法発見が望まれている．遺伝子治療において現在使われているベクターは無毒化した改変ウイルスであるが，今後合成高分子カチオン剤もDNAの導入効率が現在の10〜100倍になれば実用化されるであろう．

いずれにしてもドラッグデリバリーシステムは人々の大きな期待に応えて，物理化学やナノテク

ノロジーの進歩とともに今世紀も大きく飛躍してゆくと思われる．

19・5　テイラーメイド（オーダーメイド）医療

21世紀の前半に急速に進歩すると期待されているのがこの表題の医療である．これは医師が各患者個人の遺伝子解析，血中タンパク質の量などの最新の検査に基づき個々に最適の治療をほどこすもので一部は今までにも行われてきた．しかし今後は診断解析用の遺伝子チップやマイクロアレイの発展によりこの医療は急速に高度実用化に入ると考えられている．ここでまちがわないでいただきたいのはここで論じているのはテイラーメイド**医療**でありテイラーメイド**医薬**ではないことである．すなわち一つの医薬をつくるのに約12〜15年の歳月と約500〜1000億円の費用が必要であるので，注文服をつくるようにヒトそれぞれの個人に合わせた薬をつくることは不可能である．製薬企業は洋服にたとえれば多くの寸法（種類）の既製服（薬）を世に送り出し，どれを使用するかは治療を行う医師の判断によるところとなる．もう少し具体的に話を進めると，医師は遺伝子解析などの結果をふまえて，個々の患者に対して薬の効果が期待できるか（効くか効かないか），副作用が大きいか小さいかを判断したうえで治療を行うようになる．今まではこの判断を患者の申告，または血中タンパク質の量や薬の血中濃度の測定により行っていた．今後は遺伝子チップによる解析により血中タンパク質の有無をスピードも早く，より容易に行えるようになり，医師はこの結果をもとに最適治療法の決定を行う．たとえばアルコール飲料に対して強いか弱いか，飲み続けて少しずつ強くなる可能性があるか否かの判定も酵素（タンパク質）を遺伝子レベルで解析することにより容易に判定できることとなる．また，一般的に副作用が大きく患者のQOL（quality of life，生活の質）を損なう事例が多い抗がん剤なども遺伝子解析結果に基づいて投薬を行えば副作用の減少，より大きな効果の発現，むだな投薬例の減少など多大の利益が得られる．さらにヒトゲノム中のSNP解析による判断も，薬の効きやすさ，血中の薬の代謝酵素の有無（強弱）などテイラーメイド医療に将来は大きく貢献するであろう．薬の効き方や，2種類以上の薬の併用作用の障害の有無は薬物の血中濃度に多大の影響を与える薬物代謝酵素（主としてP-450と名づけられている薬物酸化酵素）の種類に依存している．ヒトではこのP-450代謝酵素は10種以上知られており，人によりその存在の有無，および量が異なり遺伝子解析により容易に総合判定がなされる．以上述べたテイラーメイド医療は21世紀の病気治療に多大のインパクトを与えることとなるが，遺伝子チップ（アレイ）の実用化と，その健康保険の適用時期などの問題もあり本格的に普及するのは2008〜2015年ごろになると思われる．なお，遺伝子治療と再生医療もこのテイラーメイド医療に入ることをつけ加えておく．

19・6　血中マーカー（指標）分析の進歩

われわれが通常受ける健康診断では血液採取後の生化学的分析により血清アルブミン値，赤（白）血球数，総コレステロール値などの種々の臨床検査値が明らかにされ，現在と将来の健康度が予測される．また，GOT（AST）やGPT（ALT）値は肝臓病の有無の診断に使用され広く普及している．一方，一般に治療法がむずかしいケースのあるがんの場合の血中マーカー（腫瘍マーカー）は非常に重要となり現在までに種々のマーカーが知られている．しかしその値が必ずしも病状と比例関係にないケースもあり，現在は信頼性と満足度に問題を有している．この腫瘍マーカーは，1）予防医学に向けた診断，2）手術後の経過観察と再発の予知，3）治療法の選択およびその効果の判定，

などに使われ，すでに一部はかなり実用的にも使用されている．これらの血中マーカー分析は21世紀にも分子生物学と遺伝子解析の進歩とともに今後も着実に発展し人類の寿命の延長にも多大に貢献するものと思われる．その方向性としては信頼性の向上，より高感度，より特異性の高いものがあげられるが，21世紀における血中マーカーの進歩に対する医師と患者からの要望は大きい．

19・7 その他

これまでに述べた項目以外にその将来性についてふれておくべきトピックスにつき以下に記述する．

まずコンビナトリアルケミストリー（コンビケムと略す）であるが，この手法は現在広く普及しルーティン化するようになった．その間パラレル合成法とスプリット合成法では前者が勝ち，リード化合物の創製（lead generation）とリード化合物最適化（lead optimization）では前者が未だ未熟で後者がその有用性において勝利をおさめつつある．コンビケムにおいても何万，何十万という合成化合物の数で勝負する時代ではなくなり，その効率性が重要となっている．さらに化学者がHTSを担当する生化学者，分子生物学の専門家といかにコンタクトと会話を密にするかが成功するか否かのわかれ道になりつつある．今後このコンビケム分野においてもその方法論においてのブレイクスルーが望まれている．

HTSについてはコンビケムと同じく自動機械に仕事をまかせる実験サイドの完成度は高くなっている．要は新しい重要な病因遺伝子に対応するよいスクリーニング法をいかに早く構築できるかである．ここでも化合物ライブラリーやコンビケムと同じくスクリーニングにかけた化合物数を誇ることは全く無意味であり，やはり効率が重要である．また注意しなければならないのは方法は新しいがよくないスクリーニング法の開発である．たとえば1000化合物をスクリーニングにかけて200化合物が的中するような悪いケースである．よいスクリーニング法とは1000化合物中10個以下の的中率でなくてはならない．これがゼロである場合もよい方法とはいえない．しかしいくら優秀なHTS用のスクリーニング系を作製しても化合物ライブラリーの質と多様性が悪ければ結果は悲惨なものとなる．それゆえ，有機化学者と生物系研究者との密なるコンタクトが重要となるわけである．いずれにしてもHTSは今後も着実に進歩するし画期的新薬の開発の最重要となる鍵を握っている．

次にCADDであるが，コンピューター利用による創薬は現在までにそれなりに進歩はしてきたが創薬の主流にはなっていない．この方法には目的タンパク質の三次元構造をもとにしたアプローチ（protein structure-based approach）とコンピューターのみによる新規創出（de novo design）があるが，両方法とも一長一短を有している．すなわち前者における問題点は，1) 結合の強さ，エネルギー計算におけるさらなる精度とスピードアップが必要，2) ドッキングのスコアリングの精度アップも必要，3) 溶媒効果の計算でのブレイクスルーが必要というものである．後者における問題点はコンピューターから新規に創出されてくる化合物の合成がそれほど容易ではないという点であり，言いかえれば，費用対達成比（cost-performance），時間対達成比（time-performance）の問題を有している．これらの問題点は将来超高速・高効率の量子コンピューターなどが開発利用されれば解決されるのかという質問が出るが，答は必ずしもイエスではない．今後は，コンピューターとコンビケムとHTSの三つの良好な組合わせ研究がなされてゆくであろうし，それが有効な手段であると考えられる．しかしながらCADDの基礎と応用の両方面でのさらなる研究は今後も必要であるし，熱意ある関係研究者に期待がもたれている．

19・7 その他

この項で少しばかりふれておきたいのはアンチセンス医薬である．アンチセンスRNA療法とは目標タンパク質のメッセンジャーRNAの相補的RNAを細胞内に送り込みそのタンパク質の合成を阻害するもので理論的合理性は非常に高い．それゆえこの療法の支援研究者は多いのが現実であった．しかし美しい花にはとげがあるという言葉があるがごとくこの方法にはそれなりの障害がたちはだかっている．それは，1) 治療に使用する相補的RNAが生体内の酵素（RNアーゼ）で容易に短時間で分解する，2) 治療に使用するRNAは簡単には細胞に入らない，3) 製造コストが高い，などである．これらの困難を解決しようと多くの研究者とベンチャー企業が多大のエネルギーをかけ部分的には解決されつつある．しかしながらハードルはそう低くはなく相当な高レベルの工夫・改良法が要求され，将来については予断を許さない状況である．このRNAを利用する医薬は最近の研究の進展によりアンチセンス以外のコンセプトでも将来性が期待されている．すなわちRNAは今までの"DNAとタンパク質合成の間を受けもつ役割"ばかりではなくそれ自身で細胞分化の制御など何らかの新しい機能を有すると考えられるようになった．さらにRNA干渉（RNAi, RNA interference）としてミクロRNA（mRNA）とかsiRNA（short interfering RNA）の機能が急速に解明されつつあり，この発見をもとにした医薬も将来創生されると予想されている．

以上21世紀の創薬の将来と問題点につき論じてきたがまとめとして図19・2と図19・3にその実体をわかりやすく全体像として図示しておく．

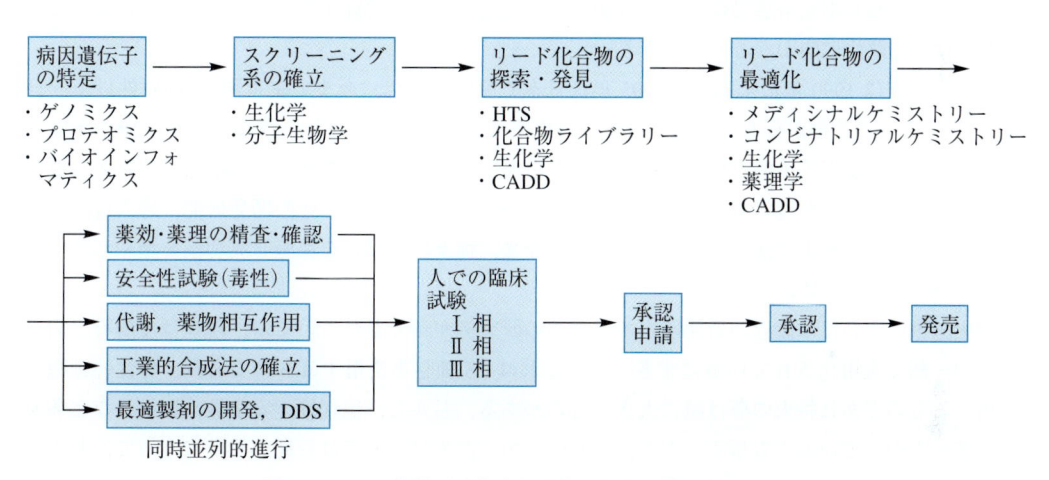

図 19・2 21世紀の効率的創薬研究開発の時系列的表示

ここまでに21世紀の創薬につき種々述べてきたが，今後急速に発展すると予想される医療・創薬分野は以下のように予測されている．

1) 遺伝子検査に基づく病気の診断
2) 遺伝子解析結果に基づく医療の選択（医師による投薬の選択，テイラーメイド医療）
3) 抗体医薬
4) 遺伝子治療
5) 再生医療（ES細胞，体性幹細胞の利用）

1) と 2) についてはすでに述べたので 3)〜5) につき簡単にふれておくこととする．

抗体医薬は20世紀末には上市されているものはわずかであったが，現在実用化に向け開発中または臨床試験中のものが数多くあるのが現状である．その作用機序についての合理性も高いため実用化への期待も大きい．しかしその生産が細胞培養法によるため世界的に設備の不足が問題視され

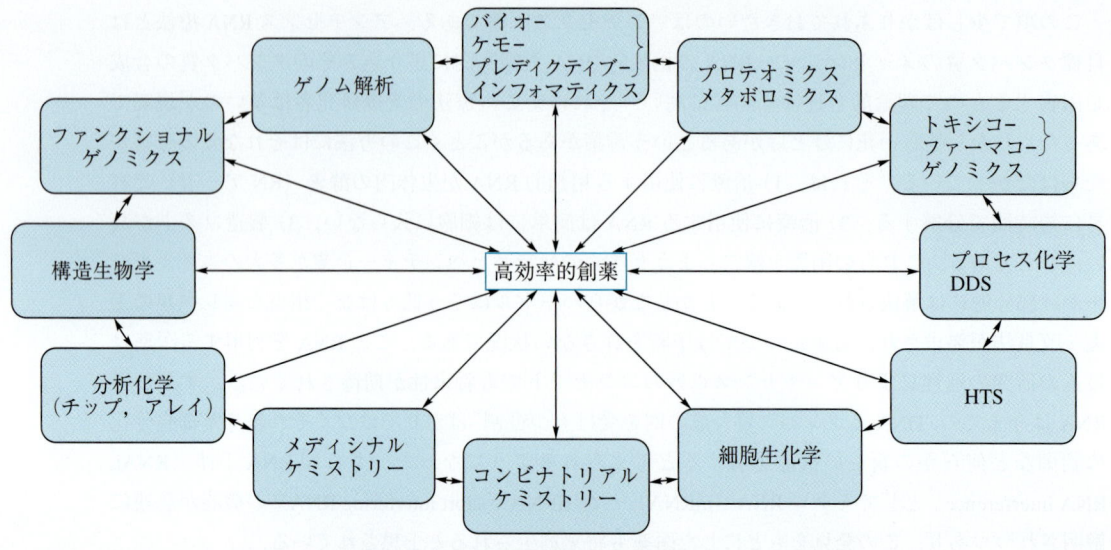

図 19・3　21 世紀の創薬の方法論ネットワークの表示

ている．すなわち細胞培養設備投資にはかなりの資金を要し，投資リスクとのかねあいによりこの問題は徐々に解決に向かうと考えられる．

　遺伝子治療は 1990 年に米国で，1995 年に日本で開始された．今まで全世界で 3500 件以上，日本では約 10 件の治療が行われたが，めぼしい成果は上がっていないといわれている．2002 年にフランスで 2 件の遺伝子治療が原因と推定される白血病の発症が報告され，この治療法に対する慎重論が台頭しているのが現状である．しかし遺伝子治療に関するベクターの開発研究，導入遺伝子についての研究も世界中で活発に遂行されており今後，種々の問題点を克服し成功例を増やしてゆくものと予想されている．

　再生医療については最近の新聞紙上で数多くの研究例が紹介されているが，現在は皮膚科と歯科領域の一部で実用化されているにすぎない．これは ES 細胞を使用するものであれ，体性幹細胞を利用するものであれ将来の夢は誠に大きいものがある．しかし，倫理性，安全性，実用性など多大の問題をかかえているのも事実である．それゆえ再生医療については長期的視野にたって，基礎研究と応用研究の両面にわたっての研究者の真摯な取組みに期待をよせたい．

19・8　終わりに

　21 世紀の創薬につき持論を展開してきたが最後に日本の立場につき少しだけ言及したい．

　日本は 1990 年代末になって初めて国家戦略としての科学の重要性を組織的に考え始めたと言っても過言ではないと思う．それゆえ，つい最近になって，バイオ産業技術国家戦略（平成 11 年 12 月），総合科学技術会議（平成 13 年 1 月），知的財産戦略会議（平成 14 年 3 月），バイオテクノロジー戦略会議（平成 14 年 7 月）などを次つぎと政府の主導で立ち上げた．この国家戦略の方針は欧米に遅れること何十年の後塵を拝して打ち出されたもので，われわれは心して科学をよりどころとし世界の競争に再度挑戦してゆかなければならない．それには，創薬においても常にオリジナリティーのある方法論の開拓にもチャレンジしてゆく絶対的必要性にせまられている．さもなくば資源小国日本は世界より尊敬を受けないばかりでなく，バブル崩壊後のむなしい期間よりの復活もな

く自滅の道を歩むこととなろう．それを避けるためにも，1) 科学においても流行は必ずすたれる，2) 科学においても国家戦略なき国は衰退する，という二つの言葉を念頭に置き創造性のある道を進んでゆかなければならないと考える．

付録 1 医薬品売上高世界順位[1,2]

順位	商品名	一般名	薬効分類	売上高[3]
1	Lipitol	atorvastatin	コレステロール低下薬（抗高脂血症薬）	8600
2	Zocor	simvastatin	コレステロール低下薬（抗高脂血症薬）	6200
3	Losec	omeprazole	抗潰瘍薬（PPI）	5200
4	Zyprexa	olanzapin	抗精神病薬	4000
5	Norvask	amlodipine	血圧降下薬	4000
6	Erypo	erythropoetin	赤血球増加薬	3800
7	Ogastro	lansoprazole	抗潰瘍薬（PPI）	3600
8	Seroxat	paroxetine	抗うつ薬（SSRI）	3300
9	Celebrex	celecoxib	抗炎症薬	3200
10	Zoloft	sertraline	抗うつ薬（SSRI）	2900
11	Epogen	erythropoetin	赤血球増加薬（6と同じ）	2700
12	Vioxx	rofecoxib	抗炎症薬（COX-2）	2600
13	Risperdal	risperidone	抗精神病薬	2500
14	Plavix	clopidogrel	抗血栓薬	2500
15	Pravachol	pravastatin sodium	コレステロール低下薬（抗高脂血症薬）	2500
16	Seretide	1) fluticasone/2) salmeterol（combination）	抗喘息薬	2400
17	Neurontin	gabaentin	抗痙攣薬	2300
18	Nexium	omeprazole	抗潰瘍薬（PPI, 3と同じ）	2300
19	Fosamax	alendronic acid	骨粗鬆薬	2200
20	Effexor	venlafaxine	抗うつ薬（SNRI）	2200
21	Claritine	loratadine	抗ヒスタミン薬	2100
22	Augmentin	clavulanic acid	β-ラクタマーゼ阻害薬	2000
23	Zithromax	azithromycin	抗菌薬	1800
24	Telfast	fexofenadine	抗ヒスタミン薬	1700
25	Viagra	sildenafil	勃起不全改善薬	1700
26	Oxycontin	oxycodone	鎮痛薬	1700
27	Ciproxin	ciprofloxacin	抗菌薬	1600
28	Lovenox	enoxaparin	抗血栓薬	1600
29	Zyrtec	cetiridine	抗ヒスタミン薬	1600
30	Singulair	montelukast	抗喘息薬	1600
31	Pariet	rabeprazole	抗潰瘍薬（PPI）	1600
32	Celexa	citalopram	抗うつ薬	1500
33	Actos	pioglitazone	糖尿病薬	1500
34	Wellbutrin	bupropion	抗うつ薬	1500
35	Cozaar	losartan	血圧降下薬	1500
36	Remicade	infliximab	抗リウマチ薬（抗体）	1500
37	Stilnox	zolpidem	催眠薬	1400
38	Neupogen	G-CSF	白血球増加薬	1400
39	Imigran	sumatriptan	偏頭痛薬	1300
40	Duragesic	fentanyl	鎮痛薬	1300
41	Premarin	conjugated estrogenic hormones	卵胞ホルモン	1300
42	Protonicx	pantoprazole	抗潰瘍薬（PPI）	1300
43	Avandia	rosiglidazone	糖尿病薬	1300

(つづき)

順位	商品名	一般名	薬効分類	売上高[†3]
44	Seroquel	quetiapine	抗精神病薬	1300
45	Flixotide	fluticasone propionate	抗アレルギー薬, 抗炎症薬	1200
46	Zofran	ondansetron	制吐薬	1200
47	Haemo glucotest	――	血中グルコース測定薬	1200
48	Diovan	valsartan	血圧降下薬	1200
49	Levaquin	levofloxacin	抗菌薬	1200
50	Mabthera	rituximab	抗がん薬	1100
51	Aricept	donepezil	抗痴呆薬	1100
52	Kracid	clarithromycin	抗菌薬	1100
53	Diflucan	fluconazole	抗真菌薬	1100
54	Valcote	valproic acid	抗痙攣薬(抗てんかん薬)	1100
55	Avonex	interferon β	抗ウイルス薬	1000
56	Rocephin	ceftriaxone	抗菌薬	1000
57	Lamisil	terbinafine	抗真菌薬	1000
58	Glucophage	metformin	糖尿病薬	1000
59	Lupron	leuprolide	抗がん薬(前立腺がん)	1000
60	Taxotere	docetaxel	抗がん薬	1000
61	Sandimmun	cyclosporins	免疫抑制薬(臓器移植など)	1000
62	Flixonase	fluticasone propionate	抗アレルギー薬, 抗炎症薬	1000
63	Betaloc	metoprolol	血圧降下薬	1000
64	Pulmicort	butesonide	抗炎症薬	900
65	Xalatan	latanoprost	緑内障治療薬	900
66	Enbrel	etanercept	抗リウマチ薬	900
67	Zestril	lisinopril	血圧降下薬	900
68	Combivir	1) lamivudine/2) zidovudine (combination)	抗ウイルス薬	900
69	Rebetol	ribavirin	抗ウイルス薬	900
70	Mevalotin	pravastatin sodium	コレステロール低下薬 (抗高脂血症薬, 15 と同じ)	900
71	Serevent	salmeterol	抗喘息薬〔16の2)と同じ〕	900
72	Clarinase	1) loratadine/2) pseudoephedrine sulfate (combination)	鼻炎充血緩和薬(消炎薬)	800
73	Adalat	nifedipine	血圧降下薬	800
74	Voltaren	dicrofenac	消炎薬	800
75	Viraferon peg	interferon α	抗ウイルス薬	800
76	Evista	raloxifene	骨粗鬆薬	800
77	Prozac	fluoxetine	抗うつ薬(SSRI)	800
78	Prograf	tacrolimus	免疫抑制薬(臓器移植など)	800
79	Topamax	topiramate	抗痙攣薬	800
80	Detrusitol	tolterodine	尿失禁治療薬	800
81	Proscar	finasteride	脱毛症治療薬	800
82	Zoladex	goserelin	抗がん薬	800
83	Taxol	paclitaxel	抗がん薬	700
84	Lamictal	lamotrigen	抗痙攣薬	700
85	Remeron	mirtazapine	抗うつ薬	700
86	Zantac	ranitidine	抗潰瘍薬	700
87	Gemzar	gemcitabine	抗がん薬	700
88	Omnipaque	iohexol	造影剤	700
89	Accupro	quinapril	血圧降下薬	700

付録 1 医薬品売上高世界順位

(つづき)

順位	商品名	一般名	薬効分類	売上高[†3]
90	Lotrel	1) amlodipine/2) benazepril (combination)	血圧降下薬	700
91	Premphase	estrogen/medroxy progestrone	女性ホルモン(エストロゲン, プロゲストロン)	700
92	Valtrex	valacyclovir	抗ウイルス薬	700
93	Cellcept	mycophenolic acid	免疫抑制薬	700
94	Triatec	ramipril	血圧降下薬	700
95	Hyzaar	losartan	血圧降下薬(35 と同じ)	700
96	Roaccutane	isotretinoin	にきび治療薬	700
97	Casodex	bicalutamide	抗がん薬(ホルモン)	700
98	Ortho-tricyclen	norgestimate	経口避妊薬	700
99	Synthroid	thyroxine	甲状腺ホルモン	700
100	Paraplatin	carboplatin	抗がん薬	600

[†1] 2002 年度の順位. 最近の新しいデータは「ユート・ブレーン 大型医薬品売上高ランキング」でインターネットで見ることができる.
[†2] 青で色づけした薬は日本の製薬会社が開発.
[†3] 概略売上高. 単位: 百万ドル.

付録 2　略　号　表

Ac	acetyl	HOMO	highest occupied molecular orbital
AIBN	2,2′-azobisisobutyronitrile	HONSu	N-hydroxysuccinimide
ATPase	adenosine triphosphatase	HOSu	N-hydroxysuccinimide
AZT	3′-azido-3′-deoxythymidine	IC_{50}	50% inhibitory concentration
BINOL	1,1′-bi-2-naphthol	ID_{50}	50% inhibitory dose
Bn	benzyl	LDA	lithium diisopropylamide
Boc	t-butoxycarbonyl	LUMO	lowest unoccupied molecular orbital
BOM	benzyloxymethyl	p-MBn	p-methoxybenzyl
Bu	n-butyl	mCPBA	m-chloroperbenzoic acid
i-Bu	i-butyl	Me	methyl
t-Bu	t-butyl	MOM	methoxymethyl
Bz	benzoyl	Ms	methanesulfonyl（mesyl）
CDI	1,1′-carbonyldiimidazole	p-NB	p-nitrobenzyl
CDPB	B-chlorodiisopinocamphenyl borane	NBS	N-bromosuccinimide
C_8K	potassium graphite	NCS	N-chlorosuccinimide
18-crown-O-6	1,4,7,10,13,16-hexaoxacyclo-octadecane	NIS	N-iodosuccinimide
		PABA	p-aminobenzoic acid
CSI	chlorosulfonyl isocyanate	Ph	phenyl
Cy	cyclohexyl	PPA	polyphosphoric acid
DBMH	dibromodimethyl hydantoin	PPB	p-biphenylbenzoyl
DBU	1,8-diazabicyclo[5.4.0]undec-7-ene	PPE	polyphosphoric ester
DCC	1,3-dicyclohexylcarbodiimide	PPTS	pyridinium p-toluenesulfonate
DCCI	1,3-dicyclohexylcarbodiimide	Pr	propyl
DDQ	2,3-dichloro-5,6-dicyano-1,4-benzoquinone	Py	pyridyl, pyridine
		RNA	ribonucleic acid
DEC	N-[3-(dimethylamino)propyl]-N′-ethylcarbodiimide	SARS	severe acute respiratory syndorome
		SE	standard error
DHP	3,4-dihydro-2H-pyran	L-Selectride®	lithium tri-s-butylborohydride
DIBAH	diisobutylaluminium hydride	TBAF	tetra-n-butylammonium fluoride
DIBAL	diisobutylaluminium hydride	TBDMS	t-butyldimethylsilyl
DMA	N,N-dimethylacetamide	TBS	t-butyldimethylsilyl
DMAP	4-dimethylaminopyridine	TDI	N,N′-thiocarbonyldiimidazole
DME	1,2-dimethoxyethane	TES	triethylsilyl
DMF	N,N-dimethylformamide	TFA	trifluoroacetic acid
DMSO	dimethyl sulfoxide	TFAA	trifluoroacetic anhydride
DNA	deoxyribonucleic acid	THF	tetrahydrofuran
DSB	disamyl borane	THP	tetrahydropyranyl
ED_{25}	25% effective dose	TMS	trimethylsilyl
EDC	1-ethyl-3-(3-dimethylaminopropyl)-carbodiimide	TMSOTf	trimethylsilyl trifluoromethanesulfonate
		p-Tol	p-toluene
Et	ethyl	Ts	p-toluenesulfonyl
HBT	1-hydroxybenzotriazole	TsCl	p-toluenesulfonyl chloride
HMDS	1,1,1,3,3,3-hexamethyldisilazane	TsOH	p-toluenesulfonic acid
HOBT	1-hydroxybenzotriazole	L-Val-OMe	L-valine methyl ester

索引

あ行

アカルボース 120
アクチノマイシン D 164
アザセトロン 63, 254
アザチオプリン 162
アシクロビル 157
アジドチミジン → ジドブジン
アジマリン 99
アシル化
　アミンの── 103
L-アスパラギン酸カルシウム 129
アスピリン 71, 72
アセタゾラミド 112
アセチルコリン 92
アセチルコリンエステラーゼ阻害薬
　　　　　　　　　　　　93
4-アセトキシ-β-ラクタム 143
アセブトロール 87
アゼラスチン 54
アテノロール 87
アトルバスタチンカルシウム 126, 279
アドレナリン 78, 80
　──系薬物 80
　──作動薬 78, 79, 98
アトロピン(系薬物) 94, 95
アナストロゾール 176, 288
アノテーション(annotation) 349
アバカビル 159, 273
アマンタジン 158
アミオダロン 101
アミノ化
　還元的── 106
アミノ基
　──の完全メチル化 42
アミノグリコシド系抗生物質 149
p-アミノサリチル酸 134
α-アミノ酸
　──の合成 103
7-アミノセファロスポラン酸 142
アミノピリン 71
アミノフィリン 116
6-アミノペニシラン酸 140
アムリノン 98
アムルビシン 176, 297
アムロジピン 110

アモキシシリン 61, 62
アモスラロール 87
アラキドン酸 64
アラセプリル 105
アリセプト® → ドネペジル
アリメマジン 52
RNAi → RNA 干渉
RNA 干渉(RNA interference) 361
アールエノーム(RNome) 350
アルカロイド 166
アルキル化剤 162
アルツハイマー病 197
アルドース還元酵素 324
　──阻害薬 120, 324
アルドール縮合 37
α作動薬 → アドレナリン作動薬
α(受容体)遮断薬 → 抗アドレナリン
　　　　　　　　　　　　作動薬
アルプレノロール 87
アルプロスタジル 182
アレコリン 92
アレンドロン酸ナトリウム 129, 263
アロチノロール 87
アロプリノール 127
アンギオテンシン 64
　──II 103, 105
　──II受容体拮抗薬 105, 107, 208
アンギオテンシン変換酵素 105, 238
　──阻害薬 103, 238
アンチセンス RNA 療法 361
アンチセンス医薬 361
アンチピリン 71
アンチ付加
　ブロモヒドリンの── 169
アンピロキシカム 77, 254
アンフェタミン系薬物 84
アンプレナビル 159, 275

イコサペント酸エチル 121
胃酸分泌調節機構 59
イソニアジド 134, 135
イソプリノシン 159
イソフルラン 35
イソプレナリン 79, 98
イソプロピルウノプロストン 185
五つの法則 12
遺伝子治療 362
胃粘膜微小循環改善薬 59
イブフェナック 71

イブプロフェン 72〜74
イプラトロピウム 94
イプリフラボン 129
イマチニブ 176, 294
イミダゾリン 85
イミダプリル 105, 251
イミプラミン 43
イミン 38
医薬品開発創製の手順 7
医薬品の安全性に関する非臨床試験の
　実施(good laboratory practice) 4
医薬品の市販後調査の実施(good post-
　marketing surveillance practice) 4
医薬品の製造と品質管理(good manu-
　facturing practice) 4, 336
医薬品の臨床試験の実施(good clinical
　practice) 4
イリノテカン 176, 255
イルベサルタン 214
イロプロスト 184
インジナビル 158, 159, 262
インスリン 118
インターカレーション 161
インターフェロン 159, 176
インターロイキン 176
インドメタシン 72, 74
インドール合成
　Fischer の── 76

Wittig 反応 69
ウノプロストンイソプロピル 256

AⅡ → アンギオテンシンⅡ
AIDS → エイズ
AR → アルドース還元酵素
ARB → アンギオテンシンⅡ受容体
　　　　　　　　　　　　拮抗薬
エイズ 227
エカベトナトリウム 63, 250
液相合成 329
7-ACA → 7-アミノセファロスポラ
　　　　　　　　　　　　ン酸
Eschweiler-Clark 反応 42
ACE → アンギオテンシン変換酵素
SSRI → 選択的セロトニン再取込み
　　　　　　　　　　阻害薬
SNRI → 選択的セロトニン・ノルア
　　　　　　ドレナリン再取込み阻害薬
SOP → 作業標準書

索引

エースコール® → テモカプリル
SCD → 脊髄小脳変性症
エスタゾラム 39
エステル化
　EDC-4-DMAPによる―― 173
エスペラミシン 173, 174
AZT → ジドブジン
エタクリン酸 113
エダラボン 45, 292
エタンブトール 134
エチオナミド 134
エチドロン酸二ナトリウム 129
エチル化反応 154
HIV プロテアーゼ 227
　――阻害薬 228
HMG-CoA 還元酵素
　――阻害薬 122
H_1 受容体 47, 55
　――拮抗薬 47〜52
H_2 受容体 47, 55, 58
　――拮抗薬 55〜59, 192
HTS → ハイスループットスクリーニング
HTS サイクル 328
エトスクシミド 39
エトポシド 169
エナミン 38
エナラプリル 105
エナンチオマー 18
エナント酸テストステロン 167
NSAID → 非ステロイド系抗炎症薬
$NaBH_4$ による還元 90
NBS → N-ブロモスクシンイミド
エノキサシン 151, 154
エバスチン 54
エパルレスタット 120, 247
6-APA → 6-アミノペニシラン酸
APD → 活動電位持続時間延長薬
エピナスチン 54, 77, 255
エピネフリン → アドレナリン
エファビレンツ 159, 274
エフェドリン(系薬物) 82, 83
FK506 → タクロリムス
エプロサルタン 214
エポキシド
　――の開環 91
エポチロン A 172
エマルション 345
エメダスチン 77, 249
エリスロマイシン 150
LT → ロイコトリエン
塩酸アザセトロン → アザセトロン
塩酸アセブトロール → アセブトロール
塩酸アゼラスチン → アゼラスチン
塩酸アマンタジン → アマンタジン
塩酸アミオダロン → アミオダロン
塩酸アムルビシン → アムルビシン
塩酸アルプレノロール → アルプレノロール
塩酸イソプレナリン → イソプレナリン
塩酸イミダプリル → イミダプリル
塩酸イミプラミン → イミプラミン

塩酸イリノテカン → イリノテカン
塩酸エタンブトール → エタンブトール
塩酸エピナスチン → エピナスチン
塩酸オルプリノン → オルプリノン
塩酸オロパタジン → オロパタジン
塩酸グラニセトロン → グラニセトロン
塩酸クロニジン → クロニジン
塩酸ケタミン → ケタミン
塩酸ゲムシタビン → ゲムシタビン
塩酸サルポグレラート → サルポグレラート
塩酸ジフェニルピラリン → ジフェニルピラリン
塩酸ジフェンヒドラミン → ジフェンヒドラミン
塩酸ジルチアゼム → ジルチアゼム
塩酸デラプリル → デラプリル
塩酸テルビナフィン → テルビナフィン
塩酸ドキサプラム → ドキサプラム
塩酸トドララジン → トドララジン
塩酸ドネペジル → ドネペジル
塩酸ドパミン → ドパミン
塩酸ドブタミン → ドブタミン
塩酸トリプロリジン → トリプロリジン
塩酸トリヘキシルフェニジル → トリヘキシルフェニジル
塩酸トリメトキノール → トリメトキノール
塩酸ドルゾラミド → ドルゾラミド
塩酸ナファゾリン → ナファゾリン
塩酸ニカルジピン → ニカルジピン
塩酸ニフェカラント → ニフェカラント
塩酸バラシクロビル → バラシクロビル
塩酸パロキセチン → パロキセチン
塩酸ピオグリタゾン → ピオグリタゾン
塩酸ヒドララジン → ヒドララジン
塩酸ヒドロキシジン → ヒドロキシジン
塩酸ピペリドレート → ピペリドレート
塩酸ピルジカイニド → ピルジカイニド
塩酸ピロカルピン → ピロカルピン
塩酸フェキソフェナジン → フェキソフェナジン
塩酸フェニレフリン → フェニレフリン
塩酸プロカインアミド → プロカインアミド
塩酸プロプラノロール → プロプラノロール
塩酸プロメタジン → プロメタジン
塩酸ベニジピン → ベニジピン
塩酸ベプリジル → ベプリジル
塩酸ベラパミル → ベラパミル
塩酸ホモクロルシクリジン → ホモクロルシクリジン
塩酸マニジピン → マニジピン

塩酸ミルナシプラン → ミルナシプラン
塩酸モサプラミン → モサプラミン
塩酸ラニチジン → ラニチジン
塩酸ラモセトロン → ラモセトロン
塩酸レボカバスチン → レボカバスチン
塩酸ロキサチジンアセタート → ロキサチジンアセタート
塩酸ロメリジン → ロメリジン
エンジイン化合物 174
　――のビラジカル生成機構 175
エンプロスチル 184

オキサセフェム系抗菌薬 224
オキシテトラサイクリン 149
オキソリン酸 151
オセルタミビル 158, 159, 289
オゾン分解 125
オータコイド(autacoid) 64, 181
Oppenauer 酸化 115
オーファンドラッグ 208
オフロキサシン 151, 153
オメプラゾール 58, 60, 223
　――の酵素阻害機構 60
オランザピン 43, 292
オルノプロスチル 60, 61, 184
オルプリノン 259
オルメサルタン 214
オレフィンメタセシス 125, 173
オロパタジン 77, 291

か 行

化学物質管理促進法(Pollutant Release and Transfer Register) 337
化学療法剤 130
化合物ライブラリー 357
ガスター® → ファモチジン
ガチフロキサシン 237
活性型ビタミン D_3 → 1α,25-ジヒドロキシコレカルシフェロール
活動電位持続時間延長薬 101
カナマイシン 134, 149
カフェイン 35, 98, 116
カプトプリル 105
カリウム保持性利尿薬 113
カリクレイン-キニン系 103, 104
カリチェアミシン 173, 174
カルシウム拮抗薬 101, 107
カルシウム代謝疾患治療薬 128
カルシトリオール → 1α,25-ジヒドロキシコレカルシフェロール
カルシポトリオール 280
カルテオロール 87
カルバペネム系抗生物質 142, 143
カルバマゼピン 39
カルボプラチン 168
カルボン酸
　――の保護 140
Cahn-Ingold-Prelog 則 18, 19
還元的アミノ化 106

索 引

還元的脱塩素化　84
ガンシクロビル　157
完全メチル化
　　アミノ基の――　42
カンデサルタン　105, 210
カンデサルタンシレキセチル　105, 208, 212～214
含フッ素医薬品　26
カンプトテシン　166, 167
d-カンフル　98
カンレノ酸カリウム　114

幾何異性体　17
拮抗薬（antagonist）　10
キナゾリン誘導体　86
キニジン　99
キニーネ　131
キニン　64
機能ゲノミクス（functional genomics）　349
キノロン系抗菌薬　151, 152, 233
　　光学活性な――　153
キャリヤー（薬物送達の）　347
吸収促進剤　344
QSAR → 定量的構造活性相関
強心ステロイド → 強心薬
強心薬　97
キラリティー　18
金属アセチリド反応　83

グアナベンズ　102
クエチアピン　43, 290
クエン酸シルデナフィル → シルデナフィル
クエン酸タンドスピロン → タンドスピロン
Knoevenagel 縮合反応　110
Claisen 転位　77
クラスター化　329
グラニセトロン　63, 247
クラリスロマイシン　61, 150
クリキシバン® → インジナビル
グリクラジド　119
グリクロピラミド　119
グリコシダーゼ阻害薬　120
グリコシル化　166
グリセオフルビン　155
Grignard 反応　37
グリブゾール　119
グリメピリド　119, 277
グリーンケミストリー　337
グルコン酸カルシウム　129
グルセオフルビン　156
クレマスチン　50
クロニジン　79, 102
クロフィブラート　121
クロフェナミド　112
クロム酸化　63
クロラムフェニコール　150
クロルジアゼポキシド　39, 43
クロルテトラサイクリン　149
クロルフェニラミン　50, 51
クロルプロパミド　118, 119
クロルプロマジン　42

クロロメチル化　86
経口投与型放出制御製剤　342
形状解析 → 配座解析
経粘膜投与型放出制御製剤　343
経皮吸収型放出制御製剤　343
経皮治療システム　343
ケタミン　35, 37
血管拡張薬　107
血小板活性化因子　71
血中マーカー　359
ケトン
　　――の不斉還元　70
Koenigs-Knorr 反応　166
ゲノミクス（genomics）　349
ゲノム（genome）　349
ゲノム情報科学（genome informatics）　349
ゲノム創薬（genome-based drug design）　349, 355
ゲフィチニブ　176, 295
ゲムシタビン　176, 272
ゲメプロスト　184
ケモインフォマティクス　356
健康障害防止　336

抗悪性腫瘍薬　160
抗アドレナリン作動薬　86～90, 101, 103
抗ウイルス薬　157
抗うつ薬　43
抗炎症薬　72, 73
光学異性体　18
光学分割　22, 24
抗ガストリン薬　59
抗がん剤 → 抗悪性腫瘍薬
交感神経興奮薬 → アドレナリン作動薬
交感神経遮断薬 → 抗アドレナリン作動薬
交感神経抑制薬　102
抗がん性抗生物質　162
抗がん性ステロイド誘導体　167
抗がん性白金錯体　168
抗結核薬　134
抗高血圧薬　101
抗コリン（作動）薬　59, 94
甲状腺刺激ホルモン放出ホルモン　204
抗真菌薬　155
合成経路
　　――の選択　338
合成抗菌薬　130
抗生物質　136
構造ゲノミクス（structural genomics）　349
酵素阻害剤
　　――の三次元データベース検索　324
　　――の de novo 設計　325
抗てんかん薬　39
抗統合失調症薬　42
高尿酸血症治療薬　126
抗パーキンソン病薬　44
抗ヒスタミン薬　47, 55
抗不安薬　43

抗不整脈薬　99
抗マラリア薬　131
孤児受容体（orphan receptor）　353
固相合成　329, 330
COX → シクロオキシゲナーゼ
コデイン　40
コハク酸スマトリプタン → スマトリプタン
Cope 転位　77
CoMFA 解析（comparative molecular field analysis）　317
コリンエステル系化合物　92
コリン仮説　198
コリン作動性アルカロイド　92
コリン作動薬　91
コルヒチン　127
Kolbe 反応　135
コンパクチン　123, 124
コンビケム → コンビナトリアルケミストリー
コンビケムサイクル　328, 331
コンビナトリアルケミストリー（combinatorial chemistry）　8, 327, 360
コンピューター支援医薬品設計（computer assisted drug design）　10, 358, 360

さ　行

再生医療　362
催眠薬　38
サキナビル　159, 264
作業標準書（SOP）　336
酢酸グアナベンズ → グアナベンズ
酢酸クロルマジノン　167, 168
作動薬（agonist）　10
ザナミビル　158, 159, 286
サニブジン　159
サニルブジン　263
ザフィルルカスト　77, 290
サララシン　105
サリチル酸　71
サリドマイド　21
ザルシタビン　159, 259
サルバルサン　130
サルファ剤　131, 133
サルブタモール　79
サルポグレラート　63, 250
酸塩化物
　　――の生成　53
酸化
　　二酸化マンガンによる――　156
　　芳香族メチル化合物の――　100
三次元データベース検索　320
　　酵素阻害剤の――　324
酸中和薬　59
酸分泌抑制薬　59

ジアステレオマー　18
ジアゼパム　43
ジアゾ化　136

索 引

CA → 炭酸脱水酵素
CADD → コンピューター支援医薬品設計
GMP → 医薬品の製造と品質管理
GLP → 医薬品の安全性に関する非臨床試験の実施
シオマリン® → ラタモキセフ
ジカルボニルカップリング反応
　低原子価チタンによる── 125
ジギトキシン 97
軸不斉化合物 19
[3,3]シグマトロピー転位 77
シクロオキシゲナーゼ 65
シクロホスファミド 162
ジクロルフェナミド 112
ジクロロイソプレナリン → ジクロロイソプロテレノール
ジクロロイソプロテレノール 87, 88
ジゴキシン 97
ジシクロヘキシルカルボジイミド 106
脂質代謝疾患治療薬 121
GCP → 医薬品の臨床試験の実施
G-ストロファンチン 97
シスプラチン 168
ジダノシン 158, 159, 247
シタラビン 162, 163
シタラビンオクホスファート 176, 248
疾患関連遺伝子 356
実体審査（特許の） 305
Schiff 塩基 38
ジドブジン 158
シノキサシン 151
ジノプロスト 183
GPMSP → 医薬品の市販後調査の実施
1α,25-ジヒドロキシコレカルシフェロール 128
ジヒドロピリジン系薬物 108
ジフェニルピラリン 50
ジフェンヒドラミン 48, 49, 55
シプロフロキサシン 151
シプロヘプタジン 53
シメチジン 56〜58, 193
ジモルホラミン 99
臭化イプラトロピウム → イプラトロピウム
臭化水素酸スコポラミン → スコポラミン
臭化水素酸ホマトロピン → ホマトロピン
臭化ネオスチグミン → ネオスチグミン
臭化ブトロピウム → ブトロピウム
臭化プロパンテリン → プロパンテリン
臭化メチルベナクチジウム → メチルベナクチジウム
臭素化反応
　NBS による── 54
酒石酸アリメマジン → アリメマジン
酒石酸ゾルピデム → ゾルピデム
酒石酸メトプロロール → メトプロロール

消化性潰瘍治療薬 58
　──の分類 59
Schotten-Baumann 反応 100
シラスタチン 143
ジルチアゼム 8, 101, 108, 109
シルデナフィル 270
水素化移動律（hydride displacement law） 13
水和反応
　アルキンの── 84
スクリーニング法 360
スコポラミン 94
ステロイド 71, 72
　──受容体モデル 75
　──の反応 169
structure-based drug discovery 321, 322
ストリキニーネ 35
ストレプトマイシン 134, 137, 149
スパラ® → スパルフロキサシン
スパルフロキサシン 233, 235, 236
スピロノラクトン 114
スプラタスト 77, 256
スプリット合成（split synthesis） 330, 360
スマトリプタン 278
スルファジアジン 131
スルファミン 112, 131
スルファメトキサゾール 132
スルフィソキサゾール 131, 133
スルプロストン 184
スルホンアミド系利尿薬 112
スルホン化 135
Swern 酸化 124

製造承認 312
　──審査過程 311
　──申請 310
製造物責任（product liability） 4
生物学的等価体（bioisoster） 13
生命情報科学（bioinformatics） 349, 356
脊髄小脳変性症 204
接触還元 81
セファマイシン系抗生物質 137
セファロスポリン 145
　── C 142
　──系抗生物質 137, 142
セラトロダスト 77, 257
セルトラリン 44
セレジスト® → タルチレリン水和物
セレンディピティー（serendipity） 10
セロトニン 63, 71
　──受容体拮抗薬 63
先願主義（特許出願の） 304
選択的 M₁ 受容体拮抗薬 59
選択的セロトニン再取込み阻害薬 44
選択的セロトニン・ノルアドレナリン再取込み阻害薬 44
相互作用解析 320
速度論的光学分割 24
ゾピクロン 8
ゾルピデム 45, 287
ソルビニル 120

ゾルミトリプタン 294

た 行

代謝拮抗物質 162
ダイネミシン 173, 174
ダウノルビシン 164
タカルシトール 253
タキソテール® → ドセタキセル
タキソール® → パクリタキセル
タクリン 198
タクロリムス 214, 216
ターゲティング（targeting） → 標的指向化
多剤耐性 156
脱アセタール化反応 89
脱塩素化
　還元的── 84
脱水縮合反応
　DCC を用いるアミンとカルボン酸の── 106
脱水素反応 115
脱水反応 52
脱炭酸 76
脱ハロゲン化
　ラジカル反応による── 69
脱　離
　ハロゲン化水素の── 55
タミフル® → オセルタミビル
タムスロシン 86
タモキシフェン 169
多様性（diversity） 328, 329
タルチレリン水和物 204, 207, 281
Darzens 反応 76
段階的サブトラクション法 353
炭酸脱水酵素（carbonic anhydrase） 112
タンドスピロン 43, 261
タンパク質合成阻害薬 147
タンパク質分解酵素阻害剤 344

チアジド系利尿薬 113
チアゾリジンジオン 322
チアミラールナトリウム 35
チエナマイシン 142
チオイノシン 162
チオテパ 162
チオペンタールナトリウム 35, 36
注射・注入型放出制御製剤 343
中枢神経興奮薬 35
中枢神経抑制薬 35
鎮痙薬 96
鎮静薬 38

TRH → 甲状腺刺激ホルモン放出ホルモン
TX → トロンボキサン
DNA 160
DNA マイクロアレイ（DNA microarray） 350
DCC → ジシクロヘキシルカルボジイミド
ディスコハブディン 171

TTS → 経皮治療システム
DDS → ドラッグデリバリーシステム
テイラーメイド医療　359
定量的構造活性相関（quantitative structure-activity relationship）　11, 317
Diels-Alder 反応　68
11-デオキシダウノルビシン　165
テオフィリン　98, 116
テガフール　162
テトラサイクリン系抗生物質　149
テナトプラゾール　224
デノパミン　98
de novo 設計　321
　　酵素阻害剤の――　325
テモカプリル　237, 241
テラゾシン　86
デラビルジン　159, 278
デラプリル　105
テルビナフィン　156, 250
テルミサルタン　214, 300
電気陰性度　25

等価体　13
糖代謝疾患治療薬　118
糖尿病合併症治療薬　120, 324
糖尿病治療薬　118
ドキサゾシン　86
ドキサプラム　99
ドキシサイクリン　149
ドキソルビシン　164
毒物ゲノミクス（toxicogenomics）　350
トシル酸スプラタスト → スプラタスト
ドセタキセル　170
特　許　302
　　――査定　305
　　――の審決取消訴訟　306
特許権
　　――存続期間の延長制度　309
　　――をとるための手続　304
特許出願　303
　　――審査請求　305
　　――の公開　305
　　医薬品創製過程と――　306
　　適応症拡大に係る――　309
ドッキングスタディ　317, 320
トドララジン　107
ドネペジル　45, 197, 200, 201
ドパミン　98
ドブタミン　98
トラザミド　119
トラゾリン　86
ドラッグデザイン → 薬物分子の設計
ドラッグデリバリーシステム（drug delivery system）　341, 358
トラボプロスト　185
トランスクリプトミクス（transcriptomics）　350
トランスクリプトーム（transcriptome）　350
トランドラプリル　105, 260
トリアムテレン　114
トリクロロメチアジド　113
トリプロリジン　50

トリヘキシルフェニジル　44
トリメトキノール　79
ドルゾラミド　271
トルブタミド　118
トレプロスチニル　184
トロピセトロン　63, 267
ドロペリドール　35
トロンボキサン　64, 182
　　――のアラキドン酸からの生成　66

な 行

ナイトロジェンマスタード N-オキシド　162
ナジフロキサシン　249
ナテグリニド　120, 273
Na^+ チャネル抑制薬　99
ナファゾリン　79, 85
ナフトピジル　269
ナリジクス酸　151
ニカルジピン　108
ニケタミド　35
ニザチジン　56
ニセリトロール　121
ニトラゼパム　39
ニトレンジピン　108
ニトロアルドール反応　82
ニトロ化　136
ニフェカラント　274
ニフェジピン　108
乳酸カルシウム　129
ニューキノロン　151
ニルバジピン　108
ネオカルチノスタチン　173, 174
ネオスチグミン　94
ネダプラチン　176, 257
ネビラピン　159, 269
ネモナプリド　43, 245
ネルフィナビル　158, 227, 228, 232
粘液産生・分泌促進薬　58, 59
粘膜抵抗強化薬　59

ノルフロキサシン　151

は 行

バイオインフォマティクス → 生命情報科学
バイオチップ（biochip）　352
配座解析　319
ハイスループットスクリーニング（high throughput screening）　8, 328, 331, 357, 360
BINAP-ルテニウム触媒　23
Baeyer-Villiger 反応　68
Bergman 反応　176
パクリタキセル　170～172, 176, 265
パズフロキサシン　237, 296

麦角アルカロイド　86
発がん性
　　アルキル化による――　161
発現特化型 cDNA マイクロアレイ　354
発明（特許の）　302
パニペネム　143, 252
バラシクロビル　159, 283
パラレル合成（parallel synthesis）　330, 360
バルサルタン　214, 285
Balz-Schiemann 反応　155
バルビツール酸系薬物　35, 38
パロキセチン（水和物）　44, 284
ハロゲン化　83
　　ケトンの α 位の――　83
ハロゲン化水素
　　――の脱離　55
ハロタン　35
反応条件
　　――の最適化　339
BINAP-ルテニウム触媒　23
PRTR → 化学物質管理促進法
PAS → p-アミノサリチル酸
PAF → 血小板活性化因子
PL → 製造物責任
ピオグリタゾン　120, 276
比較ゲノミクス（comparative genomics）　349
ビカルタミド　270
PG → プロスタグランジン
PCV → ペニシリン V
ヒスタミン　46, 58, 71
非ステロイド系抗炎症薬（non steroidal anti-inflammatory drug）　72
非選択的 M_1 受容体拮抗薬 → 抗コリン薬
ビタミン K_2　129
ビタミン D_3 産生機構　128
　　生体内――　128
ビダラビン　157
ヒドララジン　107
ヒドロキシ基
　　――の塩素化　85
　　――の還元　85
　　――の保護　62
ヒドロキシジン　50
ヒドロクロロチアジド　113
ヒドロホウ素化　111
非バルビツール酸系催眠薬　38, 39
PPI → プロトンポンプ阻害薬
PPARγ（peroxisome proliferator-activated receptor γ）　322
ピペミド酸　151
ビペリデン　44
ピペリドレート　96
ビマトプロスト　185
病因遺伝子　356
標的指向化　346
ビラジカル生成機構　175
　　エンジイン化合物の――　175

ビラセプト® → ネルフィナビル
ピリジン合成
 Hantzsch の── 110
ピリラミン 50
非臨床試験 12, 310
ピルジカイニド 245
ピロカルピン 92
ピロキシカム 75
ピロミド酸 151
品　質
 ──の確保 336
 ──の保証 312
ピンドロール 87
ビンブラスチン 166

ファーマコフォア → 薬理作用団
ファモチジン 56, 192, 193, 197
ファレカルシトリオール 292
ファロペネム 187, 191, 192
ファロム® → ファロペネム
フィゾスチグミン 93, 198
フェキソフェナジン 77, 283
フェニトイン 39
4-フェニルピペリジン 39
フェニルプロパノールアミン 82
フェニレフリン 82
フェネチルアミン 85
フェノキシメチルペニシリン → ペニシリン V
フェノチアジン系薬物 42
フェノバルビタール 38
フェントラミン 86, 87
フォーカスライブラリー 332
[4+2]付加環化反応 165
副交感神経興奮薬 → コリン作動薬
副交感神経遮断薬 → 抗コリン(作動)薬
不斉還元
 ケトンの── 70
不斉合成法 22
不斉炭素 18
物質特許 308
フッ素化剤 28
ブドララジン 107
ブトロピウム 94
ブナゾシン 86
ブホルミン 119
フマル酸エメダスチン → エメダスチン
フマル酸クエチアピン → クエチアピン
フマル酸クレマスチン → クレマスチン
ブメタニド 113
ブラクトロール 87
ブラジキニン 71
プラゾシン 86
プラバスタチン 122, 124
プラリドキシム 94
プランルカスト水和物 77, 257
Friedel-Crafts 反応 81
ブリマミド 55, 56, 193
プリミドン 39
ブリンゾラミド 298

プリン代謝疾患治療薬 126
フルオキセチン 44
フルオロウラシル 162
フルコナゾール 156
フルダラビン 176, 277
フルバスタチンナトリウム 126
フルマリン® → フロモキセフ
フルメキン 151
フルラゼパム 39
プルリフロキサシン 237, 299
ブレオマイシン 164
フレデリカマイシン A 170
フレロキサシン 236
プロカインアミド 99, 100
プログラフ® → タクロリムス
プロスタグランジン 58, 64, 66, 71, 181
 ──産生抑制作用機序 65
 ──のアラキドン酸からの生成 66
 ──の合成 67
 ──の構造 65
プロスタサイクリン 66, 182
プロスタン酸 65
フロセミド 113
block 効果 25
プロテインチップ(protein chip) 352
プロテオミクス(proteomics) 351, 356
プロテオーム(proteome) 351
プロトピック軟膏® → タクロリムス
プロドラッグ(prodrug) 345, 346
プロトンポンプ 58
プロトンポンプ阻害薬 58, 59
プロパンテリン 96
プロプラノロール 87, 88
プロプレス® → カンデサルタンシレキセチル
プロベネシド 127
プロポフォール 35
ブロムワレリル尿素 38
プロメタジン 52
フロモキセフ 224, 227
N-ブロモスクシンイミド
 ──による臭素化反応 54
ブロモラジカル
 ──の反応 49
ブロントジル 130
分子内カップリング 125
分子力学計算 318
分配係数 317

Béchamp 還元 135
ベシル酸アムロジピン → アムロジピン
ベシル酸ベポタスチン → ベポタスチン
β作動薬 → アドレナリン作動薬
β遮断薬 → 抗アドレナリン作動薬
ベタネコール 92
ベタミプロン 252
β-ラクタマーゼ 139, 187
β-ラクタム環 137, 141, 187
β-ラクタム系抗生物質 138, 187
ペチジン 40
ヘテロ環合成 133
ベニジピン 108

ペニシリン 10, 130, 137, 145
 ── G 140
 ── V 141, 142
 ──系抗生物質 137, 138
ペネム 138, 187
ペプチドミクス(peptidomics) 352
ペプチドーム(peptidome) 352
ベプリジル 101
ベポタスチン 77, 282
ペミロラストカリウム 77, 245
ベラパミル 101, 108
ベラプロスト 184, 246
ヘリコバクター・ピロリ菌 58, 60
 ──除菌薬 59, 61
ペルフロキサシン 151
ヘロイン 40
ベンズブロマロン 127
ベンゾジアゼピン系薬物 43
ベンゾジアゼピン系催眠薬 38, 39
ベンゾモルファン 39, 41
ペンタゾシン 41
ペンテトラゾール 35
ペントバルビタールナトリウム 35
ベンラファキシン 44
抱水クロラール 38
ボグリボース 120, 255
ホスカルネット 157
ホスホジエステラーゼ阻害薬 98
ポドフィロトキシン 169
ホマトロピン 94
ホモクロルシクリジン 50
ホルミル化反応
 アミンの── 117

ま　行

マイクロカプセル 346
Michael 反応 110, 116
Michael 付加 → Michael 反応
マイトマイシン C 164
マイナートランキライザー → 抗不安薬
McMurry カップリング 125
マクロライド系抗生物質 150
麻酔薬 35, 36
マニジピン 108
麻薬性鎮痛薬 39
マレイン酸エナラプリル → エナラプリル
マレイン酸クロルフェニラミン → クロルフェニラミン
マレイン酸ピリラミン → ピリラミン
マレイン酸ロジグリタゾン → ロジグリタゾン
Mannich 塩基 51
Mannich 反応 51
ミコナゾール 156
ミコフェノール酸モフェチル → モフェチル
ミソプロストール 184

索　引

や〜わ

ミトザントロン　169, 170
ミノサイクリン　149
mimic 効果　25
ミルナシプラン　44, 282

ムコスタ® → レバミピド

メキタジン　52
メサドン　40
メジャートランキライザー → 抗統合失調症薬
メシル酸イマチニブ → イマチニブ
メシル酸サキナビル → サキナビル
メシル酸デラビルジン → デラビルジン
メシル酸ネルフィナビル → ネルフィナビル
メシル酸パズフロキサシン → パズフロキサシン
メソ化合物　20
メタボロミクス　357
メタボローム（metabolome）　352
メタンフェタミン　84
メチアミド　193
メチルエフェドリン　82
N-メチル化反応　117
1β-メチルカルバペネム　144
メチルドパ　102
メチルベナクチジウム　96
メディシナルケミストリー　4
メトトレキサート　162, 163
メトプロロール　87
メトホルミン　119
メバスタチン　121
メバロチン → プラバスタチン
メピチオスタン　167, 168
Meerwein-Ponndorf-Verley 還元　151
メルカプトプリン　162
メロキシカム　77, 287
メロペネム　143, 258
面不斉化合物　19

モサプラミン　43, 246
モフェチル　276
モルヒナン　39
モルヒネ　39, 40
モンテルカストナトリウム　77, 293

薬剤耐性　156
薬物設計
　コンピューター利用による——　320
薬物送達システム　341
薬物代謝酵素　359
薬物発見（drug discovery）　320
薬物分子の設計　12
薬物放出の制御　341
薬理ゲノミクス（pharmacogenomics）　350
薬理作用団　15, 319

有機セリウム化合物　166

ヨウ化プラリドキシム → プラリドキシム
用途特許　308
用途発明　303, 308
ヨードラクトン化反応　69

ライブラリー　328
ラジカル還元　69
ラセミ体　20
ラセミックスイッチ　21
ラタノプロスト　185, 271
ラタモキセフ　224〜226
ラニチジン　56
ラベタロール　87
ラベプラゾール　58, 223, 267
ラミブジン　159, 262
ラモセトロン　63, 261
ランソプラゾール　58, 223, 248
ランダムスクリーニング　8

リスペリドン　43, 260
リゼルグ酸　89
リチウムアセチリド
　——の反応　156
立体配座異性体　16
立体配座解析　318
リドカイン　99
リード化合物　327

リード化合物最適化（lead optimization）　5, 11, 327, 360
リード化合物創製（lead generation）　5, 6, 327, 360
リトナビル　159, 266
リネゾリド　291
リピッドマイクロスフェア　346
リポキシゲナーゼ　64
リポソーム　345
リマプロスト　184, 185
硫酸アトロピン → アトロピン
硫酸アバカビル → アバカビル
硫酸インジナビル → インジナビル
硫酸キニジン → キニジン
硫酸サルブタモール → サルブタモール
量子力学計算　318
リラナフタート　281
リレンザ® → ザナミビル
リン酸オセルタミビル → オセルタミビル
リン酸フルダラビン → フルダラビン
臨床試験（clinical study）　12
　——の実施基準　310
Lindlar 還元　114

ループ利尿薬　113

レセルピン　102
レニン-アンギオテンシン系　103, 104
レバミピド　219, 222, 223
レボカバスチン　77, 275
レボドパ　44
レボフロキサシン　153, 236, 251

ロイコトリエン　64, 71
　——のアラキドン酸からの生成　66
ロキサチジンアセタート　56
ロサルタン　105, 209, 214, 268
ロジグリタゾン　120
ロバスタチン　121
ロピナビル　159, 285
ロメリジン　272
ロラタジン　77, 295
ロルノキシカム　77, 288

YH-1885　224

北 　泰　 行
　1945 年 大阪に生まれる
　1972 年 大阪大学大学院薬学研究科博士課程 修了
　現 立命館大学薬学部 教授
　大阪大学名誉教授
　専攻 精密有機合成化学，創薬化学
　薬 学 博 士

平 岡 哲 夫
　1935 年 東京に生まれる
　1958 年 東京大学薬学部 卒
　三共㈱化学研究所長，副社長を歴任
　現 THS 研究所 所長
　専攻 医薬化学，有機合成化学
　薬 学 博 士

第 1 版第 1 刷　2004 年 5 月 10 日発行
　　　 第 5 刷　2011 年 12 月 1 日発行

創 薬 化 学
―有機合成からのアプローチ―

© 2 0 0 4

編　集	北　　泰　　行
	平　岡　哲　夫
発 行 者	小 澤 美 奈 子
発　行	株式会社 東京化学同人

東京都文京区千石 3 丁目 36-7 (〒112-0011)
電話 (03)3946-5311・FAX (03)3946-5316
URL: http://www.tkd-pbl.com/

印　刷　株式会社 アイワード
製　本　株式会社 青木製本所

ISBN 978-4-8079-0585-0　Printed in Japan
無断複写，転載を禁じます．